改訂
第5版

救急隊員標準テキスト

編集 救急隊員用教本作成委員会

へるす出版

編集にあたって

　「救急隊員標準課程テキスト」が上梓されたのは1992年であり，その改訂版として「救急隊員標準テキスト」が発行されたのは約10年後でした。その後はほぼ6年ごとに改訂作業が行われ，今回改訂第5版を発行することになりました。

　救急医療・医学を取り巻く環境は，刻一刻と変化し，進歩を遂げています。

　メディカルコントロール体制のますますの充実強化に伴い，救急医療に従事する方々には最新の知見と技術だけでなく，地域の救急医療全体を視野においた「新しい意識」が求められています。また，救急隊員の観察や処置の能力向上を目的に，広く普及しているACLS，PSLS/PCEC，JPTECに加え，日々新しい教育プログラムが開発提供されています。これらのプログラムは今後さらに改良が加えられ，救急医療とそれに関連する多職種を「つなぐ」ツールへと進化する可能性も想定されます。

　改訂第5版の編集方針として，最新の知見に基づいて改訂を行うことは当然のこと，本書が「救急救命士標準テキスト」の入門書的な位置づけではなく，"救急はこれを読めば大丈夫"といえる，本書のみで完結した内容とすることをコンセプトに掲げています。病態の理解に先立ち「現場でまず何を判断し，何を行うべきか」に重点をおいた記述を心がけ，編集を進めました。同時に全編にわたって内容の見直しを行い，とくに救急症候の緊急度・重症度の判断につきましては，総務省消防庁の「緊急度判定プロトコル Ver.2.0」を反映した総論を新たに設けました。その他，記載の重複がみられた感染防止や消毒の項目などを整理し，より実践活動に役立つ内容を意識した改訂を行っております。

　また，第4版の発行より現在までに行われた，「JRC蘇生ガイドライン」「救急蘇生法の指針」の改訂（2015年）や「准救急隊員」の創設（2017年）といった法律の改正など，わが国の救急医療における重要な動向にも対応しています。

　本書の執筆・編集に際しては，改訂第4版に引き続き純粋に医学的な内容以外はすべて消防関係者に執筆していただき，医師はその医学的内容について校閲しました。同時に医師の執筆した内容は消防関係者の「現場目線」から査読していただき，活発な意見交換を行いつつ編集作業を進めました。執筆にあたられた各地の消防本部の救急隊員・救急救命士の実力と本書編集作業における消防関係者の奮闘には目を見張るものがありました。消防関係者が自ら後輩たちを教育・指導するための，医療側と消防側の密な協力関係を改めて感じた時間でもありました。

　本書の編集方針が十分に反映され，救急隊員が必要とする知識について過不足なく平易に記述されたか否かの判断は読者に委ねるとして，編集委員一同精一杯の努力をしております。もし，それが実現できていないとすれば編集委員長の責任であります。幾たびも加筆修正に対応いただいた執筆者の方々，ご多忙のなか長時間を割いて編集作業にあたられた編集委員に改めて感謝申し上げる次第です。

　本書が，救急隊員，消防職員として活躍されている方々に広くお読みいただき，日々の活動の糧となり，一人でも多くの傷病者の命が救われることを願ってやみません。

2018年12月吉日

「救急隊員用教本作成委員会」編集委員長
埼玉医科大学総合医療センター病院長
堤　晴彦

編集にあたって（改訂第4版）

「救急隊員標準課程テキスト」が上梓されたのは1992年であり，その改訂版として「救急隊員標準テキスト」が発行されたのは約10年後でした。その後はほぼ6年ごとに改訂作業が行われ，今回改訂第4版を発行することになりました。

今回の改訂の主な理由は，「救急蘇生に関するガイドラインの改正」（2010年），ならびに総務省消防庁と厚生労働省が共同して行った「消防法の改正」（2009年）などに対応することにありますが，それらに加えて，救急医学・医療の周辺がダイナミックに進化をし続けていることも深く関係しています。

近年，メディカルコントロール体制の充実強化が図られ，救急医療に従事する方々の最新の知見と技術を求める意識はますます高まってきています。救急隊員を対象とした教育プログラムについては，従来のACLS，PSLS/PCEC，JPTECに加え新しい教育プログラムが開発提供されています。例えば，東日本大震災の経験を踏まえ開発された多数傷病者発生時の対応プログラムであるMCLSや総務省消防庁が展開する「社会全体で共有する緊急度判定体系のあり方」と連動したJTASコース（緊急度判定支援システム）なども策定されております。これらの内容は，今後さらに改良が加えられ救急医療に関連する多職種共通のツールへと進化する可能性も想定されます。

このような状況を踏まえ，改訂第4版の編集コンセプトは，最新の知見に基づいて改訂を行うことは当然のこと，本書が「救急救命士標準テキスト」の入門編，あるいはダイジェスト版という位置づけではなく，本書のみで完結した内容とし，絶対的規範や医療訴訟の判断基準となるものではないものの，実際の救急活動を実践できる内容にすることを強く意識して編集すること，同時に全編にわたって内容の見直しを行うこととしました。とくに救急症候の緊急度・重症度の判断につきましては，救急振興財団の「救急搬送における重症度・緊急度判断基準」（平成16年）に基づき，救急隊員が病名を想定して判断するのではなく，意識とバイタルサイン，そして観察所見から判断することができるように，その内容を大幅に書き直しております。

本書の執筆・編集に際しては，改訂第3版に引き続き純粋に医学的な内容以外はすべて消防関係者に執筆していただき，医師はその医学的内容について校閲し，医師の執筆した内容は消防関係者の目から査読していただき，意見交換を行いつつ進めました。執筆にあたられた各地の消防本部の救急隊員・救急救命士の実力と本書編集作業における消防関係者の奮闘には目を見張るものがありました。すなわち，医療側と消防側が本当に対等の立場で編集作業を行っており，その意味で，今後の両者の関係を考えるうえで"記念碑的な書物"になったのではと自負しております。

本書の編集コンセプトが十分に反映され，救急隊員が必要とする知識について過不足なく平易に記述されたか否かの判断は読者に委ねるとして，編集委員一同精一杯の努力をしたつもりであります。もし，それが実現できていないとすれば編集委員長の責任であります。再三にわたり加筆修正に対応いただいた執筆者の方々，ご多忙のなか長時間を割いて編集作業にあたられた編集委員に改めて感謝申し上げる次第です。

本書が，救急隊員，消防職員として活躍されている方々に広くお読みいただき，日々の活動に活かされ，一人でも多くの傷病者の命が救われることを願ってやみません。

2013年2月吉日

「救急隊員用教本作成委員会」編集委員長
埼玉医科大学総合医療センター病院長
堤　晴彦

編集にあたって（改訂第3版）

　本書の改訂第2版が発行されてから早6年が経過しました。この間，救急医学・医療ほどダイナミックに進化を遂げている医学の領域はないように思われます。一般市民のAED使用をはじめ，救急救命士の行える処置の高度化，2005年の救急蘇生に関するガイドラインの見直し（「救急隊員・消防職員のための一次救命処置テキスト」の発行），メディカルコントロール体制の充実強化など，救急医療従事者は数多くの最新の知見や技術を習得すべき必要に迫られております。それに呼応して，救急隊員を対象としたACLS，JPTEC，PSLSなどの教育プログラムが策定・提示され，多数の消防職員が受講し，技術・知識の向上が図られております。このような状況を踏まえ，本書の改訂の必要性が急務となっておりました。

　今回，改訂3版の編集にあたり，これら最新の知見に基づいて改訂を行うことはもちろんのこと，編集の基本方針について協議が重ねられました。基本方針の一つは，本テキストの位置づけとして，救急救命士標準テキストの入門編，あるいは，ダイジェスト版ではなく，本書のみで完結した内容にし，本書のみで実際の救急活動を実践できるようにしたいというものであります。

　さらにもう一つのコンセプトは，医師主導による「教科書作り」から脱皮したいというものです。救急救命士標準テキストをはじめ，これまでに発刊されたコメディカルの教科書はいずれも医師が中心となって作成され，大半の項目は医師が執筆しておりました。今回，編集にあたり，改訂3版は「救急隊員による救急隊員のための教科書」にしたいと考え，関係者に了解を求めました。救急隊員が，真のプロの集団になるためには，自らの後輩の教育・指導は自らが行う必要があり，それ故，救急隊員が使う教科書は救急隊員が中心となって企画・編集・執筆すべき時期に来ているのではないか，そう日頃より痛切に感じていたことと，日頃接している救急隊員や救急救命士の実力を高く評価していたこともあり，救急隊員自身による原稿執筆が可能ではないかと確信していたからでもあります。このような編集コンセプトのもと，この教科書は，純粋に医学的な内容以外はすべて消防関係者に執筆していただき，医師はその医学的内容について校閲し，責任をもつことにしました。そういう意味で，歴史的な転換点になるべき書物と自負しております。

　本書の編集コンセプトが活かされ，救急隊員が必要とする知識について平易でわかりやすく記述されたか否かの判断は読者に委ねるとして，編集幹事を中心に精一杯の努力をしたつもりであります。もしそれが実現できていないとすれば編集委員長の責任であります。

　短期間で原稿を執筆頂いた方々，およびご多忙のなか長時間を割いて編集作業にあたられた編集委員および編集幹事に感謝申し上げる次第です。

　本書が，救急隊員，消防隊員として活躍されている方々に広くお読みいただき，日々の救急活動に活かされ，一人でも多くの傷病者が救われることを願っております。

2007年10月

「救急隊員用教本作成委員会」編集委員長
埼玉医科大学総合医療センター高度救命救急センター教授
堤　　晴彦

編集委員

(五十音順)

◎：編集委員長

秋冨　慎司	防衛医科大学校救急部准教授
井上　貴昭	筑波大学医学医療系救急・集中治療医学教授
輿水　健治	埼玉医科大学総合医療センター救急科（ER）教授
佐々木淳一	慶應義塾大学医学部救急医学教授
杉田　　学	順天堂大学医学部附属練馬病院救急・集中治療科教授
武田　　聡	東京慈恵会医科大学救急医学講座教授
田邉　晴山	財団法人救急振興財団救急救命東京研修所教授
玉川　　進	旭川医療センター臨床検査部長
◎ 堤　　晴彦	埼玉医科大学総合医療センター病院長
畑中　哲生	財団法人救急振興財団救急救命九州研修所教授
三宅　康史	帝京大学医学部救急医学講座教授
森村　尚登	東京大学大学院医学系研究科救急科学教授
山口　芳裕	杏林大学医学部救急医学教授
横田　裕行	日本医科大学大学院医学研究科救急医学分野教授
横堀　將司	日本医科大学大学院医学研究科救急医学分野准教授
荒井　　勲	仙台市消防局警防部救急課長
永野　義武	東京消防庁救急部救急指導課長
野本　祐二	総務省消防庁救急企画室長
藤田　吉仁	大阪市消防局救急部救急課長

執筆・執筆協力者一覧

(五十音順)

秋冨　慎司	防衛医科大学校救急部准教授	
井上　貴昭	筑波大学医学医療系救急・集中治療医学教授	
金子　　仁	東京都立多摩総合医療センター救命救急センター	
上條　吉人	埼玉医科大学病院救急センター・中毒センターセンター長	
輿水　健治	埼玉医科大学総合医療センター救急科(ER)教授	
佐々木淳一	慶應義塾大学医学部救急医学教授	
清水　直樹	東京都立小児総合医療センター救命・集中治療部部門長／福島県立医科大学ふくしま子ども・女性医療支援センター特任教授	
杉田　　学	順天堂大学医学部附属練馬病院救急・集中治療科教授	
武田　　聡	東京慈恵会医科大学救急医学講座教授	
田邉　晴山	財団法人救急振興財団救急救命東京研修所教授	
玉川　　進	旭川医療センター臨床検査部長	
仲村　將光	昭和大学医学部産婦人科学講座	
畑中　哲生	財団法人救急振興財団救急救命九州研修所教授	
廣橋　伸之	広島大学原爆放射線医科学研究所放射線災害医療開発研究分野教授	
三宅　康史	帝京大学医学部救急医学講座教授	
横堀　將司	日本医科大学大学院医学研究科救急医学分野准教授	
吉池　昭一	社会医療法人財団慈泉会相澤病院救命救急センターセンター長	

大阪市消防局	堺市消防局	名古屋市消防局
岡山市消防局	相模原市消防局	新潟市消防局
川崎市消防局	札幌市消防局	浜松市消防局
北九州市消防局	静岡市消防局	広島市消防局
京都市消防局	仙台市消防局	福岡市消防局
熊本市消防局	総務省消防庁	横浜市消防局
神戸市消防局	千葉市消防局	
さいたま市消防局	東京消防庁	

改訂第5版 救急隊員標準テキスト 目次

第1編 救急業務の総論

1 救急業務の意義と沿革 …………………… 3

- Ⅰ 救急業務の意義 … 3
- Ⅱ 救急業務の始まり … 3
- Ⅲ 救急業務の法制化と展開 … 4
  - 1 法制化と展開 … 4
    - 1) 救急業務の規定 … 4
    - 2) 救急業務の対象および応急処置にかかわる改正 … 4
    - 3) 傷病者の搬送および受入れにかかわる改正 … 4
  - 2 応急処置範囲の拡大と救急救命士制度の創設 … 5
    - 1) 救急隊員の応急処置範囲の拡大 … 5
    - 2) 救急救命士制度の創設 … 5
  - 3 救急救命士の処置範囲の拡大 … 5
    - 1) 除細動 … 6
    - 2) 気管挿管 … 6
    - 3) 薬剤(アドレナリン)投与 … 6
    - 4) エピペン® … 6
    - 5) 心肺機能停止前の重度傷病者に対する静脈路確保及び輸液,血糖測定及び低血糖発作症例へのブドウ糖溶液の投与 … 6

2 救急業務の運用体制 ……………………… 7

- Ⅰ 救急業務運用体制 … 7
  - 1 救急業務の法体系 … 7
  - 2 救急業務運用体制の種類 … 7
    - 1) 市町村(単独実施) … 7
    - 2) 組 合 … 7
    - 3) 事務委託 … 7
  - 3 救急業務の内容と対象 … 7
    - 1) 一般的な救急業務 … 7
    - 2) 特殊な搬送業務 … 7
- Ⅱ 救急隊 … 8
  - 1 救急隊員 … 8
    - 1) 救急隊員の要件 … 8
    - 2) 救急隊員の配置 … 8
  - 2 准救急隊員 … 9
    - 1) 准救急隊員の要件 … 9
    - 2) 准救急隊員の配置 … 9
  - 3 救急自動車 … 9
    - 1) 救急自動車の要件 … 9
    - 2) 救急自動車の配置 … 10
    - 3) 救急自動車の優先通行権等 … 10
  - 4 航空機(ヘリコプター) … 10
    - 1) 要 件 … 10
    - 2) 搭乗者 … 11
    - 3) 航空法上の捜索または救助の特例 … 11
- Ⅲ 救急隊員の教育 … 11
  - 1 救急隊員の生涯教育 … 11
  - 2 指導救命士 … 11
- Ⅳ 応急手当普及業務 … 11
  - 1 応急手当の普及啓発活動の推進に関する実施要綱 … 11
  - 2 講習体系の整備 … 11
  - 3 事業所や学校における普及啓発活動の推進 … 11
- Ⅴ メディカルコントロール … 13
- Ⅵ 救急安心センター事業(♯7119)と緊急度判定 … 14

3 救急医療体制 ……………………………… 16

- Ⅰ 病院前救護体制 … 16
  - 1 応急救護体制 … 16
  - 2 救急搬送体制 … 17
    - 1) 救急業務としての救急搬送体制 … 17
    - 2) ドクターカー・ドクターヘリによる診療と救急搬送体制 … 17
- Ⅱ 救急医療機関による受入れと診療の体制 … 17
  - 1 救急医療機関による階層別受入れ体制 … 17
    - 1) 初期救急医療機関 … 17
    - 2) 二次救急医療機関 … 17
    - 3) 三次救急医療機関(救命救急センター) … 18
  - 2 救急告示病院(診療所) … 18
  - 3 救急医療機関内での診療体制 … 18

1）初療室・救急外来	18	2　精神障害者に関する法令	25
2）ICU	18	3　酩酊者に関する法令	25
3）HCU	19	4　行旅病人，生活保護法適用傷病者に関する法令	25
4）CCU	19		
5）SCU	19	5　麻薬中毒者等に関する法令	25
6）NICU	19		
Ⅲ　救急医療体制を支える仕組み	19

6　社会保障と社会福祉　29

Ⅰ　社会保障とその仕組み	29
1　社会保険制度	29
2　公的扶助制度	29
3　社会福祉制度	29
4　公衆衛生制度	29
Ⅱ　公的医療保険制度	29
1　公的医療保険制度とは	29
2　公的医療保険制度の体系	30
1）被用者保険	30
2）国民健康保険	30
3）後期高齢者医療制度	30
Ⅲ　介護保険制度	30
1　介護保険制度とは	30
2　基本的な仕組み	31
Ⅳ　公的年金保険制度	32
Ⅴ　生活保護制度	32
Ⅵ　主な関連法規	32
1　健康保険法	32
2　国民健康保険法	32
3　国民年金法	32
4　生活保護法	32
5　児童福祉法	33
6　身体障害者福祉法	33
7　母子保健法	33
8　老人福祉法	33
9　高齢者の医療の確保に関する法律	33
10　介護保険法	33

（左列続き）

1　救急医療情報システム	19
2　メディカルコントロール体制	19

4　関係機関との連携　20

Ⅰ　医師会，医療機関との連携	20
Ⅱ　病院前救護における医師との連携	20
Ⅲ　警察との連携	20
Ⅳ　保健所との連携	21
1）消防機関が移送に協力を行う基本的なケース	21
2）消防機関と保健所等との協定の締結	21
3）消防機関が移送協力を行う条件について	21
Ⅴ　福祉事務所との連携	21
Ⅵ　患者等搬送事業者との連携	22

5　救急業務の関連法規　23

Ⅰ　医療法	23
1　病　院	23
2　診療所	23
3　介護老人保健施設	23
Ⅱ　医師法	23
Ⅲ　救急救命士法	23
1　業　務	23
2　業務上の義務	24
3　罰　則	25
Ⅳ　その他	25
1　死者に関する法令	25

第2編　救急業務の各論

1　基本的救急活動　37

Ⅰ　救急活動の原則と留意点	37	2　感染防御	37
1　救急活動に際しての原則	37	3　現場情報の収集	37
2　円滑な救急活動のための留意点	37	4　現場活動における安全管理	38
3　接遇に際しての注意点	37	5　救急資器材の選定	38
Ⅱ　救急現場活動	37	6　救護能力の確保	38
1　指令内容の確認	37	7　警察官への協力要請	38
		8　傷病者の観察	38
		9　医師への協力要請	38

10　所持品の取り扱い	38	
11　救急自動車への収容	38	
12　関係者の同乗	38	
Ⅲ　医療機関の選定	39	
Ⅳ　傷病者の搬送と車内管理	39	
Ⅴ　医療機関到着時の措置	39	
Ⅵ　関係機関への通報	39	
Ⅶ　活動後，帰署(所)後の措置	39	
1　消毒，点検	39	
2　上司への報告，活動記録の作成	39	
Ⅷ　特異な救急活動	39	
1　搬送拒否への対応	39	
2　妨害行為に対する対応	40	
1）妨害行為の防止対策	40	
2）妨害行為発生時の行動	40	
3　メンタルヘルスケア	40	

2　救急活動の記録 …………… 41

Ⅰ　救急活動記録の目的	41
Ⅱ　救急活動記録票	41
1　法令上の根拠	41
2　救急活動記録票の作成	41
3　救急活動記録票の取り扱い	41

Ⅲ　救急蘇生統計(ウツタイン様式の活用)	45
Ⅳ　検証票	45

3　救急活動と通信連絡体制 …………… 48

Ⅰ　救急無線などによる通信連絡体制	48
1　救急無線などによる通信連絡体制の概要	48
2　救急通信の内容	48
3　出動指令	48
4　救急隊が行う主な救急通信	48
1）現場即報	48
2）応援要請(医師要請を含む)	48
3）指示，指導・助言要請など	48
4）現場報告	48
Ⅱ　救急管制	49
1　救急管制の業務	49
2　情報の収集・管理	49
3　救急活動支援	49
1）医療機関選定	49
2）関係各機関への連絡	49
4　通信指令員の技能	49
Ⅲ　口頭指導	50

第3編　救急医学

1　救急医学の基礎 …………… 53

Ⅰ　医学概論	53
1　医学と医療	53
1）医学とは	53
2）医療とは	53
3）救急医療を構成する要素	53
4）医療における救急隊員の役割	53
2　健康と病気	54
1）健康とその維持	54
2）病気とその原因	54
3　医の倫理	54
4　医学，医療，救急業務を取り巻く環境の変化	55
1）高齢化の状況	55
2）疾病構造の変化	55
3）医療費の動向	55
4）現在の医療供給体制	55
5）地域包括ケアシステム	55

6）アドバンス・ケア・プランニング	55
7）高齢化社会の救急業務への影響	55
Ⅱ　解剖・生理	56
1　名称・位置・方向	56
1）名　称	56
2）位　置	57
3）方　向	59
2　細　胞	59
1）解　剖	59
2）生　理	60
3　組　織	60
1）上皮組織	60
2）結合組織	60
3）筋組織	60
4）神経組織	60
4　器官系	60
1）呼吸器系	60
2）循環器系	61
3）消化器系	64

4）内分泌系　66
　　5）泌尿器系　66
　　6）生殖器系　67
　　7）神経系　67
　　8）運動器系　68
　　9）感覚器系　71
　　10）免疫系　72

2　観察と判断　73

I　状況評価　73
1　救急要請時の情報収集　73
2　資器材の確認　73
3　安全確認・二次災害の防止　73
4　応援要請・傷病者数の把握　73
5　受傷機転の把握　73

II　傷病者観察　73
1　外見観察　74
2　生理学的評価　74
　1）気道と呼吸　74
　2）脈拍　76
　3）意識　77
3　主訴と現病歴などの聴取　77
　1）主訴　77
　2）現病歴　78
　3）既往歴　78
　4）その他　78
4　全身の観察　78
　1）観察の方法　78
　2）詳細な外見観察　79
　3）気道と呼吸の観察　79
　4）循環の観察　80
　5）体温の観察　80
　6）神経に関する観察　80
5　局所の観察　83
　1）頭部　83
　2）顔面　83
　3）頸部　83
　4）胸部　83
　5）腹部　83
　6）四肢　84

III　搬送中の観察（観察の継続）　84
1　救急自動車内での観察　84
2　消防・防災ヘリコプター内での観察　84

3　救急症候と緊急度・重症度判断　85

I　緊急度と重症度　85
1　緊急度・重症度の概念　85
2　判断の目的　85
3　緊急度・重症度の分類　86
　1）重症度の分類　86
　2）緊急度の分類　86
　3）傷病程度の分類　86

II　心肺停止　87
1　心肺停止の定義　87
2　心肺停止の病態　87
3　救命の連鎖　87
4　心電図による心肺停止の分類　87
　1）心室細動および無脈性心室頻拍　87
　2）心静止　88
　3）無脈性電気活動　88
5　原因による心肺停止の分類　88
　1）心原性心肺停止　88
　2）非心原性心肺停止　89
6　心拍再開と心停止後症候群　89
　1）自己心拍再開　89
　2）心停止後（心拍再開後）症候群　89

III　呼吸困難（呼吸不全）　90
1　呼吸困難とは　90
2　緊急度・重症度の判断　90
3　応急処置と搬送時の留意点　90
4　呼吸器の疾患と症状　90

IV　ショック　91
1　ショックの定義　91
2　ショックの分類と症状　91
　1）循環血液量減少性ショック　92
　2）心原性ショック　92
　3）心外閉塞・拘束性ショック　93
　4）血液分布異常性ショック　93
3　応急処置と搬送上の注意点　93

V　意識障害　94
1　意識の定義　94
2　意識障害の原因　94
3　頭蓋内圧亢進と脳ヘルニア　95
　1）頭蓋内圧亢進　95
　2）脳ヘルニア　95
4　意識障害の観察と判断　95
　1）意識レベルの評価：ジャパンコーマスケール（JCS）　95
　2）その他の神経症状　95
　3）バイタルサインなどのチェック　95
　4）発症時の状況と既往歴の把握　96
5　応急処置　96

- 1) 気道確保 ... 96
- 2) 酸素投与 ... 96
- 3) 呼吸補助 ... 96
- 4) 嘔吐に対する処置 ... 97
- 5) 原因に応じた応急処置 ... 97
- 6) 緊急度・重症度の判断 ... 97

Ⅵ 麻痺 ... 97
- 1 麻痺の種類と原因 ... 97
  - 1) 四肢麻痺 ... 97
  - 2) 片麻痺 ... 99
  - 3) 単麻痺 ... 99
  - 4) その他の麻痺 ... 99
- 2 応急処置と搬送時の留意点 ... 99

Ⅶ 頭痛 ... 99
- 1 頭痛の種類 ... 99
  - 1) 機能性頭痛 ... 99
  - 2) 症候性頭痛 ... 99
- 2 緊急度・重症度の判断 ... 99
- 3 応急処置と搬送時の留意点 ... 99
- 4 主な疾患 ... 99
  - 1) 機能性(一次性)頭痛 ... 99
  - 2) 症候性(二次性)頭痛 ... 101

Ⅷ めまい ... 101
- 1 めまいとは ... 101
  - 1) めまいの種類 ... 101
  - 2) めまいの原因の分類 ... 101
- 2 緊急度・重症度の判断 ... 101
- 3 応急処置と搬送時の留意点 ... 101
  - 1) 安静の指示 ... 101
  - 2) 嘔吐に対する処置 ... 101
  - 3) 容態の急激な変化 ... 101
- 4 主な疾患 ... 101
  - 1) 末梢性めまい ... 101
  - 2) 中枢性めまい ... 103
  - 3) 失神性めまい ... 103

Ⅸ 胸痛・動悸 ... 103
- 1 胸痛とは ... 103
  - 1) 体性痛 ... 103
  - 2) 内臓痛 ... 103
  - 3) 関連痛 ... 103
- 2 動悸とは ... 103
- 3 緊急度・重症度の判断 ... 103
  - 1) 生理学的評価 ... 103
  - 2) 心電図モニター ... 103
  - 3) 病歴聴取 ... 103
  - 4) 身体観察 ... 106
- 4 応急処置と搬送時の留意点 ... 106
  - 1) 気道確保 ... 106
  - 2) 酸素投与 ... 106
  - 3) 除細動の準備 ... 106
  - 4) 搬送体位 ... 106
- 5 主な疾患 ... 106
  - 1) 急性冠症候群 ... 106
  - 2) 急性大動脈解離 ... 106
  - 3) 肺血栓塞栓症 ... 106
  - 4) 気胸 ... 107
  - 5) 心室期外収縮 ... 107
  - 6) 発作性心房細動 ... 107
  - 7) 発作性上室頻拍 ... 107
  - 8) その他の疾患 ... 107

Ⅹ 腹痛 ... 107
- 1 腹痛とその種類 ... 107
- 2 緊急度・重症度の判断 ... 107
  - 1) 生理学的評価 ... 107
  - 2) 病歴聴取 ... 107
  - 3) 身体観察 ... 108
- 3 応急処置と搬送時の留意点 ... 108
  - 1) 気道確保 ... 108
  - 2) 酸素投与 ... 108
  - 3) 搬送体位 ... 108
- 4 主な疾患 ... 109
  - 1) 胃・十二指腸潰瘍穿孔 ... 109
  - 2) 胆石症・急性胆嚢炎 ... 109
  - 3) 急性膵炎 ... 109
  - 4) 絞扼性腸閉塞 ... 109
  - 5) 異所性妊娠破裂 ... 109
  - 6) 尿管結石 ... 109

Ⅺ 腰痛・背部痛 ... 109
- 1 腰痛・背部痛とは ... 109
- 2 緊急度・重症度の判断 ... 109
  - 1) 生理学的評価 ... 109
  - 2) 病歴聴取 ... 109
  - 3) 身体観察 ... 110
- 3 応急処置と搬送時の留意点 ... 111
  - 1) 気道確保 ... 111
  - 2) 酸素投与 ... 111
  - 3) 搬送体位 ... 111
- 4 主な疾患 ... 111
  - 1) 腹部大動脈瘤 ... 111
  - 2) 急性大動脈解離 ... 111
  - 3) 消化器疾患 ... 111
  - 4) 骨盤内臓器疾患 ... 111

5）泌尿器疾患	111	
6）脊椎・脊髄疾患	111	

XII 喀血・吐血・下血　111
1　喀血・吐血・下血とは　111
2　緊急度・重症度の判断　112
1）生理学的評価　112
2）病歴聴取　112
3）身体観察　113
3　応急処置と搬送時の留意点　113
1）気道確保　113
2）酸素投与　113
3）搬送体位　113
4　主な疾患　113
1）喀血　113
2）吐血　113
3）下血　113

XIII 外傷　114
1　外傷（総論）　114
1）外傷（損傷）の定義　114
2）外傷（損傷）の分類　114
3）受傷機転からみた外傷の特徴　114
4）外傷による障害の起こり方　117
5）外傷による死因　118
6）緊急度・重症度の判断　119
2　外傷（各論）　119
1）頭部外傷　119
2）頸椎（頸髄）損傷　124
3）胸部外傷　126
4）腹部外傷　130
5）骨盤骨折　132
6）四肢外傷　133
7）多発外傷　135

XIV 熱傷・電撃傷　135
1　熱傷　135
1）原因　136
2）熱傷による傷害　136
3）熱傷深度の評価　137
4）熱傷面積の評価　137
5）緊急度・重症度の判断　137
6）気道熱傷の評価　138
7）意識障害がある場合　138
8）応急処置　138
9）搬送時の留意点　138
2　電撃傷・雷撃傷　139
1）原因　139
2）電撃傷の問題点　139

3）観察と判断　139
4）応急処置　139
5）雷撃傷　139
3　化学損傷　139
1）原因　139
2）観察と判断　139
3）応急処置　139

XV 中毒　140
1　中毒とは　140
2　緊急度・重症度の判断　140
3　応急処置と搬送時の留意点　140

XVI 溺水　142
1　溺水とは　142
2　疫学　142
3　予防　142
1）乳幼児期　142
2）学童期　142
3）青壮年期　142
4）高齢期　143
4　観察と応急処置　143
1）救助と心停止の判断　143
2）人工呼吸　143
3）胸骨圧迫とAED　143
4）嘔吐への対応　143
5）頸椎・頸髄損傷への対応　143
6）低体温への対応　143
5　医療機関への搬送　144

XVII 異物　144
1　気道異物　144
1）気道異物の種類　144
2）年齢による特徴　144
3）症状　144
4）観察と判断　145
5）応急処置　145
2　消化管異物　145
1）種類　145
2）年齢による特徴　145
3）病態　145
4）観察と判断　145
5）応急処置　145

XVIII 環境障害　146
1　熱中症　146
1）病態と緊急度・重症度の判断　146
2）応急処置　147
2　寒冷損傷　148
1）偶発性低体温症　148

2） 凍　傷	148	
XIX　その他の創傷の処置等	149	
1　切断指(肢)	149	
2　鼻出血	149	
3　眼損傷	149	
1） 眼異物	149	
2） 化学損傷	149	
3） 光線損傷	150	
4） 眼球損傷	150	
5） 眼窩外傷	150	
4　口腔内損傷	150	
5　爆　傷	150	
1） 一次損傷	150	
2） 二次損傷	150	
3） 三次損傷	150	
4） 四次損傷	151	
5） 五次損傷	151	
6　酸素欠乏症(低酸素症)	151	
7　減圧症・動脈ガス塞栓症	151	
8　動物による刺咬傷	152	
1） 蛇咬傷	152	
2） ハチ, クラゲなどの毒性動物による刺傷	152	
3） イヌ, ネコなどの咬傷	152	
4） ヒアリ, アカカミアリ, セアカゴケグモなどの咬傷	152	
5） マダニ咬傷	154	

4　特殊病態と緊急度・重症度判断 ……… 156

Ⅰ　小　児	156
1　小児の定義と特徴	156
1） 定　義	156
2） 特　徴	156
2　小児疾患の特徴	156
3　症状と観察・判断	156
1） 呼吸障害	156
2） 循環障害(ショック)	158
3） 意識障害	158
4） 痙　攣	159
5） 発　熱	159
6） 下　痢	159
7） 異物誤嚥・異物誤飲	160
8） 中　毒	160
9） 被虐待児症候群	160
10） 自　殺	161
Ⅱ　高齢者	161
1　高齢者の特性	161
2　虚弱と老年症候群	161
3　呼吸器系	161
1） 呼吸困難・息切れ	161
2） 肺　炎	161
4　循環器系	161
1） 体液量	162
2） 血漿蛋白	162
3） 心筋機能, 冠動脈血流量	162
4） 血圧調節機能	162
5　脳	162
6　腎　臓	163
7　内分泌とくに副腎皮質機能	163
8　体温調節	163
9　加齢に伴う症状・疾患の特徴	163
1） 胸　痛	163
2） 腹　痛	163
3） うつ病	163
4） 血糖異常	163
10　緊急度・重症度の判断	163
Ⅲ　産婦人科・周産期	163
1　解剖と生理	163
1） 女性器の解剖	163
2） 月　経	163
3） 妊　娠	164
4） 胎　児	164
2　症状の緊急度・重症度判断	164
1） 不正性器出血	164
2） 産科危機的出血	166
3） 下腹部痛	166
4） 頭痛, 眼華閃発, 痙攣	166
5） 心窩部痛・胸部痛	167
3　施設外分娩と新生児への対応	167
1） 分娩の経過	167
2） 分娩の介助	167
3） 骨盤位分娩	169
4　新生児とその異常	169
1） 新生児と体重	169
2） 新生児の異常	169
3） 新生児仮死	169
Ⅳ　精神障害	170
1　精神科救急とは	170
2　精神障害の原因による分類	170
1） 外因性精神障害	170
2） 内因性精神障害	170
3） 心因性精神障害	170

3	特徴的な状態	170
	1）せん妄状態	170
	2）興奮状態	170
	3）昏迷状態	170
	4）幻覚・妄想状態	170
	5）躁状態	171
	6）うつ状態	171
4	観察と判断	171
5	搬送先医療機関の選定	171
6	精神科の入院形態	171
7	自殺企図者への対応	171
8	主な疾患	173
	1）統合失調症	173
	2）うつ病	173
	3）解離性（転換性）障害	173
	4）パニック障害	173
	5）心的外傷後ストレス障害（PTSD）	173
	6）境界性パーソナリティ障害	174
	7）双極性感情障害	174

V 放射線障害　174

1	放射線とは	175
2	被ばくとは	175
	1）内部被ばく	175
	2）外部被ばく	175
	3）体表面汚染	175
3	人体への影響	176
4	消防活動における要点	176
	1）救助活動	176
	2）救急活動	176

5　応急処置　177

I 応急処置総論　177

1	応急処置の概念	177
2	市民が行う手当	177
3	救急隊員が行う処置	177
4	応急処置の注意点	178
	1）二次災害の予防	178
	2）感染対策	178
	3）応急処置の注意点	178
	4）傷病者・家族などへの説明	178
5	救急救命士が行う処置	179
6	特定行為について	179
	1）特定行為の種類	179
	2）特定行為の条件	179

II 応急処置各論　179

1	気道確保	179
	1）口腔内の清拭と吸引	179
	2）気道異物の除去	179
	3）用手的気道確保	181
	4）エアウエイを用いた気道確保	182
	5）気道確保の注意点	186
2	人工呼吸	187
	1）人工呼吸の適応と判断	187
	2）呼気吹き込み人工呼吸	187
	3）バッグ・バルブ・マスク人工呼吸	187
	4）人工呼吸器を用いた人工呼吸	188
	5）人工呼吸の注意点	188
3	胸骨圧迫	189
	1）胸骨圧迫の適応と判断	189
	2）胸骨圧迫の方法と手順	189
	3）胸骨圧迫の合併症	191
	4）自動式心マッサージ器による胸骨圧迫	191
4	自動体外式除細動器による除細動	191
	1）狭義のAED	192
	2）半自動式除細動器	192
	3）使用方法	192
	4）注意事項	192
5	救急蘇生法	192
	1）成人に対する一次救命処置（BLS）	193
	2）小児に対する救急隊員による一次救命処置	193
	3）心肺蘇生の注意点	194
6	酸素吸入（投与）	195
	1）適応	195
	2）吸入酸素濃度と投与方法	195
	3）酸素投与の注意点	196
7	止血	196
	1）直接圧迫止血法	197
	2）止血点圧迫止血法	198
	3）止血帯止血法	198
8	創傷処置	198
	1）止血・洗浄	198
	2）被覆と固定	198
	3）特殊な創傷に対する処置	199
9	骨折に対する処置（固定処置）	200
	1）頸椎固定	200
	2）全身固定	200
	3）KED®による固定	203
	4）陰圧ギプス（陰圧副子）	203
	5）四肢の固定方法	203
	6）骨盤骨折の固定方法	204
10	体位管理	204

1）体位の種類と適応	204	1）在宅医療と在宅療法	207
2）注意点	206	2）基本的な対応	208
11　体温管理	207	3）注意点	208
1）方　法	207	14　各種搬送法	211
2）注意点	207	1）搬送用資器材の種類とその用途	212
12　ショックパンツ	207	2）搬送用資器材への収容	212
13　在宅療法継続中の傷病者への処置	207	3）徒手搬送	213

第4編　災害と多数傷病者対応

1　災害とは　219

Ⅰ　災害の定義と分類　219
　1　災害の定義　219
　2　災害の分類　219

Ⅱ　災害に関する法律　220
　1　災害救助法　220
　2　災害対策基本法　220
　3　国民保護法　220

2　多数傷病者対応　221

Ⅰ　活動の原則　221
　1　消防活動　221
　2　救急活動　221
　3　関係機関との連携　221
　4　出動計画　221

Ⅱ　災害時の救急（医療救護）活動の基本　221
　1　災害における現場対応の原則　221
　　1）C：指揮命令と連絡調整（Command and Control）　221
　　2）S：安全（Safety）　222
　　3）C：情報伝達（Communication）　222
　　4）A：評価（Assessment）　222
　　5）3T（TTT）　222
　2　3T（TTT）の確立　222
　　1）トリアージ　223
　　2）トリートメント　224
　　3）トランスポート　224

Ⅲ　現場の救急活動　225
　1　最先着救急隊の活動　225
　　1）災害現場の把握　226
　　2）現場報告と応援要請　226
　　3）現場（応急）救護所の設置準備　226
　2　後着救急隊の活動　226
　　1）現場到着（集結場所を含む）時の報告および受命　226
　　2）傷病者の引き継ぎ　226

Ⅳ　現場指揮本部　226
　1　現場指揮本部の設置条件と任務　226
　　1）現場指揮本部の設置条件　226
　　2）現場指揮本部の任務　226
　2　救急指揮所　226
　　1）救急指揮所の設置　226
　　2）救急指揮所担当の任務　226
　　3）救急隊員の増強および救急資器材の搬送　226
　　4）医療機関の選定　226
　3　現場（応急）救護所　227
　　1）現場（応急）救護所の設置　227
　　2）現場（応急）救護所における傷病者対応の手順　227
　4　前進指揮所　227

Ⅴ　緊急消防援助隊　227

3　他機関との連携　229

Ⅰ　医　療　229
　1　災害時に活動する主な組織　229
　　1）DMAT　229
　　2）日本赤十字社　229
　　3）JMAT　230
　　4）DPAT　230
　　5）DHEAT　230
　2　災害医療体制　230
　　1）災害拠点病院　230
　　2）EMIS（広域災害救急医療情報システム）　231
　　3）広域医療搬送　231
　　4）地域医療搬送　232

Ⅱ　警　察　232
Ⅲ　自衛隊　232
Ⅳ　海上保安庁　232

目次

　Ⅴ　その他（地方公共団体等）　　　　　233

第5編　救急資器材

1　観察用資器材　237

　Ⅰ　血圧計　237
　Ⅱ　パルスオキシメーター　237
　Ⅲ　検眼ライト　238
　Ⅳ　心電計　238
　Ⅴ　体温計　238
　　1　電子体温計　238
　　2　非接触式体温計　238
　Ⅵ　聴診器　239
　Ⅶ　心電図伝送装置　239
　Ⅷ　血糖測定器　239

2　呼吸循環管理用資器材　240

　Ⅰ　エアウエイ　240
　　1　経口エアウエイ　240
　　2　経鼻エアウエイ　240
　Ⅱ　バイトブロック　240
　Ⅲ　気道確保器具　240
　　1　気管内チューブ　241
　　2　声門上気道デバイス　241
　　　1）食道閉鎖式エアウエイ　241
　　　2）ラリンゲアルマスク，アイジェル®　241
　Ⅳ　酸素吸入用マスク　241
　　1　リザーバ付きフェイスマスク（高濃度酸素吸入用マスク）　242
　　2　フェイスマスク（中濃度酸素吸入用マスク）　242
　　3　ベンチュリーマスク（低・中濃度酸素吸入用マスク）　242
　　4　気管切開マスク　242
　　5　鼻カニューレ　242
　Ⅴ　流量計付き加湿酸素吸入装置　243
　Ⅵ　吸引器　243
　　1　電動式吸引器　243
　　2　手動式吸引器　244
　　3　吸引用カテーテル　244
　　　1）吸引カテーテル　244
　　　2）ヤンカー型カテーテル　244
　　　3）羊水吸引カテーテル　244
　Ⅶ　喉頭鏡　245
　Ⅷ　マギール鉗子　245
　Ⅸ　人工呼吸器　245
　　1　バッグ・バルブ・マスク人工呼吸器　245
　　2　手動引金式人工呼吸器　246
　　3　自動式人工呼吸器　246
　Ⅹ　自動式心マッサージ器　247
　Ⅺ　自動体外式除細動器　247
　Ⅻ　心肺蘇生法用背板　248
　ⅩⅢ　ショックパンツ　249
　ⅩⅣ　輸液セット　249

3　創傷等保護用資器材　250

　Ⅰ　滅菌ガーゼ　250
　Ⅱ　絆創膏　250
　Ⅲ　包帯　250
　　1　救急包帯　250
　　2　タオル包帯　250
　　3　伸縮性網包帯　250
　　4　弾性包帯　250
　Ⅳ　三角巾　250
　Ⅴ　止血帯（ターニケット）　251

4　搬送・固定・保温用資器材　253

　Ⅰ　搬送用資器材　253
　　1　メインストレッチャー　253
　　2　サブストレッチャー　253
　　3　布担架（ターポリン担架）　253
　　4　スクープストレッチャー　253
　　5　レスキューシート　254
　Ⅱ　固定用資器材　254
　　1　梯子状副子　254
　　2　陰圧式固定具　254
　　3　バックボード　255
　　4　頸椎カラー（頸部固定用副子）　255
　　5　砂囊　255
　Ⅲ　その他の保温・搬送用器材　255

5　その他の応急処置用資器材　256

　Ⅰ　はさみ　256
　Ⅱ　ピンセット（鑷子）　256
　Ⅲ　滅菌手袋　256

Ⅳ	膿　盆	256	Ⅷ　ビニール製靴カバー	257
Ⅴ	汚物入れ	257	Ⅸ　万能斧	257
Ⅵ	臍帯クリップ	257	Ⅹ　リングカッター	258
Ⅶ	冷却用資器材	257		

第6編　感染防止

1　感染防止 ……………………… 261

Ⅰ　病原性微生物の制御　261
　1　消毒の原則　261
　2　消毒薬の強さ　261
　3　代表的な消毒薬　261
　　1）アルコール　261
　　2）次亜塩素酸ナトリウム　262
　　3）グルコン酸クロルヘキシジン　262
　　4）塩化ベンザルコニウム　262
　4　機械的消毒・滅菌（高圧蒸気滅菌器）　262
　5　手洗い　262
Ⅱ　感染予防　263
　1　感染経路別予防策　263
　　1）接触感染　263
　　2）介達感染　263
　　3）飛沫感染　263
　　4）空気感染（飛沫核感染）　263
　　5）血液（交差）感染　263
　2　標準予防策（スタンダードプレコーション）　263
　　1）手　袋　263
　　2）マスク　264
　　3）ゴーグル　264
　　4）感染防止衣（上衣と下衣）　264
　　5）シューズカバー　264
　3　傷病者の感染予防　264
　　1）資器材の消毒・滅菌　264
　　2）創傷処置　264
　　3）感染物の処理・廃棄　264
Ⅲ　発症予防　265
　1　ワクチン接種（受動免疫）　265
　2　針刺し事故後の対応　265

2　感染予防に関する法律 …………… 266

Ⅰ　感染症の予防及び感染症の患者に対する医療に関する法律　266
Ⅱ　救急業務実施基準における消毒　266

付　録

1　救急医療機関での診療 ……………… 271

Ⅰ　救急患者の特徴　271
Ⅱ　救急診療の基本的な流れ　271
Ⅲ　救急診療で行われる主な検査　272
　1　末梢血液検査　272
　2　動脈血ガス分析　272
　3　尿検査　272
　4　心電図検査　272
　5　X線撮影検査　272
　6　X線CT撮影検査　273
　7　超音波検査　274
　8　MRI撮影検査（核磁気共鳴画像法）　274
　9　血管造影と血管内治療　275
　　1）経皮的冠動脈形成術（PTCA）　275
　　2）経カテーテル動脈塞栓術（TAE）　275
　　3）動脈瘤コイル塞栓術　275
　10　内視鏡検査・治療　276

2　病院実習 …………………………… 277

Ⅰ　病院実習の目的　277
Ⅱ　病院実習の心構え　277
Ⅲ　病院実習の確認ポイント　278
Ⅳ　救急外来　278
Ⅴ　画像診断　279
Ⅵ　手術室　279
Ⅶ　病　棟　279
Ⅷ　病院実習の記録　279
Ⅸ　カンファレンス　279

3 付　表 ……………………………… 281

- ○消防学校の教育訓練の基準〔抄〕　281
- ○救急隊員及び准救急隊員の行う応急処置等の基準　283
- ○救急業務実施基準　286
- ○救急業務実施基準で定める救急自動車及び航空機に備える資器材　289
- ○消防職員に対する専科教育（救急科）　291

索　引 ……………………………………… 293

第1編

救急業務の総論

第1編 救急業務の総論

1 救急業務の意義と沿革

I 救急業務の意義

消防機関の行う救急業務は，国民の生命・身体を事故や災害などから守り，安心・安全な社会を確保するものであり，国民にとって必要不可欠な行政サービスとして定着している。

救急活動は，迅速・的確に傷病者を観察して必要な応急処置を行い，緊急度・重症度を判断するとともに，適切な医療機関に搬送することが求められる。

II 救急業務の始まり

昭和23年の消防組織法施行により自治体消防が発足したが，それまでに救急業務が10市町で開始されていた。

昭和30年代後半に入ると経済の高度成長と相まって交通事故を含む各種災害事故が激増し，救急業務は，地方の中核都市，工業都市においても行われるようになり，昭和38年には救急業務実施市町村は214を数えるに至った。しかし，救急業務の実施を明確な法的根拠がないまま各市町村の自主的判断に委ねておくことは適当ではないことから，昭和38年に消防法が改正され，救急業務に関する規定を消防法に加えることとなった。

消防機関による救急業務の開始から法制化までは表1-1-1のとおりである。

また，法制化以降，消防機関の行う救急業務は，現在ではほぼすべての地域で実施されるに至り，全国で年間約620万件（平成28年中）の救急需要に対応している（図1-1-1）。

表1-1-1 消防機関による救急業務の開始から法制化まで

昭和8年2月	神奈川県警察部に所属し横浜市中区山下消防署に配置された救急自動車1台によって開始
昭和9年7月	愛知県警察部が救急自動車を名古屋市中消防署に配置 各種工場災害の続発や，交通事故の増加により，救急隊の設置を要請する世論が日増しに高まった
昭和11年1月	東京市が警視庁消防部に救急自動車6台を配置し，救急業務を開始
昭和22年5月	地方自治法施行 太平洋戦争終結を契機として，地方制度，警察制度についても地方自治尊重の原則に基づいた改革が行われた
昭和23年3月	消防組織法が制定され，自治体消防（市町村消防）の制度が発足 消防が警察より分離独立し，地方自治の本旨に基づく自治体消防として，それぞれの市町村が独自に消防責任を負うこととなった
昭和39年4月	救急業務の法制化（改正消防法の施行） 消防法の一部改正により，救急業務を行わなければならない市町村の基準などが定められた 救急業務を各市町村の自主的判断に委ねておくことは適当でないとされ，消防審議会から「速やかに消防機関の行う救急業務の大綱について法制化を図り所要の財源措置を講ずべきである」旨の答申がなされ，消防法の改正に至った

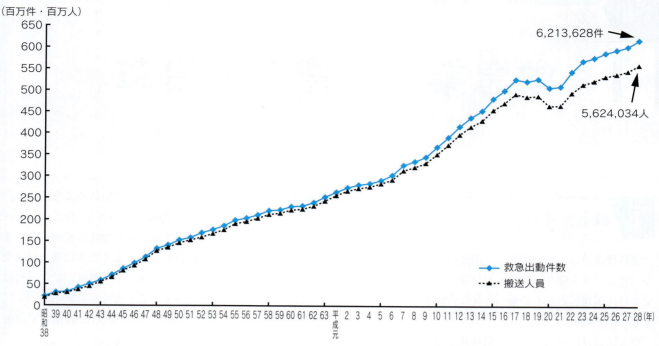

(注) 1 平成10年以降の救急出動件数および搬送人員については消防防災ヘリコプター出動分を含む
2 各年とも1月から12月までの数値である

(消防庁：平成29年版救急・救助の現況．より引用)

図1-1-1 救急出動件数および搬送人員の推移

III 救急業務の法制化と展開

1 法制化と展開

1) 救急業務の規定

消防法の一部改正法は，昭和39年4月に施行され，第2条第9項に救急業務の定義規定が設けられるとともに，救急現場における協力要請および救急業務に際して警察官との密接な連絡をとることなどが定められた。

2) 救急業務の対象および応急処置にかかわる改正

昭和61年の消防法改正により，救急業務の対象範囲および救急隊員の行う応急処置について次のように改正が行われた。

(1) 救急業務の対象範囲について

昭和39年の法制化時，急病は明文上救急業務の対象に含まれていなかった。しかし，生命，身体にきわめて重大な危険があるような場合には，救急業務の対象として考えることが自然であり，また，実際に急病人の搬送が相当の割合を占めていたことから，救急業務の対象として新たに「事故以外の事由で政令で定めるもの」を加え，一定の場合の急病（感染症傷病者の一部を除く）が救急業務の対象となることが明確化された。

(2) 救急隊員の行う応急処置について

救急隊員が行う応急手当は，昭和53年に「救急隊員の行う応急処置等の基準（告示）」として示されていたが，その法律上の根拠を明確にするため，救急業務の定義規定を改正し，「傷病者が医師の管理下に置かれるまでの間において，緊急やむを得ないものとして，応急の手当を行うことを含む」こととされた。

3) 傷病者の搬送および受入れにかかわる改正

傷病者を受け入れる医療機関が速やかに決定しない事案が多数発生していることや，救急隊が現場に到着してから傷病者を医療機関に収容するまでの時間が延びていることから，搬送を担う消防機関と受入れを行う医療機関との連携を推進することを目的に消防法改正が平成21年に行われた。

(1) 救急搬送，受入れに関する協議会の設置

都道府県に，傷病者の搬送・受入れの実施基準に関する基準の策定，および実施基準に基づく救急搬送や受入れ実施にかかわる連絡調整を行う協議会（都道府県，消防機関，医療機関などで構成）を設置することとされた。

また，この協議会は都道府県知事に実施基準や救急搬送および受入れの実施に関して意見を述べることができるとされている。

表1-1-2 傷病者の搬送および受入れの実施基準

1号（分類基準）
　傷病者の心身等の状況に応じた適切な医療の提供が行われることを確保するために医療機関を分類する基準
2号（医療機関リスト）
　分類基準に基づき分類された医療機関の区分及び当該区分に該当する医療機関の名称
3号（観察基準）
　消防機関が傷病者の心身等の状況を確認するための基準
4号（選定基準）
　消防機関が傷病者の搬送を行おうとする医療機関を選定するための基準
5号（伝達基準）
　消防機関が傷病者の搬送を行おうとする医療機関に対し傷病者の心身等の状況を伝達するための基準
6号（受入医療機関確保基準）
　前2号に掲げるもののほか，傷病者の受入れに関する消防機関と医療機関との間の合意を形成するための基準その他傷病者の受入れを行う医療機関の確保に資する事項
7号（その他の基準）
　前各号に掲げるもののほか，傷病者の搬送及び傷病者の受入れの実施に関し都道府県が必要と認める事項

(2) 救急搬送，受入れの実施基準の策定

実施基準の策定は，傷病者の搬送および受入れについて，現状の医療資源などを活用し，消防機関，医療機関などが共通の認識のもとで，当該都道府県における対応方策を決定するものである。都道府県は，実施基準を定めたときは，遅滞なく，その内容を公表しなければならないとされている（表1-1-2）。

(3) 目的規定等の改正

災害出動における救急出動の占める割合が高まっており，救急業務全体の重要性から，消防組織法における消防の任務および消防法における目的に，「災害等による傷病者の搬送を適切に行う」ことが加えられた。

2 応急処置範囲の拡大と救急救命士制度の創設

昭和39年の救急業務の法制化以降，救急業務は市民の安全を確保するうえで必要不可欠な行政サービスとして定着し，搬送人員は増加の一途をたどった。

一方で，高齢化の進展，疾病構造の変化などにより，生命の危険にある傷病者が増加しているにもかかわらず，救急隊員の行う応急処置は比較的簡単に行えるものに限られていた。とりわけ救急隊員により心肺蘇生が施された傷病者のうち，社会復帰した者の割合は，欧米諸国と比べて低い水準にとどまっていることが指摘された。

このため，救命率の向上を図る具体的方策について，行政機関，医療関係者，救急関係者，学識経験者などで構成される消防庁の救急業務研究会において検討が行われ，平成2年11月に基本報告が提出され，この基本報告において，救急隊員の行う応急処置範囲の拡大とともに高度な応急処置を行うための国家資格の創設が提言された。

1) 救急隊員の応急処置範囲の拡大

平成3年8月「救急隊員の行う応急処置等の基準」の一部が改正され，救急隊員の行う応急処置範囲が拡大された。

拡大された応急処置は下記のとおりである。
(1) 血圧計による血圧測定
(2) 聴診器による心音・呼吸音の聴取
(3) パルスオキシメーターによる血中酸素飽和度の測定
(4) 心電計および心電図伝送装置による心電図伝送
(5) 経鼻エアウェイによる気道確保
(6) 喉頭鏡およびマギール鉗子による異物の除去
(7) ショックパンツによる血圧の保持と骨折肢の固定
(8) 自動心マッサージ器の使用
(9) 在宅療法継続中の傷病者に対する処置

また，拡大された応急処置の教育のため，「消防学校の教育訓練の基準」が改正され，新たに救急標準課程および救急Ⅱ課程が設けられた（現在は，救急科に一元化されている）。

2) 救急救命士制度の創設

高度な応急処置を行うための国家資格として，厚生省（現・厚生労働省）をはじめとする関係機関の間で検討，調整が行われた結果，平成3年4月に救急救命士法が制定され（同年8月施行），厚生大臣の免許に基づく「救急救命士」の資格が創設された。

これにより，救急救命士の資格を取得した救急隊員が，一定条件下で，心肺機能停止状態に陥った傷病者に対して高度な応急処置（「半自動式除細動器による除細動」「食道閉鎖式エアウェイ，ラリンゲアルマスクによる気道確保」「乳酸リンゲル液を用いた静脈路確保のための輸液」）を行うことができることとなった。

3 救急救命士の処置範囲の拡大

救急救命士制度の創設以降，救急救命士の処置範囲については，社会からの要望や機器の発達などを契機に，「救急救命士の業務のあり方等に関する検討会」（消防庁・厚生労働省）および「厚生労働科学研究費補助金研

究」の報告書を受け，次のように拡大されてきた。

拡大に際しては，メディカルコントロール体制の整備と拡大された処置に必要な教育（講習・病院実習）が行われている。

1）除細動

救急救命士制度創設時，除細動は医師の具体的指示を受け実施するものとされていた。除細動は，より早期の実施が求められることから，平成15年4月より医師による具体的指示ではなく包括的指示により行うものとされた。あわせて，無脈性心室頻拍も除細動の適応とされた。

2）気管挿管

従来救急救命士が使用している食道閉鎖式エアウエイやラリンゲアルマスクなどの声門上デバイスは気道確保の手段として有効で安全性に優れているものの，事例によっては気管挿管でなければ気道確保が困難な事例も一部存在するため，平成16年7月より，気管挿管が救急救命士が行う処置に加えられた。

また，喉頭展開困難例に対して気管挿管が可能となるビデオ硬性挿管用喉頭鏡が開発されたことに伴い，平成23年8月より，ビデオ硬性挿管用喉頭鏡を用いた気管挿管が救急救命士に認められた。

3）薬剤（アドレナリン）投与

国内4地域にてドクターカーによるアドレナリン投与の安全性と有効性の研究・検証が行われ，適正に使用されれば心肺停止傷病者の救命率の向上に一定の効果が期待できると報告された。これを受け，救急救命士の薬剤（アドレナリン）投与が，平成18年4月1日より実施されている。なお，医薬品の正式名称を定める日本薬局方が改正され，当初のエピネフリンの名称は，アドレナリンに変更されている。

4）エピペン®

食物アレルギーの子どもの増加やアレルギー重症例に対するエピペン®（自己注射液）の処方の拡大を背景に，厚生労働科学研究費補助金研究報告書を受け，平成21年3月よりあらかじめ自己注射が可能なアドレナリン製剤（エピペン®）の処方を受けた傷病者が，アナフィラキシーショックにより生命が危険な状態にある場合，救急救命士によるエピペン®の使用が可能となった。

5）心肺機能停止前の重度傷病者に対する静脈路確保及び輸液，血糖測定及び低血糖発作症例へのブドウ糖溶液の投与

平成24年7月～平成25年1月の期間に行われた実証研究を経て，必要な講習・実習を修了するなどの諸条件を満たした救急救命士に限定して，平成26年4月より認められた。

救急救命処置に追加された静脈路確保および輸液の対象は，心肺機能停止状態でない重度傷病者であって，ショックが疑われるまたはクラッシュ症候群が疑われる，もしくはクラッシュ症候群に至る可能性があるものである。

また，ブドウ糖溶液の投与の対象は，心肺機能停止状態でない重度傷病者であって，血糖測定により低血糖状態が確認されたものである。

なお，血糖測定については，安全に意識障害の鑑別を行うことが可能な処置であることから，医師の包括的指示により行うことができるものとされた。

第1編　救急業務の総論

2　救急業務の運用体制

I　救急業務運用体制

1　救急業務の法体系

救急業務の法体系は以下のとおり整備されている。
- 救急業務の定義…消防法第2条第9項
- 救急業務等を行うために必要な施設および人員…消防力の整備指針（平成12年消防庁告示第1号）
- 救急活動や医療機関等との救急業務にかかわる包括的な事項…救急業務実施基準（昭和39年消防庁長官通知）
- 救急隊員が行う応急処置の内容，方法…救急隊員の行う応急処置等の基準（昭和53年消防庁告示2号）
- 救急業務に関する講習…消防法施行規則（昭和36年自治省令第6号）
- 救急業務を行うために必要な専科教育の教育内容…消防学校の教育訓練の基準（平成15年消防庁告示第3号）

なお，救急救命士にかかわる事項については，救急救命士法（平成3年法律第36号）に規定されている。

2　救急業務運用体制の種類

市町村は，その区域における消防を「十分に果たすべき責任」を有している（消防組織法第6条）。そのために市町村は，消防本部，消防署，消防団の全部または一部を設けなければならないとされている（同法第9条）。

平成29年4月1日現在，全国の救急業務実施状況は表1-2-1のとおりで，運用体制には次の種類がある。

1）市町村（単独実施）

市町村が単独で救急業務を実施するものであり，大都市やその周辺の市町村など比較的人口規模の大きい市町村にその例が多い。

表1-2-1　救急業務実施状況（平成29年4月1日現在）

消防本部数　732本部
　　　　　　（単独442本部，組合290本部）
救急業務実施市町村数　1,690市町村
　　　　　（うち事務委託方式140市町村，一部事務
　　　　　　組合方式1,108市町村）
救急隊数　5,140隊
救急隊員数　62,489人

（消防庁：平成29年版救急・救助の現況．より引用）

2）組合

地方自治法第284条の規定により，法人格を有する普通地方公共団体の組合を設け，救急業務を共同して処理する方式である。

消防事務のすべてを共同で実施する場合のほか，救急業務のみ（消防事務の一部）の一部事務組合も認められている。

このほか組合方式に類似した処理方式に協議会方式（地方自治法第252条の2）があるが，これは，組合の場合と異なり法人格をもたない。

3）事務委託

地方自治法第252条の14第1項の規定により，救急業務をほかの地方公共団体に委託する方式である。

3　救急業務の内容と対象

1）一般的な救急業務

救急業務は消防法第2条第9項にて，表1-2-2のとおり定義されている。近年はとくに適切な搬送先医療機関の選定や傷病者の緊急度・重症度の判断，必要な応急処置の迅速かつ的確な実施が重視されている。

2）特殊な搬送業務
(1) 転院搬送

「転院搬送」とは，すでに医療機関に収容され治療を受けている傷病者を，当該医療機関の要請に基づきほかの医療機関へ搬送することをいう。傷病者を救急現場から

表1-2-2	救急業務
【対象となる傷病者】 　医療機関その他の場所へ緊急に搬送する必要があるもの 　・災害により生じた事故による傷病者 　・屋外もしくは公衆の出入する場所において生じた事故による傷病者 　・政令で定める場合における災害による事故等に準ずる事故の傷病者 * 【搬送の手段】 　救急隊（詳細後述） 【搬送する場所】 　厚生労働省令で定める医療機関（いわゆる救急告示医療機関）その他の場所 ** 傷病者が医師の管理下に置かれるまでの間において、緊急やむを得ないものとして、応急の手当を行うことを含む	

* 消防法施行令第42条：「屋内において生じた事故又は生命に危険を及ぼし、若しくは著しく悪化するおそれがあると認められる症状を示す疾病」
** その他の場所とは、救急告示医療機関以外の医療機関や、大規模災害時に応急的に開設される救護所

医療機関へ搬送する際に、最初の医療機関で処置困難などの理由でほかの医療機関へ搬送する「転送」とは区別される。

緊急性の乏しい転院搬送については、本来、消防機関が実施するものではないため、医療機関が所有するいわゆる病院救急車、消防機関が認定する患者等搬送事業者などの活用が求められる。

また、消防庁と厚生労働省が連携して作成した転院搬送における救急車の適正利用に係るガイドラインを参考にしつつ、各地域において消防機関、医師会、医療機関など、関係者間での合意のうえ、救急業務として転院搬送を行う場合についてのルールを定めることが有効とされている。

(2) 医師搬送

傷病者の状態から、搬送することが生命に危険であると認められる場合や、搬送可否の判断が困難な場合、また、傷病者の救助にあたり医療を必要とする場合などには、医師の協力が必要となる。このような場合に、医師を救急現場に搬送することも、広義の救急業務に含まれる。

(3) 医療用資器材などの搬送

応急処置に必要な医療用資器材などの救急現場への搬送は、救急業務の一環をなすものと解釈されている。

(4) 臓器の搬送

平成9年10月に施行された臓器の移植に関する法律による臓器の搬送業務は、臓器移植をコーディネートする機関である公益社団法人日本臓器移植ネットワークにおいて対応するのが原則である。しかし、緊急の場合に消防機関に臓器搬送の依頼がされることもあり得る。

(5) 感染症患者の搬送

平成11年に施行された「感染症の予防及び感染症の患者に対する医療に関する法律」により、感染症に罹患した者で、あらかじめ一類感染症、一類感染症の疑似症、一類感染症の無症状病原体保有、二類感染症、二類感染症の疑似症の一部〔重症急性呼吸器症候群（病原体がコロナウイルス属 SARS コロナウイルスであるものに限る）および結核、新感染症、指定感染症の一部〕に該当すると診断された者（入院勧告・入院措置命令された者）の搬送については、原則として都道府県知事が行う業務とされており、消防機関が行う救急業務の対象外となる。

しかし上記以外の感染症傷病者や医師による診断前の傷病者は、救急隊の搬送対象となることがある。

II　救急隊

救急隊は、救急隊員および救急自動車、または救急隊員および航空機をもって編成することとされる。

1　救急隊員

1）救急隊員の要件

消防法施行令第44条第5項に、次のいずれかに該当する消防吏員をもってあてるよう規定されている。

(1) 救急業務に関する講習で総務省令で定める課程を修了した者
- 消防法施行規則第51条
　消防庁長官、都道府県知事または市町村長が行う250時間以上の救急業務に関する講習

(2) 救急業務に関し前号に掲げる者と同等以上の学識経験を有する者として総務省令で定める者
- 消防法施行規則第51条の2
　①医師
　②保健師
　③看護師
　④准看護師
　⑤救急救命士

2）救急隊員の配置

救急自動車に搭乗する救急隊員は、救急自動車1台につき3名以上とされている。

なお，救急業務実施基準では，救急隊員は，救急救命士および救急科（250時間講習）修了者をもって編成するよう努めるものとしている。消防力の整備指針では，救急隊員のうち1名以上を救急救命士の免許を受けている者としている。

【転院搬送時の特例】

傷病者を救急自動車で転院搬送する場合，当該医療機関に勤務する医師・看護師等が救急自動車に同乗する場合は，救急隊員を2名とすることができる。

2 准救急隊員

過疎地域や離島については，消防法施行令第44条第2項により准救急隊員を含む救急隊による救急業務の実施が可能となった。

1）准救急隊員の要件

消防法施行令第44条第6項に，次のいずれかに該当する消防職員（消防吏員を除く）をもってあてるように規定されている。

(1) 救急業務に関する基礎的な講習で総務省令で定めるものの課程を修了した者

- 消防法施行規則第51条の2の2

  消防庁長官，都道府県知事または市町村長が行う92時間以上の救急業務に関する講習

(2) 救急業務に関し前号に掲げる者と同等以上の学識経験を有する者として総務省令で定める者

- 消防法施行規則第51条の2の3
  ①医師
  ②保健師
  ③看護師
  ④准看護師
  ⑤救急救命士
  ⑥第51条に規定する講習の課程を修了した者

2）准救急隊員の配置

准救急隊員を含む救急隊による救急業務を実施する場合は，救急自動車1台ならびに救急隊員2人以上および准救急隊員1人以上とされている。

3 救急自動車

1）救急自動車の要件

救急自動車とは，救急業務を行う自動車をいう（救急業務実施基準第2条第3項）。緊急自動車として道路運送車両の保安基準（表1-2-3）に適合するとともに，救急業務実施基準で定める救急自動車の要件を満たす必要が

表1-2-3	道路運送車両の保安基準における緊急自動車の要件

1. 警光灯は，前方300mの距離から点灯を確認できる赤色のものであること
2. サイレン音の大きさは，その自動車の前方20mの位置において90デシベル以上120デシベル以下であること
3. 車体の塗装は，消防自動車にあっては朱色とし，その他の緊急自動車にあっては白色とすること

表1-2-4	救急業務実施基準第10条による要件

1. 道路運送車両の保安基準に定める緊急自動車の基準に適合すること
2. 救急隊員3人以上および傷病者2人以上を収容し，かつ一定の救急用資器材を積載できる構造のものであること
3. 四輪自動車であること
4. 傷病者を収容する部分の大きさは，長さ1.9m，幅0.5m以上のベッド1台以上および担架2台以上を収納し，かつ，隊員が業務を行うことができる容積を有するものであること
5. 室内の高さは，救急隊員が業務を行うのに支障のないものであること
6. 十分な緩衝装置を有するものであること
7. 適当な防音，換気および保温のための装置を有するものであること
8. その他救急業務を実施するために必要な構造および設備を有するものであること

ある。

救急自動車に備える資器材については救急業務実施基準によって定められている。

(1) 救急業務実施基準第10条第1項に定める救急自動車（表1-2-4）

救急隊員の応急処置範囲拡大が行われる（平成3年）以前は，本仕様が救急自動車の主流であった。ベッド（ストレッチャーを含む）2台を収容する仕様であり，2B型救急車と通称されてきた。

(2) 救急業務実施基準第12条に定める救急自動車（高規格救急車）

救急隊員の応急処置範囲拡大に伴い，救急業務実施基準第10条による案件のほか，搬送途上の車内において高度な応急処置を行うために必要な規格・構造について定めた「救急自動車及び救急資器材の構造改善等委員会報告書」に基づいた要件を満たす救急自動車である。現在の救急自動車の主流となっている（表1-2-5）。

(3) 救急業務実施基準第10条第2項に定める救急自動車（軽自動車を活用した救急車）

島しょ部や山間部などでは，幅員の狭い道路が多く，

> 表1-2-5 「救急自動車及び救急資器材の構造改善等委員会報告書」(平成3年)による仕様

1. 傷病者収容部分
   - ベッド左側に350mm程度以上の空間が確保できること
   - ベッド右側に300mm程度以上の空間が確保できること
   - ベッド頭部側座席に300mm程度以上の空間を有すること
   - 室内高は1700mm程度以上であること
2. ベッド頭部側の座席
   - ベッド頭部側に奥行350mm程度の座席を有すること
   - なお、座席は跳ね上げ式が望ましい
3. 資器材収納庫
   - 資器材収納庫は1.2m³程度以上の容積を有すること
4. 電気容量
   - 複数の救急資器材および傷病者情報伝送資器材の使用に支障のないような電気容量を安定して確保できること
5. 緩衝装置
   - 多数の救急資器材および高精度の傷病者情報伝送資器材を用いた業務の遂行に支障のないものであること
6. 換気および冷暖房装置
   - 車内容積の増大に十分対応できる、換気装置および冷暖房装置を有すること
7. ストレッチャー積載架台
   - ショック体位の保持等のため、仰臥位の傷病者の体位変換が可能であること
   - 加速度等により生ずる揺れを十分吸収できるものであること
   - 応急処置をベッドの左右いずれからも実施できるよう左右にスライドできるものであること
8. 車体規格および回転半径
   - 救急自動車として円滑に運行できる車体規格および回転半径であること
9. 動力性能
   - 乗車人員、積載資器材の重量および地域の道路状況に十分対応できる動力性能を有すること

> 表1-2-6 救急業務実施基準で定める航空機の要件

1. 強度、構造および性能が航空法施行規則に定める安全性を確保するための技術上の基準に適合すること
2. 隊員2人以上および傷病者2人以上を収容し、かつ応急処置等に必要な資器材を積載できる構造であること
3. タービンエンジン2基を有するものであること
4. その他救急業務を実施するために必要な構造および設備を有するものであること

救急業務実施基準に定める救急自動車の通行が困難である。平成23年4月に救急業務実施基準が改正され、第10条第1項の要件である収容人員等が緩和された救急自動車である。これに基づいて、軽自動車を活用した救急自動車を運用している地域がある。

2) 救急自動車の配置

救急自動車の配置は、消防力の整備指針で、人口10万以下の市町村にあっては、おおむね人口2万ごとに1台を基準とする。人口10万を超える市町村にあっては、5台に人口10万を超える人口についておおむね人口5万ごとに1台を加算した台数を基準として、当該市町村の昼間人口、高齢化の状況、救急業務に係る出動の状況等を勘案した数とされている。

また、同指針では、多数の傷病者が発生した場合や、救急自動車が故障した場合などにおける予備のための救急自動車についても配備することとされている。

3) 救急自動車の優先通行権等

救急自動車は、道路交通法における緊急自動車としての特例が認められている。ただし、同法施行令(昭和36年政令第37号)第14条で定められた緊急用務のための出動中で、なおかつサイレンを鳴らし赤色灯を点灯させている場合に限られ、傷病者を医療機関などに収容した後の帰署途中のようなものまでは含まれない。

4 航空機(ヘリコプター)

消防機関のヘリコプターは、主に離島からの重症傷病者の病院間搬送を担ってきた。

平成7年の阪神・淡路大震災において、消防、警察、自衛隊が保有するヘリコプターにより、被害調査、傷病者・物資搬送などさまざまな活動が展開され、その有効性が再認識された。それ以後、各都道府県に消防防災ヘリコプターの整備が進み、平成10年救急隊の編成基準に「回転翼航空機一機および救急隊員2人以上をもって編成しなければならない」を加え、ヘリコプターによる救急搬送も消防法上救急業務であることが明確にされた。

1) 要 件

航空機としての安全性を確保するための技術上の基準に適合するとともに、救急業務実施基準で定める航空機の要件を満たす必要がある(表1-2-6)。

積載救急資器材は、高規格救急自動車に積載している救急資器材と同様のものであることが基本となるが、飛行環境や積載空間などを考慮し、加える資器材として、航空機電話、輸液ポンプおよび患者監視装置などがある。

消防機関が保有するヘリコプターの多くは、救急・救助・消火・捜索・調査の任務を担う多目的機である。

2) 搭乗者
(1) 救急隊員
2人以上の救急隊員の搭乗が必要である。また、救急隊員は、ヘリコプターの運航などに関する基本的事項について理解している者が望ましい。
(2) 医師
飛行環境による傷病者への影響などから、努めて医師の搭乗を確保しての搬送が望ましい。

3) 航空法上の捜索または救助の特例
航空機(ヘリコプター)は、「離着陸の場所」「飛行の禁止区域」「最低安全高度」について制限を受ける。しかし、傷病者の搬送および医師・薬剤などの輸送については、その必要性が国土交通大臣の許可を受ける時間がないほど切迫している場合は、これらが適用されないこととなっている。

III 救急隊員の教育

消防庁は、全国で一定の質が担保された救急業務を行うためには、指導的立場の救急救命士や救急隊員の教育について全国で統一された指針が必要であることから、平成25年度末に「救急業務に携わる職員の生涯教育の指針Ver.1」を策定した。

1 救急隊員の生涯教育

救急隊員に必要な教育は、新任救急隊員、兼任救急隊員、現任救急隊員および救急隊長に区分されており、役割別に必要な年間の教育項目(表1-2-7)が示されている。

教育の実施方法については、個人の年間教育目標を設定し、受講した研修内容、自己評価、指摘事項などを記録し、役割別に研修の進捗状況を管理することとされている。

また、指針では、新任救急隊員以外をすべて教育担当者(指導者)としており、指導者となることで教えながら学ぶ、屋根瓦方式による教育体制が想定されている。

2 指導救命士

救急救命士法の施行によって制度が創設されて20年以上が経過し、救急救命士を指導する人材の醸成が図られてきたことを背景に、新たに「指導救命士」の制度が創設された。

指導救命士は、都道府県メディカルコントロール協議会が認定を行い、他の救急救命士・救急隊員への指導や生涯教育への積極的な関与が期待されている。

IV 応急手当普及業務

1 応急手当の普及啓発活動の推進に関する実施要綱

急病や交通事故をはじめとする各種の救急事故が発生した場合に、救急隊が到着する以前に現場に居合わせた住民により適切な応急手当が速やかに実施されることによって、傷病者が救命される可能性が向上することは明らかである。さらに住民による応急手当の技能の習得は、大規模災害時における住民の自主救護能力向上につながるものである。このため、各消防機関では、住民に対する応急手当の普及啓発に努めてきた。これを効果的かつ積極的に推進するため、平成5年「応急手当の普及啓発活動の推進に関する実施要綱」が示された。

2 講習体系の整備

消防機関が行う応急手当の普及にかかわる講習体系は次のとおりである。
(1) 住民に対する標準的な講習
　　普通救命講習(I・II・III)
　　上級救命講習
(2) 住民に対する応急手当の導入講習
　　救命入門コース(90分コース・45分コース)
(3) 消防機関が行う応急手当講習における指導者のための講習
　　応急手当指導員講習(I・II・III)
　　応急手当指導員再講習
(4) 事業所または防災組織等において所属する従業員または構成員に対して行う普通救命講習の指導者のための講習
　　応急手当普及員講習(I・II)
　　応急手当普及員再講習

3 事業所や学校における普及啓発活動の推進

公衆の出入りする事業所では、不特定多数の来訪者および従業員等の安全確保の観点から、当該事業所に応急手当の普及啓発を図ることが重要であり、平成11年「事業所における応急手当の普及啓発活動の推進について

表1-2-7 役割別に必要な年間教育項目一覧

区分		救急隊員教育項目（かっこ内は単位数）表中番号はチェックリストによる教育項目		新任隊員	兼任隊員	現任隊員	救急隊員 ※1
知識			効果測定(6)	−	−	●	●
手技的教育項目	観察	1	状況観察，初期評価(1)	●	●	●	●
		2	血圧(1)	●	●	●	●
		3	血中酸素飽和度(1)	●	●	●	●
		4	心電図(1)	−	●	●	●
	応急処置	5	口腔内清拭・吸引・咽頭異物除去(1)	●	●	●	●
		6	用手気道確保(1)	●	●	●	●
		7	経鼻エアウエイ(1)	−	−	●	●
		8	経口エアウエイ(1)	−	−	●	●
		9	BVMによる人工呼吸・胸骨圧迫(1)	●	●	●	●
		10	除細動(1)	●	●	●	●
		11	酸素投与(1)	●	●	●	●
		12	止血(1)	●	●	●	●
		13	被覆・固定(1)	●	●	●	●
		14	体位(1)	●	●	●	●
		15	喉頭展開・異物除去(1)	−	●	●	●
		16	自動心マッサージ器・ショックパンツ(1)	−	●	●	●
	特定行為準備	17	器具気道確保（LM等）(1)	−	−	●	●
		18	気管挿管(1)	−	−	●	●
		19	静脈路確保・薬剤投与(1)	−	−	●	●
		20	血糖測定とブドウ糖溶液の投与(1)	−	−	※6	
		21	心肺機能停止前の静脈路確保と輸液(1)	−	−		
	新任研修等	22	救急資器材の取扱(6)	●	−	−	−
		23	各種搬送法(1)	●	−	−	−
		24	感染防止と消毒(1)	●	−	−	−
		25	現場活動(1)	●	−	−	−
小隊教育	小隊訓練 ※2		内因性想定訓練（緊急度・重症度判断含む）(5)	●	−	●	●
			外因性想定訓練（緊急度・重症度判断含む）(5)	●	−	●	●
			他隊連携訓練（多数傷病者・火災・救助等）(5)	●	−	●	●
			その他（各消防本部で必要と認める訓練①）(5)	●	●	●	●
			その他（各消防本部で必要と認める訓練②）(5)	−	●	●	●
所属研修 ※5	共通項目 ※3 ※4		各種プロトコール訓練				
			感染防止研修				
			安全管理・危機管理研修	●			●
			接遇・倫理研修	●			●
			緊急度・重症度判断研修	●			
			救急関係法規				
			救急活動事例・症例研究会等				
			メディカルコントロール体制研修				
			災害時における医療機関との相互連携研修				
			傷病者の搬送及び受入れの実施に関する基準研修				
			その他消防本部で必要と認める研修				
	隊長		病院交渉（病院選定，医師引き継ぎ等）研修	−	−	−	●
			現場観察・判断・処置研修	−	−	−	●
			現場指揮・統制（隊員管理）研修	−	−	−	●
計			（単位数）	85	30	80	80

所属研修欄右側注記：2時間未満5単位・2時間以上10単位

※1　現任救急隊員・救急隊長教育については，指導者・評価者としての役割で関与することでそれぞれ単位とすることができる
※2　兼任救急隊員の小隊訓練については，所属で必要と認める研修を受講するよう計画する（計10単位）
※3　新任救急隊員の所属研修については，●印を必須とし，他で別途30単位を受講するよう計画する
※4　兼任救急隊員の所属研修については，所属で必要と認める研修を受講するよう計画する（必要数）
※5　救急隊長の所属研修については，●印を必須とし，他と合わせて30単位となるよう計画する
※6　処置拡大に伴う新たな特定行為に対する教育について，今後実施が望ましい（No. 20, 21）

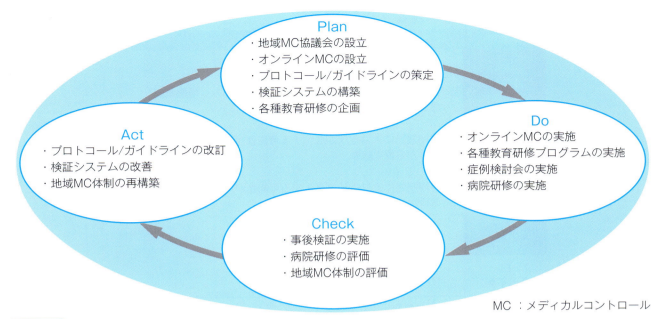

図1-2-1 病院前医療におけるメディカルコントロール

（消防庁救急救助課長通知）」が出され，事業所に対する救命講習の受講促進を図るとともに，講習の実施に際しては，事業所の応急手当普及員と連携を図ることとされた。

また，学校教育における応急手当の普及啓発をよりいっそう促進するため，同年「応急手当普及啓発活動に関する学校及び教育機関関係機関等との連携について（消防庁救急救助課長依頼）」により，消防機関と学校および教育機関関係機関との連携を図ることとしている。

Ⅴ　メディカルコントロール

メディカルコントロールとは，医学的な質を保障する取り組みをいう。その対象は診療行為のみならず，メディカルスタッフによる診療の補助や，市民による応急手当，さらにはそれらを提供する体制にまで及ぶ。

病院前において，もっとも広く行われているメディカルコントロールは，救急救命士・救急隊員による処置や，搬送先医療機関の選定などを対象としたものである。これらを対象とした①プロトコールの策定，②オンラインによる指示，指導・助言，③事後検証，④教育の4つの具体的業務は，病院前医療における中核的な業務として"メディカルコントロールのコア業務"と位置づけられている。

また，平成21年に消防法（昭和23年法律第186号）が改正され，都道府県に「傷病者の搬送及び傷病者の受入れの実施基準の策定及び実施基準に係る協議，調整等を行う協議会（以下，法定協議会）の設置等」が義務づけられたことから，法定協議会において実施基準に基づく傷病者の搬送および受入れの実施状況の調査，検証を行い，必要に応じて基準の見直しを行うなど，適切な傷病者の搬送および受入れ体制を構築することが求められている。これが，今日新たな"メディカルコントロールのコア業務"と位置づけられており，法定協議会に課せられた責務である。

これらに対し，品質管理の手法として一般に知られているPDCAサイクルがメディカルコントロール体制の質の改善に用いられている（図1-2-1）。

メディカルコントロール協議会の設置状況については，平成13年3月の消防庁「救急業務高度化推進委員会報告書」で，適切なメディカルコントロール体制の構築のあり方が示され，メディカルコントロール体制の構築が全国的に進められた。

現在，地域メディカルコントロール協議会は，全国で合計251（平成29年）設置されており，今後も都道府県の調整のもと，地域の救急医療の中核となる救急医療機関の医師と，医療行政担当者，医師会，消防機関がメディカルコントロールの重要性を認識し，連携を図っていくことが重要である。

表1-2-8 緊急度とその定義

緊急度	定　義
赤 （最緊急・救急車）	・すでに生理学的に生命危機に瀕している病態 ・増悪傾向あるいは急変する可能性がある病態 ※気道・呼吸・循環・意識の異常，ひどい痛み，増悪傾向，急変の可能性から総合的に判断する
橙 （緊急・非救急車）	・時間経過により症状が悪化する可能性があるため，直ちに受診が必要な病態
黄 （準緊急）	・時間経過により症状が悪化する可能性があるため，受診が必要な病態
緑 （非緊急）	・上記には該当しないが，受診が必要な病態
白 （受診不要）	・医療を必要としない状態

（消防庁：緊急度判定プロトコル Ver. 2；電話相談，2017．より引用）

VI 救急安心センター事業（＃7119）と緊急度判定

市民が急な病気やけがをしたときに，地域の限られた救急自動車を有効に活用し，緊急性の高い症状の傷病者にできるだけ早く救急自動車が到着できるようにすることに加え，市民が適切なタイミングで医療機関を受診できるよう支援するため，各地域において，救急安心センター事業（＃7119）や，地域の実情に応じた＃7119以外の番号の電話救急医療相談がそれぞれ運営されている。

事業概要としては，傷病者の「呼吸」「循環」「意識」などから症候別プロトコールにより緊急度（表1-2-8）を判定したうえで，「救急車を呼んだほうがいいのか」「今すぐ病院に行ったほうがいいのか」などについて，医療従事者（医師・看護師など）が利用者にアドバイスするものである。

具体的には，緊急度が高い場合には救急自動車の出動につなげ，緊急度が低い場合でも傷病者の症状に適応する診療科目を選定し，地域医療機関情報に基づき医療機関を案内して受診を促す。事業対象外の相談に対してもほかの電話相談事業〔小児救急電話相談事業（＃8000）や中毒110番，精神科系相談ダイヤルなど〕を紹介するなど，きめ細かなサービスを提供している（図1-2-2）。

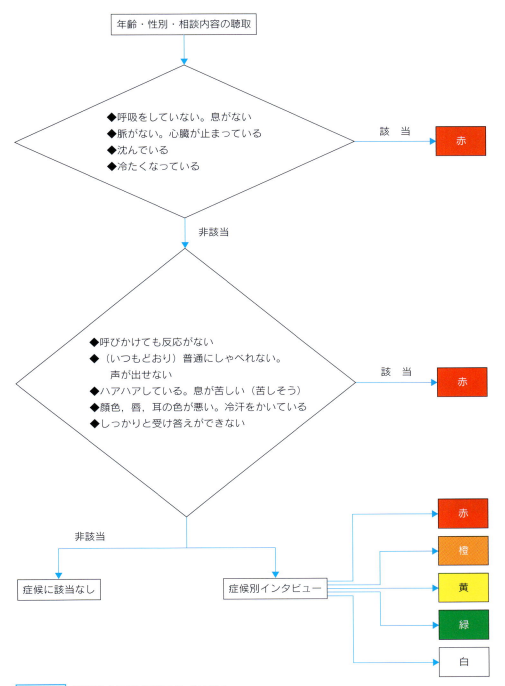

図1-2-2 電話救急医療相談アルゴリズム
（消防庁：緊急度判定プロトコル Ver. 2：電話相談, 2017. より引用）

3 救急医療体制

　救急医療とは，一般に，急な病気やけがなどを負った者に対して行われる医療をいう。そのような医療を提供する仕組みが救急医療体制であり，国民が健康で文化的な生活を営むうえで欠かすことのできない社会基盤の1つとなっている。

　かつて救急医療体制といえば，救急医療機関による救急患者の受入れ体制と，救急医療機関内での患者の診療体制のみをおおむね意味していた（狭義の救急医療体制）。しかし近年では，病院に到着する前からの医療の提供にも重点をおき，病院前の体制も含めて救急医療体制（広義の救急医療体制）と呼ぶことが多い。救急患者の救命や後遺症の軽減のためには，病院到着前からの医療体制も重要だからである（図1-3-1）。

I 病院前救護体制

　病院に到着するまでの救急医療体制をとくに病院前救護体制（病院前医療体制）という。そこで提供される医療が病院前医療である。病院前救護体制は，居合わせた市民による救急現場での応急救護体制，消防機関を中心とした救急搬送体制などからなる。

1 応急救護体制

　応急救護体制とは，一般に，救急の現場に居合わせた市民などによる救急蘇生法などの実施体制をいう。応急救護体制の整備の中心は，市民に対する救急蘇生法などの講習の実施と市中への自動体外式除細動器（automated external defibrillator：AED）の設置である。

　救急蘇生法などの講習は，消防機関や日本赤十字社を中心にさまざまな団体によって取り組まれている。消防機関だけでも年間180万人（平成28年）もの人々に対して講習が行われている。AEDについては，市民にAEDの使用が許可された平成16年以降，これまでに70万台近く（平成28年末）が公的機関や民間によって購入され，さまざまな場所に設置されている。

　これらの取り組みにより，院外心停止事例（年間およそ12万件）に対して市民が心肺蘇生を実施する割合は年々増加し，平成28年で49％に至っている。また，市民によってAEDにより電気ショックが行われる例も年間1,900件を超え，その社会復帰率も45％（目撃のある心原性心停止に対して市民による電気ショックが行われた場合）を記録するなど一定の成果を上げている。

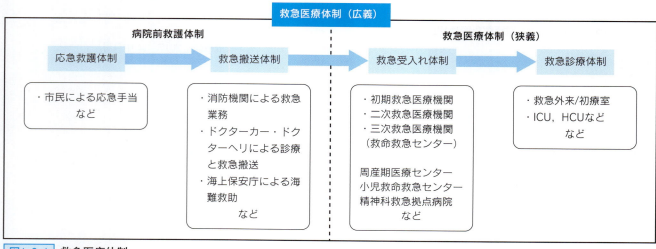

図1-3-1　救急医療体制

2 救急搬送体制

　救急搬送体制とは，傷病者を迅速に医療機関などに搬送する仕組みをいう。その中心は，消防機関によって行われる救急業務である。そのほかにも，ドクターカー・ドクターヘリによる診療・救急搬送，海上保安庁による海難救助なども救急搬送体制の一部を担う。

1）救急業務としての救急搬送体制

　救急搬送体制の中核が消防機関による救急業務である。救急の現場や搬送途上で行われる応急処置の実施も含まれる。救急業務として，全国で年間およそ560万人（平成28年）が医療機関に搬送されている。これは，国民のおよそ23名に1人が救急自動車で搬送される割合である。高齢であるほど年間の救急自動車利用率は上昇する傾向にあり，高齢化が進むわが国では，救急出動件数は年々増加している。

　地方自治体の財政難などにより救急出動件数の伸びに応じた救急隊の増隊が困難ななか，業務の効率化と救急出動件数の抑制への取り組みが行われている。

2）ドクターカー・ドクターヘリによる診療と救急搬送体制

　緊急車両やヘリコプターを使用して医師などが救急現場などに向かい，より高度な処置などを行いながら医療機関に搬送する体制である。

(1) ドクターカー体制

　ドクターカーとは，一般に「診療を行う医師を派遣するための緊急走行が可能な車両」を指す。またドクターカー体制（ドクターカーシステム）とは，緊急走行が可能な車両を用いて，診療のために医師を派遣する体制をいう。多くは消防機関からの要請によって，近隣の三次救急医療機関から出動する仕組みとなっている。

(2) ドクターヘリ体制

　救急医療に必要な機器や医薬品を搭載し，高度な救急医療を提供している病院の医師が直ちに搭乗することのできる場所に配備されているヘリコプターをドクターヘリ（救急医療用ヘリコプター）という。このようなヘリを使用した医師による診療・救急搬送体制がドクターヘリ体制（ドクターヘリシステム）である。国からの補助金などをもとに都道府県の事業として行われている。平成30年9月現在では，全国43道府県に53機のドクターヘリが配備されるまでに広がっている。

II 救急医療機関による受入れと診療の体制

1 救急医療機関による階層別受入れ体制

　わが国では，傷病者の緊急度・重症度に応じた階層別の受入れ体制をとっている。すなわち，初期救急医療機関，二次救急医療機関，三次救急医療機関の三層構造の受入れ体制である。地域の救急医療に協力する医療機関が，初期～三次のいずれかの医療機関として役割を果たすことで，域内で発生するさまざまな傷病者に対応する仕組みとなっている。昭和53年頃より制度化され整備が進められている。緊急度・重症度の判断は，基本的に傷病者自身か救急隊に委ねられている。なお，緊急度・重症度にかかわらず，すべての傷病者をおおむね1つの窓口で受け入れる体制をとる医療機関もある（ER型救急医療）。

　また，周産期医療，小児医療，精神科医療などについては，一般の傷病者を対象とした初期～三次の階層別受入れ体制とは別に，周産期医療センター，小児救命救急センター，精神科救急拠点病院などの医療機関の受入れ体制が整備されている。

1）初期救急医療機関

　緊急度・重症度が低く，おおむね外来診療で対応できる傷病者への対応を主とする救急医療機関である。これまで，在宅当番医制や，休日・夜間急患センターの設置などにより整備されてきた。

　在宅当番医制は，地域の診療所が交代で当番し，夜間・休日の傷病者の診療に対応する体制である。

　休日・夜間急患センターは，地域ごとに夜間・休日の一定の時間帯に限って傷病者の診療を行う診療所として整備されており，平日の昼間の時間帯は診療していないのが一般的である。市町村，あるいは市町村が委託した医師会などの団体により運営され，診療科目は内科や小児科となっている場合が多い。

2）二次救急医療機関

　緊急度・重症度が中程度で，おおむね入院を要する傷病者への対応を主とする救急医療機関である。これまで，病院でグループを作り輪番で受入れを担う病院群輪番制や，共同利用型病院の設置などにより整備されてきた。

　病院群輪番制とは，地域内の病院群が共同連帯して，輪番制方式により休日・夜間などにおける傷病者の診療を受け入れる体制をいう。輪番に参加している病院を「病院群輪番制参加病院」という。

共同利用型病院方式とは、中核となる救急指定病院に、当番でほかの病院や開業している医師が集まり、休日・夜間の救急診療にあたる方式である。

3) 三次救急医療機関(救命救急センター)

緊急度・重症度が高く、その他の医療機関では対応できない傷病者への対応を主とする救急医療機関であり、その受入れ窓口や診療区画としての救命救急センターを設置する医療機関をいう。現在では全国に289施設(平成30年4月1日)に救命救急センターが設置されている。厚生労働省の示す「救急医療の体制構築に係る指針」では、次の点が求められている。

- 緊急性・専門性の高い脳卒中、急性心筋梗塞などや、重症外傷などの複数の診療科領域にわたる疾病など、幅広い疾患に対応して、高度な専門的医療を総合的に実施する。
- その他の医療機関では対応できない重篤患者への医療を担当し、地域の救急患者を最終的に受け入れる役割を果たす。
- 救急救命士等へのメディカルコントロールや、救急医療従事者への教育を行う拠点となる。

救命救急センターのうち、周辺人口が少ない地域にあり、最寄りの救命救急センターへの搬送に長時間を要する地域であるために設置された比較的小規模な施設を地域救命救急センターという。また、とくに広範囲熱傷、四肢切断、急性中毒などの特殊疾病傷病者に対応できる施設として整備が進められたのが高度救命救急センターである。

[ER型救急医療]

現行の救急医療機関の受入れ体制は、傷病者の緊急度・重症度に基づいて、初期〜三次の救急医療機関を選定することが前提となっている。しかし、医師であっても十分な医療機器がなければ緊急度・重症度を正確に判断することは容易ではない。ましてや傷病者本人や救急隊員が、緊急度・重症度を正確に判断し、それに基づき適切な医療機関を選定するにはもとより限界がある。

このような状況を背景に、緊急度・重症度や診療科にかかわらずすべての傷病者を1つの窓口で受け入れる医療機関、いわゆるER (emergency room)型救急医療体制をとる医療機関の設置が少しずつ進んでいる。ER型救急医療体制をとる医療機関には、その利便性から多数の傷病者が集中し受入れ窓口が混雑してしまうこと、幅広い診療に対応する総合的な能力をもつ医師の確保が難しいなどの課題がある。

表1-3-1 救急病院等の要件

1. 救急医療について相当の知識および経験を有する医師が常時診療に従事していること
2. X線装置、心電図、輸血および輸液のための設備、その他救急医療に必要な施設および設備を有すること
3. 救急隊による傷病者搬入に容易な場所に存在し、かつ、傷病者の搬入に適した構造設備を有すること
4. 救急医療を要する傷病者のための専用病床または当該傷病者のために優先的に使用される病床を有すること

(厚生労働省:救急病院等を定める省令.より引用・改変)

2 救急告示病院(診療所)

診療科などにかかわらず、救急隊によって搬送される傷病者を受け入れる医療機関として都道府県が認定した医療機関が、いわゆる「救急告示病院(診療所)」である。昭和39年の「救急病院等を定める省令」によって定められており、表1-3-1の要件が求められている。

役割からすれば、すべての二次救急医療機関、三次救急医療機関が救急告示病院に該当すると考えられるものの、都道府県によってはすべての二次救急医療機関が救急告示病院として認定されているわけではない。

3 救急医療機関内での診療体制

医療機関内での診療体制は施設ごとにさまざまである。ここでは救命救急センターを設置する救急医療機関での一般的な診療体制、診療部門について説明する。

1) 初療室・救急外来

救急自動車で搬送された傷病者や、夜間・休日などの診療時間外に受診した傷病者を最初に診療する場所を初療室や救急外来と呼ぶ。救急科の医師やその日の救急担当医などがそこで診療にあたる。医師による診療の前に、看護師が傷病者の緊急度を評価して診療の優先順位を決めるトリアージが行われることもある。

そこでの診療の結果から、医師は入院の要否、専門科への紹介の要否などを判断する。入院が必要と判断すれば、病棟に患者を移動させる。とくに患者の状態が不安定であれば、ICU、HCUなどへの移動となる。緊急の手術が必要と判断すれば、直接手術室に移動させる。

2) ICU

ICUとは、intensive care unitの略であり、集中治療室と呼ばれる。呼吸不全、循環不全などの重篤な急性機能不全に陥った患者を対象に、24時間体制で集中治療を

施すことを目的とした院内の区画，部門である。集中治療のための高度なモニタリング用機器，生命維持装置などを備えている。

救急自動車などで搬送され救急外来や初療室での診療を経た患者だけでなく，手術後に引き続いて集中治療が必要な患者，病棟で重篤な状態に陥った患者などが収容される。ICUでの診療の担当は，各診療科の主治医がそのまま担う場合と，集中治療医，救急医などが主治医に代わる場合など，その運用形態はさまざまである。

濃密な診療や看護を行うため，対患者当たりの医師数や看護師の配置人数は，一般病棟に比べて充実している。さらに薬剤師や臨床工学技士などが専従で配備されている場合もある。

3）HCU

HCUとは，high care unitの略であり，高度治療室とも呼ばれる。人員や医療機器の配置が豊富なICUと，一般病棟の中間に位置づけられており，診療報酬においても評価されている。ICUと同様に，救急自動車などで搬送され初療室などを経た患者，手術後の患者，一般病棟で病態が悪化した患者などが収容される。

4）CCU

CCUとは，coronary care unitの略であり，おおむね循環器を対象としたICUを意味する。coronaryとは心臓の冠動脈のことをいい，心筋梗塞や不安定狭心症などの急性冠症候群に限らず，急性大動脈解離，肺血栓塞栓症，心不全，重症不整脈など心血管系の重篤患者を収容する。

5）SCU

SCUとは，stroke care unitの略であり，おおむね脳卒中（stroke）を主な対象としたICUを意味する。

6）NICU

NICUとは，neonatal intensive care unitの略である。neonatalとは新生児のことであり，新生児用のICUを意味する。新生児，とくに，極低出生体重児，新生児仮死，高度の先天異常など集中治療が必要な新生児を対象とする。専用の保育器，新生児専用のモニタリング用機器や生命維持装置などを備える。

III　救急医療体制を支える仕組み

傷病者の救命や後遺症の軽減のためには，応急救護体制，救急搬送体制などの病院前救護体制と，救急医療機関による受入れ体制や医療機関内での診療体制が，途切れることなく円滑につながることが重要である。それによって救急医療全体の質が維持される。

ここでは，体制間を円滑につなげる仕組みとしての救急医療情報システムと，質の維持・向上を図る仕組みとしてのメディカルコントロール体制を紹介する。

1　救急医療情報システム

消防機関による救急搬送と救急医療機関の受入れを円滑につなぐために，都道府県単位で整備が進められているのが救急医療情報システムである。都道府県もしくはその委託を受けた法人などが運営している。搬送先の医療機関を消防機関が選定する際に役立つ情報を，医療機関から消防機関に提供するための情報ツールである。具体的には，各救急医療機関の診療科別の医師の存否，診療科別の手術や処置の可否，空床状況などの情報が収集，提供される。多くの都道府県で整備が進められているが，地域によってはリアルタイムな情報の入力や提供などの課題が指摘されている。

なお，災害時には，「広域災害救急医療情報システム（EMIS）」として，医療施設のライフラインなどの被災状況，患者の受入れ状況などの情報収集，伝達にも活用されている。

2　メディカルコントロール体制

メディカルコントロールとは，医学的な質を保障する取り組みをいう。その取り組みを継続的，組織的に行う体制が，メディカルコントロール体制である。

メディカルコントロールは，病院前において救急救命士・救急隊員によって行われる処置などを対象として発展してきた。具体的には，救急救命士などが処置を行う際に，携帯電話などを通じて医師が指示，指導・助言を行うことで医学的な質を保障しようという取り組みがメディカルコントロールの1つに該当する。また，救急救命士などが行った処置や，医療機関の選定が医学的に適切であったかどうかを事後的に検証することもメディカルコントロールの1つとなる。このほかにも，検証結果を踏まえて教育や講習会などを開催することも該当する。このように，何らかの活動について医学的な面からその質を保障することをメディカルコントロールと呼ぶ。近年では，メディカルコントロールの対象が，救急救命士などの処置の実施にとどまらず救急医療体制全体にまで広がっている。

現在，消防機関によって行われる活動を主な対象として，都道府県メディカルコントロール協議会が，その下に地域メディカルコントロール協議会が設置されている。

第1編　救急業務の総論

4 関係機関との連携

救急業務を円滑に行うためには，医療機関など救急業務に関係する事務を行う行政機関や各種団体と平素から密接な情報交換を行い，相互理解を得ておくことが求められている。また，救急活動の現場においても，関係機関と連携した行動をとることが必要である。

I 医師会，医療機関との連携

平素から地域の医師会や各種医療団体と協議の機会をもち，救急業務への理解を求めるとともに，傷病者の医療機関への円滑な搬送受入れを図り，病院前救護から病院内医療への連携が推進されることは重要なことである。救急搬送システムや救急医療システム，救急医療情報システムの運用が有機的に連携したときに初めて，各システムが最大の機能を発揮する。

病院前救護（プレホスピタルケア）における「メディカルコントロール」により，救急隊員教育（とくに生涯教育）の推進，救急隊員が行う応急処置の検証，救急隊員・救急救命士への必要な指示体制の確立など，医学的観点から救急救命士を含む救急隊員が行う応急処置などの質が保障されることも重要である。

このような体制を維持するためには，都道府県単位の協議会でメディカルコントロールが行われるための基本的な協議，調整などが行われるとともに，一定の区域単位に設けられた協議会でメディカルコントロールの実施にあたっての具体的な協議，調整などが行われることが必要である。

これらの協議会には消防と医療の関係者（各行政主管部局を含む）が参加すべきものであり，平成13年に消防庁から発出した「救急業務高度化推進委員会報告書」では，そのような協議会の担当すべき役割，構成員，協議事項，構築方法などについて具体的な提言がなされている。

医療法に定められた医療計画（医療を提供する体制の確保に関する計画）の策定においては関連する他施策（例えば公衆衛生や社会福祉）との連携を図るべきことが謳われており，市町村（消防組織）の意見を聞くことも求められている。

II 病院前救護における医師との連携

「救急業務実施基準」では救急業務を行うため医師もしくは看護師を配置し，または救急自動車もしくは救急業務を行う航空機に搭乗させるよう努めるとされている。ドクターカーは，救命救急センターなどが独自に運用している場合と，救急ワークステーション方式で医療機関と消防本部が協力して運用している地域がある。

ドクターヘリは，「救急専用の医療機器等を装備したヘリコプターであり，救急医療の専門医及び看護師が同乗し，消防機関等の要請により救急現場に向かい，救急現場等から医療機関に搬送する間，傷病者に救命医療を行うことのできる救急専用ヘリコプター」である。平成30年9月現在，43道府県53機が運用されており，年々その出動件数を増やしている。

ドクターカーやドクターヘリの中で行われる処置は，主として医師によって行われることから，基本的には救急医療機関における処置と同様である。

III 警察との連携

救急隊員は救急業務の実施に際しても常に警察官と密接な連絡をとることの必要性が示されている（消防法第35条の10第2項）。

救急業務の対象には急病のほか，各種の事故，外傷，中毒などがあり，疾病か否か不明のものもある。犯罪がからんでいる可能性の有無にかかわらず警察に連絡し，あるいは協力を得たほうがよい場合がある。

明らかに犯罪によって傷病者が発生したと考えられる場合，明らかな犯罪でなくても社会的に問題となるよう

な事故で傷病者が発生した場合，傷病者が精神錯乱や泥酔状態にあって，隊員を含む第三者に危害を及ぼす可能性がある場合などは警察に連絡することが望ましい。

傷病者が明らかに死亡している場合には，現場保存に留意するとともに警察官に引き継ぎを行う。

救急業務に支障がない限り現場保存に留意することは，警察による捜査を助ける。現場で観察によって得た情報などを警察の捜査に提供する場合もある。

また，傷病者の救助救出に際して，交通整理や見物者の規制，二次災害防止のために警察の協力を要請する場合もある。

Ⅳ 保健所との連携

感染症を疑う傷病者の搬送に際しては，保健所との連携が重要である。

国内においてエボラ出血熱の患者（疑似症を含む）が発生した場合には，平成11年に施行された「感染症の予防及び感染症の患者に対する医療に関する法律」（以下，感染症法）第21条の規定により，都道府県知事等が特定または第一種感染症指定医療機関へ移送を行うこととなっており，都道府県知事等は，国内のどの地域でエボラ出血熱の患者が発生した場合でも，常時保健所または都道府県衛生主管部局（以下，保健所等）が移送を行う体制を確保する責務を有している。

感染症法では次のようなことが定められている。

- 医師はこの法律で定める感染症の患者を診断したときは最寄りの保健所長に届け出なければならない。
- 病院，診療所，病原体などの検査を行っている機関，老人福祉施設などの施設の開設者および管理者は当該施設において感染症が発生し，または蔓延しないよう必要な措置を講ずるよう努めなければならない。
- 都道府県知事は，当該患者，その保護者またはその場所を管理する者に対し，この法律で定める感染症の病原体に汚染された，またはその疑いのある場所を消毒すべきことを命ずることができる。

このようななかで，保健所等が行う移送について消防機関による協力の要請があったことから，保健所等に対する消防機関の協力について協議を行い，以下のとおり内容が定められた。

1）消防機関が移送に協力を行う基本的なケース

保健所等において，移送体制は整備されているが，同一保健所管内で同時に複数のエボラ出血熱患者が発生するなど，移送能力を超える場合に超える部分の移送について，消防機関に協力の要請があった場合や移送に係る車両・資器材を調達し，移送体制の整備が行われるまでの間，暫定的な移送への協力要請があった場合とされている。

2）消防機関と保健所等との協定の締結

消防機関と保健所等とは事前に協定等を締結したうえで協力を行うものとする。

消防機関と保健所等との間の協定等の締結については，保健所等が開催する協議会等の場を活用し，協定等を事前に締結することとし，協力業務の内容については，両者による協定等のなかで可能な限り明らかにすることとされている。

3）消防機関が移送協力を行う条件について

消防機関が移送に協力を行うにあたっては，保健所等が以下の事項を実施することを基本としたうえで，消防機関は，当該消防機関の人員体制，救急出動の状況等を踏まえ，可能な限り移送について協力を行うものとする。

- 保健所等は，移送の実施の決定および入院医療機関の選定を行うこと。
- 保健所等は，その責任において移送車両に医師を同乗させ，患者および移送にあたる職員を医学的管理下に置いたうえで移送を行うこと。
- 保健所等は，移送が終了した後の移送にあたった職員等の健康管理，車両の消毒および廃棄物の処理を行うこと。
- 保健所等は，原則として，移送に係る費用負担を行うこと。
- 保健所等は，暫定的に消防機関に協力を要請する場合には，いつまでに移送体制を整備するのか，その予定を明示すること。

Ⅴ 福祉事務所との連携

救急業務の対象となる傷病者は，福祉行政の支援を受けている場合がある。

生活保護法により，都道府県知事，市長および福祉事務所を管理する町村長は，要保護者の保護の決定と実施を義務づけられている。被保護者等は，法に基づいて医療，出産，介護，葬祭などの必要な保護を受けることができる。救急業務実施基準第23条では生活保護法に定める被保護者または要保護者と認められる傷病者を搬送した場合においては，福祉事務所等に通知することを定めている。

VI 患者等搬送事業者との連携

消防機関が認定を行う「患者等搬送事業者」は，搬送途上における容態の急変，患者等間の疾病の感染などの不測の事態に対応するため，傷病者や搬送中の傷病者管理に精通する消防機関が，消防機関との連携体制，搬送業務に従事する者の資格，患者等搬送用自動車の構造などについて一定の基準を定め，指導を行っている。

患者等搬送事業者は自力での移動が難しい高齢者，身体障害者，患者などの入退院，通院，転院搬送，社会福祉施設への送迎などの緊急性のない患者の搬送を担っており，救急搬送の対象とならない傷病者等の移動・搬送ニーズの受け皿としての活用が期待される。また，イベント，病院移転等における患者等搬送事業者の活用事例や大規模災害時における傷病者の搬送業務に関する協定など連携した取り組みもある。

[参考：大規模イベント時における傷病者の搬送連携事例]

東京マラソンでは，東京消防庁の救急自動車のほかに患者等搬送事業者を活用することとしている。コース上で事案が発生した場合は，コースを巡回するボランティアなどが初期観察を行い，緊急度が低い傷病者は患者等搬送事業者等が近くの救護所に搬送するなどの対応がとられている。

[諸機関との協力による救急自動車の適正利用の推進]

救急出動件数が増加傾向にあるなか，限りある救急資源を緊急性の高い事案に確実に投入するために，頻回利用者への対応，転院搬送における救急自動車の適正利用，消防機関の救急自動車以外の搬送手段の検討を行うなど，救急自動車の適正利用を推進していくことが必要である。

(1) 頻回利用者への対応

頻回利用者については，個別の事案ごとに頻回利用に陥る事情はさまざまであり，事案の性質に応じた対策が必要とされるため，日頃から地域の医療機関や保健福祉部局など，関係者と情報交換を行い，それぞれの事案について効果的な対策を検討しておくなど，きめ細かな取り組みが必要である。

(2) 転院搬送における救急自動車の適正利用

転院搬送については，全救急出動件数の約1割を占め，全体の救急搬送件数に与える影響が大きく，「管轄区域外への転院搬送」「医師・看護師等の同乗要請に関する協力度」「緊急性のない転院搬送」などが問題としてあげられる。消防庁と厚生労働省が連携して，救急業務として行う転院搬送について定めたガイドラインを参考に，各都道府県においては，医師会，消防機関ならびに都道府県消防防災主管部局および衛生主管部局など，関係者間で十分な議論を行ったうえで，地域メディカルコントロール協議会等に対し，合意形成についての支援を行うことが求められる。

また，各地域においては，都道府県の助言を受けつつ，地域メディカルコントロール協議会等の枠組みを活用し，関係者間で十分に議論し，合意形成を行ったうえで，地域の実情に応じたルール化を図り，転院搬送における救急自動車の適正利用を推進する必要がある。

(3) 消防機関の救急自動車以外の搬送手段

消防機関の救急自動車以外の搬送手段については，消防機関が認定する患者等搬送事業者や，医療機関が保有する患者等搬送車（いわゆる病院救急車）があげられ，緊急性のない救急患者の移動や転院搬送に活用されることが期待される。また一部の地域では，地域包括ケアシステムを構築していくなかで，自治体が患者等搬送事業者と連携し，地域の病院への転院搬送に活用し，在宅療養している市民の医療を可能な限り地域内で完結させるような取り組みが推進されている。

第1編　救急業務の総論

5 救急業務の関連法規

I 医療法

　医療法は、医師法、歯科医師法、保健師助産師看護師法などと並び、医療の提供体制を定める法律として、衛生法規の根幹をなすもので、医業を行うことのできる施設としての病院、診療所などについて定める医療施設に関する法規である。

　また、「病院」「診療所」「助産所」「地域医療支援病院」などがどのような施設であるか定義している。

1 病院

　「病院」とは、医師または歯科医師が、公衆または特定多数人のために医業または歯科医業を行う場所であって、20人以上の患者を入院させるための施設を有するものをいう(法第1条の5第1項)。

2 診療所

　「診療所」とは、医師または歯科医師が、公衆または特定多数人のために医業または歯科医業を行う場所であって、患者を入院させるための施設を有しないもの(無床診療所)または19人以下の患者を入院させるための施設を有するもの(有床診療所)をいう(法第1条の5第2項)。

3 介護老人保健施設

　要介護者に対し、看護、医学的管理のもとにおける介護および機能訓練そのほか必要な医療ならびに日常生活上の世話を行うことを目的とする介護保険施設をいう(法第1条の6、介護保険法第8条第27項)。

II 医師法

　医師法は、医師の職務、免許および業務などを規定している。医師でなければ医業をなしてはならないとされ(法第17条)、また、診療に従事する医師は診療治療の求めがあった場合には、正当な理由がなければ拒んではならないとされている(法第19条)。

III 救急救命士法

1 業務

　救急救命士は、保健師助産師看護師法の規定にかかわらず、診療の補助として救急救命処置(その症状が著しく悪化するおそれがあり、またはその生命が危険な状態にある傷病者が病院または診療所に搬送されるまでの間に、重度傷病者に対して行われる気道の確保、心拍の回復その他の処置であって、症状の著しい悪化を防止し、またはその生命の危険を回避するために緊急に必要なもの)を行うことを業とすることができるとされている(法第43条)。

　なお、救急救命処置の範囲等については、表1-5-1のとおりであるが、このなかで、①乳酸リンゲル液を用いた静脈路確保のための輸液、②食道閉鎖式エアウエイ、ラリンゲアルマスクまたは気管内チューブによる気道確保、③アドレナリンを用いた薬剤の投与、④乳酸リンゲル液を用いた静脈路確保および輸液、⑤ブドウ糖溶液の投与(以上①〜⑤を「特定行為」という)は医師の具体的な指示を受けなければ行ってはならないとされている(法第44条第1項)。

　また、救急救命士の業務を行う場所は、搬送途上(救急現場から医療機関に搬送するまでの間)、つまり病院前救護に限定されている(法第44条第2項)。

第1編 救急業務の総論

表1-5-1 救急救命処置の範囲

(1) 自動体外式除細動器による除細動
・処置の対象となる患者が心臓機能停止の状態であること
(2) 乳酸リンゲル液を用いた静脈路確保のための輸液
(3) 食道閉鎖式エアウエイ,ラリンゲアルマスクまたは気管内チューブによる気道確保
・気管内チューブによる気道確保については,その処置の対象となる患者が心臓機能停止の状態および呼吸機能停止の状態であること
(4) エピネフリンの投与((10)の場合を除く)
・エピネフリンの投与((10)の場合を除く)については,その処置の対象となる患者が心臓機能停止の状態であること
(5) 乳酸リンゲル液を用いた静脈路確保および輸液
(6) ブドウ糖溶液の投与
・ブドウ糖溶液の投与については,その処置の対象となる患者が血糖測定により低血糖状態であると確認された状態であること
(7) 精神科領域の処置
・精神障害者で身体的疾患を伴う者および身体的疾患に伴い精神的不穏状態に陥っている者に対しては,必要な救急救命処置を実施するとともに,適切な対応をする必要がある
(8) 小児科領域の処置
・基本的には成人に準ずる
・新生児については,専門医の同乗を原則とする
(9) 産婦人科領域の処置
・墜落産時の処置……臍帯処置(臍帯結紮・切断)
　　　　　　　　　　胎盤処理
　　　　　　　　　　新生児の蘇生(口腔内吸引,酸素投与,保温)
・子宮復古不全(弛緩出血時)……子宮輪状マッサージ
(10) 自己注射が可能なエピネフリン製剤によるエピネフリンの投与
・処置の対象となる重度傷病者があらかじめ自己注射が可能なエピネフリン製剤を交付されていること
(11) 血糖測定器(自己検査用グルコース測定器)を用いた血糖測定
(12) 聴診器の使用による心音・呼吸音の聴取
(13) 血圧計の使用による血圧の測定
(14) 心電計の使用による心拍動の観察および心電図伝送
(15) 鉗子・吸引器による咽頭・声門上部の異物の除去
(16) 経鼻エアウエイによる気道確保
(17) パルスオキシメーターによる血中酸素飽和度の測定
(18) ショックパンツの使用による血圧の保持および下肢の固定
(19) 自動式心マッサージ器の使用による体外式胸骨圧迫心マッサージ
(20) 特定在宅療法継続中の傷病者の処置の維持
(21) 口腔内の吸引
(22) 経口エアウエイによる気道確保
(23) バッグマスクによる人工呼吸
(24) 酸素吸入器による酸素投与
(25) 気管内チューブを通じた気管吸引
(26) 用手法による気道確保
(27) 胸骨圧迫
(28) 呼気吹込み法による人工呼吸
(29) 圧迫止血
(30) 骨折の固定
(31) ハイムリック法および背部叩打法による異物の除去
(32) 体温・脈拍・呼吸数・意識状態・顔色の観察
(33) 必要な体位の維持,安静の維持,保温

※エピネフリンについては,現在「アドレナリン」に名称変更されている

2 業務上の義務

　救急救命士は,救急救命処置を行ったときは,遅滞なく厚生労働省令で定める事項を救急救命処置録に記載しなければならないとされ(法第46条第1項),救急救命処置録は,医師の診療録と同様に記載の日から5年間の保存が義務づけられている(法第46条第2項)。また,救急救命士は,正当な理由なく,その業務上知り得た人の秘密を漏らしてはならず,救急救命士でなくなった後においても同様とされている(法第47条)。

3 罰則

救急救命士の業務等に関する以下の事項については罰則が設けられている（法第53条～第55条）．

(1) 医師の具体的指示を受けずに特定行為を行った者
(2) 救急用自動車等以外の場所で業務を行った者
(3) 業務上知り得た秘密を漏らした者
(4) 救急救命士の名称の使用の停止を命ぜられた期間中に，救急救命士の名称を使用した者
(5) 救急救命処置録に記載せず，または救急救命処置録に虚偽の記載をした者
(6) 救急救命処置録を保存しなかった者
(7) 救急救命士でないのに救急救命士またはこれらに紛らわしい名称を使用した者

IV その他

死者，精神障害者，感染症患者，酩酊者，生活保護法適用者および麻薬中毒者等の取り扱いに関する法令がある．

1 死者に関する法令

表1-5-2に死者に関する法令を示す．

死者や死産の届出，死体の取り扱い，検視などについて，それぞれ法律や規則で定められている．なお，救急業務実施基準では，傷病者が明らかに死亡している場合または医師が死亡していると診断した場合は，これを搬送しないとしている（基準第19条）．

救急隊員が現場において明らかに死亡していると判断する場合には，以下の要件をすべて満たすことを確認する．

(1) 意識レベルが，JCS 300（痛み刺激に反応しない）であること
(2) 呼吸がまったく感ぜられないこと
(3) 総頸動脈で脈拍がまったく触知できないこと
(4) 瞳孔の散大が認められ，対光反射がまったくないこと
(5) 体温が感ぜられず，冷感が認められること
(6) 死後硬直または，死斑が認められること

観察にあたっては，「明らかに死亡している」という先入観をもたず，聴診器，心電計等の観察用資器材を活用し，（地域）メディカルコントロール協議会が定める基準等に従い判断することが重要である．

2 精神障害者に関する法令

精神保健及び精神障害者福祉に関する法律では，その目的として，精神障害者の医療および保護を行い，障害者自立支援法（平成17年法律第123号）と相まってその社会復帰の促進およびその自立と社会経済活動への参加の促進のために必要な援助を行い，ならびにその発生の予防その他国民の精神的健康の保持および増進に努めることによって，精神障害者の福祉の増進および国民の精神保健の向上を図ることとしているが，その病態の特殊性や社会背景などを考慮する必要がある．

表1-5-3に精神障害者に関する法令を示す．

3 酩酊者に関する法令

酩酊者の取り扱いについては，本人の意識状態がはっきりしないことなどから，外傷や疾病の存在を見過ごす危険性がある．また，救急隊員の安全管理面や周囲の環境にも配慮し，必要に応じて警察官との連携を考慮する．

表1-5-4に酩酊者に関する法令を示す．

4 行旅病人，生活保護法適用傷病者に関する法令

表1-5-5に行旅病人，生活保護法適用傷病者に関する法令を示す．

救急業務実施基準では生活保護法（昭和25年法律第144号）に定める被保護者または要保護者と認められる傷病者を搬送した場合においては，同法第19条各項に定める機関に通知するものとしている．

5 麻薬中毒者等に関する法令

表1-5-6に麻薬中毒者に関する法令を示す．

麻薬中毒者は，酩酊者同様に傷病者本人の意識障害などの特異症状に加え，興奮状態などから二次災害に巻き込まれる可能性もあり救急活動には十分注意が必要である．

また，薬物によってはその所持についても違法行為であるため，疑わしい薬物などの所持を認めた場合は警察官との連携が必要である．

表1-5-2 死者に関する法令

法令名	関係条文	内容
医師法	第21条（異状死体の届出義務）	医師は死体または妊娠4月以上の死産児を検案して異状があると認めたときは，24時間以内に所轄警察署に届け出なければならない
保健師助産師看護師法	第41条（異状死産児の届出義務）	助産師は妊娠4月以上の死産児を検案して異常があると認めたときは，24時間以内に所轄警察署に届け出なければならない
死産の届出に関する規程（昭和21年厚生省令第42号）	第2条（死産）	死産とは妊娠4月以後における死児の出産をいう
	第3条（届出義務）	すべての死産，この規定の定めるところにより届け出なければならない
	第4条（届出の方法）	死産の届出は，医師または助産師の死産証明または死胎検案書を添えて，死産後7日以内に届け出なければならない
	第7条（届出義務者）	死産の届出は，父がこれをなさなければならない。やむを得ない事由のため父が届出をすることができないときは，母が届出なければならない。父母ともにやむを得ない事由のため届出をすることができないときは，①同居人，②死産に立ち会った医師，③死産に立ち会った助産師，④その他の立会者の順序によって届出をなさなければならない
警察等が取り扱う死体の死因又は身元調査等に関する法律	第1条（目的）	警察官が取り扱う死体について，調査，検査，解剖，その他死因または身元を明らかにするための措置に関する必要な事項を定め，市民生活の安全と手続を獲得すること
	第4条（死体発見時の調査等）	警察官が死体を発見し，または死体がある旨の届出を受けたときは，速やかに所轄警察署長に届け出なければならない
	第5条（検査）	警察署長は，法令に基づく報告または届出にかかる死体について，その死因を明らかにするために体内の状況を調査する必要があると認めるときは，その必要な限度において，体内から体液を採取して行う出血状況の確認，体液または尿を採取して行う薬物または毒物にかかる検査，死亡時画像診断（磁気共鳴画像診断装置その他の画像による診断を行うための装置を用いて，死体の内部を撮影して死亡の原因を診断することをいう）その他の政令で定める検査を実施することができる
	第6条（解剖）	警察署長は，取扱死体について，規定された法人または機関に所属する医師その他法医学に関する専門的な知識経験を有する者の意見を聴き，死因を明らかにするためとくに必要があると認めるときは，解剖を実施することができる
検視規則（昭和33年国家公安委員会規則第3号）	第1条（目的）	警察官が変死体または変死の疑いのある死体（以下「変死体」という）を発見し，またはこれがある旨の届出を受けたときの検視に関する手続，方法その他必要な事項を定めること
	第2条（報告）	警察官は変死体を発見し，またはこれがある旨の届出を受けたときは，直ちに所轄警察署長に届け出なければならない
	第3条（検察官への通知）	第2条の報告を受けた警察署長は，速やかに警察本部長にその旨を報告するとともに，刑事訴訟法第229条第1項の規定による検視が行われるよう，所轄地方検察庁または区検察庁の検察官に通知しなければならない
	第4条（現場の保存）	検察官は，検視が行われるまでは，変死体およびその現場の状況を保存するように努めるとともに，事後の捜査または身元調査に支障をきたさないようにしなければならない

表1-5-3　精神障害者に関する法令

法令名	関係条文	内　容
精神保健及び精神障害者福祉に関する法律（以下「精神保健福祉法」）	第5条（定義）	「精神障害者」とは，統合失調症，精神作用物質による急性中毒またはその依存症，知的障害，精神病質その他の精神疾患を有する者をいう
	第23条（警察官の通報）	警察官は，職務を執行するに当たり，異常な挙動その他周囲の事情から判断して，精神障害のために自身を傷つけまたは他人に害を及ぼすおそれがあると認められる者を発見したときは，直ちに，その旨を，最寄の保健所長を経て都道府県知事に通報しなければならない
地域保健法	第6条第10号（事業）	保健所は精神保健につき，企画，調整，指導およびこれに必要な事業を行う
警察官職務執行法	第3条第1項（保護）	警察官は，異常な挙動その他周囲の事情から合理的に判断して，精神錯乱または泥酔のため，自己または他人の生命，身体または財産に危害を及ぼすおそれのある者に該当することが明らかであり，かつ，応急の救護を要すると信じるに足りる相当な理由のある者を発見したときは，とりあえず警察署，病院，救護施設等の適当な場所において，これを保護しなければならない

表1-5-4　酩酊者に関する法令

法令名	関係条文	内　容
酒に酔って公衆に迷惑をかける行為の防止等に関する法律	第1条（目的）	酒に酔っている者（酩酊者）の行為を規制し，または救護を要する酩酊者を保護する等の措置を講ずることによって，過度の飲酒が個人的および社会的に及ぼす害悪を防止し，もって公共の福祉に寄与すること
	第3条第1項（保護）	警察官は，酩酊者が公共の場所または乗物において，粗野または乱暴な言動をしている場合において，当該酩酊者の言動，その酔いの程度および周囲の状況等に照らして，本人のため，応急の救護を要すると信じるに足りる相当の理由があると認められるときは，とりあえず，救護施設，警察署等の保護をするのに適当な場所に，これを保護しなければならない
	〈参考〉本条は，警察官職務執行法第3条の規定と同じ目的と性格をもつものであり，規定の内容も，それと類似するところが多い	
	第5条第1項（制止）	警察官は，酩酊者が，公共の場所または乗物において，公衆に迷惑をかけるような著しく粗野または乱暴な言動をしているのを発見したときは，その者の言動を制止しなければならない
	第7条（通報）	警察官は，第3条第1項または警察官職務執行法第3条第1項の規定により酩酊者を保護した場合において，当該酩酊者がアルコールの慢性中毒者（精神障害者を除く。）またはその疑いのある者であると認めたときは，速やかに，最寄の保健所長に通報しなければならない
警察官職務執行法	第3条第1項（保護）	2．精神障害者に関する法令（表1-5-3）参照

表1-5-5 行旅病人，生活保護法適用傷病者に関する法令

法令名	関係条文	内容
行旅病人及行旅死亡人取扱法	第1条（行旅病人，行旅死亡人の定義）	行旅病人とは，歩くことができない旅行中の病人で，治療し養生するすべがなく，引き取る者のない者をいい，行旅死亡人とは，旅行中死亡し引き取る者のない者をいう 住所，居所もしくは氏名が不明で，引き取る者のない死亡者は行旅死亡人とみなす
	第2条（市町村長の救護義務）	行旅病人は，その所在地の市町村長が救護する
生活保護法	第11条第1項第4号（保護の種類）	保護の種類の中に，医療扶助が含められている
	第15条（医療扶助）	医療扶助は，困窮のため最低限度の生活を維持することのできない者に対して，①診察，②薬剤または治療材料，③医学的処置，手術およびその他の治療ならびに施術，④居宅における療養上の管理およびその療養に伴う世話その他の看護，⑤病院または診療所への入院およびその療養に伴う世話その他の看護，⑥移送の範囲内において行われる
	第19条第1項（実施機関）	都道府県知事，市長および社会福祉法に規定する福祉に関する事務所（福祉事務所）を管理する町村長は，①その管理に属する福祉事務所の所管区域内に居住地を有する要保護者，②居住地がないか，または明らかでない要保護者であって，その管理に属する福祉事務所の所管区域内に現在地を有する者に対して保護を決定，実施しなければならない
	第19条第2項（実施機関）	居住地が明らかである要保護者であっても，その者が急迫した状況にあるときは，その者の現在地を所管する福祉事務所を管理する都道府県知事または市町村長が保護を行う

表1-5-6 麻薬中毒者に関する法令

法令名	関係条文	内容
麻薬及び向精神薬取締法	第2条第24号（麻薬中毒）	麻薬中毒とは，麻薬，大麻またはあへんの慢性中毒をいう
	第2条第25号（麻薬中毒者）	麻薬中毒者とは，麻薬中毒の状態にある者をいう
	第12条（禁止行為）	麻薬研究施設の設置者および麻薬研究者が厚生労働大臣の許可を受けて行う以外に何人もジアセチルモルヒネ，その塩類またはこれらのいずれかを含有する麻薬の輸入，輸出，製造，製剤，譲り渡し，譲り受け，所持等，あへん末の輸入，輸出，麻薬原料植物の栽培を行ってはならない
	第58条の2（医師の届出等）	医師は診断の結果，受診者が麻薬中毒者であると診断したときは，速やかに所定の事項をその者の居住地の都道府県知事に届け出なければならない
覚せい剤取締法	第19条（使用の禁止）	次に掲げる場合の外は，何人も，覚せい剤を使用してはならない ①覚せい剤製造業者が製造のために使用する場合 ②覚せい剤施用機関において診療に従事する医師または覚せい剤研究者が施用する場合 ③覚せい剤研究者が研究のために使用する場合 ④覚せい剤施用機関において診療に従事する医師または覚せい剤研究者から施用のため交付を受けた者が施用する場合 ⑤法令に基づいてする行為につき使用する場合
	第30条の11（使用の禁止）	次に掲げる場合のほかは，何人も，覚せい剤原料を使用してはならない ①厚生労働大臣の指定を受けた覚せい剤原料製造業者または輸出入業者等がその業務または研究のため使用する場合 ②往診医師等が医薬品である覚せい剤原料を施用し，または調剤のため使用する場合 ③病院もしくは診療所において診療に従事する医師もしくは歯科医師，往診医師または飼育動物の診療に従事する獣医師から施用のため医薬品である覚せい剤原料を薬局開設者または病院もしくは診療所の開設者から譲り受けて施用する場合および医師，歯科医師または獣医師の処方せんの交付を受けた者が当該処方せんにより薬剤師が調剤した医薬品である覚せい剤原料を薬局開設者から譲り受けて施用する場合 ④法令に基づいてする行為につき使用する場合

第1編　救急業務の総論

6　社会保障と社会福祉

I　社会保障とその仕組み

社会保障制度は「疾病, 負傷, 分娩, 廃疾, 死亡, 老齢, 失業, 多子その他困窮の原因に対し, 保険的方法又は直接公の負担において経済保障の途を講じ, 生活困窮に陥った者に対しては, 国家扶助によって最低限度の生活を保障するとともに, 公衆衛生及び社会福祉の向上を図り, もってすべての国民が文化的社会の成員たるに値する生活を営むことができるようにすること」(昭和25年, 社会保障制度に関する勧告)とされている。

この当時の社会保障の目的は最低限度の生活の保障であったが, その後, 今日に至るまでには, 広く国民に健やかで安心できる生活を保障することに目的が拡大するとともに, 国民の自立と社会連携の考え方がそれを支える基盤となるとしている。

日本国憲法第25条は「すべて国民は, 健康で文化的な最低限度の生活を営む権利を有する。国は, すべての生活部面について, 社会福祉, 社会保障及び公衆衛生の向上及び増進に努めなければならない」としており, その理念のもとで, 包括的, 体系的な整備が進められている。

社会保障の仕組みは大まかに社会保険制度と扶助制度に分けられ, 主に次のようなものが含まれる。

(1)　社会保険制度(医療保険, 年金保険等)
(2)　公的扶助制度(生活保護等)
(3)　社会福祉制度(児童, 母子, 障害者, 高齢者等)
(4)　公衆衛生, 保健医療

今般, 社会保障の充実・安定化と, そのための安定財源確保と財政健全化の同時達成を目指す「社会保障と税の一体改革」が進められている。

1　社会保険制度

保険料を財源として給付が行われるものであり, 国や公的団体を保険者とし, 被保険者は原則として強制加入である。医療保険や年金保険が典型的な例である。

2　公的扶助制度

租税を財源として給付が行われるものであり, 国や地方公共団体の施策として, 国民や住民に対して現金またはサービスの提供が行われる仕組みである。その典型は, 生活保護制度である。

3　社会福祉制度

社会生活を送るうえでさまざまなハンディキャップを負っている人々が, そのハンディキャップを克服して安心して社会生活を営めるよう, 公的な支援を行う制度である(児童福祉, 障害者福祉など)。

4　公衆衛生制度

人々の健康を守るための病気の予防, 積極的な健康づくりを公的に行う仕組みである(感染症, 予防接種など)。

II　公的医療保険制度

1　公的医療保険制度とは

医療保障の中心をなしているもので, わが国では昭和36年に国民皆保険制度(国民が良質・高度な医療を受ける機会を平等に保障する仕組み)が達成され, 現在に至っている。

医療保障としての医療保険は社会保険の一種であり, 強制加入であること, 属する保険団体が定まっていること, 社会的要求を充足する平均的標準的な給付が行われること, 公的機関によって運営されること, 一部負担金があること, 保険料は原則として被保険者の収入額に応じることなどが特徴である。原則的には現物給付となっ

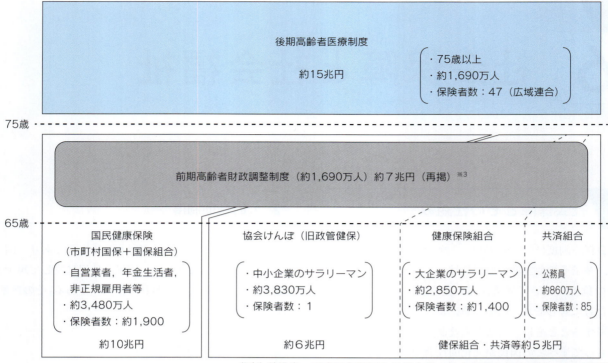

図1-6-1　公的医療保険制度の体系
※1　加入者数・保険者数，金額は，2017年度予算ベースの数値
※2　上記のほか，経過措置として退職者医療（対象者約90万人）がある
※3　前期高齢者数（約1,690万人）の内訳は，国保約1,300万人，協会けんぽ約280万人，健保組合約90万人，共済組合約10万人

ている。保険加入者が病気などで保険医療機関などを受診したときには療養が給付され，保険加入者は要した費用のうち自己負担分を医療機関などに支払い，残りの費用が保険から医療機関に支払われる。

2 公的医療保険制度の体系

職域を基にした各種被用者保険と，居住地（市町村）を基にした国民健康保険，75歳以上の高齢者などが加入する後期高齢者医療制度に大きく分けられる（図1-6-1）。

1）被用者保険
大企業の正規労働者が加入する組合管掌健康保険（組合健保），中小企業の正規労働者が加入する全国健康保険協会管掌保険（協会けんぽ），公務員が加入する共済組合に分けられる。被保険者が扶養する家族も，被扶養者として，被保険者が加入する保険でカバーされる。

2）国民健康保険
自営業者，年金生活者，非正規雇用者やその家族など，被用者保険に加入していない国民を対象とする保険制度であり，市町村が運営主体である。家族一人ひとりが加入するものであり，加入者すべてが被保険者である。

3）後期高齢者医療制度
75歳以上の高齢者などが加入する保険であり，都道府県単位ですべての市町村が加入する後期高齢者医療広域連合が運営主体となっている。

なお，「持続可能な医療保険制度を構築するための国民健康保険法等の一部を改正する法律」（平成27年法律第31号）により，平成30年度から，国民健康保険の財政運営の責任主体が市町村から都道府県に変わり，安定的な財政運営や効率的な事業の確保など，国保運営の中心的な役割を担い，制度の安定化を目指すこととなった。

Ⅲ 介護保険制度

1 介護保険制度とは

年をとったときに，脳梗塞などの病気やけがをして，寝たきりをはじめ身体が不自由になったり，あるいは認知症を発症したりして，介護が必要になった場合に，一

6 社会保障と社会福祉

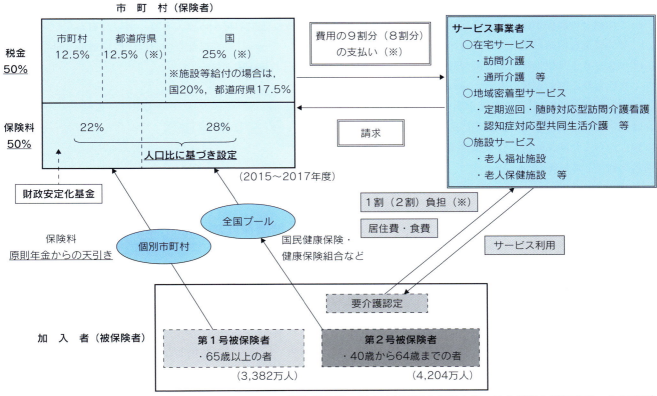

図1-6-2 介護保険制度の仕組み
第1号被保険者の数は,「平成27年度介護保険事業状況報告年報」によるものであり,2014年度末現在の数である
　第2号被保険者の数は,社会保険診療報酬支払基金が介護給付費納付金額を確定するための医療保険者からの報告によるものであり,2014年度内の月平均値である
※2015年8月以降,一定以上所得者については費用の8割分の支払い及び2割負担

定の自己負担で介護サービス事業者の提供するサービスを受けることができる制度である。

高齢化の進展に伴う介護ニーズの増大や,介護期間の長期化,核家族化の進行,介護する家族の高齢化など,要介護高齢者を支えてきた家族をめぐる状況の変化を踏まえ,平成12年,高齢者の介護を社会全体で支え合う仕組みとして創設されたものである。

高齢期の要介護というリスクをカバーしているが,介護サービスの利用による介護負担の軽減により,要介護者を抱える家族にとっても,就業や社会参加が可能になるという効果も期待できるものである。

2 基本的な仕組み

介護保険制度は,市町村(特別区を含む)が運営主体(保険者)となり,国と都道府県が重層的に市町村を支援する体制となっている(図1-6-2)。

被保険者は,原則としてすべての40歳以上の者であり,65歳以上の者は第1号被保険者,40〜64歳の者は第2号被保険者となる。第1号被保険者と第2号被保険者は,保険料の算出方法やサービスの受給要件が異なっている。介護サービスについては,第1号被保険者は原因を問わず要支援・要介護状態となったとき,第2号被保険者は特定疾病が原因で要支援・要介護状態となったときに受けることができる。

介護サービスを受けるにあたっては,市町村の認定が必要である。この認定に基づき,介護(予防)サービスの利用計画(ケアプラン)が作成され,サービスが提供される。

特定疾病とは,心身の病的加齢現象との医学的関係があると考えられる疾病であって,次のいずれの要件をも満たすものについて総合的に勘案し,加齢に伴って生じる心身の変化に起因し,要介護状態の原因である心身の障害を生じさせると認められる疾病のことである。

(1) 65歳以上の高齢者に多く発生しているが,40歳以上65歳未満の年齢層においても発生が認められるな

ど，罹患率や有病率（類似の指標を含む）などについて加齢との関係が認められる疾病であって，その医学的概念を明確に定義できるもの。
(2) 3～6カ月以上継続して要介護状態または要支援状態となる割合が高いと考えられる疾病。

特定疾病については，その範囲を明確にするとともに，介護保険制度における要介護認定の際の運用を容易にする観点から，介護保険法施行令第2条において，個別疾病名を列記している。

IV 公的年金保険制度

わが国の公的年金制度は，満20歳以上60歳未満の人はすべて国民年金の被保険者となり，高齢期となれば基礎年金の給付を受ける「国民皆年金」の仕組みを採用している。これに加えて，民間企業に勤めるサラリーマンや公務員などは，厚生年金保険に加入し，基礎年金の上乗せとして報酬比例の厚生年金の給付を受けることができるという二階建ての仕組みとなっている。

国民年金の第1号被保険者は，20歳以上60歳未満で，自営業者や学生など，後述の第2号被保険者でも第3号被保険者でもない人々である。

第2号被保険者は，民間企業に勤めるサラリーマンや公務員などで厚生年金保険にも加入している70歳未満の人々である。

第3号被保険者は，第2号被保険者の被扶養配偶者であり20歳以上60歳未満で，かつ，第2号被保険者に該当しない人々である。

V 生活保護制度

生活保護は，憲法第25条に規定する生存権を保障するための制度であり，生活に困窮する方の健康で文化的な最低限度の生活を保障するとともに，その自立を助長することを目的としている。他法に基づく社会保障給付を含め，その利用し得る資産や能力その他あらゆるものを活用してもなお生活に困窮する方を対象としているため，社会保障の「最後のセーフティネット」といわれる。

保護の種類には，生活扶助，教育扶助，住宅扶助，医療扶助，介護扶助，出産扶助，生業扶助，葬祭扶助の8種類があり，日常生活を送るうえで必要となる食費や居住費，病気の治療費などが必要な限度で金銭給付または現物給付により支給される。支給される生活保護費は，厚生労働大臣が定める基準（生活保護基準）により計算される最低生活費から収入を差し引いた額を支給することとしている。この最低生活費は，居住地域や世帯構成などにより設定される。

VI 主な関連法規

社会保障・社会福祉に関連する法律には次のようなものがある。

1 健康保険法（大正11年公布）

被保険者（およびその被扶養者）の業務外の原因による疾病，負傷，死亡，出産などに対して保険給付を行うことを目的としている。

保険者（全国健康保険協会および健康保険組合），被保険者，保険給付の種類と方法，保険医と保険医療機関などが定められている。

2 国民健康保険法（昭和33年公布）

市町村単位で運営されており，市町村（および国民健康保険組合）が国および都道府県の補助を受けてこれを行うことが定められている。一般の地域住民が加入対象であり，保険給付は健康保険にほぼ準じて行われている。

3 国民年金法（昭和34年公布）

老齢，障害，死亡によって国民生活の安定が損なわれることを国民の共同連帯によって防止し，もって健全な国民生活の維持および向上に寄与することを目的としている。被保険者の範囲，給付の種類（国民基礎年金ほか）などを定めている。

4 生活保護法（昭和25年公布）

日本国憲法第25条の「国民は，健康で文化的な最低限度の生活を営む権利を有する」という理念に基づき，国民の生存権を保障するために制定された社会保障制度の基本をなす法律である。定められた要件を満たすすべての国民は，この法律に基づく保護を平等に受けることができる。

5 児童福祉法（昭和22年公布）

次世代の社会の担い手である児童（満18歳に満たない者）の健全な育成と福祉の増進を図るための基本法である。健全育成に対する国，地方公共団体の責務のほか，心身に障害のある児童に対する養護療育などの福祉措置を定めるとともに，児童福祉を妨げる行為を禁止している。

6 身体障害者福祉法（昭和24年公布）

身体障害者を援助し，必要に応じて保護を行い，福祉の増進を図ることを目的としている。ここでいう身体障害者とは視覚・聴覚・平衡（へいこう）機能・音声・言語機能などの障害者，肢体不自由，その他身体上の障害がある18歳以上の者であって，「身体障害者手帳」を交付された者である。

7 母子保健法（昭和40年公布）

母性と乳児・幼児の健康を保持増進するための保健指導，訪問指導，健康診査，医療施設や母子保健施設の整備などの措置を国および地方公共団体の責務のもとに講じることを定めている。

8 老人福祉法（昭和38年公布）

高齢者への敬愛と健全で安らかな生活の保障を基本的理念とし，高齢者の心身の健康の保持，生活の安定に必要な措置を講じ，高齢者福祉の向上を図ることを目的としている。老人居宅生活支援，老人福祉施設（養護老人ホーム，特別養護老人ホームなど），福祉事務所などの規定がされている。

9 高齢者の医療の確保に関する法律（昭和57年公布）

高齢期における適切な医療の確保を図るため，医療費適正化計画の作成，保険者による特定健康診査の実施などの措置を講じるとともに，高齢者の医療について，国民の共同連帯の理念等に基づき，前期高齢者に係る保険者間の費用負担の調整および後期高齢者に対する適切な医療の給付を行うために必要な保険給付を行うことが定められている。

10 介護保険法（平成9年公布）

加齢に伴って生じる心身の変化に起因する疾病等により要介護状態となり，介護，機能訓練，看護，療養上の管理などを要する者等に，必要な保健医療・福祉サービスについて国民の共同理念に基づいた保険給付を行うことが定められている。

第 2 編

救急業務の各論

第2編　救急業務の各論

1 基本的救急活動

I 救急活動の原則と留意点

救急活動は，迅速・的確に傷病者を観察し必要な応急処置を行い，緊急度・重症度を判断するとともに，適切な医療機関に搬送することが求められる。

1 救急活動に際しての原則

(1) 救急隊員は，傷病者の救命を主眼として活動する。
(2) 救急隊員は，傷病者の立場に立ち，いたわりと思いやりの心をもって行動する。
(3) 救急現場では，個人的な行動を慎み，救急隊員相互の連携を図って行動する。
(4) 救急隊員は不安感や焦燥感のある家族や衆人環視の中で行動することを認識し，沈着冷静に規律ある態度で対処する。

2 円滑な救急活動のための留意点

(1) 救護の手が差し伸べられていることについて，傷病者，家族など関係者および周囲の人々から理解を得る。
(2) 傷病者自身，家族など関係者またはその周囲にいる人の危機感により救急要請している場合もあるので，傷病の軽重にかかわらず，その心情を考慮する。
(3) 救急現場で警察官の行う職務と競合する場合は，警察官に傷病者救護の重要性を説明し，応急処置を優先して行う。この場合，救急活動に支障のない範囲で現場保存を行う。
(4) 傷病者や家族など関係者に観察結果，応急処置，搬送医療機関などについてわかりやすく説明し，現場活動への理解を求める。
(5) 傷病者のプライバシーに関すること，そのほか知り得た秘密は漏らさない。

3 接遇に際しての注意点

(1) 言動は，事務的であったり，粗野，粗暴にならないようにする。
(2) 推測した傷病の軽重および予後などについて言及しない。
(3) 医療機関の施設，診療能力および風評などに関することには言及しない。
(4) 家族など関係者に，救急隊到着以前に行った応急手当で過誤があったと認められる場合でも，これを責めるようなことをしない。

II 救急現場活動

1 指令内容の確認

現場に到着するまでの間に，出動指令内容などから傷病者の状態や損傷部位を推測し，必要資器材を準備する。必要に応じて通報者に連絡をとり，傷病者の状態を確認するとともに，応急手当を指導する。

2 感染防御

現場出動時は，標準予防策（スタンダードプレコーション）を基本とする。また，日頃から感染症の理解に努め，各感染症の感染経路に応じた防御策を講じ，救急活動時の救急隊員の感染を防止する。

3 現場情報の収集

救急現場の状況を把握することは，救急活動を実施するうえでもっとも重要である。現場においては次の内容を把握する。

(1) 二次災害の危険性
(2) 事故内容(受傷状況など)
(3) 傷病者の人数
(4) 増隊の必要性
(5) 活動の障害となる衆人の動向
(6) 傷病者の搬送経路

4 現場活動における安全管理

　救急情報の収集により，傷病者および協力者などに危険が予測される場合は，迅速に安全な場所へ移動する。
　必要に応じ，安全確保手段を講じるとともに，安全措置を事業責任者などの関係者に依頼する。
　救急隊員および傷病者の安全を図るため必要と判断した場合は，早期に消防隊，救助隊などの応援隊を要請する。

5 救急資器材の選定

　傷病者にもっとも適応する救急資器材を常に手元に準備しておく必要があり，現場到着時の情報収集結果などから必要と判断される救急資器材を選定する。

6 救護能力の確保

　傷病者の傷病程度，状態に応じて，救護能力の確保のため，救急隊，消防隊，救助隊の応援要請を行う。また，家族，警察官，市民などにも必要に応じ協力を求める。この際，協力者の事故防止には最大限注意を払い，その協力内容，実施方法などを具体的に説明するとともに，協力者の氏名，年齢，住所など協力内容を活動記録などに記載しておく。

7 警察官への協力要請

　傷病者が錯乱状態や泥酔のため，自己または他人の生命，身体に危害を及ぼすおそれがある場合，もしくは犯罪が疑われる場合には，速やかに警察官を要請する。

8 傷病者の観察

　傷病者の周囲の状況，救急事故の形態および傷病者の状態をよく観察し，応急処置などの必要性を判断する。
　意識および呼吸・循環の観察を優先する。観察は継続して行う。

　家族など関係者から事故の発生状況，傷病者の症状，経過などを聴取し，その内容から観察の優先順位を判断する。

9 医師への協力要請

　次の場合は，地域の実情によってドクターカーやドクターヘリの要請を行う。
(1) 傷病者の状態から，搬送することが生命に危険を及ぼすと認められる場合
(2) 傷病者の状態からみて，搬送の判断が困難な場合
(3) 救出に時間を要する場合などで緊急に救急現場での医療を必要とする場合
(4) 傷病者の搬送途上で，医療処置が必要と判断される場合

10 所持品の取り扱い

　傷病者の所持品および遺留品の紛失，取り違えなどの防止に留意する。
　所持品の保管を，家族，関係者，警察官，医師などに依頼する場合は相手の職名，氏名など保管先を明らかにし，救急活動記録票に記載しておく。

11 救急自動車への収容

　傷病者の車内収容は，原則として担架(メインストレッチャーなど)によって行い，固定ベルトなどにより転落防止措置を講じる。
　やむを得ず家族，警察官および市民の協力を求める場合には，収容の方法を具体的に説明する。

12 関係者の同乗

　未成年者または意識に障害がある人など，正常な意思表示ができない傷病者を搬送する場合は，努めて保護者など関係者の同乗を求める。
　同乗者の数は，傷病者管理に支障のない範囲にとどめる。
　同乗者には，傷病者管理に支障とならない座席を指定し，シートベルトなどを装着させ安全措置を講じる。

III 医療機関の選定

傷病者の症状に適応した救急処置を速やかに施し得る，もっとも近い医療機関を選定する。

傷病者の観察結果に基づき，傷病の種類や重症度に応じてかかりつけ医，初期，二次，三次救急医療機関また診療科目の選定を考慮する。

傷病者および家族などから特定の医療機関への搬送を依頼された場合には，傷病者の症状を勘案し，判断する。

上記のほかに，地域の実情や都道府県において策定されている傷病者の搬送および受入れの実施基準等を勘案し，総合的に判断し選定する。

IV 傷病者の搬送と車内管理

傷病者を搬送する際には，もっとも適した体位と適切な搬送用資器材を選択する。

意識および呼吸・循環の観察を継続し，必要な応急処置を実施，継続する。

搬送途上で傷病者の症状が急変した場合は，必要な応急処置を行うとともに搬送先医療機関を再考する。当初選定した搬送先医療機関にそのまま搬送する場合には，傷病者の症状の変化を医療機関に報告し指示を仰ぐ。

V 医療機関到着時の措置

医師に対して，傷病に関して得られた情報，観察内容，実施した応急処置および症状の変化などを報告する。

傷病者の状況などから必要と認められる場合は，家族など関係者への連絡を行う。

所持品の引き継ぎを確実に行い，その旨を記録する。

VI 関係機関への通報

事故種別および傷病者の症状などにより，必要があると認められるときは，関係機関へ通報する。

(1) 交通事故，加害，労働災害事故：警察署
(2) 行旅病者，生活保護法適用者：所轄福祉事務所，警察署
(3) 感染症：所轄保健所
(4) 麻薬・覚せい剤中毒：警察署
(5) 精神障害者：所轄保健所，警察署，かかりつけの医師
(6) 寝たきり，一人暮らしの高齢者：所轄保健所，民生委員
(7) 被虐待児：福祉事務所，児童相談所
(8) 救急・救助事故即報に該当する事故：消防庁

VII 活動後，帰署(所)後の措置

1 消毒，点検

医療機関や消防署(所)において手洗いなどを確実に行う。救急自動車および積載資器材の消毒と資器材の補充を迅速に行う。

2 上司への報告，活動記録の作成

救急活動後，帰署(所)のつど，上司に下記内容を報告するとともに救急活動の記録を作成し，救急業務の適正な運用について指導を得る。

(1) 救急事案の概要
(2) 傷病者の状態と応急処置の内容
(3) 搬送医療機関と選定理由
(4) 救急活動上で問題または障害となった事項

VIII 特異な救急活動

1 搬送拒否への対応

消防組織法における消防の任務および消防法の目的に「災害等による傷病者の搬送を適切に行うこと」が規定されている一方，救急業務実施基準第17条に「隊員は，救急業務の実施に際し，傷病者又はその関係者が搬送を拒んだ場合は，これを搬送しないものとする」とされている。しかし，傷病者またはその関係者が搬送を拒んだ場合であっても，傷病者を搬送しなかったために症状が悪化し，不幸な事態が発生する場合もあるので安易に不搬送としてはならない。不搬送とする場合も傷病者の観察は必須であり，そのうえで次の点に留意する。

(1) 基本的に医療機関での診療が必要であることを説明する。とくに，傷病者の症状などから緊急に医療

の必要があると判断される場合は，その旨をよく説明し同意を得るように努める。
(2) そのうえで，傷病者などからの明確な搬送拒否の意思表示を確認する。
(3) 救急活動記録票などには，搬送を拒否した傷病者の署名もしくは捺印などを得るとともに，説得の経過と相手方の意思を詳細に記録する。

2 妨害行為に対する対応

妨害行為によって救急隊員が負傷したり，救急自動車等に損傷を受けると，適正な救急活動が困難となる。傷病者および救急隊員の安全確保に十分な配意を行うとともに，消防本部，捜査機関と緊密な連携をとりながら対応する。

妨害行為は，刑法上の公務執行妨害罪，傷害罪，器物損壊罪に該当する場合があり，捜査機関に訴追を求めるとともに，損害賠償などの措置をとることが必要である。

1） 妨害行為の防止対策

通報内容から妨害行為が予想される場合には，消防本部に報告し消防隊・指揮隊の増隊などを考慮する。

傷病者および関係者が，救急隊到着までの時間などに不満をもっているような場合は，理由を説明する。

救急隊員に暴力を振るうおそれがある場合は，現場へ警察官を要請する。

2） 妨害行為発生時の行動

現に暴れている場合は，一時的に避難し安全確保に努める。

暴行・傷害を受けた場合は，救急活動を中断し，安全が確保された時点で救急活動を再開する。

救急活動の実施継続が困難な場合は消防本部に報告し，必要な救急隊などの応援要請を行う。

被害の軽重にかかわらず，消防本部を通じ現場へ警察官を要請する。

現場保存や証拠物件を確保し，目撃者の住所，氏名，内容などを把握する。

3 メンタルヘルスケア

救急隊員は大規模災害だけでなく，日常の救急活動においても衝撃的な現場で活動することが多く，メンタルサポートを必要とする可能性が十分考えられる。

厚生労働省の「労働者の心の健康の保持増進のための指針」によると，メンタルヘルスケアは，「セルフケア」「ラインによるケア」「事業場内産業保健スタッフ等によるケア」および「事業場外資源によるケア」の４つのケアが継続的かつ計画的に行われることが重要であるとしている。消防組織においても，これらのケアが適切に実施されるよう，職場内の関係者が相互に連携し，以下の取り組みを組織全体で積極的に推進することが望まれる。

(1) メンタルヘルスケアを推進するための教育研修・情報提供
(2) 職場環境などの把握と改善
(3) メンタルヘルスケアを必要とする救急隊員への気づきと対応
(4) 職場復帰における支援

また，消防庁においても大規模災害，特殊災害などが発生した場合において，消防本部の惨事ストレス対策を支援するため，「消防庁が行う緊急時メンタルサポートチームの派遣」などの体制を整えている。

第2編　救急業務の各論

2 救急活動の記録

I 救急活動記録の目的

　傷病者の発生状況，観察結果，応急処置の実施，医療機関選定，搬送と時間経過，医師による判断などの一連の救急活動の記載は，救急業務を実施したことの事実の記録，自隊の一連の救急活動の観察・判断・処置・関係機関との連携についての検証のために行われる。これらの記録は，救急業務にかかわる施策を策定する際の基礎資料や，救急搬送に至った事故の原因解明および再発防止の指導などにも活用される。そのため，事実を正確に過不足なく記載することが重要である。

II 救急活動記録票

1 法令上の根拠

　救急活動記録票は，救急活動を行った一連の行動の事実証拠としての公文書であり，真実に合致しない内容として故意に作成した場合は虚偽公文書作成罪（刑法第156条）などに問われることになる。そのため救急活動の事実をありのまま正確にかつ客観的に記録し，記録者の先入観や主観により記録してはならない。
　救急活動の記録については，下記の法令，通達で定められている。
　（1）消防組織法第40条（消防統計および消防情報の報告）
　（2）救急業務実施基準第24条（活動の記録）
　（3）救急救命士法第46条（救急救命処置録）

2 救急活動記録票の作成

　救急活動記録票に，全国で統一された様式はないが，その目的やその根拠などを踏まえると次のような事項の記録が必要である。
- 救急事故発生年月日
- 入電時刻
- 出動先（発生場所）
- 救急事故種別
- 救急隊名（隊長，隊員名）
- 救急事故の概要
- 傷病者の住所・氏名・年齢・性別
- 傷病者の状態
- 救急活動の概要（応急処置などにかかわる医師の指示があった場合は，当該医師の所属医療機関名・氏名および指示内容）
- 収容先医療機関の名称
- 入電から医師引き継ぎに至るまでの時間経過
- その他，救急活動の把握に必要な事項

　傷病者を医療機関に搬送した（引き継いだ）場合，その事実を確認する医師の署名（または押印）を受けるとともに，傷病名や初診時の傷病程度などについて当該医師の所見を聴取し，記録する必要がある。また，傷病者またはその関係者が搬送を拒んだ場合などには，当該傷病者などから署名を受けるなど，その事実が確認できる内容の記録も必要である。
　救急活動記録票の例を図2-2-1の(1)(2)に示す。また，検証票の一例を図2-2-2に示す。
　作成にあたっては，隊長が統括し，とくに「行動内容」「状態」「応急処置内容」について隊員が記録する場合は，隊長の具体的な指示などにより記録する。なお，救急救命士が救急救命処置を実施した場合，救急救命処置録の記載は必須であるが，多くの消防本部では救急活動記録票は救急救命処置録を兼ねている。

3 救急活動記録票の取り扱い

　公務員は，職務上知り得たことについて他に漏らしてはならない〔地方公務員法（第34条秘密を守る義務）〕ものであるから，救急活動記録票の取り扱いには次の点など

救　急　記　録　票

指令日時	年　月　日（　）　時　分	隊　長	救命（挿・薬・ブ）・標Ⅱ
災害発生番号 —	事故種別　コード　係別　救急隊　係	副隊長	救命（挿・薬・ブ）・標Ⅱ
		隊　員	救命（挿・薬・ブ）・標Ⅱ
出場先	青葉区・宮城野区・若林区・太白区・泉区　地上　地下　階	機関員	救命（挿・薬・ブ）・標Ⅱ
		医　師	

傷病者住所	□同上	既往等（無・有）
フリガナ 氏名等		内　服（無・有）
	TEL　職業	アレルギー（無・有）
		最終食事　飲酒　無・有
	M・T・S・H　年　月　日生　男・女（　歳）	ADL　歩行（自立・一部介助・常時臥床）排泄（自立・介助・オムツ）意思疎通（可能・一部・不可）

収容医療機関名　コード（　）	初診時傷病名　コード（　）	初診時程度別　1 死　亡：初診時死亡が確認されたもの　2 重　症：三週間以上の入院加療を要するもの　3 中等症：傷病の程度が重症又は軽症以外のもの　4 軽　症：軽易で入院を要しないもの　9 その他：診断がないもの及びその他の場所
医師署名	初診医の意見　□特記事項なし　□要連絡：ご意見のある項目に☑をつけてください。　□除細動　□気道確保　□静脈路確保　□その他	

救急要請の概要（発生原因）	
現場到着傷病者接触時の状況（主訴）	

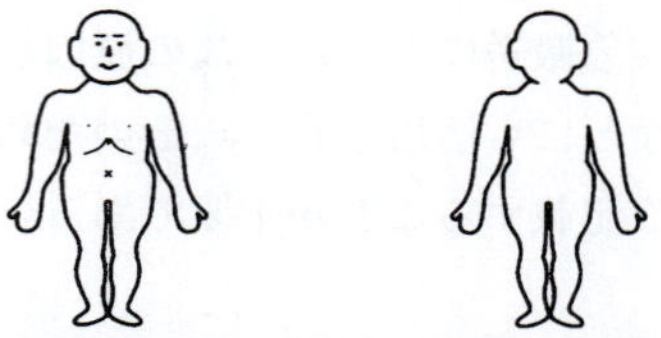

救急隊接触時の所見				
体　位	1仰臥位　2側臥位　3坐位　4半坐位　5腹臥位　6膝屈曲　7ショック　8立位　9他（　）			
顔　貌	1正常　2黄疸　3紅潮　4蒼白　5土気色　6チアノーゼ　7発汗　8冷汗　9他（　）			
表　情	正常　苦悶　興奮　無表情　泣く・他（　）	自力歩行	可　否	
バイスタンダー CPR	無　有　開始時刻　：　（1確定・2推定・3不明）	意識消失	無　有	
	実施者　00無・01家族・02知人・03その他（　）	痙　攣	無　有	
	処置内容　00無・01気道確保・02人工呼吸・03胸骨圧迫	麻　痺	無　有	
バイスタンダー 除細動	資　格　コード	失　禁	無　有	出血　無　有　変形　無　有　熱傷　無　有
	0無　1有　初回時刻　：　（1確定・2推定・3不明）	嘔　吐	無　有	顔面の下垂（正・異）上肢の動揺（正・異）言語（正・異）
死亡徴候	無　有　01硬直（　）02死斑（　）99他（　）	嘔　気	無　有	最終健在確認日時　／　：
消防隊出場	無　有　隊　現着　：　接触　：	CPR開始	：	高度処置隊出場　無　有　合流　：　医師

観察・処置の経過等	傷病者接触時			医療機関到着時	時間経過		コード　医療機関選定者	救急隊CPR開始　：
時刻　コード	：	：	：	：	入電	：		医療機関選定経過　合計　回
意識	JCS-	JCS-	JCS-	JCS-	指令	：	連絡開始　連絡終了	1
呼吸	回/分	回/分	回/分	回/分	出場	：	：　：	2
脈拍	回/分	回/分	回/分	回/分	現場到着	：	距離　出～現　.　km	3
瞳孔	左　mm 有・無	左　mm 有・無	左　mm 有・無	左　mm 有・無	接触	：	現～病　.　km	4
	右　mm 有・無	右　mm 有・無	右　mm 有・無	右　mm 有・無	車内収容	：	病～帰　.　km	5
血圧	／	／	／	／	現場出発	：	総距離　.　km	6
ECG					病院到着	：	家族等へ連絡　有（同乗・TEL・来院予定）・無	
SpO2	%	%	%	%	病院収容	：	連絡先等	
体温	℃	℃	℃	℃	引揚	：		
処置判断等					帰署	：		
					従事時間	：	傷病者所持品：	
	酸素　ℓ/分	酸素　ℓ/分	酸素　ℓ/分	酸素　ℓ/分	搬送体位コード		警察連絡　無　有	

血糖測定	有　測定時刻　：　血糖値　mg/dl	測定理由	院内血糖値　mg/dl
	無　特記事項	穿刺部位・回数　・　回	実施者
ブドウ糖投与	無　有　完遂・一部のみ・不可（理由　）　投与時刻　：	穿刺部位・針サイズ　・　G	実施者

活動概要	

（救命処置録を含む）

図2-2-1　救急活動記録票の一例(1)

署長	副署長	分署長・担当課長・所長	係長・主査	隊長	副隊長

コード	天候	コード	受令場所	コード	活動区分

コード	覚知種別	特異救急事案	次期出場
		0非該当・1該当	0無・1有

場所区分(地区コード)	発生場所区分	コード	学区	出場区

災害発生市町村	救助活動	コード	救助活動機関
0410	0無・1有		

コード	転院医療機関名
コード	転院理由

出場件数	件/日	件/月	件/年
搬送件数	件/日	件/月	件/年
搬送人員	人/日	人/月	人/年
救護人員	人/日	人/月	人/年

医師現場出場　嘱託医師　人　その他医師　人　保健福祉ｾﾝﾀｰ扱(生活保護)　コード

連携活動等(出場運用)
- (主) 01ﾎﾟﾝﾌﾟ隊・02救助隊・03ﾎﾟﾝﾌﾟ隊＋救助隊・04Drﾍﾘ・05消防ﾍﾘ・06Drｶｰ・07他救急隊のみ・08他救急隊・09その他・00無
- (副) 01Dｒﾍﾘ・02消防ﾍﾘ・03Dｒｶｰ
- Drｶｰ・ﾍﾘの要請時期　1現場要請・2初動要請

コード	居住区分	コード	職業	コード	同乗者	コード	応急処置者・市民応急処置

東北自動車道等　0・1上り・2下り　コード　診療科目
コード　KP・PA・SA・IC　診療時間　1内・2外

転送	コード	病院	要請医師	コード	理由	到着時刻	出発時刻	処置	程度	同乗管理
0無・1有						:	:	0無・1有	重・中・軽	医・看・他
回数　回						:	:	0無・1有	重・中・軽	医・看・他

救命救急処置等

要請内容・未要請等理由

医師からの指導内容

要請時刻	回答時刻	医療機関受信者	指導医師名
:	:	01医師・02看護師・99他	

コード	所属医療機関	要請救命士名	実施結果報告時刻
			:

01気道確保　実施時刻　:　1車内・2現場・3ヘリ・9他

用手（　　）・44i-gelｻｲｽﾞ（　）・48LTｻｲｽﾞ（　）

49その他の器具での気道確保（　　）

45気管内ﾁｭｰﾌﾞｻｲｽﾞ（　mm）ｶﾌ（　ml）固定位置（　cm）

※ｺｰﾏｯｸｸﾞﾚｰﾄﾞ（1・2）※直視下でﾁｭｰﾌﾞの声帯通過確認（可・否）

①食道挿管検知器膨張（有・無）　④口検知器の変色（有・無）

②前胸部両側送気音（有・無）　口ｶﾌﾟﾉﾒｰﾀ呼気 CO_2 検出（可・否）（　mmHg）

③胃送気流入音（有・無）

実施者名（救命士・医師）　人工呼吸器　回/分

中止・抜去・未実施理由

02除細動　波形　VF・脈なしVT　1車内・2現場・3ヘリ・9他

1回目	:	J	2回目	:	J
3回目	:	J	合計	回	最終　:

結果　　中止・未実施理由

実施者名（救命士・医師・消防隊）

03静脈路確保　実施時刻　:　1車内・2現場・3ヘリ・9他

留置針ｻｲｽﾞ　G　目的・適応　CPA・ｸﾗｯｼｭ・ﾌﾞﾄﾞｳ糖・ｼｮｯｸ

穿刺部位・回数　回　輸液速度　急速・　ml/分

実施者名（救命士・医師）　総輸液量　ml

中止・抜去・未実施理由

薬剤名	時刻	投与量	実施者名
アドレナリン(1mg/1ml)	:		救命士・医師
	:		救命士・医師
	:		救命士・医師
	:		救命士・医師
	:		救命士・医師
	:		救命士・医師

中止・抜去・未実施理由

心肺停止の目撃

00無・01救急隊・02家族・03消防隊・04通行人・05友人・06同僚・07救命士・99他（　）

目撃時刻(心停止時刻)　:
1目撃又は音を聞いた・2発見時既に心停止
01確定・02推定・99不明

目撃時刻(呼吸停止時刻)　:
1目撃又は音を聞いた・2発見時既に呼吸停止
01確定・02推定・99不明

CPR口頭指導
01無・有（02指令員・03救急隊・99他）

初期心電図
01VF・02VT・03心静止・04PEA・99他（　）

心停止の推定原因
- 心原性（1確定・2除外診断）
- 非心原性
- 01脳血管障害・02窒息・03悪性腫瘍
- 04その他外因性
- 05その他（　）
- 06中毒・07溺水・08交通外傷
- 09低体温・10アナフィラキシー

呼吸再開　0無・1有（現場・車内）
:　呼吸様式

心拍再開　0無・1有（現場・車内）
:　心電図

ショック推定原因
- ・循環血液量減少性
- ・閉塞性
- ・アナフィラキシー
- ・他（　）

応急処置（特定行為含）

01止血・02固定・05酸素投与・07保温・08被覆・70血圧測定・71心呼吸音聴取・72血中酸素飽和度・73心電図・気道確保（含異物除去 06用手・30経鼻・31喉頭鏡鉗子・32挿管LT等）・03人工呼吸・04胸骨圧迫・20自動心マ・09心肺蘇生・21自動心肺蘇生・60除細動・61輸液・85心肺停止前輸液・薬剤投与（80ｱﾄﾞﾚﾅﾘﾝ・83ｴﾋﾟﾍﾟﾝ・84ﾌﾞﾄﾞｳ糖）・82血糖測定・99その他（　）

使用資器材（特定行為含）

10体温計・12検眼ﾗｲﾄ・13聴診器・14喉頭鏡・15血圧計・16患者監視装置・39除細動器・30自動式人工呼吸器・31BVM・33鉗子・36酸素吸入器・37吸引器・38自動心ﾏ・40経鼻・42輸液用資器材・44i-gel・45気管内ﾁｭｰﾌﾞ・48LT・50副子（ﾈｯｸｶﾗｰ）・51三角巾・52包帯・53ｶﾞｰｾﾞ・70毛布・90ｱﾄﾞﾚﾅﾘﾝ・19他循環管理・29他観察・49他呼吸用・69他創傷保護・89その他搬送用（ｽｸｰﾌﾟ・ﾊﾞｯｸﾎﾞｰﾄﾞ）・99その他（　）

傷病者生活状況　コード

医師との連携　無　有　救急車への乗車　無　有

連携医師名

連携内容

1ヶ月後回答	0無・1有・2回答待ち	CPC	1・2・3・4・5	左記予後WS入力
1ヶ月後生存	0無・1有・2回答待ち	OPC	1・2・3・4・5	（　/　）

≪救急搬送しないことに同意≫

氏名サイン

救命コール
実施・未実施

WS入力
担当

特記事項

※この票に記載された個人情報は、「救急業務実施基準について(昭和39年 消防庁長官通知)」及び救急救命士法第46条1項、救急救命士法施行規則第23条に基づき収集しており、救急活動の記録とするほか、医師への引継ぎ及び救急隊の活動に対する検証に利用します。

図2-2-1　救急活動記録票の一例(2)

検証シート

覚知日		災害番号		救急隊	

一次検証

署指導者	氏 名		□標準
	氏 名		□事例研究を考慮
	氏 名		□推奨症例　□稀・参考症例
	氏 名		□要評価

□特定行為指示　□MC（指導・助言）　□Drカー　□CPA（目撃有）　□CPA（目撃無）
□PA連携　□初診医判断

救急隊による（□除細動　□気道確保　□静脈路確保　□薬剤投与）　救急隊以外による除細動
□医師の二次救命処置

事案概要：

所見：

二次検証　□要　□否

二次検証

救急管理指導者	氏 名		□標準
	氏 名		□事例研究を考慮
	氏 名		□推奨症例　□稀・参考症例
	氏 名		□要評価

所見：

三次検証　□要　□否

三次検証

検証医師	所　属		氏　名	

観察	判断	処置	医療機関選定
□標準	□標準	□標準	□標準
□署等で確認	□署等で確認	□署等で確認	□署等で確認
□事例研究を考慮	□事例研究を考慮	□事例研究を考慮	□事例研究を考慮
□推奨症例	□推奨症例	□推奨症例	□推奨症例
□稀・参考症例	□稀・参考症例	□稀・参考症例	□稀・参考症例
□再評価・再確認	□再評価・再確認	□再評価・再確認	□再評価・再確認

所見：

症例検討会　□対象　□非対象

図2-2-2　検証票の一例

表2-2-1 資料提出要求などに関連する法令

区　分	捜査機関(警察・検察など)	裁判所	弁護士会など
出頭供述	刑事訴訟法第223条 (第三者の任意出頭，取調べ，鑑定などの嘱託)	刑事訴訟法 　第143条(証人の資格) 　第144条(公益上秘密と証人の資格) 民事訴訟法 　第190条(証人の義務) 　第191条(公務員の尋問)	
資料提出	刑事訴訟法第197条 (捜査に必要な取調べ)	刑事訴訟法 　第279条(公務所等に対する照会) 民事訴訟法 　第220条(文書提出義務) 　第223条(文書提出命令) 　第226条(文書送付の嘱託) 　第186条(調査の嘱託)	弁護士法第23条の２(報告の請求) 法人税法第156条の２(官公署などへの協力要請) 所得税法第235条の２(官公署などへの協力要請)

について十分な注意を払う。

(1) 救急活動記録票は，傷病者の個人情報でもあるため，各地方公共団体の条例等に基づいて，その管理の徹底を図り，みだりに他人にみせたり，むやみにその写しを持ち出してはならない。

(2) 捜査機関，司法機関および弁護士会などから，当該救急事故に関して法令に基づく照会などがあった場合の回答は，救急活動記録票に記載されている事実についてのみ行う。

　なお，捜査機関，司法機関および弁護士会などから法令に基づき救急活動記録の提出を求められた場合は，各地方公共団体の条例等に基づいた正規の手続きによって対応する(表2-2-1)。

(3) 救急活動記録票の保存期間は，各地方公共団体の条例などによるが，救急救命処置録については，救急救命士法の規定より，記載の日から５年間の保存義務がある。救急活動記録票と救急救命処置録を兼ねている場合には，保存期間に留意する必要がある。

III　救急蘇生統計（ウツタイン様式の活用）

　心肺機能停止傷病者を心原性か非心原性かの原因別に分類するとともに，目撃の有無，バイスタンダーおよび救急隊による心肺蘇生の実施の有無とその開始時期，除細動の有無など，それぞれの分類における傷病者の予後を詳細に記録することによって，より正確な救急救命処置の効果の検証や地域間・国際間の比較を行うことができる。国際的に共通の様式である「ウツタイン様式」が平成17年１月より全国的に消防本部に導入され，救急蘇生統計が開始された。記録される項目は，表2-2-2，3のとおりである。

　消防庁はこのウツタイン様式に基づく分析を行うため，都道府県ごとの状況を毎年取りまとめ，「救急・救助の現況」として公表している。この統計データは蘇生学の研究者などに広く活用されるなど国際的に評価されている。救急蘇生統計が救急隊の現場活動の改善や蘇生ガイドラインの改訂に果たす役割は大きいため，正確なデータの入力が必要である。

IV　検証票

　救急隊の活動の質を維持，向上させるために，救急活動の内容について地域メディカルコントロール協議会が事後検証を行うための資料として作成したものが検証票である。救急記録票の複写を検証票として用いる場合は，検証に必要のない詳細な出動先，傷病者の住所，氏名，生年月日，連絡先などについては，個人情報保護の観点から削除する。必要に応じ心電図記録などを添付する。

第2編 救急業務の各論

表2-2-2 ウツタイン記録票の一例

都道府県名 _____ 消防本部名 _____

「ウツタイン様式」に基づく心肺機能停止傷病者記録票

事例No _____ 発生年月日 年 月 日 性別 □男 □女 年齢 _____
救急救命士乗車 □あり □なし 救急救命士 ____人 その他の隊員 ____人
資格認定状況 □気管挿管 □アドレナリン投与 □ブドウ糖投与 □CPA前静脈路確保 □未認定
医師の乗車 □あり □なし 医師の2次救命処置 □あり □なし

---

1. 心停止の目撃
   - □ 目撃,または音を聞いた ____時____分
     - □ 家族 □ その他のバイスタンダー(□友人 □同僚 □通行人 □その他)
     - □ 消防隊 □ 救急隊(□救急救命士隊)
   - □ 既に心肺機能停止(発見時)

2. バイスタンダーCPR等 □ あり (□心臓マッサージ □人工呼吸 □市民等による除細動) □ なし
   バイスタンダーCPRまたは市民等による除細動開始時刻 ____時____分 □確定 □推定 □不明
   - □ 口頭指導あり

3. 初期心電図波形
   - □ VF(心室細動)   □ Pulseless VT(無脈性心室頻拍)   □ PEA(無脈性電気的活動)
   - □ 心静止   □ その他(   )

4. 救急救命処置等の内容
   - □ 除細動(□二相性 □単相性) 初回除細動実施時刻 ____時____分 施行回数 ____回
     実施者 □救急救命士 □救急隊員 □消防職員 □その他
   - □ 気道確保 □ 特定行為器具使用(□LM □食道閉鎖式エアウェイ □気管内チューブ)
   - □ 静脈路確保
   - □ 薬剤投与 初回投与時刻 ____時____分 投与回数 ____回

5. 時間経過
   覚知 ____時____分 現着 ____時____分 接触 ____時____分 CPR開始 ____時____分 病院収容 ____時____分

6. 心停止の推定原因
   - □ 心原性：□確定 □除外診断による心原性
   - □ 非心原性：□脳血管障害 □呼吸器系疾患 □悪性腫瘍 □外因性 □その他(   )

7. 転帰及び予後
   - ・病院収容前の心拍再開 □あり □なし 初回心拍再開時刻 ____時____分
     - □ 1カ月予後 (回答：□あり □なし)
     - □ 1カ月生存 □あり □なし
   - ○ 脳機能カテゴリー(CPC)
     - □ CPC1機能良好 □ CPC2中等度障害 □ CPC3高度障害
     - □ CPC4昏睡 □ CPC5死亡,もしくは脳死
   - ○ 全身機能カテゴリー(OPC)
     - □ OPC1機能良好 □ OPC2中等度障害 □ OPC3高度障害
     - □ OPC4 昏睡 □ OPC5 死亡,もしくは脳死

8. 死体徴候 □あり □なし

表2-2-3　グラスゴー・ピッツバーグ脳機能・全身機能カテゴリー

脳機能カテゴリー（CPC）

1. CPC1：機能良好
   意識は清明，普通の生活ができ，労働が可能である。障害があるが軽度の構音障害，脳神経障害，不完全麻痺などの軽い神経障害あるいは精神障害まで
2. CPC2：中等度障害
   意識あり。保護された状況でパートタイムの仕事ができ，介助なしに着替え，旅行，炊事などの日常生活ができる。片麻痺，痙攣失調，構音障害，嚥下障害，記銘力障害，精神障害など
3. CPC3：高度障害
   意識あり。脳の障害により，日常生活に介助を必要とする。少なくとも認識力は低下している。高度な記銘力障害や認知力障害，Locked-in症候群のように目でのみ意思表示ができるなど
4. CPC4：昏睡
   昏睡，植物状態。意識レベルは低下，認識力欠如，周囲との会話や精神的交流も欠如
5. CPC5：死亡，もしくは脳死

全身機能カテゴリー（OPC）

1. OPC1：機能良好
   健康で意識清明。正常な生活を営む。CPC1であるとともに脳以外の原因による軽度の障害
2. OPC2：中等度障害
   意識あり。CPC2の状態。あるいは脳以外の原因による中等度の障害，もしくは両者の合併。介助なしに着替え，旅行，炊事などの日常生活ができる。保護された状況でパートタイムの仕事ができるが厳しい仕事はできない
3. OPC3：高度障害
   意識あり。CPC3の状態。あるいは脳以外の原因による高度の障害，もしくは両者の合併。日常生活に介助が必要
4. OPC4：昏睡
   CPC4に同じ
5. OPC5：死亡，もしくは脳死
   CPC5に同じ

CPC：cerebral performance category
OPC：overall performance category

第2編　救急業務の各論

3　救急活動と通信連絡体制

I　救急無線などによる通信連絡体制

1　救急無線などによる通信連絡体制の概要

救急無線などによる通信連絡体制の概要は，図2-3-1のとおりである。

救急活動時において，消防本部の指令センターと救急隊および医療機関などを結ぶ通信連絡は，救急無線や携帯電話などが活用されており，迅速な救急活動を確保するうえで必要不可欠なものである。

近年は，ICT（情報通信技術）の発達に伴い，救急無線の活用と併せて，スマートフォンやタブレット端末を活用し，インターネット回線による独自の救急通信システムを構築している消防本部もある。

2　救急通信の内容

救急活動における通信は，①出動指令，②現場覚知と即報，③応援要請（医師要請を含む），④指示要請（救急救命士が特定行為実施のために，医師から具体的な指示を求める要請），⑤現場報告，などよりなる。

3　出動指令

救急出動指令の際には，出動場所のほか，急病または事故・外傷などの種別，傷病者の状態や症状，受傷部位・程度，性別・年齢など，119番通報受信時に把握できた救急活動上必要と思われる内容を付加される。

4　救急隊が行う主な救急通信

1）現場即報

現場即報は現場付近で視認できる時点から，次の内容などについて消防本部の指令センターへ行う。

(1) 事故の概要
(2) 事故発生場所
(3) 傷病者の状態・人数
(4) 群衆の動静，二次災害などの発生危険
(5) 救助活動および応援隊の必要性など
(6) その他救急活動上必要な事項

2）応援要請（医師要請を含む）

応援要請は，出動した救急隊のみでは安全，かつ迅速な対応が困難であると救急隊長が判断した場合に，ほかの消防隊や医師，警察官などを要請するものである。その場合，①消防隊数（指揮隊，警防隊，救助隊，救急隊，航空隊など），②任務内容，③要請理由，④必要な資器材などの情報を付加し，時機を失することなく行う必要がある。

3）指示，指導・助言要請など

救急救命士が特定行為を実施するためには，携帯電話などを活用し，医師からの具体的指示を受けることが必要である。指示を受けて特定行為実施後の医師への報告も必要である。また，傷病者に対する応急処置や搬送先医療機関の選定などについて医師の指導・助言を受ける場合についても，その旨を告げる必要がある。

4）現場報告

現場報告は，救急隊が現場で収集した次の情報を消防本部の指令センターに適宜報告する。

(1) 優先事項
①年齢・性別（推定を含む）
②意識の状態およびバイタルサイン
③症状，損傷部位および損傷程度
④傷病者が複数の場合は，その総数（推定を含む）
⑤事故の形態および事故内容

(2) 二次的事項
①救急事故などの発生要因および事故車両・器物などの損傷状況
②応急処置の実施内容およびその後の傷病者の状態
③救助活動を伴う場合は，その状況と経過
④医師が現場活動を行う場合は，その状況と活動内容

3 救急活動と通信連絡体制

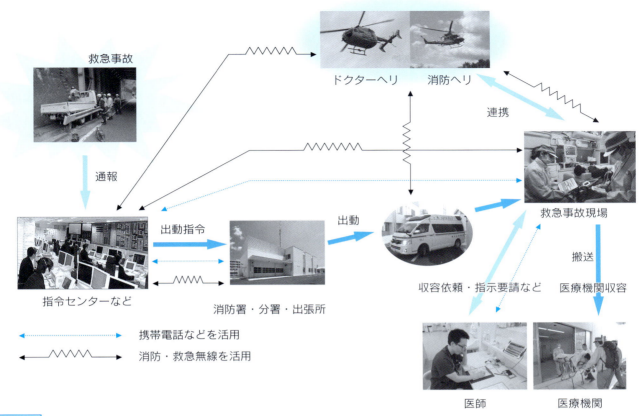

図2-3-1 救急無線などによる通信連絡体制の概要

⑤搬送先医療機関の選定および収容可否の確認
⑥その他、救急活動上必要な事項

Ⅱ 救急管制

1 救急管制の業務

救急管制は通信設備などを有機的に活用し救急隊の行う一連の活動を管理・統制するとともに、救急活動に必要な情報を収集し提供することにより安全かつ迅速な救急活動を支援する業務である。

2 情報の収集・管理

指令センターは、救急要請受付時に把握できた傷病者の状態や事故形態に関する情報、救急隊からの現場報告による情報、その他、警察や医療機関などの各種関係機関などからの情報を積極的に収集する。

3 救急活動支援

指令センターが行う救急隊への支援業務には、次のようなものがある。

1) 医療機関選定

医療機関選定は、隊長が実施する場合が多いが、多数傷病者発生時など救急隊のみで選定困難な場合には、指令センターなどが医療機関選定にあたる。

2) 関係各機関への連絡

救急活動への妨害行為発生時や救急活動中に交通事故などが発生した場合には、救急隊からの情報をもとに警察機関へ通報し、必要に応じ消防署などから責任ある者を現場に出動させ、さらには現場の救急隊を補完する別の救急隊を出動させる。

4 通信指令員の技能

救急管制に携わる消防本部の指令センターなどの通信指令員は、救急事故現場に出動した救急隊員と意思の疎通ができるように、状況の適切な把握および判断力の向上が求められる。

III 口頭指導

　口頭指導とは，救急現場に居合わせた家族などに対して，消防機関(指令センター，出動中の救急隊および消防署など)から電話などを介して次の応急手当に関する指導を行うことにより，傷病者の救命効果の向上を図るものである。
(1) AEDを含めた心肺蘇生
(2) 気道異物除去
(3) 止血
(4) 熱傷手当
(5) 指趾切断手当

　また，口頭指導を行った場合は，その年月日，時刻，口頭指導員名，応急手当実施者，指導項目および指導内容などを記録・保存する。

　なお，消防本部の指令センターなどからの口頭指導により，救急現場に居合わせた人(バイスタンダー)が応急手当を実施している場合は，消防法第36条の3の規定に基づく「救急業務への協力者」として災害補償の対象に該当することとなる。

第3編

救急医学

第3編 救急医学

1 救急医学の基礎

I 医学概論

医学概論は，医学・医療の本質は何かを問い，その展開を考えるものである。わが国では，少子高齢化といった人口構成の変化が急速に進み，医療や介護をはじめとした社会保障費が増大している。そのため，医学・医療も単に生命の尊重や疾病の救済のみならず，これらの社会的背景に適応する必要がある。一方，医学は人間の幸福のために活用するという本質に変わりはなく，医療に携わる者，それに関連する者たちは，その本質を忘れてはならない。

1 医学と医療

1) 医学とは

医学とは，心身の病気を癒し，あるいは治癒を援助し，健康を増進させるための学問である。医学には，基礎医学，臨床医学，予防医学，社会医学などの分野があり，これらは高度化・細分化する一方，相補的に連携を行い病気の治癒，健康の増進などに向けた取り組みが進められている。

2) 医療とは

医療とは，医学の実践および応用である。広義には，医療機関における診断，治療のみでなく，予防的検診や健康教育をも含んでいる。したがって，医療の担い手には，医療機関にいる医師，看護師，薬剤師，臨床工学技士，臨床検査技師，診療放射線技師，栄養士，理学療法士，作業療法士などのみでなく，保健所，消防機関，薬局，在宅看護ワークステーションなどさまざまな機関で働く人たちが含まれる。それぞれの人たちが業務を分担するとともに，共通の使命感をもち，協調して仕事を遂行する必要がある。

医療には，冷静な判断や治療，処置とともに，病める人間とその心を扱うために必要な温かい思いやり，すなわち全人的な援助やケアが求められる。全人的とは，身体的，精神的，それに社会的という3つの側面が融合したものである。

3) 救急医療を構成する要素

救急医療には社会をあげて対応すべき性格があり，個人や各種団体のほか国，自治体，そのほかの各組織・団体の協力によって救急医療を提供する仕組みが必要である。消防組織による救急活動も救急医療における重要な要素の1つであり，救急業務は救急医療の一環として位置づけられる。

救急医療を支える学問は救急医学と呼ばれている。この学問は狭義には急患などにみられる身体の急性変化・急性反応のメカニズムを解明し，救急医療に役立てようとするものであるが，広義には，救急医療提供の仕組みを改善する研究をも含んでいる。

4) 医療における救急隊員の役割

昭和61年，消防法第2条第9項に救急業務が定義され，「救急要請を受けてから医師の管理下に置かれるまでの間，傷病者にとって必要な応急処置を行うこと」が含まれることが明らかにされた。

このことによって，消防機関が行う救急業務は単なる搬送業務から，応急処置範囲の拡大，救急救命士制度の発足，救急隊員および消防隊員によるAED（自動体外式除細動器）の使用，救急救命士の処置範囲の拡大，准救急隊員制度の創設などへと拡充・変遷し，適切な救急搬送を行うためには，傷病者の病態把握や緊急性の有無の評価を行い，必要な検査と治療を行うことができる医療機関を選定するための，医学的な知識と地域の医療提供体制の理解などが必要となった。

119番通報時に通信指令員による口頭指導も行われるようになり，救急隊が医療機関に到着して初めて医療が始まるのではなく，救急現場に向かう前から医療が始まり，医療機関に搬入するまでの間は救急隊員が医療の担い手であるとの認識をもって，傷病者の救護にあたらなければならない。また，救急隊が現場に到着するまでの間のバイスタンダーによる応急手当が重要であり，市民に対する応急手当の普及啓発についても，救急業務の一

環として引き続き取り組みが求められている。

2 健康と病気

1) 健康とその維持

日本国憲法に「すべて国民は，健康で文化的な最低限度の生活を営む権利を有する。国は，すべての生活部面について，社会福祉，社会保障及び公衆衛生の向上及び増進に努めなければならない。」(第25条)と，健康を国民の権利として，その担保を国の責務として規定している。WHO(世界保健機関)は健康を「健康とは単に疾病がないとか，虚弱でないだけでなく，身体的・精神的・社会的に完全に良好な状態である」と定義している。

健康を維持することは個人の責任に帰するところが大きい。しかし，ヘルスプロモーションのためのオタワ憲章(1986年，WHO)に，健康増進を個人の生活改善に限定してとらえるのではなく社会的環境の改善を含むことが明記されたように，社会全体と個人の健康は切り離せないことから，健康の維持には社会も責任を有する。

2) 病気とその原因

病気とは，個人の身体に何らかの障害が生じ，その機能が低下して身体全体としての調和が乱れた状態ということができる。身体的障害と精神的障害があり，社会生活を続けることが困難で，しばしば寿命を短くする。

いろいろな観点で共通した疾患群に対しては一定の病名がつけられている。病名分類からいうと，病因，症状，病理学的所見，生理学的障害などさまざまなものからなり，原因が不明であったものが解明されたり，単一の疾患と考えられていたものが複数の疾患に分かれたり，医学の進歩とともに病名は変化する。

病因(病気の発生原因)は内因と外因(およびその重複)に分類される。内因とはいわば素因であり，年齢，性別，遺伝性因子，先天異常，体質，免疫能，心因などを指す。外因としては，化学的要因(薬剤，酸，アルカリ，食物など)，生物学的要因(ウイルス，細菌，真菌など)，それに物理的要因(熱，低温，光，電気，放射線，気圧変化，外傷)などがある。近年続々と病因が明らかにされつつある。

救急疾患としては，循環器疾患(心臓，脳など)，消化器疾患，呼吸器疾患などが中心になる。救急疾患は適切な処置によって急速に軽快し治癒に至る場合がある反面，処置を誤ることで不可逆的な状態に陥ってしまう可能性があるのが特徴である。

3 医の倫理

およそ医療に従事する者にとって，次のような態度が必要である。

常に傷病者の側に立ち，傷病者の家族の心情を考え，傷病者および家族の声を聞いて，苦しみや悩みを和らげ，傷病者が病気に対して強く立ち向かえるよう援助する。そのためには，平素から技術・知識の研鑽を積むとともに，人の苦しみや悩みを感知する心が要求される。そこで教育の立場からしても，技術や知識のみでなく，実践態度の教育が重視される。

医の倫理に関して，ヒポクラテスの誓い，ジュネーブ宣言，ヘルシンキ宣言，リスボン宣言などがある。

ヒポクラテスは「医学の祖」と称される。「ヒポクラテスの誓い」には，医師と患者の関係などを律する職業倫理として，病める患者のために医術を尽くし，医師の裁量に基づく救命・治療を至上の責務とすることなどが記されている。

ジュネーブ宣言(1948年採択，2006年修正，世界医師会)では，医師の倫理規範・職業倫理として，人類への奉仕に人生を捧げる，良心と尊厳をもって専門職を遂行する，第一の関心事は患者の健康であることなどが記されている。

ヘルシンキ宣言(1964年採択，2013年修正，世界医師会)では，医学研究の倫理的原則として，被験者の福利が科学的・社会的利益より優先されるべきである，被験者に危険性などを十分に説明してインフォームドコンセントを得ることなどが記されている。

リスボン宣言(1981年採択，2005年修正，世界医師会)では，患者の権利として，良質な医療を受ける権利，選択の自由についての権利，自己決定の権利などが記されている。

その他，研究倫理に関して，わが国では，人を対象とする医学系研究に関する倫理指針(平成26年策定，平成29年一部改正，厚生労働省)などがあり，研究の実施においてはこれらの遵守が求められる。

救急医療においては，救命や身体的苦痛の除去に対する援助などが重要であるが，その一部を担う救急隊員においては人間愛，使命感，責任感，倫理観などの要素が不可欠であり，救急業務における社会的正義感に基づいた判断と行動が求められる。

4 医学，医療，救急業務を取り巻く環境の変化

　医学，医療，そして救急業務は，その時代の社会や環境と大きなかかわりをもっている。それらを考慮しつつ，個々の傷病者に対応する必要がある。

1） 高齢化の状況

　わが国の高齢者人口（65歳以上）は年々増加しており，すでに3,000万人を超え，国民の約4人に1人を占めている。今後も増加は続き，平成54（2042）年に約3,900万人でピークを迎え，その後も75歳以上の人口割合は増加し続けることが予想されている。

　高齢者人口の増加とともに，医療や介護の需要は増大しており，団塊の世代（約800万人）が75歳以上となる平成37（2025）年以降は，医療・介護需要やそれに要する費用の急激な増加が見込まれ，医療体制や医療経済に大きな影響を与えると考えられる。

2） 疾病構造の変化

　社会環境の変化と高齢化社会の進展は，国民の疾病構造の変化にも影響を与えている。平成29年の主な死因別の死亡率（人口10万人対，人口動態統計，厚生労働省）は，悪性新生物（がん）299.4，心疾患163.8，脳血管疾患88.1，肺炎77.7で，悪性新生物（がん）が一貫して増加しており，昭和56年以降，死因の第1位を占める。心疾患による死亡率も少しずつ増加している。脳血管疾患による死亡率は，近年横ばいである（図3-1-1）。「患者調査」（厚生労働省）によると医療機関などを受診する理由としては，外来では消化器系（歯科を含む），筋骨格系および結合組織，循環器系，呼吸器系の疾患などが多く，入院では精神および行動の障害，循環器系の疾患，悪性新生物が多い。

3） 医療費の動向

　医療費は，とくに高齢化に伴う患者増加と療養の長期化，医療技術の進歩などの要因により，年々増加傾向にある。平成28年度において，国民医療費（医療保険，医療扶助，公費負担などと自己負担分を含む医療費の合計）は，42兆1,381億円，人口1人当たりの国民医療費は33万2,000円，国内総生産（GDP）に対する比率は7.8％となっている。

4） 現在の医療供給体制

　医療経済の効率化，高齢者対策，慢性疾患に対するリハビリテーションと社会復帰の増進などを目的として医療供給体制に検討が加えられている。家庭医機能の推進，診療所と病院の機能分担，在宅療養支援診療所・在宅療養支援病院の制度化，療養病床の再編，「特定機能病院」（大学病院など高度医療のための特定病院）の設置，介護保険制度の導入などがそれである。介護保険制度は平成12年度から施行されたが，要介護（要支援）認定者は平成12年の256万人から平成29年の642万人と急激に増加している。これに伴い給付費も毎年増加している。

5） 地域包括ケアシステム

　平成29年の内閣府の調査によると，50％以上の国民が最期を迎えたい場所は「自宅」と回答し，介護を受けたい場所としても「自宅」との回答が多かった。

　このような状況のなか，高齢者の尊厳の保持と自立生活の支援の目的のもとで，可能な限り住み慣れた地域で，自分らしい暮らしを人生の最期まで続けることができるよう，地域の包括的な支援・サービス提供体制の構築が進められている。そのような体制を，地域包括ケアシステムという。高齢者に対して，住まい・医療・介護・予防・生活支援が一体的に地域で提供される体制である。今後，認知症高齢者の増加が見込まれることから，認知症高齢者の地域での生活を支えるためにも，地域包括ケアシステムの構築が重要とされる。

6） アドバンス・ケア・プランニング

　人生の最終段階にある者が，死の迎え方など自らが望む医療・ケアについて，前もって考え，医療・ケアチームなどと繰り返し話し合い，共有する取り組みを「アドバンス・ケア・プランニング（ACP）」と呼ぶ。ACPでは，医療従事者から本人に適切な説明がなされたうえで，本人による意思決定を基本とし，多専門職種から構成される医療・ケアチームとして医療・ケアについての方針を決定することが重要とされる。

7） 高齢化社会の救急業務への影響

　高齢者人口の増大とともに，消防機関による救急搬送人員のさらなる増加が予想されている。とくに都市部においては，著しい増加が想定される。救急需要に応じた救急隊の増隊がさまざまな理由で困難な状況下では，不要不急の搬送を抑制する取り組みが今後ますます重要となる。

　また，アドバンス・ケア・プランニング（ACP）の広がりとともに，119番通報で出動した救急隊に，傷病者が心肺停止であっても，心肺蘇生などの実施を希望していないことを家族や関係者から書面で提示されたり，口頭で伝えられたりする事例などがある。このような場合の具体的な対応について，各地で議論や具体的な取り組みが行われつつある。今後は救急隊にも，単に救命や後遺症の軽減のみを目的とした対応のみならず，傷病者の意思の尊重へも配慮した対応が求められるであろう。

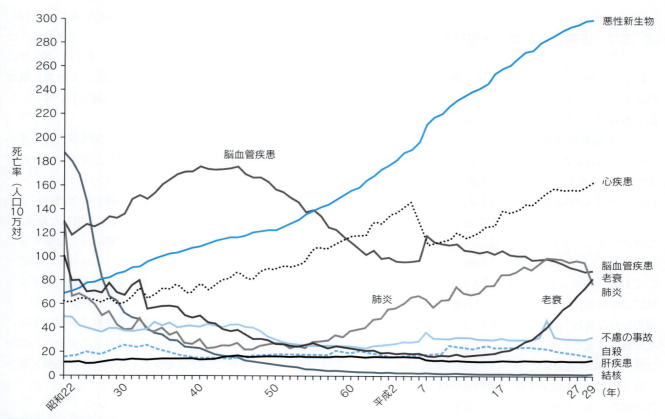

図3-1-1 主な死因別にみた死亡率の年次推移

Ⅱ 解剖・生理

1 名称・位置・方向

1）名　称

　人体は体幹と体肢に分けられる。体幹は頭，頸，胸，腹からなり，体肢は四肢ともいい，上肢と下肢からなる。
　体幹には体腔と呼ばれる各臓器を収容する腔がある。人体には3つの大きな体腔，すなわち，①頭蓋腔，②胸腔，および③腹腔が存在する（図3-1-2）。頭部には脳がおさまる頭蓋腔があり脊髄をおさめている脊柱管に続いている。胸腔と腹腔は横隔膜で仕切られている。左右の肺の間は縦隔と呼ばれ（図3-1-3），心臓，大血管，気管，食道などが存在する。腹腔には胃，小腸，結腸，肝臓，膵臓，脾臓などをおさめる。腹腔のうち，骨盤で囲まれている部分をとくに骨盤腔といい，直腸，膀胱，子宮，卵巣などをおさめる。腹腔の背側部分で，主に脊柱の周囲をとくに後腹膜腔と呼ぶ。ここは他の腔と異なり袋状の構造が存在するわけではない。後腹膜腔には膵臓，十二指腸，腎臓，副腎や大血管などが収容されている。

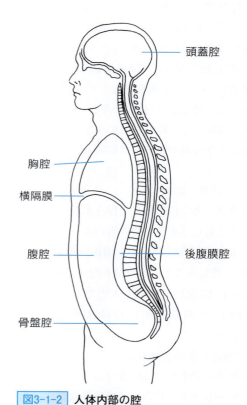

図3-1-2 人体内部の腔

腹腔のうち骨盤で囲まれている部分をとくに骨盤腔という

1 救急医学の基礎

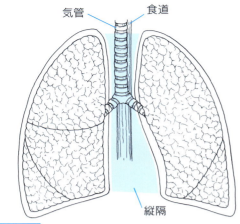

図3-1-3 肺と縦隔の関係（心臓を除いた図）

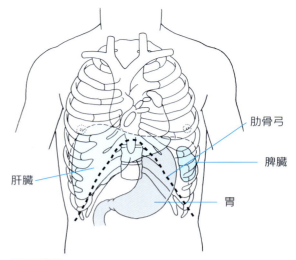

図3-1-4 胸部の体表と内臓
肝臓，脾臓と胃の一部は体表からみると「胸部」に存在する

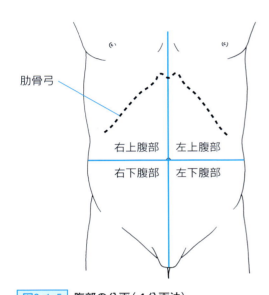

図3-1-5 腹部の分画（4分画法）
痛みや外傷の部位記載に利用する

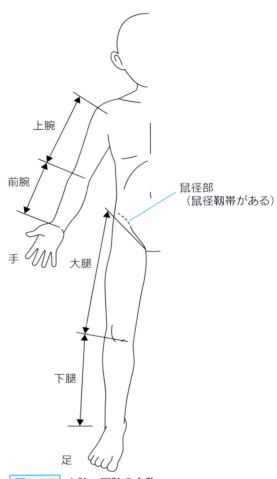

図3-1-6 上肢・下肢の名称

体表から内臓の位置をみると，肋骨弓よりも上，すなわち体表の区分では胸部となる高さに肝臓，胃の一部，脾臓などの腹腔内の臓器が存在する（図3-1-4）。肋骨骨折では骨片によりこれらの臓器が傷つく可能性がある。

腹部は4分画（右上腹部，右下腹部，左上腹部，左下腹部）される（図3-1-5）。分画は痛みや外傷の場所を記載する際に役立つ。

体肢のうち上肢は上腕（肩から肘まで），前腕（肘から手関節まで），手に区分し，下肢は大腿（鼠径靱帯から膝まで），下腿（膝から足関節まで），および足に区分する（図3-1-6）。手の指については第1指を母指，第2指を示指，第3指を中指，第4指を環指または薬指，第5指を小指と呼ぶのに対して，足の指については第1指を母指（趾）と呼ぶだけで残りは単に第2〜5指（趾）と呼ぶことが多い。

2) 位　置

体表の一部や器官の位置を記述する指標として，身体の位置や方向を示すために，軸，面（図3-1-7），線などの用語が定められている。

第3編　救急医学

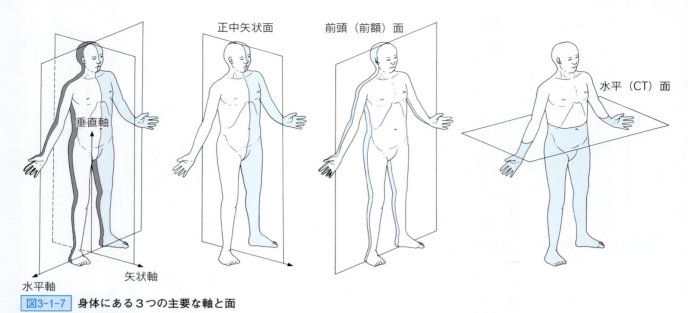

図3-1-7　身体にある3つの主要な軸と面

矢状軸は垂直軸（縦軸）と水平軸（横軸）にそれぞれ直角に交わる。「矢状」とは「放たれた矢の方向」という意味

垂直（縦）軸：立っている人体で，頭から足へ重力の方向に通る線である。

水平（横）軸：人体の左右から垂直軸と矢状軸に直角に交わる線である。

矢状（前後）軸：人体を正面から前後に通る線である。

前頭（前額・冠状）面：水平（横）軸と垂直（縦）軸で作られる平面で，前額に平行な面である。

水平（CT）面：矢状軸と水平（横）軸で作られる平面で，水平面は直立位の人間を地表と平行に切断し，人体を上下に分ける。CT写真と同じなのでCT面ともいう。

矢状面：垂直軸と矢状軸で作られる平面で，そのうち身体の真中を通る矢状面を「正中矢状面」と呼び，身体を左右両半に分ける。

身体の正確な方向の記述のための基本姿勢とは，つま先をそろえて直立し，顔をまっすぐ前方に向け，上肢を体幹の両側に垂れて，手掌を前方に向けた姿勢をいう。この状態で2点のうち正中面に近いものを「内側」，遠いものを「外側」といい，前腕・手では内側のことをとくに「尺側」（前腕の尺骨のある側，小指側），外側のことをとくに「橈側」（橈骨のある側，母指側）という。また身体の中心に近いものを「近位」，遠いものを「遠位」，また体表や器官の外面から遠いものを「深」，近いものを「浅」という。

体肢では1つの部位が体肢の基部寄りのものを「近位」あるいは「中枢側」にあるといい，末端寄りのところを「遠位」あるいは「末梢側」にあるという。直立の姿勢で前面に近いほうを「前」，遠いほうを「後」というが，「腹側」，

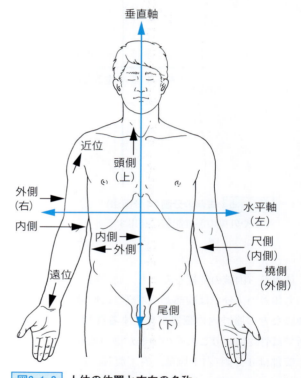

図3-1-8　人体の位置と方向の名称

身体の中心からどちらに向かうかを考える。「左」「右」は傷病者にとっての「左」「右」である

「背側」ということもある。「上」，「下」も直立の姿勢での位置関係を示す言葉である（図3-1-8）。

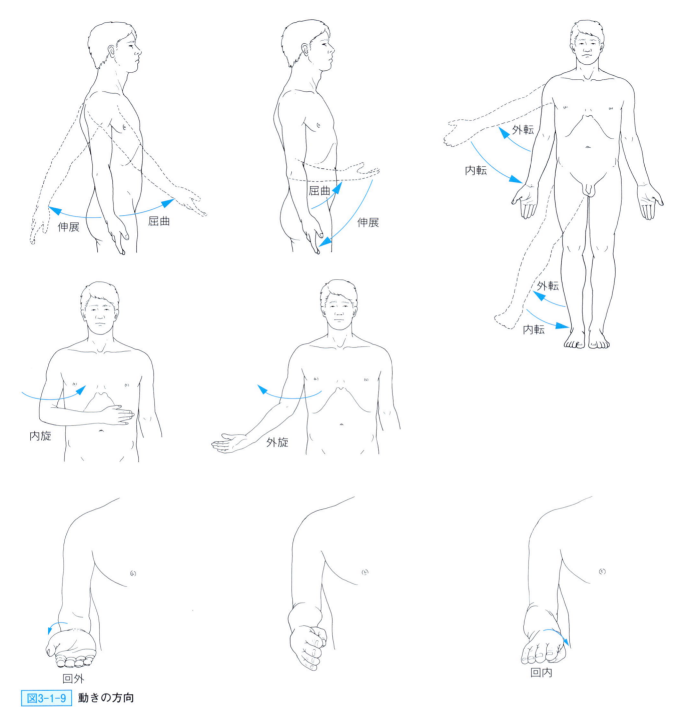

図3-1-9 動きの方向
身体の中心に近づくのが「内」、離れるのが「外」。「回内」「回外」は母指の動きをみている

3）方　向

体肢を前頭（前額）面上で正中矢状面に近づける動きを「内転」、反対の向きの動きを「外転」といい、矢状面上で行われる曲げを「屈曲」、伸ばしを「伸展」という。前を向いていた面を正中矢状面と向き合うようにさせる方向の動きが「内旋」、その反対の動きが「外旋」である。「回内」は前方を向いていた手の前面、すなわち手のひら（手掌）を矢状面と向かい合うようにさせる動きであり、「回外」はその反対方向の動きである（図3-1-9）。

2 細　胞

人体を構成する生命の最小機能単位である。

1）解　剖

細胞膜で包まれており、その中にさらに核膜で包まれている核がある。核には遺伝情報の本体である遺伝物質

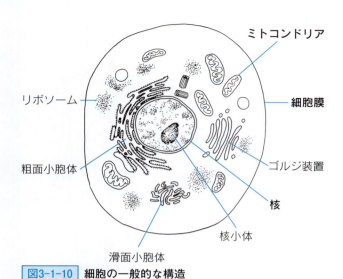

図3-1-10 細胞の一般的な構造

デオキシリボ核酸(DNA)が入っている。核以外の部分を細胞質と呼ぶ。細胞質には特有の機能をもつ細胞内小器官を含む(図3-1-10)。

2) 生 理

細胞はその場所にふさわしい形に分化して存在する。細胞の複製はごく限られた場所で規則正しく行われる。生命活動に必要なエネルギーのほとんどは，小器官の1つであるミトコンドリアで産生されている。そのエネルギーを用いて必要な蛋白を合成したり，不要物の分解を行っている。

3 組 織

いくつかの種類の細胞が集まり，1つの機能を有するようになった構造の単位を組織という(写真3-1-1)。組織には次のようなものがある。

1) 上皮組織
表面を覆い外界と境を作る組織である。
2) 結合組織
組織と組織の間を埋める組織である。
3) 筋組織
筋細胞からなる組織である。
4) 神経組織
電気的な興奮を一定方向に伝える組織である。

4 器官系

組織が集まり特定の機能を果たすものを器官と呼ぶ。心臓，肺などは1つの器官である。同じ機能を果たす器官を集めて「系」と呼ぶ。

1) 呼吸器系
大気中から酸素を取り入れ，大気へ二酸化炭素を排出する系である。

(1) 解 剖
口腔，鼻腔，咽頭，喉頭までを上気道といい，気管以下を下気道という(図3-1-11)。意識障害が生じると舌の緊張が緩み，舌根部が重力に従い沈下してしばしば咽頭部を狭窄・閉塞する。また餅などが食道に入らずに喉頭を塞ぐことによっても気道は閉塞する。気道が完全に閉塞すれば窒息死する。

下気道のうち，気管と気管支は吸気・呼気の通り道である。肺胞は血液が大気と酸素・二酸化炭素の交換をする場である。

(2) 生 理
空気は気道から肺胞へ達し，肺胞で酸素，二酸化炭素

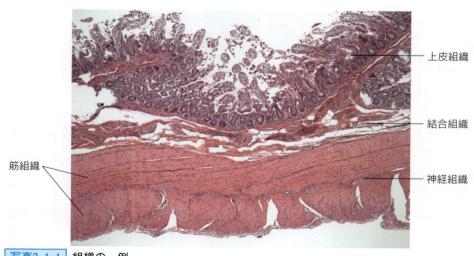

写真3-1-1 組織の一例
小腸の断面。いくつもの組織が集まって1つの臓器を作っている

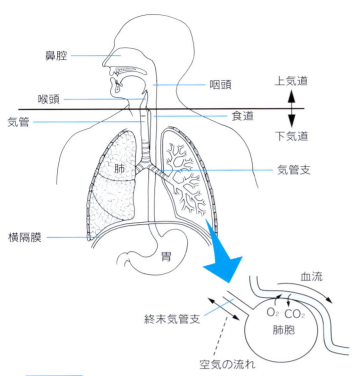

図3-1-11 気道の解剖
O_2：酸素，CO_2：二酸化炭素
喉頭より上を上気道，気管以下を下気道と呼ぶ

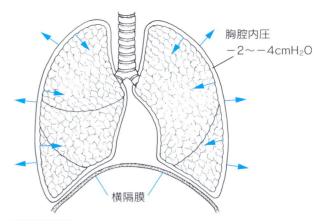

図3-1-12 安静呼気終末時の胸腔内圧
胸郭の広がろうとする力と肺のしぼもうとする力でバランスをとっている（矢印は力を示す）

できる。

2）循環器系

血液などの液体を体内に循環させる系である。心臓・血管がその中心であるが，リンパ管・リンパ液なども含まれる。

(1) 心　臓

①解　剖

胸郭の中央部，縦隔に位置する。縦隔には心臓のほかに大動脈・食道・気管などが入っている（図3-1-13）。

心臓は上部の心房と下部の心室に分かれる。心房は薄い壁をもち，静脈からの血液を受け入れる。心室は厚い壁をもち，動脈へ血液を送り出すポンプの役割を担っている。心房と心室にはそれぞれ左右に分ける仕切りがある。また心房と心室の間と心室の出口には逆流を防ぐ弁がある（図3-1-14）。

心臓はほぼ正中部に位置するが下部が細くなって（心尖）左に偏り，左乳頭線上，第5肋間に拍動を触れることができる。

心臓を構成する心筋は左右の冠動脈により養われている。心筋は横紋筋の一種であるが，骨格筋と平滑筋の中間の性質をもった不随意筋である。心筋は細胞一つひとつが自動的に収縮する能力をもつ。そのため，秩序立って心筋を収縮させるために，刺激伝導系という電気信号を伝える仕組みが存在する。

②生　理

右心室から駆出された血液は肺動脈を経て肺に至り，肺静脈を経て左心房に還ってくる。これを肺循環（または小循環）という。左心室から駆出された血液は大動脈を経て体内を巡り，右心房に還ってくる。これを体循環（または大循環）という（図3-1-15）。体循環には肺循環に

などのガスが交換される。ガス交換は単純に物質が濃いほうから薄いほうへ移動することにより行われる。酸素マスクで吸入酸素濃度が上昇すると肺に取り込まれる酸素濃度も上昇し，これにより血中の酸素濃度も上昇する。

肺の組織は風船のように柔らかく，肺胞の表面張力によって絶えず縮もうとしている。肺を入れる胸腔の内圧は常に大気圧より低いため，これにより肺は常に引き伸ばされ，膨らんだ状態を保っている。吸気は呼吸筋の働きによって胸郭が広げられると同時に，上方凸の横隔膜が下方へ引き下げられることによって行われる。この結果，胸腔の内圧が下がり，肺は胸郭に引っ張られて受動的に拡張し，空気が気道を通って流入する。呼気は吸気筋の弛緩により胸郭が縮まり，横隔膜が弛緩することによって行われる。胸郭が縮まると肺自体の弾性のために肺は収縮し，空気が気道から大気中に放出される（図3-1-12）。

胸郭や肺の損傷によって胸腔内の陰圧が失われると，肺が収縮して呼吸困難に陥る（気胸）。

呼吸は無意識に行われるが，これは脳の延髄にある呼吸中枢の働きによる。脳に重篤な障害が起こると呼吸は止まる。肋間筋と横隔膜は随意筋であり，自分の意志で呼吸を一定時間止めておいたり，速くしたりすることが

第3編 救急医学

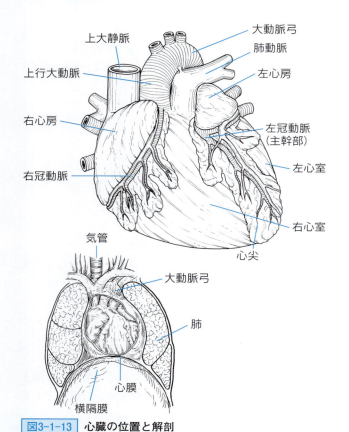

図3-1-13 心臓の位置と解剖
心尖は左に偏るため左胸部左側で拍動を触れる

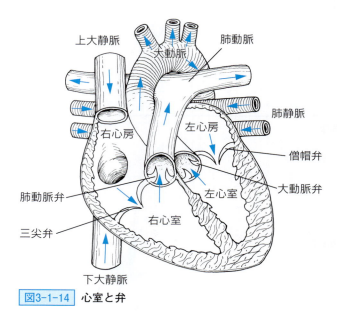

図3-1-14 心室と弁

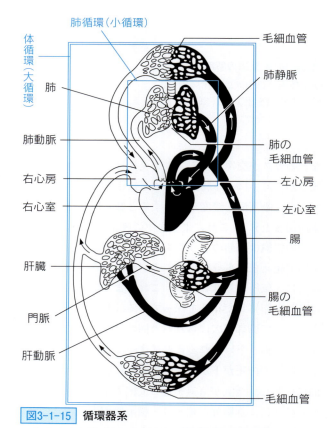

図3-1-15 循環器系
右心室から肺を通って左心房に戻ることを肺循環，左心室から身体を通って右心房に戻ることを体循環という

比べ高い圧力が必要なため，左心室の壁は右心室の壁より3倍厚い。肺動脈には全身を灌流した血液（静脈血）が流れ，肺静脈にはガス交換を受けて酸素を十分に含んだ血液（動脈血）が流れる。体循環の動脈には酸素の豊富な鮮紅色の動脈血が流れ，静脈には酸素を組織で離した赤黒い静脈血が流れる。

心臓の筋肉はバネにたとえるとわかりやすい。長く引き伸ばされると，それに応じた大きな収縮力を発揮する。心臓に入る血液量が多いと心筋は引き伸ばされ，それだけ心筋の収縮力も大きくなる。

(2) 血管・リンパ管

全身に分布している血管は大きく分けて，動脈，静脈，毛細血管の3つに分類される。動脈は心臓から高圧の血液が通るため血管壁が厚い。体表から拍動を確認できる主な動脈を図3-1-16に示す。静脈は低圧のため薄く，また逆流を防ぐために弁が存在する。毛細血管は，細胞と血液の間の物質交換を行う場であり，交換に有利なように壁は1層の細胞でできている（図3-1-17）。

リンパ管は静脈に似た細い管であり，途中にリンパ節を有する。リンパ管は心臓に近づくにつれて合流し，最終的には静脈につながる。リンパ管の中には，無色透明ないしは白色のリンパ液が流れている。

(3) 血液

①解 剖

健常成人の血液量は体重の約8％，約4〜5Lであるが，動脈内には20％しかなく，75％は静脈内に分布し，残りの5％は毛細血管に分布している。

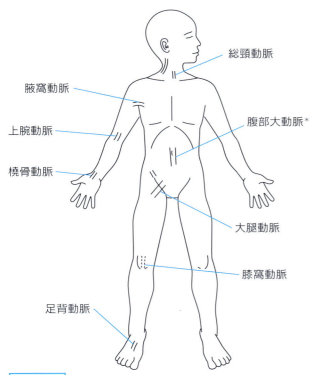

図3-1-16 体表から拍動を確認できる動脈
*痩せた人では臍周囲に腹部大動脈の拍動を触知できる

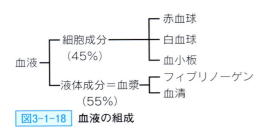

図3-1-18 血液の組成

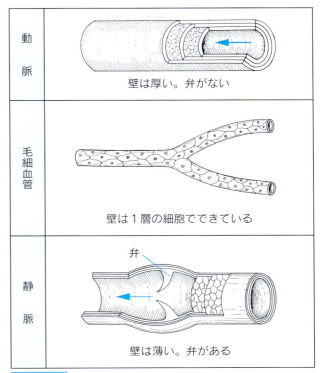

図3-1-17 血管の解剖

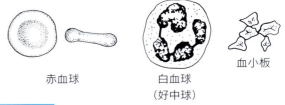

図3-1-19 血球細胞の種類
白血球には核があるが，血小板と赤血球には核はない

血液は細胞成分である血球と液体成分(血漿)からなる(図3-1-18)。血液の細胞成分には赤血球と白血球および血小板がある(図3-1-19)。

赤血球は中央が凹んだ円板状で，内部にヘモグロビンと呼ばれる鉄を含んだ蛋白質を有する。酸素と結合したヘモグロビン(酸素化ヘモグロビン)は赤く，組織で酸素をとられたヘモグロビン(脱酸素化ヘモグロビン)は暗赤色となる。何％のヘモグロビンが酸素と結合しているかを示すのが酸素飽和度である。

白血球は細菌など体外からの異物の侵入に対してこれを貪食する免疫の主役を担っている。

血小板は核をもたない小型の細胞断片で，血液の凝固に関係する。

リンパ液はリンパ漿と細胞成分よりなり，細胞成分はほとんどが抗体産生にあたるリンパ球である。リンパ管は体内に網目状に広がり，最終的には胸部で大静脈につながる。

②生　理

肺から取り込んだ酸素を全身の臓器組織に運搬・放出し，組織で産生された二酸化炭素を肺を通じて放出するのが最大の機能である。

血液はそのほかエネルギーのもととなる物質を各組織に運び，さらに老廃物を腎臓や肺，肝臓などの排泄臓器へ運ぶ。血液の中にはホルモンやそのほかの生理活性物質も多く含まれ，血液循環によりこれらが身体の各部に運ばれて作用を発揮している。

(4) 体　液

①解　剖

生体に含まれている水は体液と呼ばれ，いろいろな有機物質や無機物質を含んでいる。生まれたばかりの新生児では，体重の約80％は水(体液)であるが，成長とともに体液の比率が減少し，幼児では約70％となる。成

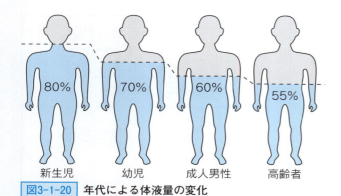

図3-1-20 年代による体液量の変化

表3-1-1 1日の水分バランス（およその数値）

摂取水分量		排泄水分量	
経口摂取 （飲料水，食物中の水）	1,800mL	尿	1,300mL
		糞便	100mL
燃焼水	300mL	不感蒸泄 （皮膚 　肺	700mL 400mL 300mL）
合計	2,100mL	合計	2,100mL

人では約60％，高齢者ではさらに体液量が減少し，体重の約55％となる（図3-1-20）。

体液の2/3は細胞内にあって細胞内液と呼ばれ，1/3は細胞外にあって細胞外液と呼ばれる。

②生　理

健常人の体液量はほぼ一定に保たれているが，これは入る量と出る量のバランスが動的な平衡状態に保たれていることによる（表3-1-1）。

体液中には電解質が多く含まれている。電解質とは液体中でイオンになる物質で，細胞外液ではナトリウム（陽イオン）と塩素（陰イオン），細胞内液ではカリウム（陽イオン）とリン酸イオン（陰イオン）が主体を占めている。また，体液には非電解質物質も多く含まれている。

細胞内液は細胞内の化学反応の媒体として機能する。

3）消化器系

摂食した養分を体内に取り込む系である。食物を通す胃や小腸などに加え，膵臓など消化に必要な液を出す臓器を含む（図3-1-21）。

(1) 口　腔

①解　剖

口を開けたときにみえる空間を口腔という。歯，舌が壁を作っており，唾液腺も口腔に含まれる。

歯の内部は象牙質で，表層は人体でもっとも硬いエナメル質で覆われている。乳歯は20本で，6歳頃から順次脱落して永久歯に替わる。永久歯は上下左右に8本ずつ計32本である。

舌は種々の方向に走る横紋筋群と，その表面を覆う舌粘膜から構成される。

唾液腺には耳下腺，顎下腺，舌下腺がある。また小唾液腺が口腔全般に分布し，唾液を産生・分泌する。

②生　理

口腔は消化管の始まりの部分で，咀嚼，消化を行うほかに発声器，味覚器として，また鼻腔が閉塞したときの補助気道としての役割を有している。

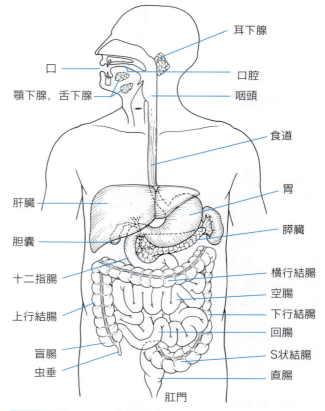

図3-1-21 消化器系の構造と各名称

食物は口唇と舌の運動により上下の歯の間に運ばれ，下顎の運動により噛み砕かれ，すり潰される。この運動により唾液とも混和されて飲み込みやすい形となる。これを「咀嚼」という。

噛み砕かれた食物を飲み込むときには喉頭蓋は後ろ下方に押し下げられると同時に，喉頭が反射的に上方に引き上げられて喉頭蓋に押しつけられ，喉頭の入口が閉じられることで，食物は食道へ入っていく（図3-1-22）。

(2) 消化管

①解　剖

食道は咽頭と胃をつなぐ長い筋性の管である。全長約25cmであるが，起始部，気管分岐部と交差する箇所，

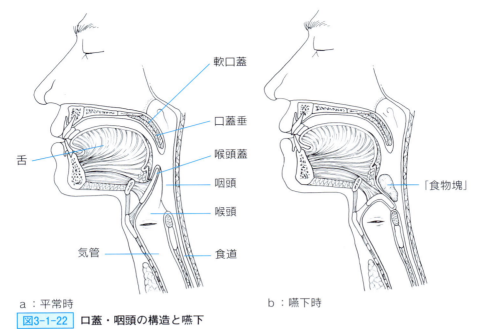

a：平常時　　　　　　　　b：嚥下時

図3-1-22　口蓋・咽頭の構造と嚥下

食物を飲み込むときは喉頭蓋が喉頭を塞ぎ，気管に食物が入らないようにする

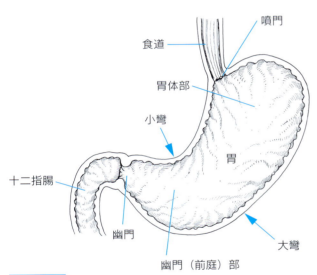

図3-1-23　胃の構造

大きな袋状の器官で，食物を貯めると同時に消化を行う

横隔膜貫通部の3カ所が狭い。とくに起始部は喉頭の後ろに位置しており，食道に入れなかった食物が喉頭を塞ぎ窒息の原因となる。

　胃は袋状の器官で，横隔膜の直下に位置する。摂取した食物を貯めるために袋状になっている（図3-1-23）。

　小腸は胃に続く管状の器官で，長さは6～7mあり，大腸につながる。後腹膜に位置する部分を十二指腸といい，後腹膜から出た部分の前半を空腸，後半を回腸という。

　大腸は盲腸，結腸，直腸の3部からなる。小腸よりも太く，短く，全長約1.6mである。盲腸は大腸のはじめの部分で，回腸の開口部より足側を指す。下端に細長い円柱状の虫垂がある。直腸は大腸のうち仙骨（骨盤で腰椎につながる部分）上端から肛門までを指す。盲腸と直腸を除いた部分が結腸である。

②生　理

　食道は食物の導管である。胃は袋状の器官で，食物を一時的に貯蔵し，これを消化しながら蠕動により十二指腸へ送っている。胃液は胃壁の腺から分泌されるが，主成分は消化酵素のペプシンと胃酸（塩酸）である。ペプシンは強力な蛋白分解酵素であり，強い酸性のもとで作用を発揮する。

　小腸では膵臓からの消化液である膵液が食物に加わる。また，小腸から分泌される腸液にも種々の酵素が含まれており消化分解を助ける（図3-1-24）。

　小腸では消化分解された栄養素と水分が吸収される。大腸では水分および塩類が吸収される。栄養を吸収された残りは水分を吸収されることで大腸でしだいに固形化し，直腸に蓄えられて肛門から糞便として排泄される。

(3) 肝　臓

①解　剖

　肝臓は腹腔の右上部で横隔膜の直下にあり，重さ約1kgの実質臓器（管ではなく，中が細胞で詰まった臓器）である。肝下面から，左右肝管が出ている。左右の肝管は合流して総肝管となり，胆嚢からの胆管と合流して総胆管となり，膵管とともに十二指腸に開口する（図3-1-25）。

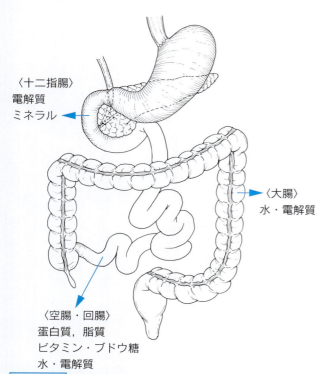

〈十二指腸〉
電解質
ミネラル

〈大腸〉
水・電解質

〈空腸・回腸〉
蛋白質，脂質
ビタミン・ブドウ糖
水・電解質

図3-1-24 栄養と水分の吸収
十二指腸と空腸・回腸で栄養分が吸収される。大腸では水分と電解質が吸収される

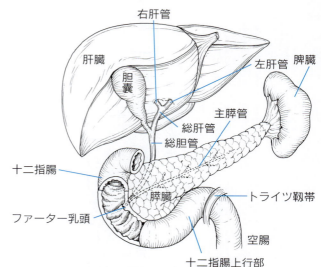

図3-1-25 十二指腸と胆管・膵管の位置関係
トライツ靱帯より上流が十二指腸，下流が空腸。総胆管と主膵管は合流してファーター乳頭で十二指腸に開口する

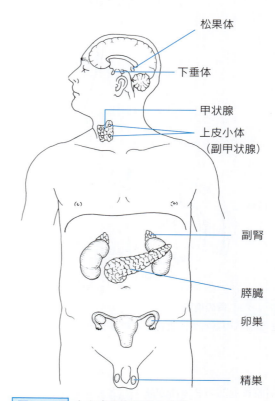

図3-1-26 主な内分泌器官の位置
それぞれがホルモンを分泌する

② 生　理

代謝：糖代謝ではグリコーゲンの合成，分解，貯蔵を行い，必要に応じてブドウ糖を血流に供給して血糖の調節を図る。蛋白代謝ではアミノ酸・蛋白質の合成などを行っている。脂肪代謝では脂肪酸の分解，ケトン体の産生などを行っている。

解毒：有毒物質を無毒化して胆汁中に排泄する。

胆汁の生成：ビリルビンを胆汁中に排泄する。

(4) 膵　臓

① 解　剖

膵臓は十二指腸に開口する細長い淡紅色の実質臓器で，右端は十二指腸に，左端は脾臓に接する。膵臓には腺房細胞とランゲルハンス島がある。

② 生　理

腺房細胞は膵液を分泌して小腸での消化を促す。膵液中の酵素は糖質・蛋白質・脂肪の消化に関与している。膵液中には消化酵素のほかに炭酸水素ナトリウムが多量に含まれており，胃酸の中和と消化酵素にとって好適な条件を整える役割を果たしている。また血糖を下げるインスリン，血糖を上げるグルカゴンなど4種類のホルモンを分泌する。

4) 内分泌系

血中へ直接ホルモンを分泌する系である（図3-1-26）。

ホルモン（生理活性物質）は直接血液中に分泌され，標的臓器に達して固有の効果をもたらす。

5) 泌尿器系

尿を作り体外へ排出する系である。左右の腎臓と尿管，膀胱，尿道よりなる。

1 救急医学の基礎

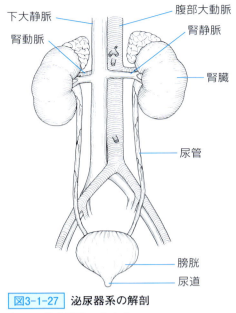

図3-1-27 泌尿器系の解剖
すべて後腹膜腔に存在する

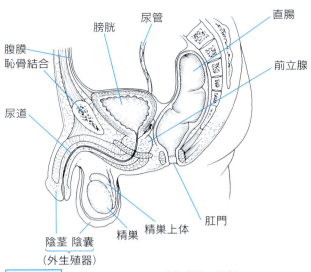

図3-1-28 男性の泌尿器および生殖器の解剖

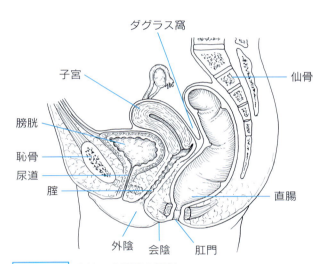

図3-1-29 女性の生殖器の解剖

(1) 解　剖

腎臓は左右1対あり，脊柱の両側で腹腔の後側（後腹膜）にある。暗赤色のそら豆形をしている。

腎臓から排出された尿は，左右それぞれ尿管を通って膀胱に運ばれる。膀胱は尿を一定期間貯めておく貯蔵室であり，約500mLの容量をもっている（図3-1-27）。尿道は膀胱内の尿を体外へ排出する導管である。男性では陰茎を通るため16〜18cmと長く，女性では短くて3〜4cmである。

(2) 生　理

腎臓は代謝によって生じた有毒な老廃物を尿として体外へ排泄する以外に，尿生成を通じて体液量のバランスを調節している。

6) 生殖器系

個体の誕生に関与する系である。

男性生殖器は，精子を作る精巣（睾丸）と精子を送り出す導管となる精路よりなる（図3-1-28）。精巣は陰嚢内に左右1対ある楕円形の器官である。精子は細胞が減数分裂をしながら鞭毛を備えたオタマジャクシ形をとるようになったものである。

女性生殖器は，卵巣，卵管，子宮，腟からなる（図3-1-29）。卵巣，卵管，子宮は骨盤腔にあり，腟は外陰部に開口して精子の受入れ口となっている。卵巣は子宮の両側に1対ある母指頭大の楕円形の器官である。子宮は膀胱と直腸の間に位置するナス形をした器官である。卵巣から排卵された卵子は，卵管で精子と結合し（受精），受精卵となって子宮腔に到着し子宮壁に付着する（着床）。子宮は筋肉に富んでおり，妊娠中は腹腔の半分を占居するほどに大きくなる。

7) 神経系

身体の各所からの情報を収集・処理し，必要な指令を各臓器に送り届ける系である。

(1) 解　剖

神経系は脳と脊髄からなる中枢神経と，それ以外の末梢神経に分けられる。脳は大脳，間脳，脳幹，小脳からなる。

①中枢神経（図3-1-30）

大脳は頭蓋骨の上部を占める最大の中枢神経である。左右の大脳半球に分かれる。運動，感覚，知覚や認知，記憶，学習などの高度な神経機能を司る。

間脳は視床，視床下部よりなる。視床は知覚の中継核

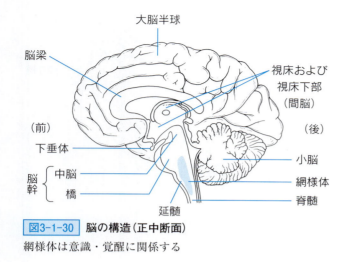

図3-1-30 脳の構造（正中断面）
網様体は意識・覚醒に関係する

であるとともに，脳内各部を連合する中継核である。視床下部には自律神経の上位中枢，食欲，性欲，口渇，体温などの中枢やホルモン中枢がある。

脳幹は中脳，橋，延髄を指し，知覚や運動の伝導路，脳神経の神経核のほかに，中脳には意識，睡眠，姿勢，瞳孔や眼球運動の中枢が，橋，延髄には心臓，血管，呼吸，消化などの中枢がある。

小脳は身体の平衡，筋肉の緊張を保持し，複雑な運動や協調性を必要とする運動を行うのに役立っている。

脊髄は延髄の延長で脊柱管の中を腰椎まで下行する長さ約40cm，太さ約1cmの神経の束である。

脳と脊髄は豆腐のように軟らかい組織であるため，頭蓋骨や脊柱で包まれ，さらに脳脊髄液に浮くことで衝撃から守られている。

②末梢神経

末梢神経は体性神経（知覚神経・運動神経）と自律神経（交感神経・副交感神経）に分類される。

体性神経のうち，知覚神経は末梢から脳へ知覚信号を伝える神経であり，運動神経は主に脳から筋肉に運動信号を伝える神経である。

自律神経には交感神経と副交感神経があり，身体の内部環境を一定に保つように働いている。自律神経系は意識的・随意的には制御することができない。

(2) 生 理

神経系は皮膚などからの刺激や身体内部で起こった刺激を脳に伝え，脳は情報を統合して適切な命令を内臓や筋に伝え，生物学的活動を調節している（図3-1-31）。

神経細胞は壊死すると再生しない。脳梗塞後に機能が回復するのは神経細胞が再生したのではなく，生き残った神経細胞が新たなネットワークを作るからである。

自律神経系は呼吸，循環，消化，代謝，体温，排泄，生殖などの自律機能を調節している。

8) 運動器系

身体を動かす系である。骨・関節・骨格筋からなる。

(1) 骨

①解 剖

骨に軟骨・靱帯を加えたものを骨格という。骨格は人体の支柱であり，骨格に筋肉が付着してこれを動かすことで運動器として作用する（図3-1-32）。

頭蓋（図3-1-33）：運動器には含まれないが，頭蓋は多数の扁平な骨からなり，骨の端は波状になって横の骨と結合している。頭蓋の底は頭蓋底と呼び，脳からの神経

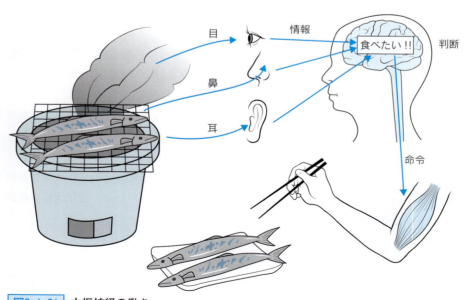

図3-1-31 中枢神経の働き
入ってきた情報を判断して身体を反応させる司令室である

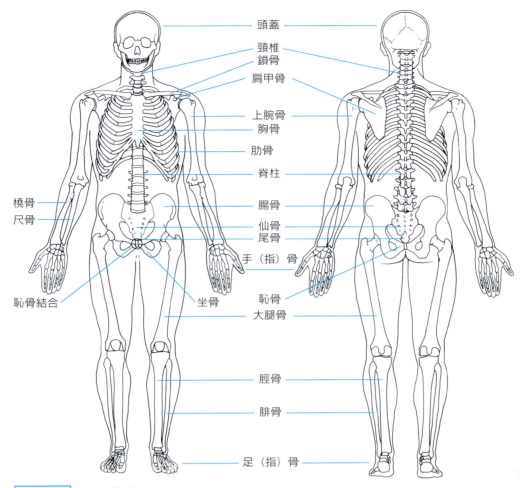

図3-1-32 主な骨格系
腸骨，恥骨，坐骨の3つを合わせて寛骨という

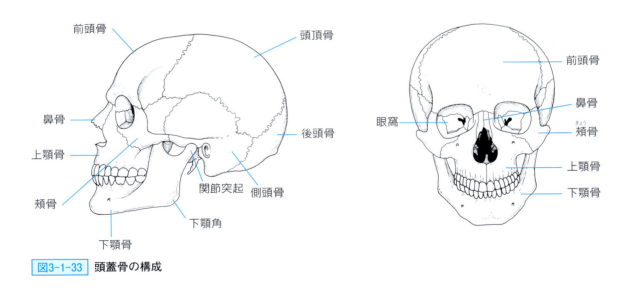

図3-1-33 頭蓋骨の構成

と脳に分布する血管の通る多数の孔があるため衝撃に弱く，外傷で骨折しやすい。頭蓋は眼窩，鼻腔，口腔など顔面の基本構造を形成する。

　脊柱（図3-1-34）：脊椎は7個の頸椎，12個の胸椎，5個の腰椎と仙骨からなり，脊柱を形成する。脊柱の上方には頭蓋が載っている。仙骨は仙椎が癒合したもので，骨盤の一部となっている。脊柱は側面からみると頸椎と腰椎で前方に突出し彎曲し，胸椎では後方に彎曲してい

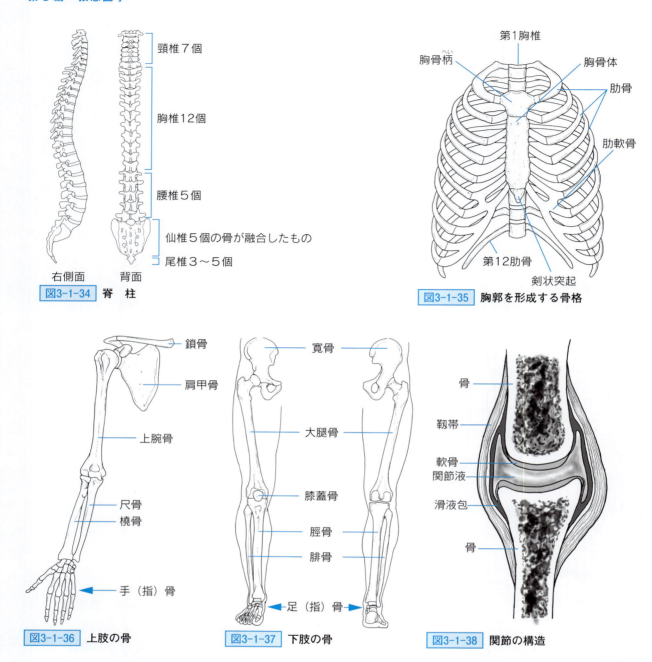

図3-1-34 脊柱
図3-1-35 胸郭を形成する骨格
図3-1-36 上肢の骨
図3-1-37 下肢の骨
図3-1-38 関節の構造

る。椎孔は連続して脊柱管を形成し，脊髄を収納する。

胸郭（図3-1-35）：胸郭は胸椎，肋骨ならびに胸骨からなるかご状の骨格である。

骨盤：仙骨と左右の寛骨（腸骨，恥骨，坐骨）が合わさって，かご状になったものである。

上肢（図3-1-36）：上肢は左右1対，手骨まで含めると合計64個の骨よりなる。半球状の上腕骨頭が肩甲骨と肩関節を形成する。肘部では前腕の尺骨が内側（小指側），橈骨が外側に連なり，手骨に続く。

下肢（図3-1-37）：下肢は左右1対，足骨まで含めると合計62個の骨よりなる。大腿骨はほぼ球状の大腿骨頭で骨盤と股関節を形成する。大腿骨は脛骨と膝関節で連な

る。脛骨，腓骨は足関節で足の骨に続く。

②生　理

身体構造の支持や運動時の支柱としての役割のほか，臓器の保護に関与している。そのほかに，カルシウムやリンの貯蔵庫としての役割もある。骨に占める水分量とカルシウムは加齢とともに少なくなるため，高齢になるといわゆる骨粗鬆症の状態になり，骨折が生じやすい。

(2) 関　節

2つの骨の端を結合組織が結び，中に関節液を入れたものを関節という。関節液は粘稠性が高く潤滑油の役割を果たす。骨で互いに接触する面は軟骨に覆われており，クッションの役割を果たしている（図3-1-38）。

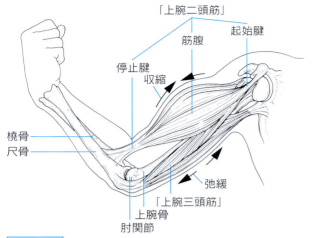

図3-1-39 肘関節屈曲時の筋の収縮と弛緩
上腕二頭筋は収縮し，拮抗筋の上腕三頭筋は弛緩する

(3) 骨格筋

骨格筋は平滑筋や心筋と異なり，随意的に収縮させることができるので随意筋とも呼ばれる。

骨格筋は強い収縮力をもつが短時間しか持続しない横紋筋でできている。典型的な骨格筋は紡錘形をしている。骨格筋は腱を介して骨に付着する。骨格筋は運動神経の支配を受けており，神経を伝わる電気的刺激により筋の収縮を随意に起こすことができる（図3-1-39）。また，骨格筋は熱を発生させることで体温調整の一部も担っている。

9) 感覚器系

外界からの刺激を感知する系である。

(1) 皮膚

①解剖

皮膚はヒト最大の感覚器である。体表面から順に表皮・真皮・皮下組織に分かれる。

表皮の最表層は角化層と呼ばれる扁平な細胞の重層からなる。表皮に続く皮膚の結合組織は真皮と呼ばれ，荒い線維が密に重なる強靭な層である。皮下組織は膠原線維と脂肪組織を含む。さらに皮膚の付属器として汗腺，脂腺，毛根が皮膚に含まれる（図3-1-40）。

乳腺は，汗腺が進化したものである。

②生理

皮膚は，外界からの物理的・化学的・生物学的な刺激・侵入から個体を保護するバリア（隔壁）として重要な役割を有している。そのほか，身体の熱を外界に放出したり，外気温の低下から身体を保護する体温調節機能，さらに，感覚器として痛覚，温度覚（温覚・冷覚），触覚ならびに圧力を感知する機能の一部を皮膚が担っている。また，汗や皮脂の分泌，排泄機能，薬物の吸収機能

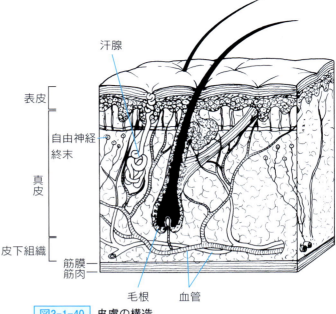

図3-1-40 皮膚の構造

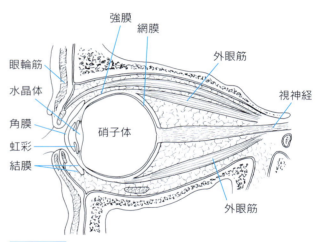

図3-1-41 視覚器と周囲構造の縦断面
眼球には多数の外眼筋が付着しており，これが微細な運動を可能にしている

がある。深達性熱傷では，これらの皮膚機能が失われるため感染，体温喪失，アルブミンの喪失や水分の流出などの障害を生じる。

皮膚には多数の知覚神経終末が分布しており，触覚や痛覚，温度覚がある。

(2) 眼

①解剖

眼は眼球とその付属器である眼筋，涙腺，涙管，眼瞼などからなる。眼球は顔面骨の眼窩の中に収納され，視神経で脳につながっている。外眼筋は眼球に付着しており，眼球を複雑に動かしている（図3-1-41）。涙腺は眼球の上外側にあり，涙を分泌することで眼球表面を絶えず

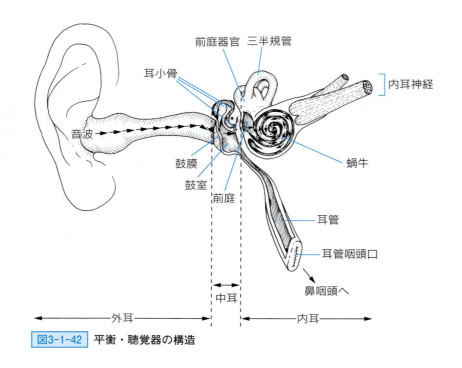

図3-1-42 平衡・聴覚器の構造

潤している。

②生　理

眼はヒトが外界から受ける情報量の8割以上を視覚としてもたらす最大の情報器官である。外界の光は瞳孔を通り，網膜へ達して電気信号に変換される。網膜に達する光の量は虹彩（こうさい）で調節されている。急に明るい光が網膜に達すると瞳孔が収縮する。これを「対光反射」という。

(3) 耳

①解　剖

耳は外側から内側に向かって，大きく外耳，中耳，内耳に分けられる。外耳は耳介（いわゆる「耳」）から鼓膜までの部分をいう。中耳は，鼓膜，その奥にある鼓室，耳管からなる。耳管は鼓室と鼻腔をつなぐ。内耳は中耳のさらに奥にあり，前庭器官，三半規管，蝸牛の3つの部分に分けられる（図3-1-42）。

②生　理

耳介は集音器としての役割をもち，集められた音は鼓膜を振動させる。振動は鼓室を経て蝸牛に伝えられる。

蝸牛は音や振動の刺激をとらえる器官である。前庭と三半規管は，平衡感覚（重力の向きや，直線加速度，回転運動）をとらえる器官である。蝸牛，前庭，三半規管でとらえた刺激は，内耳神経を通じて脳に伝えられる。

(4) 鼻

嗅覚器（きゅうかく）は鼻腔上部の粘膜にあり，嗅粘膜（きゅう）と呼ばれる。嗅神経を介して脳に伝達される。

(5) 舌

味覚器は舌にあり，味蕾（みらい）と呼ばれる。味蕾内には味を感知する細胞があり，ここからの刺激は神経を経て味覚中枢に至る。

10) 免疫系

病原体による感染から自己を守る系である。

白血球・リンパ球などが免疫系に含まれる。白血球は侵入した病原体を捕食・排除する。リンパ球は病原体それぞれに対する独自の攻撃蛋白を作成して病原体を排除する。

第3編　救急医学

2 観察と判断

I 状況評価

　救急活動は，傷病者の救命を第一とし，現在の病状だけでなく，その予後についても考慮した活動を行わなければならない。そのためには，適切な観察を行い，速やかに緊急度・重症度および病態を判断して，応急処置を行いつつ，適応する医療機関へ迅速に搬送する必要がある。これら一連の救急活動を円滑に進めるための初動が状況評価である。
　状況評価は，以下の項目について救急事故を覚知した時点から開始し，可能な限り傷病者に接触するまでの間に行う。

1 救急要請時の情報収集

　通信指令員は，通報者からの情報を簡潔に聴取して，救急隊にその内容を伝達（指令）する。救急隊は，指令内容から救急現場，傷病者の状態などを推測し活動方針を決める。

2 資器材の確認

　救急活動に必要な資器材の確認と準備を行い，分担して救急現場に携行する。傷病者の救護活動を開始してから資器材を救急自動車に取りに戻ることのないよう，携行する資器材を広めに選定する。

3 安全確認・二次災害の防止

　外傷，疾病の別を問わず，救護者の安全が確保されていることが前提である。現場を視認したら，周囲の状況や環境から危険性はないか，二次災害に発展する要因はないかを確認し，危険があればその排除を優先する。

4 応援要請・傷病者数の把握

　傷病者の救護活動を開始する前に，何が起こったのか，傷病者は何人いるのかなど，事故状況を把握し，必要な応援隊を要請する。とくに集団災害などでは，先着隊の「集団災害である」との認知や応援要請など，先着隊の初期判断が傷病者救護のカギを握ることとなる。

5 受傷機転の把握

　現場の状況や目撃者から得られた情報をもとに，傷病者に大きな外力（高リスク受傷機転）が加わったと考えられる場合は，傷病者自身の訴えや身体に大きな損傷がなくても緊急度が高い可能性がある。

II 傷病者観察

　観察は傷病者を視認した時点から開始される。主訴・現病歴の聴取を含めた観察の流れは以下のとおりである。必要な場合は観察途中でも処置を行う。
（1）近づきながら外見観察で傷病者の状態を簡潔に把握する。
（2）バイタルサインを把握する生理学的評価を行い，緊急度・重症度を判断する。
（3）主訴・現病歴の聴取をする。
（4）さらに傷病者の状態を詳細に把握するため全身観察をする。
（5）局所観察をする。
（6）観察は医師に引き継ぐまで繰り返し行う。

1 外見観察

傷病者に近づきながら，全身を迅速・簡潔に把握する。
①体位：傷病者の姿勢，虚脱状態，痙攣の有無など
②顔貌：顔色や表情など
③変形：四肢の変形(骨折など)の有無
④出血：生命に危険を及ぼすような大出血，喀血・吐血などの有無
⑤嘔吐：気道閉塞の原因となる嘔吐物(痕)の有無
⑥失禁：着衣などの汚れ，濡れなどの有無

2 生理学的評価

生理学的評価ではバイタルサインの確認が中心となる。バイタルサインとは，人が生きているという徴候(生命徴候)を意味し，一般には呼吸(数)，脈拍(数)，血圧，体温を指すが，意識(レベル)が加えられることもある。これらは数値で表すことができるため，傷病者の状態を客観的に評価できるとともに，医師への正確な情報伝達が可能となる。

救急現場においては，生理学的評価から傷病者の緊急度・重症度を短時間で判断しなければならない。そのためには，まず声をかけ，返事がない場合は気道，呼吸，循環，意識の順に評価していく。返事があれば，意識，気道，呼吸，循環の順に評価を進める。

生理学的評価では大まかな評価にとどめる。気道，呼吸，循環，意識のいずれかに異常を認めた場合は緊急度・重症度が高い状態であり，観察と並行して必要な応急処置(気道確保，補助換気，圧迫止血など)を行いつつ，速やかに高次医療機関への搬送を開始する。この場合，以後の全身や局所の観察などは搬送途上に行うことを考慮する。

傷病者が痙攣している場合であっても，意識，気道，呼吸，循環の順に評価する。詳細なバイタルサインの把握は痙攣が治まってから行う。

1) 気道と呼吸

呼吸の観察には，気道の開通状態，呼吸の有無と性状，呼吸数，様式などがある。

(1) 気道と呼吸の観察

最初に気道の開通を観察する。意識があり，声が出せれば気道は開通している。意識障害のある傷病者に対しては，頭部後屈あご先挙上法や下顎挙上法などの気道確保を行い，傷病者の胸部と腹部の動きをみて呼吸の有無(同時に頸動脈の拍動を確認)を10秒以内で観察する。胸部と腹部の動きが認められない場合は，呼吸停止と判断しバッグ・バルブ・マスクを用いて人工呼吸を開始する。

正常な呼吸が認められる傷病者では，さらに呼吸の状態を観察する。呼吸困難や努力呼吸(苦しそうな呼吸)など，呼吸の性状に異常があれば補助換気や酸素投与などが必要となる。

(2) 呼吸数

1分間の呼吸回数を呼吸数という。成人の正常な呼吸回数は14〜20回/分であり，女性のほうが男性よりもやや多く，また，年齢とともに呼吸数は減少する。正常な呼吸は吸気に比べて呼気が長く，意識することなく楽に呼吸している。呼吸窮迫や呼吸困難の状態に陥っているならば，酸素投与や補助換気などの処置を開始する。

呼吸数が正常より増加した状態を頻呼吸といい，減少した状態を徐呼吸という。頻呼吸は酸素化障害や代謝性アシドーシスなどが誘因となる場合がある。過換気症候群では血中二酸化炭素分圧が低下して呼吸性アルカローシスとなり，手指がしびれて硬直しテタニー症状を呈する。徐呼吸は麻薬中毒や頭蓋内圧亢進などでみられる。

(3) 呼吸の性状

①正常の呼吸

呼吸の型には胸式呼吸と腹式呼吸があり，普通は両者が混在している(表3-2-1)。胸式呼吸は主に肋間筋による呼吸であり，腹式呼吸は横隔膜による呼吸である。新生児や乳児は肋間筋が発達していないので腹式呼吸を行っている。成人では，男性が胸腹式呼吸をしているのに対して，女性では胸式呼吸が主体である。高齢者になると肋軟骨が骨化し胸郭の動きが悪くなるため腹式呼吸となる。呼吸に伴い胸郭は左右対称に動く。

②呼吸の異常

腸管ガスの増加や腹腔内に多量の液体貯留(腹水，腹腔内出血)があると，横隔膜が挙上し動きが制限されて胸式呼吸となる。下部頸髄損傷などでは肋間筋が麻痺して横隔膜のみが動くため腹式呼吸となる。

胸郭が左右非対称性に動くときは，胸郭や胸腔内に異常をきたしていると考える。異物などにより一側の気管

表3-2-1 呼吸の型

腹式呼吸	新生児，乳児，高齢者，下部頸髄損傷
胸腹式呼吸	成人男性
胸式呼吸	女性，腸管ガスの増加，腹水，腹腔内出血

呼吸パターン	名　称	疾患・病態
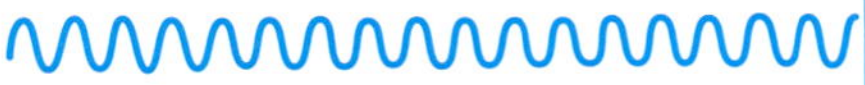	浅表性呼吸	疼痛やショック状態による肺活量の低下
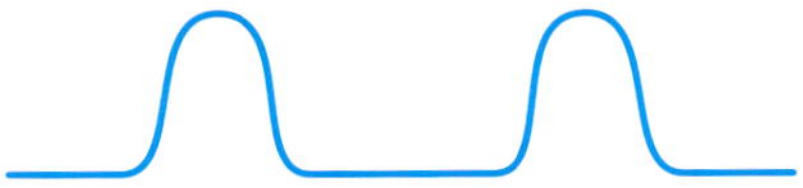	徐呼吸	頭蓋内圧亢進，心停止直前，麻薬中毒
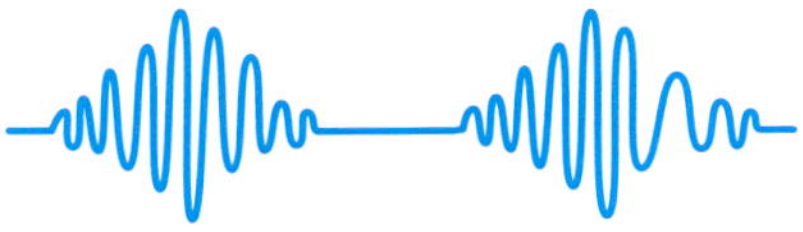	チェーン・ストークス呼吸	頭蓋内圧亢進・脳幹病変などの中枢神経病変
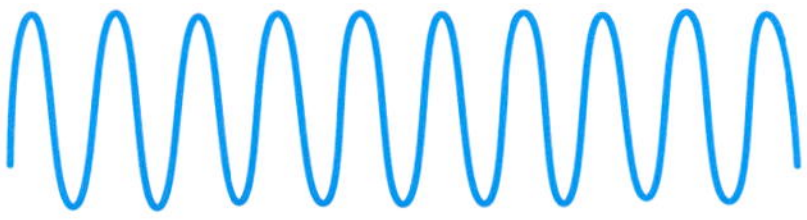	中枢性過換気	
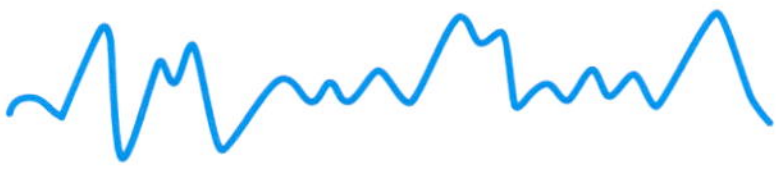	失調性呼吸	
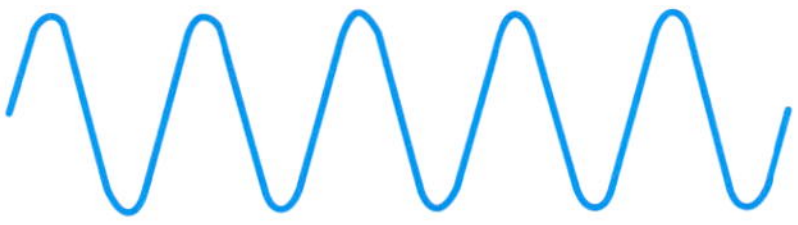	クスマウル呼吸	代謝性疾患

図3-2-1　異常呼吸のパターン

支が閉塞し無気肺になると，閉塞側の胸郭の動きが小さくなる。また，気胸や血胸，胸水でも同様に患側の動きが小さくなる。

　浅くて速い呼吸を浅表性呼吸といい，何らかの傷病で1回換気量が低下している状態である。気胸や血胸，多発肋骨骨折，肺線維症などでみられる。

　肺気腫など慢性閉塞性肺疾患や気管支喘息の傷病者は，補助呼吸筋や横隔膜の運動がしやすい起坐呼吸となる（写真3-2-1）。口すぼめ呼吸（口笛を吹くように，少しずつ息を吐き出す呼吸）を伴うことがある。起坐呼吸はうっ血性心不全でもみられることがある。

　喉頭浮腫，気道異物などにより上気道の狭窄や閉塞が起こると，吸気時に胸部が下がって腹部が膨らみ，呼気時には逆に胸部が上がって腹部が下がるシーソー呼吸がみられる。これらは吸気性の呼吸困難であり，吸気は延長し喘鳴が聴取される。これらの症状を認めたときは異物除去や下顎挙上などの処置を行い，気道開通の再評価を行う必要がある。

　意識障害がある傷病者で鼾を伴った呼吸の場合には，舌根沈下による気道狭窄の可能性を考える。

　多発肋骨骨折や胸骨骨折により胸壁の一部が周囲と連続性を失うと，患部は吸気時には内方に陥凹，呼気時には外側に突出する。正常の胸郭運動とは逆方向の運動を

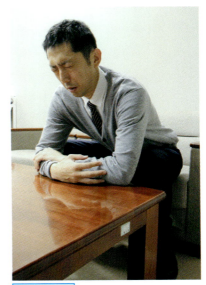

写真3-2-1　起坐呼吸

するため奇異呼吸と呼ばれる。

　呼気延長は，気管支の狭窄による呼出障害である。肺気腫や気管支喘息で認める。

　中枢神経系の障害や代謝性疾患では，種々の呼吸パターンがみられるようになる（図3-2-1）。

　心停止直後から数分間みられる，しゃくりあげるような途切れ途切れの呼吸は「死戦期呼吸」と呼ばれる。速や

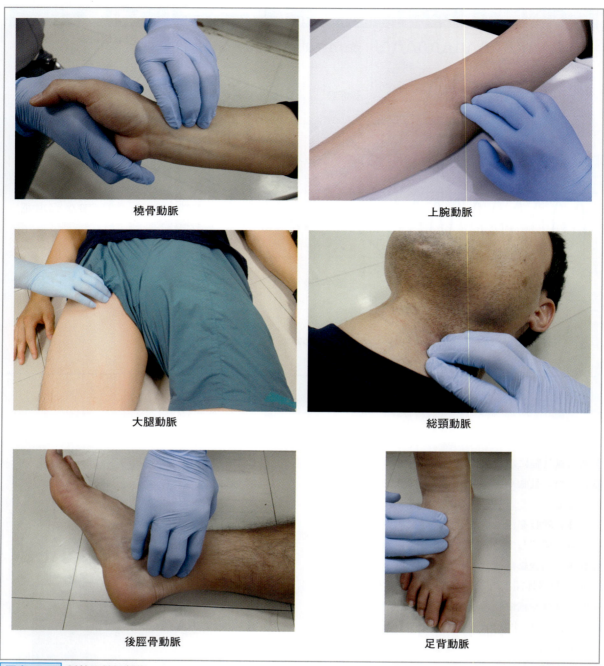

写真3-2-2 脈拍の触知部位

かに心肺蘇生を行う。

2）脈拍

脈拍とは動脈の拍動を意味する。心臓の収縮によって左心室から駆出された血液が動脈壁を拡張させ、それが脈拍として触知される。脈拍は身体のいろいろな部位で触知することができる（写真3-2-2）。通常は手関節近くの橈骨動脈で触知する。血圧の低下により触れにくい場合は、手首を反らすことにより触知しやすくなる。ここで拍動が触知できない場合や弱い場合は、上腕動脈、大腿動脈、総頸動脈で触知する。

脈拍観察では、まず脈拍数とリズムに注目し、次いで脈拍の強さを観察する。切迫した状況下では、橈骨動脈の拍動のみで血圧のおよその見当をつけなければならない場合もある。橈骨動脈が触知されないときには、大腿動脈や総頸動脈などを調べ、脈拍を触知できる動脈の部位によって収縮期血圧を推定する（表3-2-2）。

傷病者の橈骨動脈をやさしく触れることは傷病者を安心させ、落ち着かせるうえでも効果的である。

（1）脈拍数

1分間の脈拍回数であり、通常、15秒間の回数を数え

表3-2-2 脈の触知部位と収縮期血圧の目安

脈の触知部位	収縮期血圧最低値
橈骨動脈	80mmHg
大腿動脈	70mmHg
総頸動脈	60mmHg

例えば橈骨動脈を触知するときには，収縮期血圧は80mmHg程度以上はあることを意味する

4倍して脈拍数を求める。不整脈がある場合は，30秒間数えて2倍するほうがよい。正常脈拍数は健康成人では60～80回/分である。脈拍数はパルスオキシメーターでも確認できる。

成人で100回/分を超えるものを頻脈という。低酸素や貧血，心不全，大量出血などでみられる。発作性上室頻拍や心室頻拍などでは高度の頻脈となり，緊急の治療が必要な場合がある。時間の経過とともに脈拍数が増加しているのは危険な徴候であるため，接触時には正しく数値化をして変化を評価できるようにしておく必要がある。

60回/分未満のものを徐脈という。高度の徐脈では意識消失発作や痙攣を起こすことがある。

(2) 脈の強さ

脳卒中など頭蓋内圧亢進時や高熱時などでは強く触知され，出血や脱水などの循環血液量が減少したときや心不全では弱く触知される。

(3) 脈の調律（リズム）

正常では規則正しいリズムで触知される。これを整脈という。これに反して脈拍の間隔が一定でないものを不整脈という。

(4) 爪の色

手指の爪の先端を強く圧迫すると，爪床（そうしょう）のピンク色は蒼白となる。圧迫を解除すると，正常では瞬時にして爪床はピンク色となる。ピンク色に戻るまでの時間（毛細血管再充満時間）が2秒を超える場合は末梢循環不全と判断する。ただし，寒冷環境などでは健常人でも末梢の循環が悪くなるため正確性に欠ける。

3）意　識

呼吸，循環（脈拍，血圧）とともに重要なのが意識レベルの観察である。意識障害がない場合には，本人から発症の状況などを聴取できるが，意識障害がある場合には，家族や関係者から普段の生活状態や既往歴，意識障害発症時の状況などを聴取する。高度な意識障害を伴う傷病者では，嘔吐や舌根沈下により気道の狭窄や閉塞をきたすことがあり，用手または器具を用いた気道確保など速

表3-2-3 ジャパンコーマスケール（JCS）

Ⅰ．刺激しないでも覚醒している状態（1桁で表現）
1. だいたい意識清明だが，今ひとつはっきりしない
2. 見当識障害がある
3. 自分の名前，生年月日がいえない

Ⅱ．刺激すると覚醒する状態－刺激をやめると眠り込む（2桁で表現）
10. 普通の呼びかけで容易に開眼する
    〔合目的な運動（例えば，右手を握れ離せ）をするし言葉も出るが間違いが多い〕*
20. 大きな声または身体をゆさぶることにより開眼する
    〔簡単な命令に応じる，例えば離握手〕*
30. 痛み刺激を加えつつ呼びかけを繰り返すとかろうじて開眼する

Ⅲ．刺激をしても覚醒しない状態（3桁で表現）
100. 痛み刺激に対し，払いのけるような動作をする
200. 痛み刺激で少し手足を動かしたり，顔をしかめる
300. 痛み刺激に反応しない
例：100-Ⅰ，20RI

*何らかの理由で開眼できない場合
R：restlessness（不穏）
I：incontinence（失禁）
A：akinetic mutism（自発性喪失）

やかな対応が必要になる。

意識レベルの評価には，ジャパンコーマスケール（JCS，表3-2-3）とグラスゴーコーマスケール（GCS，表3-2-4）が用いられる。

JCSは，意識清明も含めて10段階で評価されるが，迅速に意識レベルを評価する際には，1桁，2桁，3桁などと大まかに意識状態を把握する。GCSは，E（開眼），V（発語），M（運動機能）の3要素で表し，3要素の合計点で評価する。最低は3点，最高は15点となる（例：GCS　E4 V5 M6＝合計点15）。

3 主訴と現病歴などの聴取

限られた時間のなかで，傷病者，関係者，現場に居合わせた目撃者などから傷病者の主訴，発症状況をはじめ必要となる情報の聴取を行い，傷病者および現場の全体像を把握する。

1）主　訴

主訴は傷病者本人が訴える身体の不調や苦痛のうち主要な自覚症状であり，疾病の原因や病態を推測するうえで重要な情報である。しかし，本人の訴えよりも，「様子がおかしい，元気がない」といった内容で周囲の関係

表3-2-4 グラスゴーコーマスケール（GCS）

観察項目	反応	スコア
開眼（E）	自発的に開眼	4
	呼びかけで開眼	3
	痛み刺激で開眼	2
	まったく開眼しない	1
最良言語反応（V）	見当識あり	5
	混乱した会話	4
	混乱した言葉	3
	理解不能な音声	2
	発声がみられない	1
最良運動反応（M）	命令に従う	6
	痛み刺激部位に手足をもってくる	5
	痛みに手足を引っ込める（逃避屈曲）	4
	上肢を異常屈曲させる（除皮質肢位）	3
	四肢を異常伸展させる（除脳肢位）	2
	まったく動かさない	1

E：eye opening
V：best verbal response
M：best motor response

者が救急要請することも多く，そのなかには生命に危険を及ぼす重大な病態が潜んでいることもある。会話が可能なら負担にならないよう配慮し，傷病者本人に「何が一番つらいのか」「どこがおかしいのか」を直接確認する。

2）現病歴

現病歴とは，今の症状（痛みや麻痺など）が，いつから，どのように始まり，どのような経過とともに現在に至っているのかといった情報をまとめたものである。ほかにどのような症状があるのかなども含めて，時間的経過をとらえながら聴取する。

3）既往歴

既往歴（既往症）とは，これまでに経験した病気や手術などのことであり，アレルギーや妊娠の有無なども含まれる。また，既往症との関係から現在の症状が起こっていることもあり，処置や医療機関選定上の重要な情報となる。

4）その他

かかりつけ医療機関，内服薬，食事（摂取時刻）などの情報も聴取するが，「傷病者本人からの聴取ができない」「関係者もいない」など情報がまったく得られない状況下では，傷病者の置かれている状態，現に認められる症状など他覚的所見のみの情報に限られることも多い。

外傷の場合は，受傷機転などの状況評価を傷病者および関係者などから聴取する。

4 全身の観察

傷病者の状態を詳細に把握するため，全身・局所を観察する。視覚・聴覚・嗅覚・触覚を活用するとともに，観察用資器材も活用し状態の正確な把握に努める。観察にあたっては，侵襲の少ない順番で漏れなく行う必要がある。

1）観察の方法

（1）視診

観察者がみた傷病者の状態，外出血や変形の有無といった目にみえる情報を医学的に観察し，評価していく。必要に応じ衣服や毛髪をよけて，隠れている部分の観察も行う。皮膚の色調，付着物，創傷，出血などから局所の異常を判断するとともに，生体内部の異常を類推する。

（2）聴診

発声や気道の音，呼吸音や腸雑音，骨端が擦れる軋轢音など，耳から得られる傷病者の情報を聴取する。聴診器を用いて観察する代表的な音に呼吸音，心音の聴診がある。

呼吸音では，呼吸に伴う高い音は乾性ラ音や笛声音といわれ，ブツブツとした音は湿性ラ音，ギューといった高く短い音は捻髪音といわれる。頸部では気管狭窄音が聴取されることもある。

心音とは心臓の鼓動に合わせて生じる音で，心臓の弁などの異常により心雑音を生じる。また頸部では頸動脈の狭窄音を聴取することがある。

腹部では腸管の蠕動に伴って生じる腸雑音（グル音）が聴取される。

（3）触診

観察者の手指，手掌を用いて傷病者の身体を診る方法で，腫脹や膨隆，皮下気腫などはこの方法で得られる身体所見である。動脈の拍動，皮膚の弾力，筋肉の緊張，熱冷感，骨折時の動揺や軋轢音，皮下気腫時の握雪感が観察できる。

体温も触診により大まかに知ることができる。

(4) 打 診

胸部では，肋間の肋骨に沿うように手指の腹を当て，他方の手の指先で肋間に当てた指の甲を叩くことで濁音や鼓音を聞き分ける。血胸や胸水など胸腔内に液体貯留がある状態では濁音が聴取できる。気胸では鼓音が聴取できる。また，背部でも同様の観察が行える。腹部ではイレウスの鼓音，腹腔内出血や腹水の濁音を観察する。

2） 詳細な外見観察

(1) 体 位

体位は，立位・坐位（起坐位）・半坐位・仰臥位・腹臥位・側臥位・胸膝位など傷病者が置かれている状態を表す。

(2) 顔色・顔貌・表情

顔色は，血行状態を観察できる有効な部位である。蒼白い状態を顔面蒼白といい，皮下の血流量が減少した状態や血液の色素量が減少したことによるもので，ショックや貧血のときにみられる。顔面の紅潮は，皮下の血流量が増大したことによるもので，発熱や末梢の血管が拡張する病態のときにもみられる。口唇などが青紫色となっているチアノーゼは，動脈血中の脱酸素化ヘモグロビン（p.63参照）が増加した状態である。顔貌には，意識障害やショックなどでは無表情や虚脱様，疼痛時には苦悶様といったものがあり，病態により変化する特徴的な顔貌もある。

(3) 皮 膚

色調，体温，湿潤，腫脹，緊張度，発疹，出血斑，点状出血，創傷，痛覚の有無などに注意する。暗赤色から青紫色になる状態は，動脈血中の脱酸素化ヘモグロビンが増加した状態でチアノーゼという。眼球や皮膚が黄変したものは血中のビリルビンが増加した状態で黄疸という。

(4) 四肢の変形

先天性疾患では四肢骨の彎曲，形成不全，欠損による疾患群があり，四肢，体幹の変形などを認める。外傷では骨折などで変形が生じる。

(5) 外出血

継続する出血を活動性の出血といい，静脈性，動脈性を問わず大量出血となるため早急に止血する必要がある。止血の方法は直接圧迫止血法のほか，止血帯を用いて行う止血帯止血法や止血点を体表から圧迫する止血点圧迫止血法がある。

(6) 喀血・吐血

喀血は主に下気道からの出血で，咳嗽を伴うことが多く，その色調は鮮紅色である。吐血は消化管からの出血によるものがほとんどで，胃液と混ざることで色調は黒色になることが多く特徴的な臭いを呈する。

表3-2-5 歩行形態と主な原因

歩行形態	主な原因
片麻痺歩行	脳血管障害の後遺症
歩隔の拡大	アルコール性小脳萎縮 糖尿病神経障害
突進歩行	パーキンソン病
はさみ足歩行 （痙性対麻痺歩行）	脊髄圧迫 脳性小児麻痺
間欠性跛行	下肢動脈の閉塞 腰部脊柱管狭窄症に伴う馬尾神経障害

(7) 嘔 吐

急性胃腸炎や食中毒でよくみられる症状である。時には頭蓋内圧亢進やくも膜下出血などの髄膜刺激症状として出現する。意識障害時には気道閉塞の原因となるため，異物除去のための吸引や体位管理が必要となる。

(8) 失 禁

失禁は意識消失が発生したことを強く疑わせる所見である。着衣の状態などの観察を行って尿便の失禁を確認する。

(9) 栄養状態

病因により十分な栄養が摂れていなかったり，虐待などで食事を与えられていなかったりして痩せ細った状態を「るいそう」という。

(10) 会話，態度

傷病者や関係者との会話に整合性があるか，態度に違和感がないかなどに注意し，両者の精神状態と合わせて観察結果を客観的に評価する必要がある。

(11) 歩行（表3-2-5）

自力で歩行している傷病者にも注意が必要であるが，坐位や仰臥位の傷病者を不用意に立たせ歩行させることは危険である。出血性病変などにより循環血液量が減少した傷病者では，起立させることにより血圧が低下してショックに陥ることがある。

(12) 行 動

錯乱・凶暴あるいは意味不明の行動がみられる場合は，アルコールや覚せい剤，麻薬，危険ドラッグによる中毒，精神疾患などの存在を疑う。このような場合には自傷や他害の危険性があるので，現場活動には細心の注意を払い警察官の出動要請を行う必要がある。

3） 気道と呼吸の観察

気道が閉塞している場合には速やかに気道確保を行

い，閉塞の原因が異物であれば除去を試みる。
　救急救命士による気道確保器具を用いた気道確保が行われた後には，カプノメータを用いて呼気二酸化炭素分圧を連続的に測定する。

4）循環の観察

　血圧計を用いて血圧を，パルスオキシメーターを用いて経皮的動脈血酸素飽和度を観察する。循環に異常を認める場合には，心電図モニターを用いて心電図を観察することも考慮する。

(1) 血　圧

　血圧の正常値は，成人では収縮期血圧100〜130 mmHg，拡張期血圧50〜80mmHg，脈圧（収縮期血圧と拡張期血圧の差）30〜40mmHgである。血圧が正常よりも高いもの（一般には収縮期血圧が140mmHg以上，拡張期血圧が90mmHg以上）を高血圧という。血圧が正常より低いものを低血圧という。虚脱などの症状があり，収縮期血圧が90mmHg以下などの場合はショックをきたしている可能性が高い。

(2) 経皮的動脈血酸素飽和度

　経皮的動脈血酸素飽和度（SpO_2）とは，赤血球の主成分であるヘモグロビンのうち，酸素と結合しているヘモグロビンの割合のことで，パーセント（%）で示される。血液（動脈血）中にどの程度酸素が含まれているかを示す指標となる。通常は97%以上で，90%以下では低酸素血症と判断する。

(3) 心電図

　心臓を形成する心筋細胞は，電気的興奮とともに収縮を繰り返しており，その際に生じる電位変化を体表から測定したものが心電図である。心電図モニターは，簡便で経時的に心電図を観察することができ，心停止・不整脈の監視や虚血性心疾患の判断に有用である。心疾患はもちろんのこと，重症感や意識障害のある傷病者には心電図モニターを装着する。

【心電図波形の見方】

　心電図の基本波形を示す（図3-2-2）。1拍分の心電図波形は，P波，QRS波およびT波で構成される。P波は電気的刺激が心房内に伝播するのを，QRS波は心室内に伝播するのを示す。T波は心室の電気的興奮からの回復を示す。心電図を読む際は，まず基線（T波の終わりからP波の始まりまでの平坦な線）を確認し，次にP波がはっきりとわかるか，QRS波の間隔が常に一定か，QRS波の幅，P波からT波までの波形が常に同一形状かという点を観察する。心房細動ではP波がはっきりせず，QRS波の間隔が不規則である。心筋梗塞や狭心症の心筋虚血では，ST部分が基線よりも上昇または下降

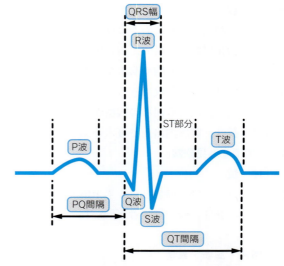

P波：心房内興奮の伝播　　PQ間隔：房室伝導時間
QRS波：心室内興奮の伝播　T波：心室興奮の回復
QT間隔：電気的収縮時間

図3-2-2 正常な心電図波形

する。心室細動では，P波，QRS波，T波は同定できず，不規則な波が連続する。心静止では基線は一直線となる。
　正常な心電図波形と代表的な異常波形を図3-2-3に示す。

5）体温の観察

　体温は，鼓膜・腋窩・口腔・直腸などで測定する。救急現場で実施可能なのは腋窩および鼓膜での検温である。体温には個人差があるが，一般的に37.0℃を超えると異常とみなし，37.0〜37.9℃を微熱，38.0〜38.9℃を中等度発熱，39.0℃以上を高熱と呼ぶ。なお，小児の正常体温は腋窩温でおよそ36.5〜37.5℃である。

6）神経に関する観察

(1) 運動機能

①運動麻痺（図3-2-4）

　運動麻痺とは運動中枢から筋線維までの運動神経に障害があり，随意的な運動ができない状態をいう。麻痺は，その程度によって完全麻痺と不全麻痺に分けられる。脳から脊髄までの障害が原因となるものを中枢性麻痺といい，脊髄よりも末梢側の障害を原因とする末梢性麻痺と区別する。

　ⓐ単麻痺：上下肢のうち一肢だけが麻痺している状態をいう。
　ⓑ片麻痺：片側の上下肢にみられる麻痺。
　ⓒ対麻痺：両側下肢または両側上肢の麻痺。
　ⓓ四肢麻痺：上下肢が両側性に麻痺した状態。
　ⓔ交叉性片麻痺：顔面を含めた脳神経の麻痺側と四肢の麻痺側が違うときに，交叉性片麻痺という。

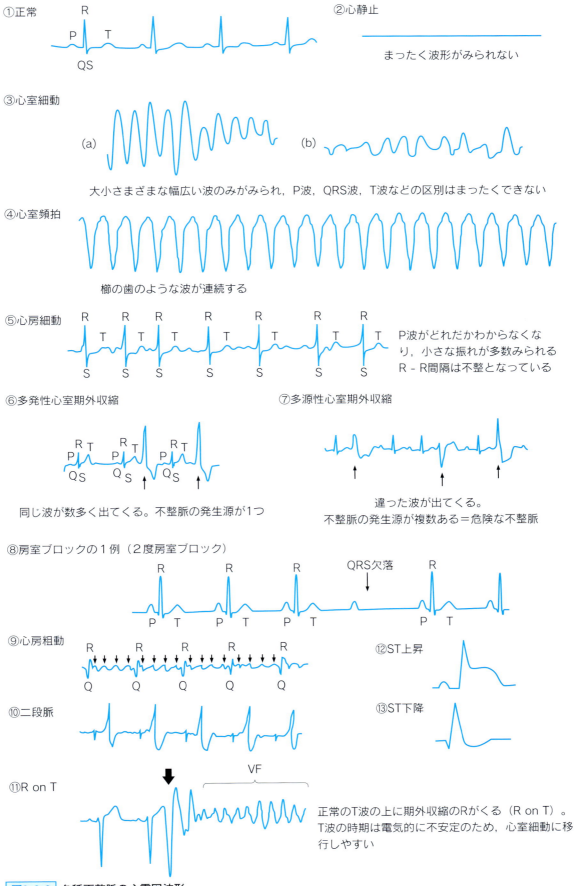

図3-2-3 各種不整脈の心電図波形
心室細動，および脈を触知できない場合の心室頻拍が除細動の対象となる

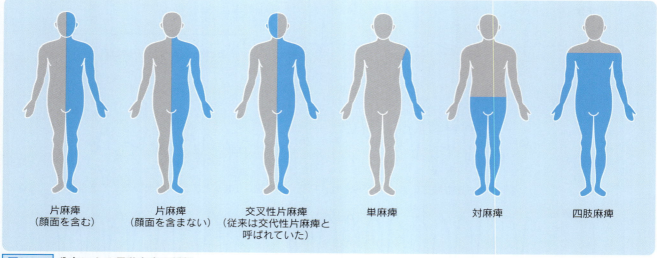

図3-2-4　分布による運動麻痺の種類

②運動失調

運動失調は協調運動の障害により起こる。原因となる障害部位は小脳と脊髄で，小脳由来の運動失調は，手を思うように使えなくなったり，起立や歩行が障害されたりするのが特徴である。脊髄が障害されると下肢を中心とした運動失調が出現し歩行障害を呈する。

(2) 髄膜刺激症状

髄膜炎やくも膜下出血により髄膜が刺激されたときに出現する症状で，項部硬直などがある。

(3) 失語症と構音障害

高位中枢神経系の障害による言語障害を失語症という。言語中枢は右利きの人では95％以上が，左利きの人では70〜80％が左大脳半球にあるといわれている。考えを言語で表現する機能の障害を運動性失語といい，前頭葉の運動言語中枢の障害による。言語の理解が障害されるのが感覚性失語で，側頭葉から頭頂葉にある感覚言語中枢の障害による。失語症とは異なるものとして，構音障害（構語障害）といわれる言語障害がある。これは発語に関する筋肉や神経の障害によって起こり，呂律が回らず，うまくしゃべれない状態である。

[参考：脳卒中スケール]

脳卒中を判断する手段として脳卒中スケールがある。CPSS（シンシナティ病院前脳卒中スケール，図3-2-5）は顔のゆがみ，上肢の麻痺，構音障害から脳卒中であるか否かを判断する。簡便であり，現場でのとっさの判断に有用である。KPSS（倉敷病院前脳卒中スケール，表3-2-6）は脳卒中の重症度を評価するのに有用である。

顔のゆがみ（歯を見せるように，あるいは笑ってもらう）
・正常…顔面が左右対称
・異常…片側が他側のように動かない。下図では右顔面が麻痺している

上肢挙上（閉眼させ，10秒間上肢を挙上させる）
・正常…両側とも同様に挙上，あるいはまったく挙がらない
・異常…一側が挙がらない，または他側に比較して挙がらない

構音障害（患者に話をさせる）
・正常…滞りなく正確に話せる
・異常…不明瞭な言葉，間違った言葉，あるいはまったく話せない

解釈：3つの徴候のうち1つでもあれば，脳卒中の可能性は72％である

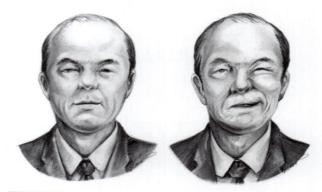

図3-2-5　CPSS（シンシナティ病院前脳卒中スケール）

表3-2-6 KPSS（倉敷病院前脳卒中スケール）

①意識水準
②意識障害
③四肢の運動麻痺
④言語

の4項目について各々0，1，2点を与え，正常では0点，全障害では13点と評価する。病院前救護における脳卒中の重症度を比較的簡便に評価できる利点がある

表3-2-7 視診・聴診・触診で認められる所見の例

視診	顔面紅潮	発熱，ウォームショック
	顔面蒼白（眼瞼結膜），湿潤・冷感	ショック
	眼瞼結膜点状出血	外傷性窒息
	耳鼻出血	頭蓋底骨折
	パンダの眼徴候（ブラックアイ）	前頭蓋底骨折
	起坐呼吸	心不全，気管支喘息
	異常胸部運動	気道閉塞
	奇異運動	多発肋骨骨折
	頸静脈怒張	心不全，緊張性気胸
	腹部膨隆	腹水，腹腔内出血
	各種外傷痕	各種外傷性損傷
聴診	呼吸音減弱・消失	血気胸，胸水
	異常呼吸音	気管支喘息，肺炎
	心音減弱	心タンポナーデ
	心雑音	弁膜症
触診	軋音	骨折
	握雪感，捻髪音	皮下気腫
	脈拍の左右差	血管損傷（閉塞）
	指圧痕	浮腫
	圧痛	局部の炎症など
	熱感	体温上昇，炎症
	知覚低下	循環または神経障害

5 局所の観察

現場の状況および傷病者の状態に応じて，頭部・顔面，頸部，胸部，腹部，骨盤，四肢を局所的に観察して，致死的な病態へ移行する所見が隠れていないかを判断する（表3-2-7）。

1）頭 部

頭部は，頭髪に覆われていて創傷，腫脹，出血，手術痕などを見逃すことがあり，触診も加えてよく観察することが必要である。頭蓋骨骨折の有無を救急の現場で判断することは難しいが，鼻孔や外耳孔から出血がみられるときは，頭蓋底骨折を疑う。

2）顔 面

顔面の血色や表情に注意する。接触時の第一印象の評価は重要である。顔面麻痺，眼位異常，瞳孔異常，構音障害があれば頭蓋内や顔面の疾患を疑い，顔面の浮腫ではうっ血性心不全や腎不全を疑う。るいそうでは癌や摂食障害を疑い，眼球突出や眼球黄染では内分泌・代謝疾患を疑う。白内障では水晶体混濁を認める。急激な視力低下，眼痛，頭痛，虹視症（電灯の周囲に虹のようなものがみえる），悪心・嘔吐，角膜混濁，瞳孔散大，結膜充血がみられる場合は急性緑内障の可能性が高い。

3）頸 部

外頸静脈は，仰臥位で怒張していることがあっても坐位では認められない。心タンポナーデやうっ血性心不全，緊張性気胸では，坐位や半坐位でも外頸静脈の怒張を認める。項部硬直では髄膜炎，脳炎，くも膜下出血の際に認めることがある。

4）胸 部

胸骨が前方に突出した胸郭を鳩胸，陥没したものを漏斗胸と呼ぶ。胸郭の前後径が拡大して胸郭が円形になったものをビア樽状胸郭と呼び，慢性閉塞性肺疾患でみられる。脊柱が後方に突出したものを後彎といい，その高度なものを亀背と呼ぶ。高齢者や胸腰椎の圧迫骨折者でみられる場合があり前傾姿勢をとる。

5）腹 部

（1）腹部膨隆

肥満，便秘，妊娠，腹水，腹腔内出血，腸閉塞による腸管拡張，腫瘍などが原因となる。大量腹水による腹部膨隆では仰臥位で前面が平らで側腹部への膨隆がみられ，蛙腹と呼ばれる。

（2）腹壁静脈の怒張

肝硬変や下大静脈閉塞などが原因となる。

(3) 腹膜刺激症状（徴候）

急性虫垂炎，胃・十二指腸潰瘍穿孔，急性胆囊炎などにより，腹腔内の炎症が壁側腹膜に波及した状態である。これにより，圧痛，反跳痛，筋性防御などの徴候が生じる。

①圧痛

圧迫すると生じる痛みを圧痛という。圧痛が生じる部分を圧痛点といい，腹部の特定の部分に圧痛点を生じる場合，壁側腹膜への炎症の波及を疑う。

②反跳痛（ブルンベルグ徴候）

腹壁を静かに圧迫し，急に圧迫を解くと痛みを強く感じる徴候をいう。筋性防御とともに，重要な腹膜刺激症状である。

③筋性防御（デファンス）

肋間神経，腰神経を介した腹壁筋肉の緊張の亢進のために，腹壁が硬く触れる徴候をいう。板のように硬く腹壁が触れるものを板状硬という。

④腹部聴診での異常

汎発性腹膜炎などでは，炎症により腸の蠕動運動が停止するため腸雑音（グル音）を聴取しなくなる（イレウス）。逆に腸雑音がにぎやかで，金属音（コロンコロン，キーンキーン）が混じるときには腸閉塞を疑う。

6）四肢

四肢の皮膚の蒼白，冷感，湿潤は，循環血液量減少性ショック，心原性ショックなどを疑う所見である。血液分布異常性ショックなどのウォームショックの場合は，皮膚は紅潮し，末梢は温かく感じる。

ばち指は慢性呼吸不全や心不全を疑う徴候である。下腿前面を指で圧迫し凹みができる場合は浮腫があると評価し，水分の分布異常を確認することができる。言動が不穏で腕に注射痕などを認める場合は，覚せい剤や麻薬などを疑う。リストカット痕を認める場合は，自殺企図の可能性があり，薬物の服用の確認が必要なこともある。透析患者は上肢にシャントを造設していることが多い。

III 搬送中の観察（観察の継続）

搬送中も，傷病者の容態変化に主眼をおき，急な変化に即時に対応できるよう資器材を適切に活用する。

1 救急自動車内での観察

救急自動車内に収容後は，心電図モニターの装着，バイタルサイン・SpO$_2$などの再測定，酸素ラインの車載への切り替えなどを行う。

状況によっては，不要な誤解を避けるため，家族に同意を求めたり，複数の隊員で観察・対応にあたることが望ましい場合がある。

医療機関に連絡後は，経時的なバイタルサインの測定，傷病者からの聴取を行い，新たな症状や訴えなどがないかを確認する。傷病者の容態変化があった場合は，生理学的評価を行い，速やかに症状に合った対応を行い搬送先医療機関へ報告を行う。

2 消防・防災ヘリコプター内での観察

消防・防災ヘリコプターなどの航空機で傷病者を搬送する場合，搬送時間を短縮できる利点がある一方で，その特性上，機内の騒音や狭さなどにより傷病者の観察に大きな制限が生じる。すなわち，著しい騒音により，通常の会話ができず，呼びかけによる意識レベルの確認，訴えの聴取，胸部の聴診などが困難となる。また狭い機内に傷病者を固定して搬送するため，傷病者の全身を隅々まで観察するのが困難となる。

さらに機体や出動時の条件によっては心電図モニターなど，搭載する資器材にも制限が生じる。そのため主要な観察は傷病者を機内に収容する前にすべて行い，機内では五感に加え資器材を用いた観察を併用することが必要となる。

高い飛行高度の際は，気圧の低下によるSpO$_2$の低下や気胸・減圧症の悪化などに留意する。

3 救急症候と緊急度・重症度判断

I 緊急度と重症度

1 緊急度・重症度の概念

　重症度は，「病態が予後（生命危機または機能予後，時に整容予後を含む）に影響を与える程度」と定義され，生命危機あるいは機能障害にどの程度瀕しているかを示す尺度である。ここに時間の因子は関与しない。例えば生命予後への影響の視点では，出血性ショックは「重症」であり，擦過傷は「軽症」である。他方，緊急度は「時間経過が予後に影響を与える程度」である。すなわち「緊急度が高い」状態とは「予後が悪くなる（重症化する）までの時間が短い」状態を意味する。緊急度は，死亡や機能障害をきたすまでの「時間的余裕」あるいは重症化を防ぐための診療開始までの「持ち時間」と表現することができる（図3-3-1）。窒息や心停止の重症化を防ぐための「時間的余裕・持ち時間」は「分」単位と短く，重症外傷，脳卒中では「時間」の単位である。緊急度と重症度の双方の程度は必ずしも同等ではない。末期癌の傷病者は重症であることが多いが，急激に病態が悪化しているのでなければ緊急度は常に高いとはいえない。母指の切断は生命予後の観点からは重症度が低いが，再接着術の可否の観点からは緊急度が高い。救急活動では，早急に対処しなければ生命予後に大きく影響する傷病者の緊急度を観察により見極め，その状態に応じた処置を行い，適切な医療機関へ早期に搬送することが求められる。

2 判断の目的

　判断に基づく適切な搬送先医療機関選定は現場トリアージと呼ばれ，病院前救護体制の基本的骨格の1つである。オーバートリアージとは緊急度・重症度を過大評価した結果，初期・二次救急医療機関などに搬送すべき傷病者を高次救急医療機関に搬送することであり，病院の限られた人的資源，医療物資の有効活用を妨げる可能性がある。アンダートリアージとは緊急度・重症度を過小評価した結果，高次救急医療機関に搬送すべき傷病者をそれ以外の医療機関に搬送することであり，傷病者の予後や入院期間に悪影響を及ぼす可能性がある。したがって，現場トリアージの実施にあたっては，アンダートリアージの回避に重点をおく必要がある。

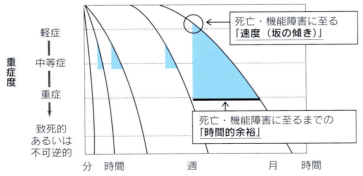

（日本臨床救急医学会緊急度判定体系のあり方に関する検討委員会報告書．より引用・改変）

図3-3-1　緊急度の概念図

表3-3-1 重症度分類

軽症	入院を要しないもの
中等症	生命の危険はないが入院を要するもの
重症	生命の危険の可能性があるもの 生命の危険の可能性があるものとは，緊急度・重症度判断基準において，重症以上と判断されたもののうち，死亡および重篤を除いたものをいう
重篤	生命の危険が切迫しているもの 生命の危険が切迫しているものとは，以下のものをいう ①心・呼吸の停止または停止のおそれがあるもの ②心肺蘇生を行ったもの
死亡	初診時死亡が確認されたもの

(財団法人救急振興財団：平成15年度 救急搬送における重症度・緊急度判断基準作成委員会報告書．より引用・改変)

表3-3-2 緊急度とその定義

緊急度	定義
赤（緊急）	・すでに生理学的に生命危機に瀕している病態 ・増悪傾向あるいは急変する可能性がある病態 ※気道・呼吸・循環・意識の異常，ひどい痛み，増悪傾向，急変の可能性から総合的に判断する
黄（準緊急）	・時間経過が生命予後・機能予後に影響を及ぼす病態 ※痛みの程度，訴えや症状の強さについても考慮する
緑（低緊急）	・上記には該当しないが，受診が必要な病態
白（非緊急）	・上記に該当せず，医療を必要としない状態

(消防庁：緊急度判定プロトコル Ver.2；救急現場，2017．より引用・改変)

3 緊急度・重症度の分類

1) 重症度の分類

緊急度・重症度の分類は，一般に生命予後の観点から軽症，中等症，重症，重篤，死亡の5つに分類される（表3-3-1）。この分類には時間的な要素が含まれており，緊急度・重症度を総合的に判断するものである。

2) 緊急度の分類

2013年度に，消防庁の「社会全体で共有する緊急度判定体系のあり方検討会」の検討を基本にして，緊急度判定プロトコルが策定され，現行は version 2に改訂されている。本プロトコルにおける緊急度の類型数は4つであり，各類型の名称と識別色は，緊急度が高い順に，緊急：赤，準緊急：黄，低緊急：緑，非緊急：白である。各類型の定義は，赤が「すでに生理学的に生命危機に瀕している病態，増悪傾向あるいは急変する可能性がある病態」，黄が「時間経過が生命予後・機能予後に影響を及ぼす病態」，緑が「上記には該当しないが，受診が必要な病態」，白が「上記に該当せず，医療を必要としない状態」である（表3-3-2）。

3) 傷病程度の分類

上記に示した緊急度や重症度の分類は，消防本部や搬送先の医療機関で全国的に活用するほどの普及には至っていない。現在，傷病者の疾病の状況を分類する簡易な方法として広く使用されているのが，消防庁の示す「傷病程度分類」（表3-3-3）である。

この分類は，傷病者の入院の要否，入院した場合の入

表3-3-3 消防庁の示す傷病程度分類と定義

傷病程度	定義
死亡	初診時において死亡が確認されたもの
重症（長期入院）	傷病程度が3週間以上の入院治療を必要とするもの
中等症（入院診療）	傷病程度が重症または軽症以外のもの
軽症（外来診療）	傷病程度が入院加療を必要としないもの
その他	医師の診断がないものおよび傷病程度が判明しないもの，ならびにその他の場所に搬送したもの

院期間などをもとに4段階に振り分けるものであり，受け入れた医療機関の医師の判断に基づいて決定される。入院を必要としない場合には「軽症」，3週間以上の入院治療が必要な場合には「重症」などと分類する。

この分類は基準が明確で，その使用が比較的容易であるため，全国的な統計として長期にわたり活用されている。ただしこの基準では，緊急に治療を必要とした傷病者であっても，結果として入院に至らなかった傷病者は「軽症」と分類されるため，救急自動車の適正利用などの議論の際には，「軽症」と分類された傷病者はすべて救急搬送の必要がないと誤解されるなどの課題がある。この課題に対して，近年，消防庁は誤解を受けにくい工夫として，分類名を「軽症（外来診療）」「重症（長期入院）」など

と記載するようになっている。

II 心肺停止

1 心肺停止の定義

　生命を維持するために必須の2つの機能，すなわち心拍と呼吸とが停止した状態を心肺停止（cardiopulmonary arrest：CPA）と呼ぶ。心拍（心臓の動き）が停止すればいずれは呼吸も停止するので，単に心停止と呼ぶこともある。心肺停止は死に直面した状態ではあるが，少なくとも一部の傷病者，とくに予期せずに突然発生した心肺停止には回復する可能性が残されている。そこで病院前救護を含む救急医療では，このような傷病者に対して一次救命処置や二次救命処置などを行い，最終的には社会復帰，つまり元どおりの生活をほぼ問題なく送ることができる状態にまで導くことが重要な課題となる。

　病院前救護をはじめとした救急活動では，心臓が動いているかどうかを直接みることができない。そのため，通常は総頸動脈の上に指先を置き，その拍動を感じることができない状態であれば，事実上の心停止と判断する。総頸動脈の拍動を目安とするのは，橈骨動脈など比較的細い動脈では血圧が低い場合に脈を触れなくなるが，体表面に近い動脈の中でもっとも太い総頸動脈では血圧が低い状態でも脈を触れやすいからである。ただし，総頸動脈であっても収縮期血圧が60mmHg以下になると脈を感じることが難しくなる。したがって，臨床的に判断した心停止には極端な低血圧状態が含まれることになるが，その場合でも心肺停止として対応する。

　また，総頸動脈での判断以外にも，傷病者の呼吸がなかったり，正常な呼吸でない場合も心肺停止として対応する（後述）。

2 心肺停止の病態

　心肺停止では全身に酸素や栄養を運ぶための血流が途絶えるため，時間の経過とともに全身のあらゆる臓器にダメージが及ぶ。なかでも脳は血流が途絶えた場合のダメージがもっとも強い臓器であり，血流が完全に途絶すると数秒後には意識がなくなり，さらにその状態が5〜10分間以上続いた場合には，その後に自己心拍が再開した場合でも脳機能の回復は困難になる。心臓は脳に比べれば長時間の血流途絶に耐えることができるとはいうものの，その時間が長ければ長いほどダメージが強くなるため，一刻も早い治療が必要である。例えば，心電図上で心室細動（後述）を呈する傷病者の場合，そのもっとも効果的な治療法である電気ショック（除細動）が行われるまでの時間が1分長引くごとに生存率が7〜10%ずつ低下するといわれている。

3 救命の連鎖

　分刻みで進行する病態の悪化を食い止め，心肺停止傷病者を社会復帰に導くためには心停止の現場に居合わせた市民（バイスタンダー）と救急隊および病院とが密接に連携しなければならない。すなわち，①その場に居合わせた市民（バイスタンダー）が速やかに119番通報を行って救急隊を要請するとともに，救急隊が到着するまでの間に心肺蘇生（バイスタンダーCPR）を行うこと，②救急隊ができるだけ素早く対応することによって，バイスタンダーCPRを引き継いで，良質な一次救命処置を提供すること，および③救急隊から傷病者を引き継いだ病院において適切な二次救命処置と心拍再開後の治療が行われることが重要となる。これらの要素に，心肺停止に至る前の段階で傷病者の状態悪化を察知して，適切な応急手当と119番通報を行う「心停止の予防」を加えて，できるだけ多くの心肺停止傷病者を社会復帰に導こうとする概念を「救命の連鎖」（図3-3-2）と呼ぶ。

　消防庁の「救急蘇生統計」は，心肺停止傷病者の年齢や性別，発生時刻，原因など，心肺停止に関する重要な情報を全国の心肺停止傷病者のすべてについて集積したものであり，「救急・救助の現況 I救急編」として消防庁のホームページに公表されている。救急蘇生統計に含まれる項目の中に，バイスタンダーCPRの有無や119番通報の時刻，救急隊の現場到着時刻（救急車両が現場の直近に停止した時刻）などが含まれていることも「救命の連鎖」の重要性を示している。

4 心電図による心肺停止の分類

　心肺停止は心電図によって3つの型に分類され，それに応じて初期の治療方針が異なる。

1）心室細動および無脈性心室頻拍

　心室細動（VF：ventricular fibrillation）では，心臓を構成する多数の心筋線維の一本一本がそれぞれバラバラなタイミングで収縮と弛緩を繰り返すため，心電図上も無秩序な波形となる（図3-3-3）。心臓全体としてのまと

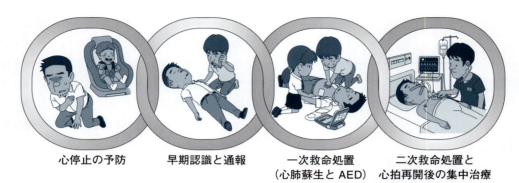

心停止の予防　　早期認識と通報　　一次救命処置　　二次救命処置と
　　　　　　　　　　　　　　　　（心肺蘇生とAED）　心拍再開後の集中治療

（日本救急医療財団心肺蘇生法委員会監：改訂5版 救急蘇生法の指針2015．市民用・解説編．より引用）

図3-3-2　救命の連鎖
救命の連鎖は4つの輪，すなわち要素で成り立っている

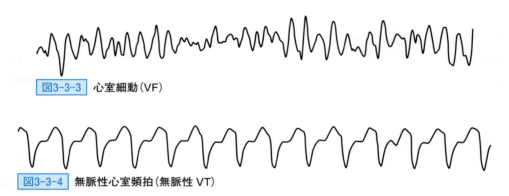

図3-3-3　心室細動（VF）

図3-3-4　無脈性心室頻拍（無脈性VT）

まりのある収縮・弛緩が失われるため，ポンプとしての心臓の機能は著しく低下する。

心室頻拍（VT：ventricular tachycardia）は心室期外収縮が連続したもので，心電図上は幅の広いQRSが1分間に150〜200回程度の速さで出現する（図3-3-4）。心臓全体としてはまとまりのある活動をしているとはいえ，その動きがあまりにも速すぎるため，いわゆる「空打ち」状態となって心拍出量がむしろ減少し，時には総頸動脈にても脈拍を触知できない状態，すなわち臨床的な心停止となることがある。これを無脈性心室頻拍（無脈性VT）と呼ぶ。心室細動および無脈性心室頻拍はいずれも電気ショックが必要かつ有効な状態である。

2） 心静止

心静止（asystole）とは心臓の電気的活動がまったく停止した状態で，心電図上は平らな一本の線となる（図3-3-5）。電気ショックは無効であり，良質なCPRがもっとも重要な治療となる。

3） 無脈性電気活動

みかけ上，心臓の継続的な活動を示す心電図波形があるにもかかわらず，心臓からの有効な拍出は認められず，総頸動脈などでも脈拍を触知することができない状態を無脈性電気活動（PEA：pulseless electrical activity）という（図3-3-6）。

傷病者によっては一見して正常な波形としか思えない場合もあり，心電図だけを頼りにした場合には，心停止が見逃されることもあるので注意が必要である。心静止とともに電気ショックは無効であり，良質なCPRこそが頼みの綱である。ただし，QRSがある場合でもその数が6/分以下の場合は心静止とみなす。

5 原因による心肺停止の分類

心肺停止はその原因に応じて心原性心肺停止と非心原性心肺停止とに大別される。平成29年度の「救急・救助の現況」（消防庁）によれば平成28年度に全国で搬送された心肺停止状態の傷病者12万3,554人のうち，7万5,109人（約61％）が心原性心肺停止に分類されている。

1） 心原性心肺停止

心臓が停止した原因が心臓自体にある場合を心原性心肺停止という。代表的なものが不整脈による突然の心肺停止である。不整脈の種類としては，心室細動や無脈性心室頻拍のほか，高度の徐脈（完全房室ブロックなど）などがある。いずれも急性心筋梗塞などの虚血性心疾患が原因となって発生することが多いが，虚血とは無関係な

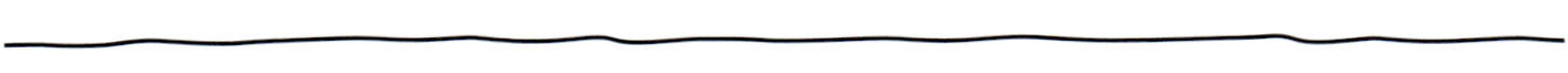

図3-3-5 心静止

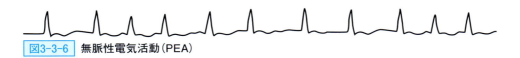

図3-3-6 無脈性電気活動（PEA）

先天性の心筋異常や，胸部の打撲が原因で発生する（心臓震盪）こともある。

心室細動や無脈性心室頻拍が発生すると数秒以内に意識が失われる。「卒倒」と呼ばれる状態である。その後，呼吸も停止して心肺停止が完成するが，多くの場合，心停止直後から数分間の間はしゃくりあげるような途切れ途切れの呼吸が認められる。これを死戦期呼吸という。死戦期呼吸は市民だけでなく医療従事者が心停止を見逃す原因の一つとなっている。

不整脈が原因で発生した心原性心肺停止，とくに心室細動や無脈性心室頻拍では，個々の心筋自体は正常に活動できる状態にあることが多い。速やかな電気ショックによって不整脈を取り去り，個々の心筋の収縮・弛緩のタイミングを合わせて，全体としてまとまりのある活動ができるようにすれば，ポンプとしての心臓の本来の機能が回復する可能性が高い。近年では救急隊員はもちろんのこと，心肺停止の現場に居合わせた市民がAEDを用いて電気ショックを行い，心停止傷病者の社会復帰につながった事案が増加しつつある。

心原性心肺停止のうち，不整脈が直接の原因ではないものとして，心筋症や広範囲の心筋梗塞によって心筋の収縮力が著しく損なわれたものがある。心電図上では無脈性電気活動や心静止となることが多い。心筋自体に根本的な障害があるため，適切な治療を行っても社会復帰に導くことは困難なことが多い。

なお，消防庁の「救急蘇生統計」では，心停止の原因として，肺や消化管の疾患など，心臓以外の原因がはっきりとはわからなかった場合も「心原性」に分類することになっている。

2） 非心原性心肺停止

心臓以外の原因によって心肺停止となった状態を非心原性心肺停止と呼ぶ。非心原性心肺停止の原因は，脳卒中や電解質・代謝異常などの疾病に伴うもののほか，急性中毒や電撃症，外傷によるものなど多岐にわたるが，もっとも代表的なものが呼吸原性心肺停止である。

呼吸によって十分に酸素が取り込まれない状態が続けば，やがては心臓の活動に必要な酸素が欠乏し，ついには心停止となる。これを呼吸原性心肺停止という。前述のように心臓は酸素欠乏に対して比較的強い。その心臓ですら活動ができなくなるほどの酸素欠乏が起こった時点では，脳はすでに回復不可能なほどのダメージを受けてしまっているため，その傷病者が社会復帰するのは困難なことが多い。一方，何らかの処置によって呼吸を再開させることができた場合には，心肺停止の根本的原因が解除されることになるため，蘇生の可能性が出てくるのも事実である。とくに，気道異物による窒息や溺水，乳児突然死症候群（SIDS）による心肺停止が早期に発見された場合は，短時間の人工呼吸のみ，あるいは胸骨圧迫との組み合わせによって自己心拍の再開が得られることがある。

6 心拍再開と心停止後症候群

心肺停止状態の傷病者を社会復帰に導くまでの過程は，大きく2つの段階に分けられる。その第1段階が自己心拍再開であり，第2段階が心拍再開後の治療である。

1） 自己心拍再開

心肺蘇生法（とくに胸骨圧迫）が適切に行われた場合でも，それによって人工的に作り出される心拍出は正常安静時の30％足らずである。そこで蘇生治療においては，自己心拍を再開させて必要最低限の心拍出量を確保することが当面の目標となる。速やかで良質な心肺蘇生，とくに絶え間なく確実な胸骨圧迫と，心室細動や無脈性心室頻拍に対する電気ショック（除細動）は自己心拍再開のための根幹的要素である。なお，救急救命士は心拍再開のための補助的手段としてアドレナリン投与や気管挿管などの二次救命処置を行うことがある。

2） 心停止後（心拍再開後）症候群

自己心拍が再開した後は，傷病者の生命を支えるために最低限必要な心拍出が得られるとはいうものの，呼吸や循環は依然として不安定な状態である。とくに，心拍が再開してから意識や呼吸が戻るまでには時間を要することが多く，それまでの間は気道確保や人工呼吸が必要である。また，傷病者をストレッチャー上に移動させた

り，救急自動車に収容したりする際の体位の変動は心拍再開直後の傷病者にとっては大きなストレスであり，再度の心停止を招く要因となる。自己心拍再開からまもない傷病者を移動する場合には不用意な体位の変動を避け，心電図や脈拍の変化に十分な注意が必要である。

　自己心拍再開後の24〜48時間にかけて，心臓や脳のダメージがさらに強くなる時期がある。この時期に起こる重要臓器のダメージを「心停止後症候群（または心拍再開後症候群）」と呼び，心肺停止という危機的状況をいったんは乗り越えているはずなのに，心臓では心拍出量がしだいに低下したり，脳では神経細胞の浮腫が進行して頭蓋内圧が亢進したりする。これを予防・軽減するために多くの病院で応用されているのが体温管理療法（低体温療法）である。冷水を用いて体表面を冷やすなどの処置によって体温を32〜34℃に低下させると，とくに脳における心停止後症候群の進行を予防または軽減できる。

III　呼吸困難（呼吸不全）

1　呼吸困難とは

　呼吸困難とは，息が詰まる，息が自由にできない，呼吸するのがつらい，苦しいといった症状のことをいい，呼吸することに何らかの苦痛を伴う。呼吸困難の症状には個人差があり，その訴え方も人によって異なる。動悸や息切れ，胸部の痛みや倦怠感などの症状として現れることもある。

　呼吸困難が続き，肺内に十分な酸素を取り込むことができなくなって何らかの対応が必要な状態を呼吸不全という〔低酸素血症（動脈血酸素分圧≦60mmHg）や高二酸化炭素血症（動脈血二酸化炭素分圧≧50mmHg）〕。

　呼吸不全が悪化すると呼吸困難の増悪とともに不穏，意識障害などの中枢神経症状が出現し，頻脈，頭痛も出現するので注意する必要がある。

[CO_2ナルコーシスについて]

　低酸素血症や高二酸化炭素血症はそれ自体が呼吸刺激となり換気を増大させる。肺気腫などの慢性閉塞性肺疾患の傷病者の場合では二酸化炭素に対する感受性が低下しているために，酸素投与で低酸素血症を改善すると，低酸素血症による呼吸刺激が減少し，低換気が進行して二酸化炭素が貯留することがある。これは二酸化炭素によって意識障害などの中枢神経障害を呈する状態で，CO_2ナルコーシスという。

2　緊急度・重症度の判断

　まず，生理学的評価で図3-3-7に示すような異常を発見することが重要である。傷病者の呼吸状態（呼吸数，呼吸音，呼吸の型など），全身状態をよく観察し，呼吸音を聴取する。パルスオキシメーターにより経皮的動脈血酸素飽和度（SpO_2）を測定する。とくに呼吸回数の異常（10回／分未満，あるいは30回／分以上），呼吸音の左右差，異常呼吸のいずれかがあれば重症以上と判断する。

　次に，生理学的評価で異常がなくても呼吸困難と判断する症状があるかどうかを観察する。チアノーゼ，起坐呼吸，著明な喘鳴，努力呼吸，胸痛，喀血（約100mL以上），著明な浮腫，広範囲断続性ラ音（湿性ラ音）や連続性ラ音（乾性ラ音），喘息発作（声を出せないもの），腎不全や心不全（心筋梗塞・弁膜症・心筋症）をもつ呼吸困難があれば重症以上と判断，なければ中等症以下と判断する。

3　応急処置と搬送時の留意点

　呼吸状態の異常やSpO_2の低下など，重症以上と判断した場合は酸素を投与する。重要なことは，傷病者の呼吸状態のみならず，その他のバイタルサインもモニタリングしながらよく観察し，医療機関へ適切かつ速やかに搬送することである。

　呼吸困難の原因として気道の閉塞が疑われる場合は，まず用手にて気道を確保し気道の開通を確認する。改善がなく気道異物が疑われれば異物の確認を行い，目視にて異物が確認されれば除去を試みる。

　また，傷病者にとって楽な体位を保つことも重要である。例えば，心不全による肺水腫の場合，起坐位にして起坐呼吸をさせると呼吸困難が軽減する。

　慢性閉塞性肺疾患の傷病者では，日常でもSpO_2が低い状態で生活していることもあり，高流量酸素投与により前述のCO_2ナルコーシスになることがあるため，SpO_2 90％を目標に酸素投与量を調整する。

4　呼吸器の疾患と症状

　呼吸器自体に原因があるものと，呼吸器以外に原因があるものがある。呼吸器に原因があるものとしては，喘息，肺炎，肺気腫，気胸がある。呼吸器以外に原因があるものとしては，意識障害，神経損傷，心不全，外傷，中毒などがある。

第1段階	生 理 学 的 評 価

意　識：JCS100以上
呼　吸：10回/分未満または30回/分以上
　　　：呼吸音の左右差
　　　：異常呼吸
脈　拍：120回/分以上または50回/分未満
血　圧：収縮期血圧90mmHg未満または収縮期血圧200mmHg以上
SpO₂：90%未満
その他：ショック症状
※上記のいずれかが認められる場合

YES → 重症以上と判断
NO ↓

第2段階	症　状　な　ど

・チアノーゼ　　　　　　　・著明な浮腫
・起坐呼吸　　　　　　　　・広範囲湿性ラ音・乾性ラ音
・著明な喘鳴　　　　　　　・喘息発作（声を出せないもの）
・努力呼吸　　　　　　　　・腎不全の人工透析治療中
・胸痛　　　　　　　　　　・心筋梗塞，弁膜症，心筋症の治療中
・喀血（概ね100mL以上）
※上記のいずれかが認められる場合

YES → 重症以上と判断　　NO → 中等症以下と判断

・原則，緊急度・重症度を評価する優先順は，第1段階，第2段階の順とする
・重症以上と判断した場合の医療機関の選定は，救命救急センターなどの三次救急医療機関，あるいはこれに準ずる二次救急医療機関および地域の基幹病院とすること

（救急振興財団：救急搬送における重症度・緊急度判断基準作成委員会報告書, 平成16年3月. より引用・改変）

図3-3-7 呼吸困難の緊急度・重症度判断基準

IV ショック

1 ショックの定義

　臓器，あるいはそれを構成する細胞が正常な機能を維持するためには，血液の流れ（血流）によって必要な酸素や栄養が送り届けられなければならない。「血流が不十分になったために臓器や細胞が正常な機能を維持できなくなった状態」をショックという。正常な血流（図3-3-8）が維持されるには，次の3つの条件が必要である。
　①血液の量が十分であること
　②血液に流れを与える心臓の機能が適切であること
　③血液の通路である血管が正常な状態であること

これらの要素のいずれかが障害されればショックとなる。

2 ショックの分類と症状

　ショックの原因には，以下に述べるような複数の異なる病態が含まれている。ショックの症状や徴候はそれぞれの病態に応じて異なるが，血圧低下と頻脈はほぼすべてのショックで出現する。ただし，ショックの初期段階では心拍数を上げることによって，血圧はある程度維持される。そのため血圧が低下している場合は，すでにショックが進行した状態である。血圧が正常だからといってショックを否定することはできない点に注意が必要である。

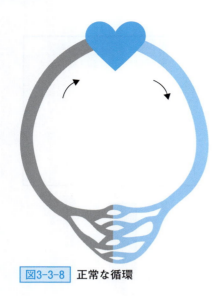

図3-3-8　正常な循環

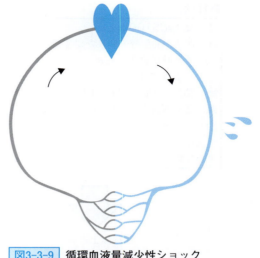

図3-3-9　循環血液量減少性ショック

1） 循環血液量減少性ショック

「①血液の量が十分である」という条件が満たされていない，つまり血液量が減少したことが原因で起こるショックを循環血液量減少性ショック（図3-3-9）という。血液量が減少する原因としては出血（外傷や消化管出血など）が多く，この場合はとくに「出血性ショック」と呼ばれる。熱中症では主に発汗によって水分が失われることに伴って血液量が減少してショックとなる。腹膜炎や熱傷では，血液中の水分が血管外の組織に漏れ出すため，やはり血液量が減少してショックとなる。

循環血液量減少性ショックになると，身体は血圧や心拍出量の低下を少しでも食い止めようとして，交感神経を緊張させて対抗する。このため傷病者は頻脈となり，皮膚は蒼白で冷たく，汗で湿っていることが多い。傷病者は口渇を訴え，不穏状態となる（例：酸素マスクの装着を嫌がる）。通常，呼吸数も増加する（頻呼吸）。

2） 心原性ショック

「②血液に流れを与える心臓の機能が適切である」という条件が満たされていない，つまりポンプとしての心臓の機能が低下したことが原因で起こるショックを心原性ショック（図3-3-10）という。心臓の機能が低下する原因としては，心筋梗塞などに伴う心筋収縮力の低下のほか，心臓の弁不全に伴う血液の逆流（弁閉鎖不全症）または通過障害（弁狭窄症），不整脈（極端な徐脈や頻脈）などがある。

心原性ショックのうち，心筋の収縮力低下や弁不全によるショックが徐々に進行した場合，身体は血圧・心拍出量の低下を食い止めようとして体液量（および血液量）を増加させる。これによって血液量が増えると血圧・心拍出量の低下はやや治まるが，血液量の増加が過剰にな

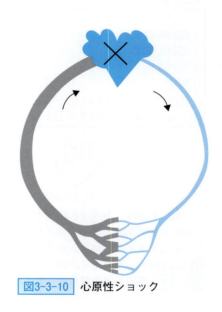

図3-3-10　心原性ショック

ると，血圧・心拍出量は逆に低下してしまう。この状態をうっ血性心不全（図3-3-11）と呼ぶ。

心原性ショックの初期では，循環血液量減少性ショックと同様の症状，すなわち頻脈，皮膚蒼白，湿潤・冷感，口渇，不穏，頻呼吸などが出現する。傷病者は仰臥位を好む。仰臥位では心臓への血液還流が促されるために，心拍出量を維持しやすくなり，傷病者の症状や苦痛が軽減するからである。

うっ血性心不全にまで至った状態，つまり血液量が過剰になった状態の心原性ショックでは，上記の症状に加え，血液量の病的な増加を反映して，外頸静脈の怒張や，胸部聴診では湿性ラ音が認められる。傷病者は上半身を起こした姿勢（起坐位）を好む。起坐位では血液が下半身に貯留するため，血液量の過剰な増加による心拍出への

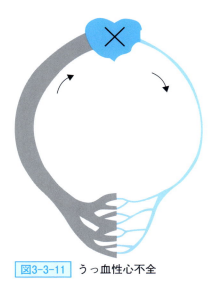
図3-3-11 うっ血性心不全

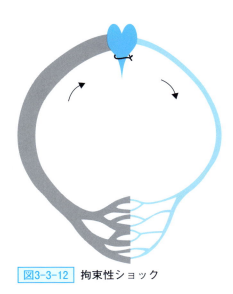
図3-3-12 拘束性ショック

悪影響が軽減するからである。

3）心外閉塞・拘束性ショック

「③血液の通路である血管が正常な状態である」という条件が満たされていない場合に起こるショックである。肺血栓塞栓症では肺動脈に血栓が詰まるため，心臓から肺に向かう血流が妨げられてショックとなる。これを心外閉塞性ショックという。心嚢に過剰な水や血液が溜まる心タンポナーデでは，心臓の拡張が障害（拘束）されるために心拍出が障害されてショックとなる。これを拘束性ショック（図3-3-12）という。緊張性気胸では上大静脈と下大静脈が屈曲する，または周囲の圧で押しつぶされるために心臓への静脈還流（上下の大静脈から心臓へ血液が戻ること）が障害されて起こる心外閉塞性ショックと，胸腔内に空気が溜まって圧が高まるために心臓の拡張が障害されて起こる拘束性ショックとが併存する。

心外閉塞・拘束性ショックでは静脈還流が障害されるため，頻脈，皮膚蒼白，湿潤・冷感，口渇，不穏，頻呼吸などショックの一般的な症候に加えて，外頸静脈の怒張を認めることが多い。

4）血液分布異常性ショック

「③血液の通路である血管が正常な状態である」という条件が満たされていない場合に起こるという点では心外閉塞・拘束性ショックと同様であるが，血液分布異常性ショックでは，血管が拡張しすぎることがショックの原因となる。

細動脈は状況に応じて収縮・拡張することによって，「どの臓器の」「どの部分に」「どの程度の」血液を流すかについて微調整を行っている。何らかの原因によって細動脈が収縮力を失うと，筋肉や皮膚，脂肪組織など，安静時にはあまり血流を必要としない臓器・組織に余分な血液が流れる一方，本当に血流を必要としている重要臓器への血流が不足するといった事態（血流分布異常）が起こる。

頸髄から上部胸髄の損傷では交感神経が障害されるため，細動脈の収縮力が失われてショックとなる。これを神経原性ショックといい，細動脈の収縮が損なわれたことによる血流分布異常のために血圧が低下する一方で，皮膚の血流はむしろ増加するため，ショックであるにもかかわらず手足は温かいことが多い（ウォームショック）。交感神経が障害されているため発汗もみられず，脈拍はむしろ遅くなる（徐脈）。さらに主に静脈の正常な緊張が失われる結果，血管の容積が病的に増加し，相対的に血液量が減少した状態となって心拍出量と血圧が低下する。

アナフィラキシー（アナフィラキシーショック，図3-3-13）や敗血症（敗血症性ショック）では，血液中に血管拡張作用をもつ物質が分泌されるため，血管の収縮力が損なわれてショックとなる点は神経原性ショックと同様である。ただし，交感神経の機能は保たれているので，脈は頻脈となる。

3 応急処置と搬送上の注意点

ショックが疑われる傷病者の応急処置などについては，以下の点に注意する。

(1) ショックは緊急度の高い病態であり，その種類にかかわらず迅速な搬送が必要である。
(2) 血圧低下はショックが進行して初めて出現する所見である。ショックを早期の段階で認識するためには，発症の経緯や頻脈，皮膚の蒼白，湿潤・冷感の

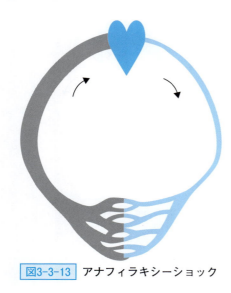

図3-3-13 アナフィラキシーショック

有無などに注意する。ただし，ショックの種類によっては頻脈や皮膚の蒼白，湿潤・冷感が現れないこともある。

(3) すべてのショックに対して，気道確保や酸素投与，人工（補助）呼吸は最優先の応急処置である。
(4) 外傷による外出血では止血，神経原性ショックでは全身固定など，ショックの原因となった病態に対する応急処置を行う。なお，救急救命士はアナフィラキシーの傷病者に対してアドレナリン（エピペン®）を筋肉内投与したり，ショックの傷病者に対して輸液を行うことがある。
(5) 多くのショックでは下肢を挙上したショック体位が好まれる。しかし，起坐位（心不全）や全身固定で水平位（神経原性ショック）などの体位をとるべきショックもあり，傷病者の理想的な体位を知ることは困難なことが多い。体位の選定に際しては，「傷病者の好む体位」を最優先し，推定した病態に応じてあえて体位を変換する場合には，変換後の傷病者の訴えや症候の変化に注意し，体位変換によって症候が悪化したと判断した場合には，元の体位に戻すことを考慮する。

V 意識障害

意識障害とは，物事を正しく理解することや，周囲の刺激に対する適切な反応が損なわれている状態である。

1 意識の定義

意識とは「自分が今ある状態と周囲の状況」を正確に認識する機能である。意識障害は，この意識が一過性に，あるいは持続的に障害された状態である。緊急度を重視する救急医療で重要なのは覚醒度である。「覚醒度」は刺激に対する反応（目覚めやすさ）である。そのほか，高齢で認知症のある傷病者を観察すると「健常成人とは異なる反応」があるが，必ずしも意識障害ではない。認知障害や高次脳機能障害（記憶，判断力，計算力など）と意識障害とは異なることを理解する必要がある。

2 意識障害の原因

意識障害の原因は多岐にわたり（表3-3-4），一次性脳病変（原発性脳障害）と二次性脳病変（続発性脳障害）とに分類される。一次性脳病変とは，脳血管障害や頭部外傷のような頭蓋内の病変を指す。脳幹部の病変（出血，梗塞，外傷）のように意識中枢（＝脳幹網様体賦活系）が直接に障害を受ける場合と，大脳半球の広範な障害により意識障害が生じる場合がある。これに対して，二次性脳病変は，ショックや低酸素血症，低血糖，薬物中毒のように頭蓋外の原因によって脳機能が低下する場合を指す。さらに，発症機序の違いによって，内因性（疾病や低栄養など）と外因性（外傷や中毒，環境障害など）に分類されることもある。

［参考：失神］

失神とは「一過性の血圧低下などに伴い，脳血流が減少したために生じる一過性の意識障害」で，急激に出現する意識障害をいい，数十秒〜数分で回復し，後遺症のないものを指す。原因として反射による低血圧，心疾患（不整脈など），消化管出血などがある。救急隊の現場到着時には，すでに意識が回復していることが多い。失神からの意識の回復には，傷病者の体位が関係する。仰臥位では意識が回復するが，坐位で放置されている場合には脳血流が回復せず，意識障害が継続している場合がある。

［参考：低血糖］

低血糖は，とくに糖尿病患者におけるインスリン皮下注射や経口血糖降下薬の内服などにより生じることが多い。また，摂食障害やアルコール依存症患者にも起こりやすいとされる。そのため低血糖による意識障害を疑う際は，病歴の詳細な聴取が必要となる。一般的には血糖値が70mg/dL以下になると発汗や動悸，手のふるえな

表3-3-4 意識障害をきたす病態と代表的な疾患

一次性脳病変（原発性脳障害）：頭蓋内に病変がある場合

〈内因性〉
　脳血管障害
　　脳出血，くも膜下出血，脳梗塞
　脳腫瘍
　感染（炎症性）：髄膜炎，脳炎，脳膿瘍
　てんかん
　精神疾患：統合失調症，解離性障害（いわゆるヒステリー）
〈外因性〉
　頭部外傷

二次性脳病変（続発性脳障害）：頭蓋外に原因がある場合

〈内因性〉
　①循環障害：ショック，不整脈
　②呼吸障害：呼吸不全，CO_2ナルコーシス
　③代謝性：高血糖，低血糖，肝障害
〈外因性〉
　①中毒
　　アルコール，薬物（睡眠薬，向精神薬，麻薬，覚せい剤），農薬（有機リン），工業薬品（シアン），一酸化炭素
　②異常体温：偶発性低体温症，熱中症
　③窒息

どの症状が起こり，さらに低下すると脱力感やめまい，複視（ものが二重に見える）などの症状が加わる。40mg/dL以下になると，傾眠，痙攣発作，さらには昏睡状態に至る。低血糖が遷延すると，脳に永久的な障害が残り，後遺症をきたす可能性がある（遷延性意識障害という）。

また，低血糖症状として片麻痺がみられることもある（低血糖性片麻痺）。脳卒中の鑑別としても低血糖は重要である。

3 頭蓋内圧亢進と脳ヘルニア

一次性脳病変では，脳幹が直接に障害を受けなくても意識障害が発生する。例えば脳損傷に引き続く脳浮腫（障害を受けた脳組織内に液体成分が増加して容積が増大した状態）のために，頭蓋内圧が亢進して脳幹を圧迫することで意識障害が生じる。

1）頭蓋内圧亢進

脳は頭蓋骨に囲まれているため，頭蓋内成分（①脳実質，②脳脊髄液，③脳循環血液）のいずれかの容積が増加すれば頭蓋内圧が上昇し，これを頭蓋内圧亢進と呼ぶ。頭蓋内圧亢進の原因には，①頭蓋内血腫や脳浮腫，②脳腫瘍，③水頭症（髄液の流れが障害される，あるいは髄液の吸収が滞って生じる），④高二酸化炭素血症（低換気により頭蓋内血管が拡張し血液量が増える）などがある。

2）脳ヘルニア

頭蓋は大脳鎌により左右に，小脳テントによりテント上とテント下（後頭蓋窩）に分けられる。大脳鎌も小脳テントも硬膜の一部である。それにより固定性が増し，髄液とともに衝撃や動揺から脳を保護している。そして頭蓋腔と脊髄腔は大後頭孔によって分けられる。頭蓋内圧亢進により，これら左右，上下の区画に圧差（圧勾配）を生じると，それに従って脳実質の一部が偏位し，進行すれば本来ある区画から押し出されてくることがある。これを脳ヘルニア（図3-3-14）という。この脱出した脳組織が直接あるいは間接的に動眼神経を圧迫すれば同側の瞳孔が散大し，意識中枢のある脳幹（網様体賦活系）を圧迫すると意識障害が発症する。

4 意識障害の観察と判断

1）意識レベルの評価：ジャパンコーマスケール（JCS）

JCSは意識障害の程度を客観的に評価する方法で，わが国の救急隊の多くで用いられており，意識障害の経時的推移を数字で評価することができる。JCSでは，傷病者の観察に際して，①覚醒しているか，②覚醒していなくとも刺激を与えると覚醒するか，③刺激を与えても覚醒しないか，の3群にまず大別し，さらに各群を3段階に分類する（p.77，表3-2-3）。実際の傷病者では，必ずしもJCSで表現できない意識障害に遭遇することがある。その場合には意識の状態を観察したままに記載しておくことが必要である（例：刺激がない状態で開眼しているが，会話できない場合など）。本スケールは，わが国に固有の方法であり，国際的にはグラスゴーコーマスケール（Glasgow Coma Scale：GCS）が用いられる（p.78，表3-2-4参照）。こちらは開眼（1～4点），言葉による最良反応（1～5点），最良の運動反応（1～6点）の3つの要素の合計点で，最悪3～最良15点の13段階評価である。

2）その他の神経症状

意識障害に関連する神経症状，とくに瞳孔異常や四肢運動機能障害は，重症度と原因を推定するうえで重要である（表3-3-5）。

3）バイタルサインなどのチェック

(1) 脈拍・血圧

頭蓋内圧亢進による意識障害では，血圧上昇と徐脈がみられることがあり，これをクッシング徴候という。

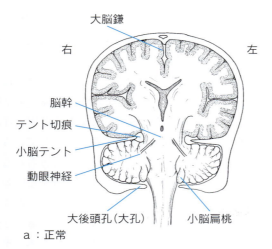
a：正常

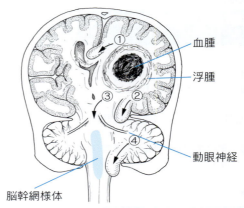
②では動眼神経を圧迫して瞳孔不同を起こし，③④では脳幹を圧迫して呼吸停止を起こす
b：脳ヘルニア

図3-3-14 脳ヘルニアの模式図

表3-3-5 各種神経症状と主な原因

1．瞳孔異常
　瞳孔不同：脳ヘルニア
　縮瞳：橋出血，麻薬中毒など
　散瞳：脳ヘルニア末期，アルコール中毒

2．眼位異常
　共同偏視：大脳半球では病変側，脳幹病変では反対側

3．四肢運動機能の異常
　運動麻痺（片麻痺，単麻痺，対麻痺）：脳梗塞，頸髄病変
　硬直：脳梗塞
　痙攣：てんかん，感染症

4．髄膜刺激症状
　項部硬直，ケルニッヒ徴候：髄膜炎，くも膜下出血

5．頭蓋内圧亢進症状
　頭痛，悪心・嘔吐，クッシング徴候：脳ヘルニア，脳腫瘍

6．失語症，視野狭窄

（2）呼　吸

　異常な呼吸パターン（頻呼吸や失調呼吸，あえぎ様呼吸）や意識障害に伴う舌根沈下による気道狭窄症状にも注意する。

4）発症時の状況と既往歴の把握（表3-3-6）

（1）発症時の状況の把握

　傷病者や周囲の人から情報を集め，また現場の状況をよく観察する。発症時の状況から原因疾患を推定できる場合がある（例：薬の空袋や農薬のビン，薬物中毒，転倒や転落，頭部外傷や脊髄損傷）。

（2）家族からの事情聴取

　意識障害の原因推定や医療機関選定のために，既往歴などの情報収集が重要である。既往歴から意識障害の原因が推定される場合がある（例：糖尿病でインスリン使用中：低血糖性昏睡，発熱が数日前から先行：髄膜炎・脳炎）。

5　応急処置

1）気道確保

　意識障害の傷病者では，舌根が沈下して咽頭を塞ぎ，気道狭窄をきたして換気ができなくなる場合がある。したがって，意識障害の原因にかかわらず，気道の確保が重要である。用手的気道確保のほか，エアウエイ（経口エアウエイもしくは経鼻エアウエイ）を用いて気道確保を考慮する。また，唾液や分泌物が口腔内に貯留しやすいので，気道確保に際しては口腔内の清拭・吸引を併せて行う。意識障害の傷病者は搬送中に病状が急変することがあるため，心電図モニターの装着が望ましい。

2）酸素投与

　低酸素血症は脳障害を助長するため，意識障害の傷病者には酸素投与を原則とする。パルスオキシメーターを装着して，低酸素血症の有無を観察する。

3）呼吸補助

　意識障害の傷病者は，搬送中に呼吸停止や呼吸数の低下，浅い呼吸など，呼吸の異常が生じる危険がある。低換気は高二酸化炭素血症を招き頭蓋内圧亢進の危険があるため，迅速に呼吸補助を行えるように準備する。

表3-3-6　発症時の状況と既往歴などの把握

発症時の状況からみた代表的な原因疾患	
周囲の状況から明らかなもの	頭部外傷，薬物中毒，アルコール中毒，一酸化炭素中毒，熱中症
突発したもの	脳血管障害，急性大動脈解離
発熱が先行したもの	髄膜炎，脳膿瘍，脳炎，敗血症，熱中症
痙攣に伴うもの	てんかん，脳血管障害，脳腫瘍，脳膿瘍
激しい頭痛が先行したもの	くも膜下出血，髄膜炎
過去にも意識障害発作があったもの	てんかん，脳梗塞，低血糖，糖尿病，不整脈
基礎疾患の明らかなもの	糖尿病，肝疾患，心疾患，腎不全，慢性閉塞性肺疾患，内分泌疾患
家族からの事情聴取	

既往歴：糖尿病，肝臓病，高血圧，心疾患，呼吸器疾患，てんかん，腎臓病，精神疾患，とくに脳神経外科領域の手術の有無
常用薬：血圧・心臓の薬，糖尿病の薬，向精神薬，睡眠薬，抗痙攣薬，喘息の薬
嗜好品：アルコール
職業：工業薬品（シアン），農薬
かかりつけの病院・主治医：できれば受診カード（ID番号）

4） 嘔吐に対する処置

頭蓋内圧が亢進するとしばしば嘔吐がみられ，それによる窒息や吐物の誤嚥（肺への吸引）による肺合併症（誤嚥性肺炎）をきたす。口腔内を適宜吸引する必要がある。嘔吐が出現しそうな場合はあらかじめ側臥位をとらせて嘔吐に備える。

5） 原因に応じた応急処置

(1) 痙攣

全身の強直性痙攣では呼吸が停止し，その後も低酸素が継続することがあるため酸素投与を原則とする。痙攣発作にはさまざまな原因があり，既往歴や抗痙攣薬の内服状況を確認する。高齢者に痙攣がみられる場合は，脳の器質的病変によることが多い。

(2) 心不全の疑い

傷病者が望む体位を基本とするが，心不全による肺水腫に対し坐位，半坐位を保持する。

(3) 発熱

発熱のもっとも多い原因は感染症である。中枢神経への感染症と，他部位（肺炎や尿路感染）が原因で高熱と意識障害を生じる場合がある。熱中症では全身の冷却を心がける。

6） 緊急度・重症度の判断

突然発症で意識障害，JCS 3桁，瞳孔異常，ショックや不整脈，呼吸異常（過呼吸や無呼吸），痙攣，嘔吐，激しい頭痛などを有する場合は緊急性が高い。緊急度・重症度に応じた意識障害のプロトコールを図3-3-15に示す。

Ⅵ　麻　痺

意志に反して顔面や四肢の筋肉，横隔膜を含む呼吸筋などが動かなくなることを麻痺という。体の随意筋は，大脳の運動野（頭頂葉にある）が指令を出し，神経線維を伝って脳幹で交叉して反対側に移り（左右が入れ替わる），脊髄を下行して，決められた部位で脊髄を出て一側の末梢神経となって各筋肉に至る。いずれの経路の障害でも，支配される筋肉が動かなくなり麻痺を生じる。脳，脊髄，末梢神経，末梢神経と筋肉の接合部，筋肉そのものの障害で麻痺の範囲が異なる。このなかで重要なのが左右差（脳卒中と関連）と上肢／下肢の差（脊髄障害と関連），それと発症パターン（急性発症か徐々に発症したか）である。また麻痺の強さによって完全麻痺（まったく動かない），不全麻痺（軽い麻痺から強い麻痺まで程度の差がある）に分類できる。

1　麻痺の種類と原因

1） 四肢麻痺

自発的にも，痛み刺激に対しても両側の上肢も下肢も動かない状態を四肢麻痺という。強い意識障害のある場合（脳から指示が出ない），頸髄損傷（脊髄レベルで神経が断線），電解質異常（低カリウム血症による筋肉運動の低下）など原因はさまざまある。発症パターン，現病

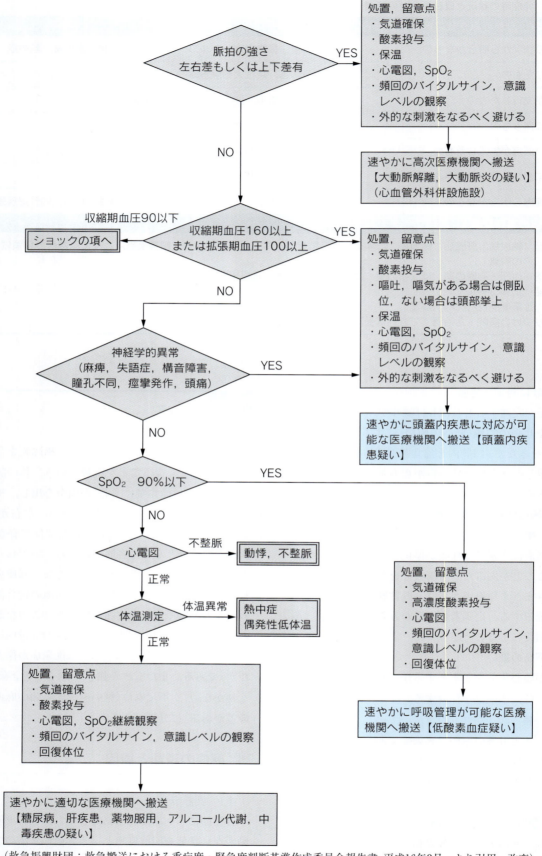

(救急振興財団：救急搬送における重症度・緊急度判断基準作成委員会報告書, 平成16年3月. より引用・改変)

図3-3-15 意識障害のプロトコール

歴に注意する。

2）片麻痺

左右片側の上下肢が動かない状態を片麻痺という。

原因としてもっとも多いのは脳卒中で，突然発症し右半身の麻痺では左大脳の脳卒中が，左の片麻痺では右大脳の脳卒中が考えられる。右麻痺の場合，失語症(註)を伴う場合がある。また顔の表情筋の麻痺を伴うこともあり，表情の左右差にも注意する。

(註)失語症：前頭葉や側頭葉には言語の理解と考えを言語化する中枢(日本人では左大脳半球が大多数といわれる)があり，その障害により言語理解や発語が障害される。開眼していて覚醒しているのにこちらの命令が入らない場合や，何をいっているか理解できない傷病者に遭遇した場合には失語の存在を疑い，片麻痺の有無を確認する必要がある。

3）単麻痺

四肢のうちどちらか一肢が動かない状態を単麻痺という。末梢神経の長期の圧迫(肩枕や泥酔後に寝込んで圧迫されての神経麻痺)や血行障害により，一側上肢の麻痺や一側下肢の麻痺が起こる。

4）その他の麻痺

顔面神経の一側の麻痺はウイルス感染などで起こり，この場合には脳卒中と違い額にしわを寄せることができない。脊髄損傷では，頸髄の中心が障害された場合，解剖学的な特性により下肢に比べ上肢に強い麻痺，胸髄以下の障害では下肢に麻痺(上肢に麻痺なし)が出る。

2 応急処置と搬送時の留意点

意識障害を伴って急激に発症または進行する場合には，四肢麻痺，片麻痺とも，気道，呼吸，循環に注意しつつ三次救急医療機関か脳卒中専門医療機関への搬送が望ましい。

Ⅶ 頭 痛

1 頭痛の種類

発症原因により，機能性頭痛(一次性頭痛)と症候性頭痛(二次性頭痛)に分類される。

1）機能性頭痛

脳血管の拡張により周囲に分布する神経が刺激されて発症する片頭痛や群発頭痛，首や頭の筋肉の緊張から生じる緊張型頭痛は機能性頭痛に分類される。

2）症候性頭痛

症候性頭痛として代表的なものに，くも膜下出血，髄膜炎，脳腫瘍などがある。

2 緊急度・重症度の判断

頭痛の傷病者では意識障害，血圧，発症形式，その他の神経症状をチェックしたうえで，プロトコール(図3-3-16)に沿って緊急度・重症度を判断し適切な搬送先を選定する。

3 応急処置と搬送時の留意点

外的な刺激をなるべく避け，搬送は愛護的に行う。必要に応じて，気道確保や酸素投与などの処置や心電図，SpO_2モニターを行う。

4 主な疾患

機能性頭痛と症候性頭痛に分けて，疾患別にその特徴をあげる。一般的に，機能性頭痛は慢性の経過をたどることが多く，一方，症候性頭痛は，急性・亜急性の経過をとることが多い。

1）機能性(一次性)頭痛

(1) 片頭痛

思春期～50歳代に発症し，女性に多く，前駆症状(気分変調，嘔気・嘔吐，周辺が輝く暗点がみえるなど)を伴うことがある。頭の半分が拍動性に痛み，日常生活に支障をきたすほどである。月経や食事内容が誘因となる。

群発頭痛も一側性頭痛であるが，数カ月続き毎日決まった時間(夜間)に起こる。男性に多く，流涙・鼻漏，鼻閉などを伴う。

(2) 緊張型頭痛

機能性頭痛の半数近くを占め，頭重感や頭部圧迫感を後・前頭部または頭部全体で自覚する。その強さ，持続時間，発生頻度には個人差があるが，午前中から午後に症状が重く，就床によって軽減することが多い。筋肉の緊張が原因であることもあり，肩こりを解消することで頭痛が消失することもある。

(3) 高血圧症による頭痛

後頭部から頭頂部にかけてのものが多く，頭部全体にわたる場合もある。痛む時期は早朝に多く，1～2時間続いて起床とともに軽減する傾向にあり，痛みは激烈なものは少なく，頭重に近い軽度のものが多い。

第3編　救急医学

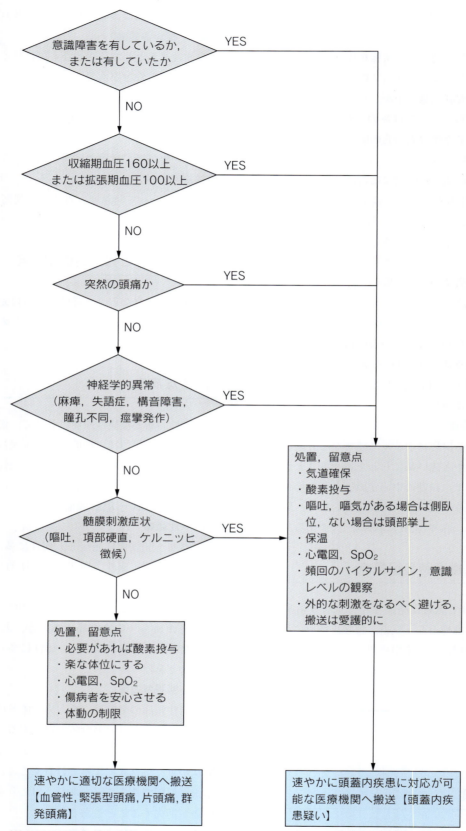

（救急振興財団：救急搬送における重症度・緊急度判断基準作成委員会報告書，平成16年3月．より引用・改変）

図3-3-16　頭痛のプロトコール

2）症候性（二次性）頭痛

(1) くも膜下出血
くも膜下出血は突発的な激痛（「今まで経験したことのないような」「ハンマーで殴られたような」と表現される）をきたし，嘔吐，髄膜刺激症状とともに意識障害に至ることが多い。

(2) 脳出血
脳出血に伴う頭痛は約30％にみられ，主に後頭部に現れる。小脳出血による場合は，めまい，嘔吐を伴いやすい。

(3) 髄膜炎・脳炎
発熱など感染徴候が先行した後に徐々に発症する。副鼻腔炎や歯の齲蝕（いわゆる虫歯）からの波及もある。高熱，意識障害，髄膜刺激症状，痙攣などを伴う。

(4) 慢性硬膜下血腫・脳腫瘍
慢性硬膜下血腫は，高齢者に比較的多い。痛みは軽度であり，歩行失調や認知症様の症状で発症してくることもある。直近3カ月以内での頭部外傷の有無を確認することが大事である。脳腫瘍の場合は，起床時に頭痛を自覚することがあり，頭痛以外に精神症状，痙攣，麻痺などを伴うこともある。

VIII　めまい

1　めまいとは

1）めまいの種類
めまいは，以下のように3つの種類に分けられる。
①回転性めまい：周りがぐるぐる回るといった感覚
②浮動性・動揺性めまい：船に乗って揺られるようなふわふわした感覚
③失神性めまい：立ちくらみ，眼前暗黒感を呈する感覚

2）めまいの原因の分類
めまいを起こすメカニズムは，大きく以下の3つに分けられる。

(1) 末梢性めまい
身体の平衡感覚は，内耳に存在する前庭器官や三半規管などで感じられる。したがって，内耳の障害（耳鼻科領域の疾患で起こる）で発症することが多い。そのため，末梢性めまいと呼ばれる。

(2) 中枢性めまい
平衡感覚や視覚の情報は脳幹などの中枢神経に伝達される。したがって，脳幹や小脳の障害（脳神経外科や神経内科領域の疾患で起こる）によって，めまいが発症することがある。

(3) 失神性めまい
起立性低血圧や高度徐脈などでめまい感が発生することがある。

2　緊急度・重症度の判断

緊急度・重症度の高い急性発症のめまいは，脳血管障害などによる中枢性めまいである。頭痛や意識障害，運動麻痺などの中枢神経症状がみられる場合には，脳血管障害による中枢性めまいであることが多く，迅速な対応が必要となる。

一方，急性発症のめまいの場合には，傷病者の不安感が強いことが多いが，中枢神経症状を伴わない場合の多くは末梢性めまいであることが多く，緊急性は高くないことが多い。

ただし，緊急度・重症度の判断にあたっては，症状などから中枢性めまいと末梢性めまい，失神性めまいを区別することは容易ではない。したがって，プロトコール（図3-3-17）に沿って，症状や観察所見を判断し，適切な医療機関に搬送するように努める。

3　応急処置と搬送時の留意点

1）安静の指示
頭位や体位の急激な変化や走行中の車両の揺れなどにより，めまいの増悪がみられることがあり，できるだけ安静保持に努める。

2）嘔吐に対する処置
めまいを訴える傷病者では，嘔吐をきたすことが少なくない。誤嚥に注意しながら，適切な処置を行う。

3）容態の急激な変化
中枢性めまいの場合には，急激に症状が悪化することがあり（意識レベルの急激な悪化など），車内でのバイタルサインや意識状態の観察を怠らないようにする。

4　主な疾患

以下に，めまいの原因となる主な疾患について述べる。

1）末梢性めまい

(1) メニエール病
激しい回転性めまいとともに片側または両側の難聴，耳鳴りが起こり，めまいの消失とともに随伴症状も消失

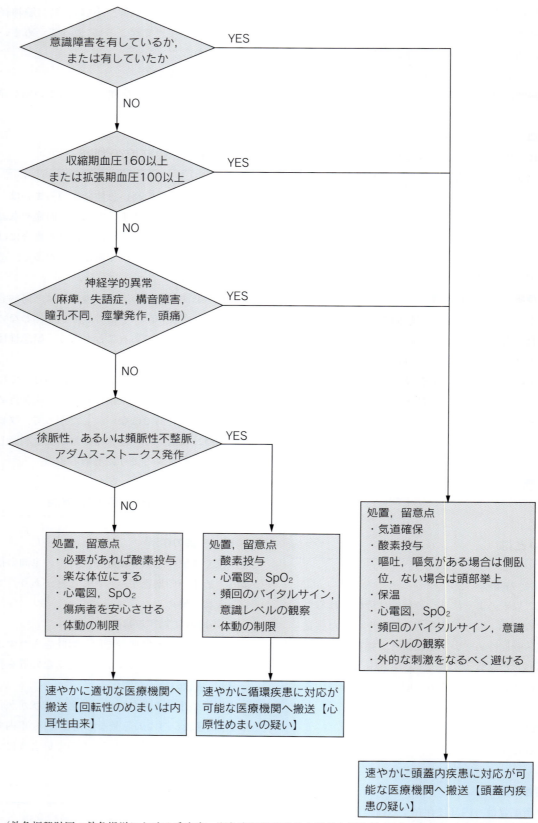

(救急振興財団:救急搬送における重症度・緊急度判断基準作成委員会報告書,平成16年3月.より引用・改変)

図3-3-17 めまいのプロトコール

する。原因は不明で，繰り返し起こる間に難聴が進行する場合もある。

(2) 良性発作性頭位めまい
起床時，臥床時や寝返りの際に，特定の頭位をした場合に発作的に回転性めまいが起こり，数十秒以内に消失する。

(3) 突発性難聴
片側の難聴に伴い，時にめまいが随伴する。再発はないが耳鳴りや難聴が残る場合がある。

(4) その他
中耳炎の内耳への波及などでも生じる。

2) 中枢性めまい
中枢性めまいの大多数は小脳・脳幹の脳血管障害（出血や梗塞）により頭痛や嘔吐，意識障害を伴って生じる。小脳や脳幹に血液を送る椎骨－脳底動脈血流不全症などでも起こる。また，脳腫瘍とくに聴神経腫瘍では，片側の難聴・耳鳴り，顔面神経麻痺に伴ってめまいが起こる場合がある。

3) 失神性めまい
急に起立したときに生じるめまいには起立性低血圧，タール便を認める場合には消化管出血に伴う貧血，糖尿病の既往がある場合には高血糖や低血糖が原因となることがある。高度の徐脈などの循環器疾患（心疾患）などの場合にも失神性めまいが生じることがある。

Ⅸ 胸痛・動悸

1 胸痛とは

胸痛とは，上方は鎖骨から下方は肋骨弓までの胸部に局在する痛みであり，胸壁や胸郭内臓器の障害に由来する自覚症状である。痛みは体性痛，内臓痛，関連痛に分類される。

1) 体性痛
知覚神経（痛覚）に由来する痛みで，局在がはっきりしており鋭い痛みである。知覚神経は胸壁に分布しているので，胸壁の外傷（肋骨骨折，気胸など），胸膜炎，帯状疱疹などのときに感じられる。

2) 内臓痛
内臓痛には自律神経が関与する。心臓，肺などに分布している自律神経の求心路を介して，障害の情報が知覚神経に伝達される。そのため局在がはっきりせず，深い部分での漫然とした広範な痛みの感覚となる。

3) 関連痛
障害部位の痛み（体性痛・内臓痛）を伝達する神経と近接する神経も刺激されていると脳が錯覚し，近接する部位にも痛みを自覚することがある。この痛みを関連痛という。例えば心筋梗塞では，左肩，頸部，下顎や歯，心窩部などに痛みを訴えることもある。

胸痛の症状で緊急度の高い疾患と特徴を表3-3-7に示す。

2 動悸とは

動悸とは，心臓の拍動を不快感や不安定感として感じる自覚症状である。必ずしも脈拍数が多いわけではなく，「ドキドキする」「ドキンとした」「脈が抜けた」などさまざまな表現となる。

動悸の原因となる主な疾患を表3-3-8に示す。

3 緊急度・重症度の判断

胸痛・動悸の傷病者では，緊急度・重症度が高い疾患が多く，容態が急変することも多いので，状態が安定していることが確信できるまでは緊急性が高い傷病者として対応する。胸痛のプロトコールを図3-3-18に，動悸・不整脈のプロトコールを図3-3-19に示す。

1) 生理学的評価
意識（呼びかけに対する反応），気道（A），呼吸（B），循環（C），意識レベル（JCS/GCSに対する評価）の評価を簡潔に行う。第一印象として，呼吸が浅く速い，顔面蒼白，湿潤・冷感，橈骨動脈触知微弱があればショック徴候ありと判断して応急処置と搬送を優先し，バイタルサインの測定，病歴聴取や身体観察などは簡潔にする。明らかなショック徴候が認められなければ意識レベルの評価，呼吸の観察，脈拍と血圧，SpO_2の測定を行う。

2) 心電図モニター
胸痛・動悸を訴える傷病者では致死性不整脈（心室細動，無脈性心室頻拍）を生じることがあるので，心電図を継続して観察することが必要である。心室期外収縮（幅の広いQRS）が多源性，多発性あるいはR on Tでみられるとき，あるいは心室頻拍のときは致死性不整脈に移行する危険が高い。R-R間隔が不整またはP波がみられず，頻脈のときは心房細動の頻拍発作であり，心不全を起こすことがある。ST上昇や低下がみられるときは急性冠症候群（急性心筋梗塞，不安定狭心症）を疑う。

3) 病歴聴取
生理学的評価と心電図モニターで異常がなければ詳細

表3-3-7 胸痛をきたす緊急度の高い疾患

代表的疾患	特徴
急性心筋梗塞	比較的急激に発症，20分以上胸痛が持続，湿潤・冷感，ショック，締めつけられるような痛み
急性大動脈解離	急激に激痛で発症，背部痛を伴う，痛みが移動する，重篤感，上肢の血圧の左右差（20mmHg 以上）
大動脈瘤破裂	急激に発症，ショック，大動脈瘤の既往
肺血栓塞栓症	呼吸苦，SpO_2の低下，長時間の坐位後
緊張性気胸	若年男性に多い，急激に発症，呼吸困難

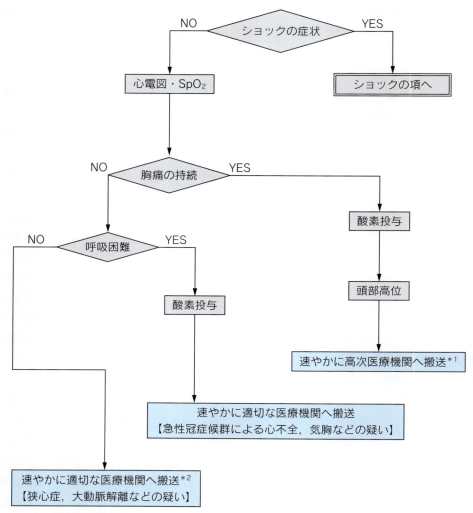

*1：急性心筋梗塞などによる心原性ショック，大動脈解離，肺血栓塞栓症などを疑い救命救急センターまたは循環器専門医のいる医療機関へ
*2：狭心症，大動脈解離などの鑑別可能な医療機関へ搬送
（救急振興財団：救急搬送における重症度・緊急度判断基準作成委員会報告書，平成16年3月．より引用）

図3-3-18 胸痛のプロトコール

表3-3-8 動悸の原因となる主な疾患

疾患	特徴
発作性上室頻拍	循環動態は安定している。基礎疾患はないことが多く、数分で自然消失することもある
発作性心房細動	脳梗塞の原因となる。頻脈時は循環動態は不安定となる
心室頻拍	QRSの幅が広く、心室細動に移行しやすい
期外収縮	基本調律に先行した早期収縮を起こすもので、QRSの幅が広い心室期外収縮は緊急性を要することが多い
心筋梗塞	心筋梗塞自体で動悸を訴えることもあり、また期外収縮など、合併する不整脈による症状のこともある

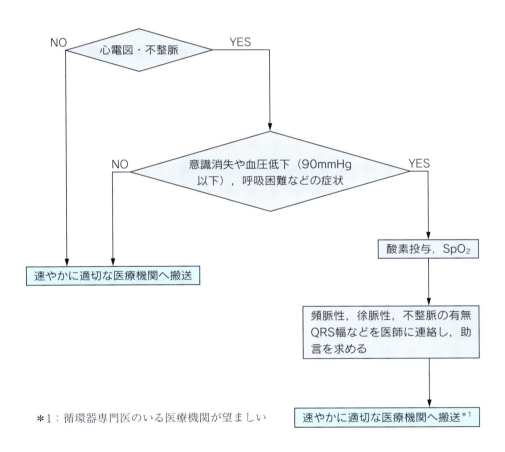

*1：循環器専門医のいる医療機関が望ましい

（救急振興財団：救急搬送における重症度・緊急度判断基準作成委員会報告書，平成16年3月．より引用）

図3-3-19 動悸・不整脈のプロトコール

に病歴聴取を行う。異常がある場合は現場での病歴聴取は簡潔に行い，可能であれば搬送中に追加聴取する。一般的な病歴聴取以外に胸痛あるいは動悸について，発症形態，性状，部位，持続時間，随伴症状について聴取する。

(1) 発症形態
突然強い痛みで発症する場合は緊急度が高いことが多い。

(2) 性状
「経験したことがないくらい強い痛み」「死ぬかもしれないと思った」「胸が締めつけられるよう」「心臓をわしづかみされたよう」「焼けるような痛み」「張り裂けるような痛み」というような表現の場合は重症であることが多い。「チクチクする」「刺すような鋭い痛み」「動くとここが痛い」「ここを押されると痛い」などの表現で，局在がはっきりしている場合は体性痛のことが多く重症例は少ない。糖尿病を有する傷病者と高齢者では痛みを強く感じないことがあるので注意を要する。

(3) 痛みの部位
心臓疾患では胸部中央に痛みを感じることが多いが，心窩部や左肩に痛みを感じることもある。また，胸痛をあまり自覚せず，下顎(歯)や左肩などに関連痛を訴えることもある。急性大動脈解離では背部にも強い痛みを感じ，痛みの部位が移動することがある。気胸では患側の上胸部に痛みを感じることが多い。

(4) 痛みの持続時間
狭心症では数分以内に痛みが消失することが多く，長くても20分以内である。20分以上持続する場合は心筋梗塞，急性大動脈解離，肺塞栓症，気胸などを疑う。

(5) 随伴症状
急性大動脈解離では，頸動脈に病変が及んだ場合，片麻痺や構音障害，意識障害など脳梗塞の症状を伴うことがある。また，解離の部位によっては血圧の左右差を認めることがある。肺塞栓や気胸では呼吸困難を伴うこともある。

4） 身体観察

(1) 頸部
頸静脈の怒張を認める場合は，心タンポナーデ，肺塞栓症，緊張性気胸を疑う。

(2) 胸部
胸郭の動きに左右差があれば気胸を疑う。呼吸音に左右差を認めれば気胸，血胸，胸水貯留などを疑い，断続性ラ音を認めれば急性左心不全に伴う肺水腫を疑う。肋骨に沿って皮疹が認められれば帯状疱疹を疑う。

4 応急処置と搬送時の留意点

1） 気道確保
意識障害を認めるときは気道確保を行う。

2） 酸素投与
ショック徴候や明らかな呼吸困難があれば酸素投与を行う。

3） 除細動の準備
致死性不整脈発生の危険が高いので心電図モニターの監視を継続し，いつでも除細動パッドが装着できる準備を整えておく。とくに心室期外収縮が多源性，多発性またはR on Tでみられるとき，あるいは心室頻拍のときは心室細動に移行することがあるので，あらかじめパッドを装着しておくほうがよい。

4） 搬送体位
ショック徴候がある場合は仰臥位を原則とするが，呼吸困難が強いときや肺水腫を疑うときは起坐位を保つほうがよい。起坐呼吸とも呼ばれ，傷病者本人が起坐位のほうが楽であると訴えることも多い。

5 主な疾患

1） 急性冠症候群
急性心筋梗塞の胸痛は20分以上続き，「締めつけられるような痛み」と表現されることが多い。湿潤・冷感，顔面蒼白といった重篤感を感じさせる症状を伴うことが多い。不安定狭心症は，最近発作の頻度が増えたり，安静時にも発作が起こったりする狭心症で，心筋梗塞へ移行する可能性が高いので，病歴聴取が重要である。

2） 急性大動脈解離
急激に発症し，胸痛以外に背部痛を伴うことが多い。発症時にもっとも痛みが強く，その後，背部痛が上下方向に移動することもある。いずれにしても激痛が持続し重篤感が強い。解離の部位によりさまざまな症状が出現するが，脳梗塞，心筋梗塞，心タンポナーデを合併したり，血圧の左右差がみられることがある。

3） 肺血栓塞栓症
ロングフライト血栓症(いわゆるエコノミークラス症候群)とも呼ばれる。呼吸困難で発症することが多いが，胸痛は次に多い症状である。重症例ではショック症状や意識消失を伴い，心停止に移行することも少なくない。長時間の坐位や臥床後に発症することが多いが，特徴的な症状はない。突然の呼吸困難や胸痛があるとき，呼吸音に異常がないのにSpO_2の低下や呼吸困難が認められ

るときは本症を疑う。

4）気　胸

気胸は限局性の強い痛みで発症する。病側の呼吸音の減弱を認めるが，はっきりしないこともある。肺胞損傷部のチェックバルブ機構(註)により緊張性気胸に陥ると，心外閉塞・拘束性ショック症状を呈する。頸静脈の怒張や皮下気腫がみられることもある。

（註）チェックバルブ機構：肺または胸壁の損傷部が一方向弁の役割を果たし，吸気時に肺または体外から胸腔内に流入してきた空気が，呼気時には流出できない状態が生じる。その結果，しだいに胸腔内に空気が充満して肺を圧迫するとともに胸腔内圧が上昇する。陽圧換気を実施するとこの現象は顕著になる。

5）心室期外収縮

心室期外収縮が多源性，多発性あるいは R on T でみられるときは，心室細動に移行することが多いので注意を要する。急性冠症候群が原因のことも多い。

6）発作性心房細動

心房が無秩序に興奮収縮を繰り返す状態で，QRS の間隔は不規則である。48時間以上継続する場合には左房内に血栓を形成することが多く，脳塞栓症などの原因となる。長時間続くと心不全を起こすことも多いので，注意が必要である。

7）発作性上室頻拍

心房細動に比し QRS の間隔は規則正しい。基礎疾患を有することは少なく循環動態も安定している。時に180/分以上の頻拍となることもあり，動悸を主訴に救急要請されることも多い。

8）その他の疾患

甲状腺疾患，心不全や貧血などでも動悸を生じることがある。

X　腹　痛

1　腹痛とその種類

腹痛のなかでも，急激に発症した激しい腹痛を主症状とし，緊急手術など迅速な対応を要する疾患を総称して急性腹症と呼ぶ。

緊急度・重症度が高い代表的疾患と特徴を表3-3-9に示す。また，急性冠症候群でも心窩部痛を訴えることがあり，腹部臓器以外の疾患も忘れてはならない。

表3-3-9　腹痛をきたす代表的疾患と特徴

腹痛をきたす疾患	特徴
胃・十二指腸潰瘍穿孔	突然の上腹部激痛，腹膜刺激症状，潰瘍の既往，心窩部痛の先行
急性胆囊炎	右上腹部疝痛，右肩・背部への放散痛，発熱，黄疸
急性虫垂炎	初期は心窩部痛でしだいに右下腹部痛へ移動，右下腹部腹膜刺激症状
腸閉塞*	強い持続痛，嘔吐，腹満感
急性膵炎	上腹部痛，背部痛，胆石の既往，飲酒歴
腸間膜動脈血栓塞栓症	突然の強い持続痛，血便，高齢者に多い
異所性妊娠（子宮外妊娠）破裂	妊娠（自覚していないこともある），突然の下腹部痛，ショック
卵巣囊腫茎捻転	突然の強い下腹部持続痛
腹部大動脈瘤破裂	大動脈瘤の既往，突然の激痛，ショック

＊　腸閉塞は腸管内腔が閉塞する状態のことで，開腹術後の癒着などでみられる。イレウスは腸管麻痺によって腸管蠕動運動が低下する状態のことで，汎発性腹膜炎などでみられる

2　緊急度・重症度の判断

腹痛の傷病者では緊急性が高い疾患の割合はそれほど高くないが，時にはショックを伴うこともあり，また緊急手術など迅速な対応が必要になることもある。

1）生理学的評価

傷病者接触時に呼吸が浅く速い，顔面蒼白，湿潤・冷感，橈骨動脈触知微弱などショック徴候を認めるときは応急処置と搬送を優先する。バイタルサインの測定，病歴聴取や身体観察などは現場では簡潔に行い，可能なら搬送中に追加聴取する。明らかなショック徴候が認められなければ意識レベルの評価，呼吸の観察，脈拍と血圧，SpO_2の測定を行う。

2）病歴聴取

(1) 腹痛の部位

腹痛の部位は原因となる疾患を推測する指標となる（図3-3-20）。

(2) 発症様式

突発的な激痛の場合，胃・十二指腸潰瘍の穿孔，絞扼

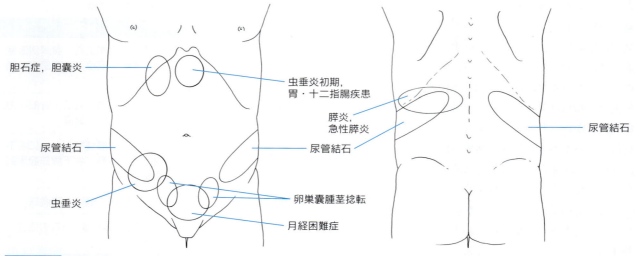

図3-3-20 腹痛の部位から疑われる疾患

性腸閉塞（腸捻転，鼠径ヘルニア嵌頓など），腹部大動脈瘤破裂，腸間膜動脈血栓塞栓症，異所性妊娠破裂など緊急性が高い疾患が多い。胆石発作，尿管結石なども突発的な痛みで発症するが，緊急度・重症度はあまり高くはない。

(3) 性 質
持続的な激痛は緊急度・重症度が高いことが多い。

(4) 放散痛・関連痛
胆石では右肩痛，尿管結石では鼠径部への放散痛を伴うことがある。膵臓，十二指腸，腎臓，大動脈など後腹膜臓器疾患の場合，腰背部痛を伴うことも多い。

(5) 随伴症状
腸閉塞やイレウスでは嘔吐を伴うことが多い。胃・十二指腸潰瘍では吐血することもある。下痢は腸炎で発生することが多く，感染性腸炎や食中毒を疑う。上部消化管出血ではタール便(註)，大腸憩室や虚血性腸炎，大腸癌など下部消化管出血では鮮血の下血がみられる。胆嚢炎や腹膜炎，虫垂炎では発熱を伴うことが多い。泌尿器科疾患では血尿，婦人科疾患では性器出血がみられることがある。

(註) タール便：胃・十二指腸など上部消化管からの緩徐な出血では腸管内の停滞時間が長くなるので，便の性状がコールタールのような黒色のドロッとした便になる。

3) 身体観察
(1) 顔面・皮膚
眼瞼結膜や顔色が蒼白なときは貧血の可能性が高く，消化管出血や腹腔内出血を疑う。また眼球結膜や皮膚に黄染を認めれば，肝胆道系疾患による黄疸を疑う。

(2) 腹 部
腹壁の静脈が怒張していれば門脈圧が亢進しており，肝硬変の可能性が高い。手術痕があれば腸管癒着による腸閉塞を念頭におく。鼠径ヘルニアの嵌頓では虚血や腸閉塞による強い腹痛を訴えるので，腹痛を訴える傷病者では鼠径部の観察を忘れてはならない。腹膜炎では腸雑音は減弱・消失する。腸閉塞で金属音が聴取される場合は緊急性が高い。腹膜刺激症状とはブルンベルグ徴候（反跳痛）と筋性防御（デファンス）をいう。ブルンベルグ徴候（反跳痛）は，腹部を圧迫した手を急に離したときに，圧迫したときよりも強い痛みを訴えることをいい，筋性防御（デファンス）は，腹部全体が板のように硬く触れることで，板状硬ともいう。腹膜刺激症状は腹膜炎や腸管虚血の際にみられる症状で緊急度・重症度が高いことを示す重要な所見である。

3 応急処置と搬送時の留意点

1) 気道確保
意識障害を伴うときは気道確保を行う。

2) 酸素投与
ショック徴候や明らかな呼吸困難があれば酸素投与を行うが，SpO₂を指標に流量を調節する。酸素流量の調節や投与方法（鼻カニューレ，フェイスマスクなど）の選択を行う。

3) 搬送体位
当初は嘔気・嘔吐がなくても搬送中に嘔吐を誘発することもある。とくに意識障害があるときは誤嚥に注意が必要であり，側臥位などで対応する。ショック状態では

仰臥位を基本とするが，腹痛が強いときは膝屈曲位など傷病者が楽な姿勢で搬送する。

4 主な疾患

1）胃・十二指腸潰瘍穿孔
急激な腹痛で発症し，腹膜刺激症状がみられる。ただし高齢者では腹膜刺激症状の出現がはっきりしないこともある。胃・十二指腸潰瘍の既往，心窩部痛の既往，タール便の有無，鎮痛薬の服用など病歴聴取が大切である。緊急手術など迅速な対応を要することが多い。

2）胆石症・急性胆嚢炎
胆石が嵌頓すると疝痛発作をきたす。脂肪の多い食事で誘発されることが多い。急性胆嚢炎は胆石を合併していることが多く，徐々に痛みが増強し発熱を伴う。重症例では敗血症性ショックとなる。

3）急性膵炎
徐々に痛みが増強し七転八倒するような激しい痛みを訴えることが多い。背部痛を伴うこともあり，胆石の嵌頓による膵管の閉塞やアルコールの多飲で発症することが多い。重症例ではショック症状を伴う。

4）絞扼性腸閉塞
開腹術後の癒着や腸管の捻転，鼠径ヘルニアの嵌頓などにより腸管の機械的閉塞と虚血による症状を呈する。比較的急激に発症し，強い持続痛を訴える。緊急手術の可能性がきわめて高い。

5）異所性妊娠破裂
ほとんどが卵管妊娠破裂であるが，突発的な激痛で発症し，ショック症状を呈することが多い。妊娠は自覚していないこともあり，最終月経などの聴取により妊娠の可能性を確認する。緊急手術の適応となる。

6）尿管結石
突然の側腹部痛あるいは背部痛で発症する。尿のうっ滞による腎盂尿管の拡張に伴う痛みで，七転八倒する激しい痛みであるが，尿が流れるとともに嘘のように痛みが消失することがある。腰背部痛，背部叩打痛を伴うことが多い。緊急度・重症度は高くないが，大動脈疾患，婦人科疾患など重要な疾患との区別が重要である。

XI 腰痛・背部痛

1 腰痛・背部痛とは

腰痛と背部痛は，区別することが困難なので，腰背部痛として扱うほうがよい。

腰背部痛はありふれた症状で，多くの場合，筋・筋膜あるいは骨格系に由来し，緊急度・重症度は高くないことが多い。しかし，筋骨格系に由来する痛みでもなかには緊急性が高いものもあり，また重大な内科的疾患が原因のこともある。

2 緊急度・重症度の判断

まず緊急性が高い疾患や命にかかわる疾患を念頭においた活動が必要である。観察と判断の手順をプロトコールとして図3-3-21に示す。

1）生理学的評価
傷病者に接触したときの観察で，呼吸が浅く速い，顔面蒼白，湿潤・冷感，橈骨動脈触知微弱があればショック状態であり緊急性が高い疾患が強く疑われる。現場でのバイタルサインの測定や病歴聴取，身体観察などは必要最小限にして応急処置と搬送を急ぐ。明らかなショック徴候がなければ意識レベルの評価，バイタルサインの測定を行う。血圧の左右／上下肢差があれば急性大動脈解離を疑い，緊急性は高い。

2）病歴聴取
緊急度・重症度を考慮した病歴聴取を行う。

(1) 急激な症状の出現
急激な発症であるほど緊急性が高いことが多い。

(2) 外傷の有無
外傷あるいは運動や過負荷などの誘因があったか確認する。誘因があった場合は筋骨格系に由来する痛みの可能性が高い。しかし，急性大動脈解離，大動脈瘤破裂は運動負荷による血圧上昇が引き金になることもあり，筋骨格系と決めつけてはならない。

(3) 安静時の痛み
安静時も痛みが持続する場合は，感染性疾患や悪性腫瘍など重症疾患の可能性がある。

(4) 発熱
先行する発熱症状があるときは感染性疾患の可能性が高く，重症疾患が原因であることが多い。

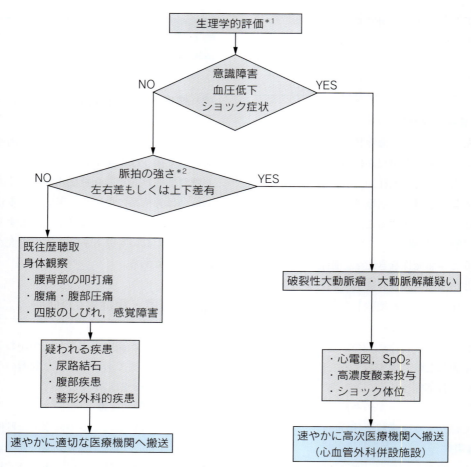

*1：突然の強い腰・背部痛には十分な注意が必要
*2：脈拍と同時に、血圧の左右差を測定することが望ましい

参考
腰・背部痛評価のポイント
・腰・背部痛の発症経過と程度、疼痛部位と随伴症状、運動時の増強
・腰・背部痛が強く、ショック症状あるいは脈拍・血圧の左右上下差があれば大動脈解離を疑う
・破裂性大動脈瘤・大動脈解離の進展部位により、意識障害、胸痛、腹痛、下肢痛を合併することがある

（救急振興財団：救急搬送における重症度・緊急度判断基準作成委員会報告書，平成16年3月．より引用・改変）

図3-3-21 腰痛・背部痛のプロトコール

(5) **既往歴**

免疫抑制状態（糖尿病，ステロイド内服，HIV陽性など）の傷病者では重症感染症の可能性がある。また，体重減少があれば悪性腫瘍の可能性がある。

3) **身体観察**

内臓疾患も念頭においた観察を心がける。

(1) **頸 部**

頸静脈の怒張を認める場合は，急性大動脈解離に伴う心タンポナーデを疑う。

(2) **腹 部**

腹部の圧痛や腹膜刺激症状を認めれば消化器疾患を疑う。腹部大動脈瘤破裂では腹部に拍動性腫瘤を触れることがある。

(3) **背 部**

背部叩打痛を認めれば急性腎盂腎炎や尿管結石を疑う。脊椎に圧痛を認めれば骨格系疾患を疑う。

(4) **神経所見**

下肢の筋力低下や感覚障害を認めるときは筋骨格系の重症疾患（椎間板ヘルニア，悪性腫瘍など）の可能性があ

り，とくに症状が進行性のときは緊急度が高い。

3 応急処置と搬送時の留意点

1）気道確保
意識障害を伴うときは気道確保を行う。

2）酸素投与
ショック徴候や明らかな呼吸困難があればSpO₂を指標に酸素投与を行う。

3）搬送体位
ショック徴候がある場合は仰臥位を原則とするが，傷病者が楽な体位を優先する。嘔吐時は側臥位にして誤嚥防止に努める。外傷の際は，必要に応じてバックボードなどを用いた全身固定を考慮する（p. 202, 図3-5-8参照）。

4 主な疾患

1）腹部大動脈瘤
破裂すると激しい腹痛や腰痛をきたし，短時間にショックや心停止に移行することが多い。急激な発症の腰痛であればまず本疾患を念頭におく。運動や力仕事を契機に発症した腰痛であっても，単に筋骨格系の疾患と決めつけてはならない。運動時の急激な血圧上昇によって，既存の動脈瘤が破裂に至ることもある。

2）急性大動脈解離
突然の激しい胸痛や背部痛で発症することが多く，突然死の原因にもなる。痛みは発症時にもっとも強く，胸部から背部・腰部へ移動することがある。血圧の左右差や上下肢差がみられることがあり，片麻痺など脳梗塞の症状をきたすこともある。

3）消化器疾患
腰痛以外に腹部症状を伴うことが多い。腹部圧痛を認めれば消化管穿孔，急性膵炎，急性胆囊炎など消化器疾患の可能性が高く，とくに反跳痛や筋性防御などの腹膜刺激症状があれば消化管穿孔を疑う。

4）骨盤内臓器疾患
女性で下腹部鈍痛を伴うときは子宮筋腫や子宮内膜症，さらに発熱を伴うときは骨盤腹膜炎を疑う。

5）泌尿器疾患
尿管結石は急な腰背部痛で発症することが多く，痛みは強いが間欠的である。腎盂腎炎では発症は緩徐で，発熱や全身倦怠感など全身症状を伴うことが多い。ともに背部叩打痛がみられることが多い。

6）脊椎・脊髄疾患

（1）胸腰椎の脱臼・骨折
高エネルギー事故時の腰痛では脊椎の骨折を疑う。とくに神経所見に注意しバックボードなどに固定する。

（2）胸腰椎の圧迫骨折
高齢者が転倒したり尻もちをついたりしたときに多い。神経所見を伴うことは少ない。

（3）椎間板ヘルニア
下肢の筋力低下やしびれを伴う。症状が進行性のときは緊急性がある。

（4）筋・筋膜性腰痛症（ぎっくり腰）
重いものを持ち上げたときや中腰の姿勢で発症しやすい。安静にすると痛みは軽減・消失し，神経症状は伴わない。

XII 喀血・吐血・下血

1 喀血・吐血・下血とは

喀血とは下気道から肺胞に至る部位からの出血で，ほとんどの場合咳嗽を伴い，痰に混じったり血液として口から咳嗽とともに排出されたりする。

吐血とは口から嘔吐と同時に血液を吐き出すことで，出血源は食道，胃，十二指腸などがほとんどである。胃内に血液が貯留すると嘔吐を誘発して吐血することが多い。上部消化管からの出血でも，少量の場合は吐血することなく下血のみとなることもある。また，鼻腔や口腔からの出血あるいは多量の喀血による出血を嚥下したときも，嘔吐が誘発されて嚥下した血液を嘔吐することがある。

喀血，吐血，鼻腔・口腔からの出血を区別するための観察要領を図3-3-22に，それぞれの特徴を表3-3-10に示す。

下血とは消化管管腔内への出血が肛門から排泄されることであり，上部から下部まであらゆる消化管からの出血で生じる。上部消化管（胃・十二指腸）からの出血では黒色便（タール便）となり，下部消化管（空腸，回腸，大腸）からの出血では赤色を呈することが多い。血便は厳密には下血と区別され，直腸・肛門周囲からの出血で新鮮な血液が肉眼的に便に付着しているものをいう。また，粘血便は肉眼的に便に粘液と血液が混入しているものをいう。

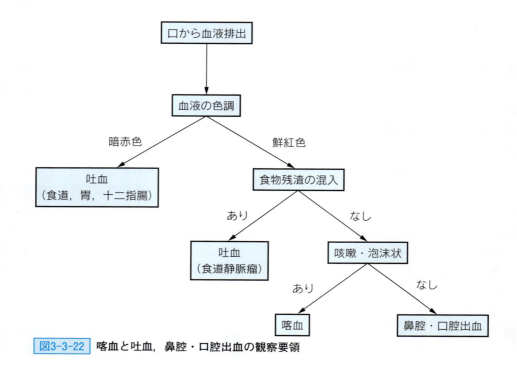

図3-3-22 喀血と吐血，鼻腔・口腔出血の観察要領

表3-3-10 喀血，吐血，鼻出血の特徴

	喀血	吐血	鼻出血
色調	鮮紅色	暗赤色（食道静脈瘤から多量では鮮紅色）	鮮紅色
出血の状態	咳嗽とともに喀出	嘔吐に伴い排出	持続性
性状	泡沫状，痰が混在	食物残渣が混在	血液のみ
自覚症状	呼吸困難，胸内苦悶	嘔気・嘔吐，心窩部痛	とくになし
既往歴	慢性呼吸器疾患，心疾患	胃・十二指腸潰瘍，肝硬変	高血圧，抗凝固・抗血小板薬内服

2 緊急度・重症度の判断

喀血と吐血では，出血量による緊急度・重症度判断や対応する診療科が異なるので，早期の区別が必要になる。下血では緊急性が高い疾患は比較的少ない。

1）生理学的評価

喀血の場合，出血が少量でも咳嗽を認め，呼吸困難が強い場合はすぐに酸素投与を行う。呼吸が浅く速い，顔面蒼白，湿潤・冷感，橈骨動脈触知微弱があればショックと判断して搬送を優先し，現場でのバイタルサインの測定，病歴聴取や身体観察などは簡潔に行う。明らかな呼吸困難やショック徴候が認められなければ意識レベルの評価，呼吸の観察，脈拍と血圧，SpO₂の測定を行う。

喀血であれば100mL以上で大量出血と判断する。吐血では喀血ほど緊急性は高くないが，吐血した以外に胃内に大量出血していることもあり，容態変化に十分注意する。また，吐血しているときは下血の訴えがなくても下血を伴っていないか，最近の便の色調について尋ねたり視認したりする。下血は，タール便か鮮血か粘血便かなど詳細に確認する。

2）病歴聴取

(1) 既往歴

慢性肺疾患（気管支拡張症など），肺結核，心疾患，胃・十二指腸潰瘍，肝硬変，動脈硬化，高血圧などの既往疾患，鎮痛薬や抗凝固・抗血小板薬などの内服歴，飲酒歴，喫煙歴など生活習慣，胸のつかえ感，発熱，咳嗽，倦怠感，呼吸困難，黒色便，体重減少，便通，外傷，渡航歴など最近の健康状態について聴取する。

(2) 随伴症状

咳嗽に伴うものか，嘔気・嘔吐を伴うものか，胸痛・背部痛，心窩部痛あるいは下腹部痛などの痛みを伴うか，下痢をしているかなどを確認する。

(3) 出血量

実際に出血量を判断できることもあるが，血液の多くは洗面所やトイレに流してしまっていることが多い。そのため，本人あるいは家族から聴取する必要があり，大まかにティッシュで拭う程度，コップ1杯くらい，洗面器に半分くらいなどと聞くようにする。喀血では20mL以下（ティッシュに付着程度）を少量，20～100mLを中等量，100mL以上（コップ1杯程度）を大量出血と判断する。吐血では嘔吐した血液以外に，血液が胃内に残存している可能性もある。洗面器にたとえる程度の出血であれば重症と判断できる。少量でも容態が変化することがあるので注意を要する。下血はトイレで流されていることがほとんどで，出血量を推測することは難しいが，緊急度・重症度が高いことは比較的少ない。

3）身体観察

(1) 結膜

眼瞼結膜で貧血，眼球結膜で黄染の有無を観察する。黄染があれば肝硬変による黄疸を疑う。

(2) 胸部

胸部聴診で断続性ラ音が聴取されれば急性左心不全による肺水腫や気道・肺胞内の出血を疑う。心雑音が聴かれれば弁疾患による心不全を疑う。

(3) 腹部

腹壁静脈の怒張や腹部膨隆を認めれば肝硬変を疑う。上腹部に圧痛を認めれば胃・十二指腸潰瘍を，下腹部に圧痛を認めれば大腸疾患を疑う。

3 応急処置と搬送時の留意点

1）気道確保

意識障害を認めるときは気道確保を行う。

2）酸素投与

咳嗽や呼吸困難，ショック徴候があればすぐに酸素投与を行う。SpO_2 を指標に流量を調節する。

3）搬送体位

ショック徴候がある場合は仰臥位を原則とするが，呼吸困難が強いときや肺水腫を疑うときは起坐位や半坐位（ファウラー位）が傷病者にとって楽なことが多い。吐血のときは誤嚥に注意し，とくに高齢者や意識障害を伴うときは十分注意し，側臥位で対応するほうがよい。喀血のときは出血側を現場で判断することは困難なので，傷病者が痰や喀血を喀出しやすい体位を保つほうがよい。

4 主な疾患

1）喀血

(1) 気管支拡張症

喀血をきたすことのある慢性呼吸器疾患で，日頃から膿性痰を喀出していることが多い。多くの場合，既往歴として自覚しているが，時に受診歴がなく自覚していないこともある。約半数の傷病者に喀血を認めるが，大量出血をきたすことは少ない。

(2) 肺結核

現在でも結核の新規患者は発生している。免疫抑制状態（糖尿病，ステロイド内服，HIV陽性など）の傷病者や高齢者，路上生活者に多いが，時に若年者でもみられる。喀血の傷病者に対応するときは，結核を常に念頭におき，感染防御に留意する。

2）吐血

(1) 食道・胃静脈瘤

多くは肝硬変による門脈圧亢進により発症する。肝硬変による血液凝固能低下も伴うので，破裂すると大量出血になることが多い。肝硬変により全身状態も悪いことが多いので，容易にショック状態となる。出血を繰り返していることが多い。

(2) 胃・十二指腸潰瘍

吐血の原因としてもっとも頻度が高い疾患である。ストレスや鎮痛薬の服用が誘因となることが多い。空腹時の心窩部痛を伴っていることもある。吐血の性状は緩徐な出血であれば胃酸の作用でコーヒー残渣様であるが，動脈性の大量出血では鮮紅色に近いこともある。少量の持続する出血の場合，吐血を伴わずに下血（タール便）だけのこともある。

3）下血

(1) 感染性大腸炎

病原性大腸炎やアメーバ赤痢などでは血性の下痢，粘血便がみられる。食事歴や渡航歴，周囲の人にも同症状の出現があるかなどを聴取する。

(2) 虚血性大腸炎

赤色～暗赤色の下血がみられ，突然の強い左側腹部を中心とした痛みが出現する。高齢者に多く，動脈硬化のために腸管虚血により発症する。

(3) 痔疾患

排便時に出血することが多く，痛みを伴うことも多い。鮮紅色の新鮮血で，便の表面に付着したり便器に滴り落ちたりする。多くはすぐに出血が止まるが，肝硬変に伴

う痔静脈瘤では出血が持続して出血量が多くなることもある。

XIII 外傷

1 外傷（総論）

1） 外傷（損傷）の定義

「外傷」とは機械的外力により身体が形態的，機能的に障害を被ることをいう。通常，他の外因性要素（異常温度，電気，化学物質，放射線など）による障害とは区別される。なお「損傷」は外傷を含めすべての外因性要素により生じる組織や臓器の障害を指す。

2） 外傷（損傷）の分類

外傷は外力の種類，受傷機転，損傷形態，損傷部位などによりさまざまに分類される（表3-3-11）。

（1） 鈍的外傷と鋭的外傷

受傷機転および成傷器の種類による鈍的外傷と鋭的外傷の区別は，生じる損傷の性質が大きく異なるために重要である。

①鈍的外傷

鈍器または表面が滑らかな形状をした物体によって生じる外傷を指す。交通事故，転落事故などによって生じる外傷であり，わが国で多い受傷形態である。外力が大きいため内臓損傷を引き起こしやすい。したがって注意深く観察しないと重症度の評価を誤る危険性がある。

②鋭的外傷

刃物のような先端が鋭利な物体あるいは銃器などによって生じる，身体を「貫く」形態の外傷を指す。穿通性外傷ともいわれる。銃創や刺創など，欧米で多い受傷形態である。杭や棒などの先端が鈍なものが刺さった創は杙創という。鋭的損傷は物体の刺入路に沿った臓器に生じ，出血量が多い場合には緊急度がきわめて高く致死的となる。

（2） 創傷の分類

皮膚，軟部組織など表在性の損傷を創傷と呼ぶ。創も傷も「きず」の意味であるが，創は皮膚，粘膜の連続性が断たれた開放性損傷を指し，一方，傷は皮膚の連続性が保たれている非開放性損傷に対して用いられる（「傷にきずなく，創にきずあり」という言葉がある）。例えば，挫創は皮膚に開放性の"創"ができたときであり，創を伴わない皮下組織の損傷は挫傷と呼ぶ。

創傷は機械的外力の種類や損傷部の形態によって分類

表3-3-11 外傷（損傷）の分類

1. 原因による損傷の分類
  1） 機械的損傷：いわゆる外傷
  2） 非機械的損傷
   ①熱傷，②凍傷，③電撃傷，④化学的損傷

2. 受傷の種類による分類
  1） 鈍的外傷　2） 鋭的外傷（刺創，銃創，杙創）

3. 受傷機転からみた外傷の特徴
  1） 交通事故
   ①歩行者の外傷，②四輪車の運転者・同乗者の外傷，③二輪車の外傷
  2） 日常生活での事故　3） 自損や傷害　4） 労災事故
  5） スポーツ外傷　6） 災害事故

4. 部位による分類
  1） 頭頸部外傷　2） 顔面外傷　3） 胸部外傷
  4） 腹部外傷　5） 四肢・骨盤外傷　6） 表在性外傷（皮膚軟部組織損傷）

5. 損傷部位の数による分類
  1） 単独外傷　2） 多発外傷

される（表3-3-12，写真3-3-1～3，図3-3-23）。創部の観察は，受傷機転の確認や凶器の鑑別，外力の方向性などを考慮するうえで重要である。

3） 受傷機転からみた外傷の特徴

（1） 交通事故

①歩行者の外傷

車両の種類と速度，成人・小児など体型の違いにより損傷形態はさまざまである。歩行者の重心が車の接触部位より高い成人の損傷は，一次，二次，三次損傷に分けて考えると理解しやすい（図3-3-24）。一方，歩行者の重心が車との接触部位より低い小児などでは，バンパーの高さが頭部顔面や腹部に一致し，同部位に一次損傷をもたらす。

②四輪車の運転者・同乗者の外傷

正面衝突時の運転手は図3-3-25に示すように，ハンドル外傷，ダッシュボード外傷，シートベルト外傷などを受ける。追突事故による外傷（いわゆるむち打ち損傷など頸椎捻挫が多い）も特徴的である。また，車両の横転や衝突時の車外放出によっていろいろな形の損傷を受ける。

昨今は車両の安全装置の進歩と法整備化により，事故の防止策が進んでいる。平成28年度中の交通事故死者数のうち，シートベルト着用の有無別の致死率では，シートベルト非着用者の致死率が着用者の14.5倍であった。

表3-3-12 創傷の分類

	創傷名		特徴
鈍的外力による創傷	擦過傷（さっかしょう）	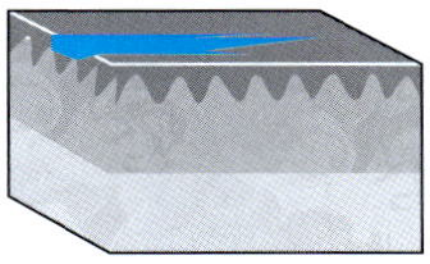	表皮が摩擦により局部的に剝離した状態。「すり傷」「かすり傷」ともいう
	挫創（ざそう）	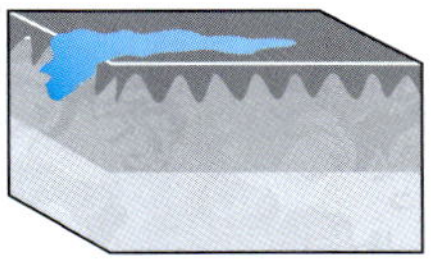	鈍的外力が作用した結果生じる，皮膚および皮下組織の損傷 創縁は凹凸不整で，広範に挫滅され壊死しやすい
	裂創（れっそう）	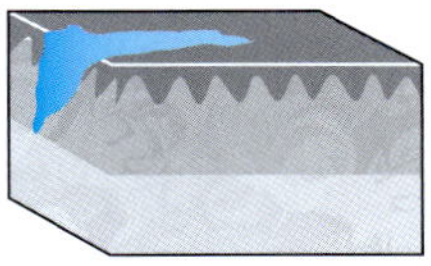	鈍的外力により皮膚および皮下組織が強く伸展，あるいは牽引されたときにできる創 創縁は不規則で，挫滅・壊死などは軽微
	割創（かっそう）	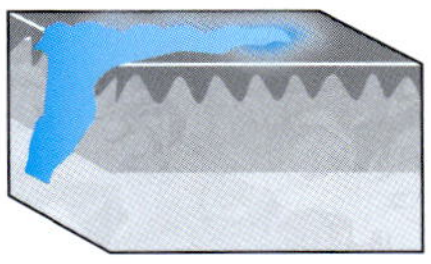	斧や薪割りなどの比較的鈍な鋭器により強く衝撃された場合に生じる創で，切創と挫創の中間型
鋭的外力による創傷	刺創（しそう）（写真3-3-1）	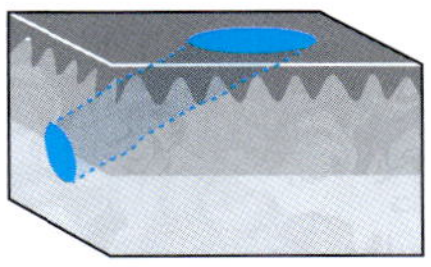	先端が尖っているもの（包丁，錐，ナイフなど）で刺したときに生じる創 刺入口は小さく，奥行きが深い
	射創／銃創（しゃそう／じゅうそう）（写真3-3-2）	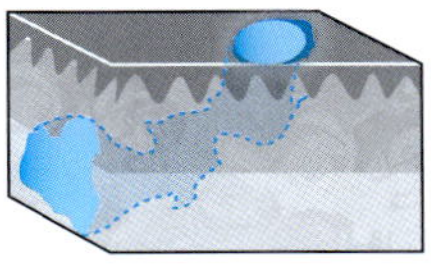	空気銃，拳銃，ライフル銃のほか，工業建築用のビョウ打ち銃などによって引き起こされる創
	杙創（よくそう）（写真3-3-3）	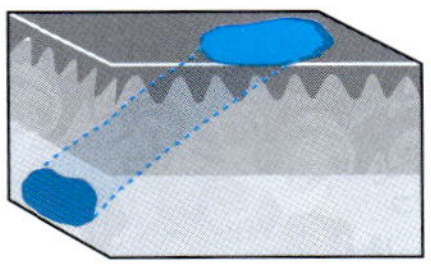	杭や棒状の物体あるいは鉄筋など先端が鈍になっていて，通常の外力では生体に刺入しないようなものが生体に突き刺さった状態の創
	切創（せっそう）	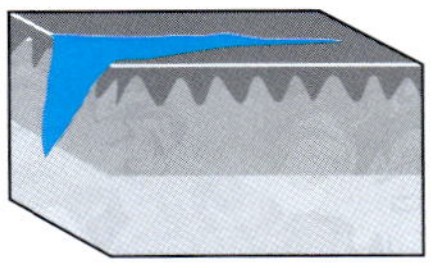	ナイフ，ガラス片，包丁，刀など鋭利な刃物で切られるときに生じる創 創縁は鋭く，組織の挫滅はない
特殊な外力による創傷	剝皮創（はくひそう）（図3-3-23）	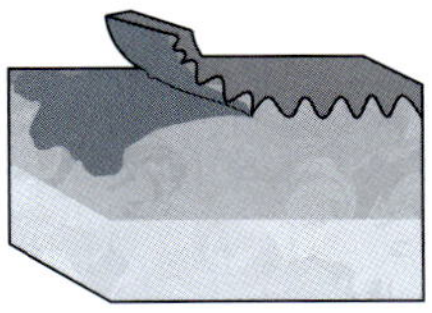	輪転中のローラー，車輪，ベルトなどに巻き込まれ，強い牽引力が作用することにより頭皮や四肢の皮膚が皮下組織を含めて剝がれてできる創
	咬創（こうそう）	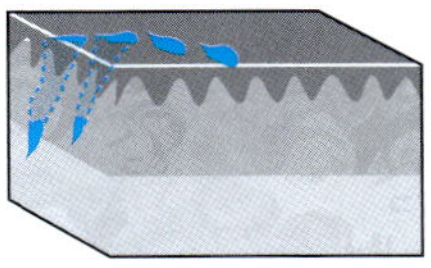	ヒト，イヌ，その他の動物に咬まれてできる創

第3編　救急医学

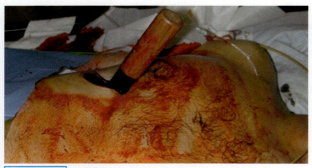

写真3-3-1　刺創

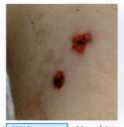

写真3-3-2　銃創

本症例では，十二指腸損傷，横行結腸損傷，腎損傷，第2腰椎椎体骨折を認めた

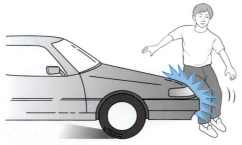

写真3-3-3　杙創

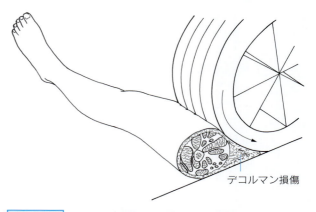

図3-3-23　回転体が作用する剪断応力の例

車輪やローラー機械に挟まれた場合，皮膚と四肢本体とに引っ張り応力が作用するが，力の軸が同一でないため筋膜上で剥がれる。デコルマン損傷という

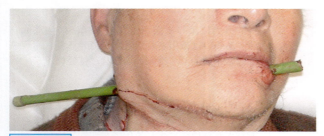

a：一次損傷（衝突損傷）
車との一次衝突により歩行者の下腿，大腿に損傷が生じやすい

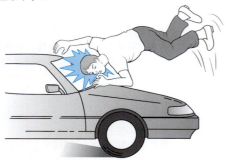

b：二次損傷
ボンネット，フロントガラスで頭部，頸部を打つことが多い

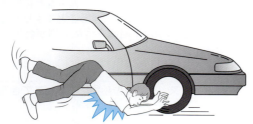

c：三次損傷（転倒損傷）
最後は，路面に体幹の突出部を打ちつける

図3-3-24　歩行者外傷の種類

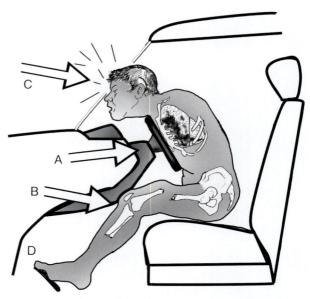

（日本外傷学会外傷初期診療ガイドライン改訂第5版編集委員会編：外傷初期診療ガイドラインJATEC，改訂第5版，へるす出版，東京，2016．より引用）

図3-3-25　正面衝突時の自動車運転手

正面衝突の際，シートベルトを着用していないとハンドルで胸腹部（A）を，ダッシュボードで膝蓋部（B）を，フロントガラスで頭部（C）を打ちつけ，ペダル周囲に足部（D）を打ちつけそれぞれ特徴的な損傷が生じる

一方で，シートベルトを装着していない状態でエアバッグが作動した場合には，膨張したエアバッグが顔面に当たって頸椎の過伸展をもたらし，頸椎・頸髄損傷，頭部外傷，顔面外傷をきたすことがある。小児では心タンポナーデ，上位頸椎損傷，外傷性窒息などが報告されている。

③自動二輪車，自転車

車両との接触そして転倒，障害物への衝突，自己転倒などの受傷機転により一次損傷の種類もさまざまである。四肢が地面との間に挟まれることが多いため，四肢の骨折の頻度が高い。また，地面上の滑走により体表皮膚の擦過傷や時には熱傷などがみられることもある。

(2) 墜落・転落外傷

高所からの自由落下を墜落というのに対し，斜面や階段などを転がり落ちる場合を転落という。

①墜落外傷

損傷部位や程度，損傷形態は墜落の高度，落下時の体位，地面の性状，障害物の有無などにより異なる。頭部から落下した場合には，頭部外傷・頸椎損傷が主体となり，致死的ともなる。一方，下肢から接地した場合には，骨盤骨折，脊椎圧迫骨折，足関節・下腿の骨折，踵骨骨折などが生じる。損傷部位の多発する鈍的外傷となり重症度も高い。

②転落外傷

階段から転落した場合などが原因となるが，墜落外傷のように即死や重症となる場合は少なく，頭部外傷や頸椎損傷の頻度が高い。

(3) 下敷き（挟圧）

荷崩れ，車両などによる挟まれ，人の将棋倒しや，家屋の倒壊，土砂崩れなどでは，一次損傷以外に，身体が長時間圧迫されることによる特徴的な損傷を呈する。

①外傷性窒息（胸部圧迫症）

胸部が長時間圧迫され続けると，呼吸運動が制限され換気障害と胸腔内圧の上昇が生じる。その結果，上大静脈圧が上昇して血液循環がうっ滞し，結果的に窒息と脳血流障害を同時にきたす。その結果，意識障害，顔面・頸部の浮腫，頸部や眼瞼結膜の点状出血，チアノーゼなどの症状がみられる。心肺停止状態に陥ることもある。

②圧挫症候群（クラッシュ症候群）

家屋の倒壊などにより，殿部や四肢を中心に長時間圧迫されると，骨格筋の崩壊（横紋筋融解症）が生じ，急性腎不全を発症する。このような傷病者では，救出（圧迫解除）後，虚血状態から再灌流をきたすことにより，高カリウム血症や急性腎不全をきたし，症状が急速に悪化しショックや心停止に陥ることがあるので十分な注意が必要である。

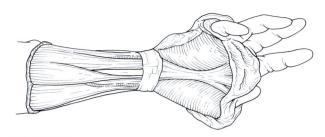

図3-3-26 デグロービング損傷

工作機械などの回転体に手を巻き込まれた場合，接線方向に剪断力が働き，皮膚のみが剥げ落ちる

(4) 引き抜き損傷

自動二輪車事故などにより上肢が固定された状態で頭部が反対側に強く引っ張られ，上腕神経が脊髄から引き抜かれた状態をいう。

(5) デグロービング損傷

ローラーなど回転する機械に四肢が巻き込まれると，皮膚軟部組織のみが手袋状に引き抜ける。これをデグロービング損傷という（図3-3-26）。上肢の場合，脇まで巻き込まれると，頸部の神経血管損傷などをきたす。切断や剪断を行う機械の事故では，指肢切断創となる。プレス機に四肢を挟まれると圧挫創となり，皮膚，神経，血管，筋腱，および骨までが粉砕される。

急速に上肢が巻き込まれるときは機械によって胸部を強く打ち重篤な胸部外傷を合併することもある。

(6) スポーツ外傷

競技によって特徴的な損傷を認める場合がある。ボクシングでは頭部外傷，体操やラグビーでは頸椎損傷，陸上やサッカーでは下肢の骨折や筋肉・関節の損傷が多い。一方，スキー，ハンググライダー，モトクロスなど運動エネルギーの高い競技においては，交通事故に匹敵する重症の外傷をきたすことがある。

4）外傷による障害の起こり方

外傷の後，損傷された臓器の障害のみならず，局所ならびに全身にさまざまな生体反応が起こる。

(1) 局所の生体反応

外傷が加わった際の局所の反応として，発赤，腫脹，疼痛，熱感，機能障害（関節が曲がらないなど）などの症状をきたす。これを炎症の五徴という。

(2) 外傷後に起こる障害

①気道閉塞

頭部外傷による意識障害の結果，舌根沈下が起きたり，顔面外傷による鼻腔・口腔内の出血や嘔吐による窒息が生じたりして，さまざまな形の気道閉塞が生じる。その

結果，換気障害や低酸素血症をきたす。

②呼吸機能の障害

胸部外傷にみられる気胸，血胸，肺挫傷などでは，肺での酸素化能の低下をきたし低酸素血症を招く。肋骨骨折による疼痛や，頸髄損傷による呼吸筋麻痺では換気障害が生じる。さらに，頭部外傷による脳幹・延髄損傷や脳ヘルニアが発症すると呼吸中枢自体が障害され，著しい呼吸抑制もしくは無呼吸となる。

③循環の障害

外傷時には，いくつかのタイプのショックがみられる。外傷で認められるショックの90％以上は出血による循環血液量減少性ショック（出血性ショック）である。

- 出血性ショック：大血管損傷によって大量の出血があれば，循環血液量は減少し短時間でショックに至る。出血量が少ない場合には反射的に末梢血管が収縮して血圧は何とか維持されるが，さらに出血するとこれらの代償機転が破綻して，急速に血圧は低下する。

外出血を伴う四肢血管損傷例などのように外表から出血の程度が目にみえる場合は判断しやすいが，胸腔内出血，腹腔内出血，後腹膜血腫などにおいては大量の出血をきたしていても，体表からは観察できないために注意を要し，積極的に出血源を検索する必要がある。個々の損傷からの出血は少量であっても，複数の臓器や組織が損傷されると大量出血となるため留意が必要である。損傷に伴う出血量の目安を図3-3-27に示す。

- 心外閉塞・拘束性ショック：心タンポナーデによって心囊内に漏れた血液や，緊張性気胸により漏れ出た空気によって，心臓が拡張障害をきたし，心臓への血液の流入あるいは流出の閉塞によるショックである。迅速な診断と処置を要するもっとも緊急度の高い病態である。

- 神経原性ショック：血液分布異常性ショックの1つとして，脊髄損傷でしばしばみられる。血管運動中枢の障害による血管運動神経の緊張低下により末梢血管が拡張して，相対的な循環血液量減少の状態になり，ショックを呈するものである。

④中枢神経障害

頭部外傷による頭蓋内血腫や脳・脳幹損傷に伴う脳腫脹により頭蓋内圧の亢進をきたすと，呼吸中枢などの脳幹機能に影響を及ぼす。高度な意識障害を伴う頭部外傷では，気道閉塞，換気障害，低酸素血症，呼吸停止，循環不全をきたしやすい。

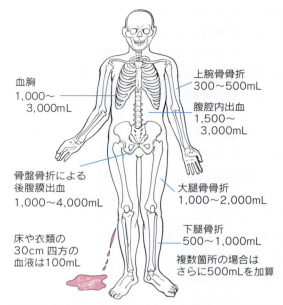

(救急救命士標準テキスト編集委員会編：救急救命士標準テキスト下巻，改訂第9版，へるす出版，東京，2015．より引用)

図3-3-27　出血量の推定

⑤凝固系の障害

夜間や冬期の屋外における受傷や，観察時の衣服の除去による体温の低下，大量出血に伴う血小板などの血液凝固因子の消費，大量の輸液による血液の希釈などによって血液凝固が障害され，損傷部位のみならず全身の出血傾向を認めるようになる。この状態に陥ってからの救命はきわめて困難となる。

5）外傷による死因

外傷を受けた傷病者の死亡は，受傷後時間経過から大きく3つのピークに分けられる。

(1) 第1のピーク：受傷直後の死亡

重症頭部外傷による脳の不可逆的破壊や，心・大血管損傷による急速な大量出血が死亡原因である。

(2) 第2のピーク：受傷後2〜3時間の死亡

胸腔内や腹腔内，後腹膜腔などの体腔内への出血が死亡の主たる原因となる。緊張性気胸，心タンポナーデによる循環不全や，肺挫傷による呼吸不全による死亡も含まれる。

(3) 第3のピーク：受傷後数日以降の死亡

頭部外傷による脳死，出血性ショック後の多臓器障害，敗血症や肺炎などの各種合併症が死因となる。

第1のピークによる死亡を回避することは困難であるが，第2のピークの主たる死亡原因である出血を的確に制御することができれば，第3のピークでの死亡を含めた外傷死亡の減少が期待される。

6）緊急度・重症度の判断

　第2のピークに相当する死亡の減少のためには，外傷の緊急度と重症度を適切に判断することが求められる。それによって，ドクターヘリやドクターカー要請の判断，搬送先医療機関の選定，必要な応急処置が実施され，傷病者に対する早期の診療開始，適切な医療機関への搬送を経て，救命や後遺症の軽減を実現できることになる。

　外傷では，受傷から1時間以内（ゴールデンピリオド）に手術などの決定的治療を行えば救命率が最大となるといわれており，救急隊員に与えられる現場での活動時間は大きく制限されている。救急現場において短時間に緊急度と重症度を判断するには，外傷に対する観察・処置法を標準化し活動するための指針が必要となる。わが国では外傷病院前救護ガイドライン―JPTEC™（Japan Prehospital Trauma Evaluation and Care）や財団法人救急振興財団がJPTEC™に準拠して作成した外傷の重症度・緊急度判断のプロトコールが標準化されている。

　これらのプロトコールの骨子は，「生命に影響を及ぼす損傷を疑い，適切な処置を行うとともに，生命予後に関係のない観察・処置は省略し，適切な医療機関へ迅速に傷病者を搬送する」というものである。これは，"ロードアンドゴー"と呼ばれる，緊急度・重症度を判断するための基準となる（図3-3-28, 29）。

（1）観察のポイント

- 現場に到着した際には受傷機転の評価を忘れずに行う。
- 体表の目立つ創傷や四肢の骨折に目を奪われがちになるが，常に意識（呼びかけに対する反応），気道（A），呼吸（B），循環（C），意識レベル（JCS/GCSによる評価）から観察を始めなければならない。すなわち意識はあるか，気道（A）が開放（呼気を感じるか，気道閉塞音はないか）しているか，呼吸（B）の異常（頻呼吸，徐呼吸，努力呼吸，動揺胸郭，不穏など）はないか，循環（C）に異常（皮膚の湿潤，冷感，蒼白，脈拍微弱，頻脈，外出血など）はないか，高度な意識障害（JCS 30以上あるいはGCS合計点8以下）はないかの観察である。次いで全身観察にて出血性ショックなどの致死的外傷の観察を頭部から両側大腿まで行う。
- 救急自動車内においては経皮的動脈血酸素飽和度（SpO_2），心電図，血圧などのモニタリングを行いつつ，意識（呼びかけに対する反応），気道（A），呼吸（B），循環（C），意識レベル（JCS/GCSによる評価）の変化の有無，さらに詳細かつ継続的な観察を行う。

（2）応急処置

①初期評価において意識（呼びかけに対する反応），気道（A），呼吸（B），循環（C），意識レベル（JCS/GCSによる評価）のいずれかに異常を認めた場合には，リザーバ付きマスクにて高濃度酸素を投与する。

②気道確保と頸椎の保護：頸椎保護はもちろん重要であるが，気道確保は頸椎保護に優先する。

③呼吸の維持：必要に応じて補助呼吸・人工呼吸を行う。開放性気胸に対しては三辺テーピング，フレイルチェストに対しては呼吸抑制に注意しつつ動揺胸郭部位の圧迫固定を行う。

④循環の維持：外出血の止血を行う。

⑤全身固定，体位の選択を行う。

⑥種々の被覆・固定：腸管脱出に対する被覆，穿通異物の固定，四肢の骨折の固定を行う。

2 外傷（各論）

1）頭部外傷

（1）頭部外傷の種類

　頭部外傷は頭蓋骨および頭蓋骨より外側の損傷と，内側の損傷に分けられる。頭蓋骨より外側の損傷は活動性の大出血でなければ緊急性は低い。一方，頭蓋骨骨折，頭蓋内の損傷は緊急度・重症度の高い場合が多い。

①頭蓋外損傷

　頭皮損傷：直達外力によって，他部位と同様，擦過傷，裂創，挫創，割創などを生じる。多くは鈍的外傷による。頭皮は血管に富んでおり，創傷からの出血はきわめて多く，時にはこれのみで出血性ショックに陥ることがあるが，ほとんどの場合，圧迫止血により対応可能である。

　皮下血腫：頭を打ったときにできる"たんこぶ"である。頭蓋外の軟部組織内に挫傷，点状出血を起こし，これに浮腫を伴ってできたもので通常放置しても心配ない。

②頭蓋内損傷

　頭蓋内損傷は，局所性脳損傷とびまん性脳損傷の2つに分類される。脳の一部に限局した損傷を局所性脳損傷といい，これに対し，脳全体に損傷が及ぶ場合をびまん性脳損傷という。一般に，脳に損傷を受けた傷病者では両方の損傷を併せもっていることが多い。

ⓐびまん性脳損傷の種類

　びまん性脳損傷は，脳に対する回転外力や加速度負荷によって生じる損傷形態で，一過性に意識消失や神経症状をきたすが，短時間で意識が回復し何ら後遺症を残さない臨床経過を示す。外傷によって意識消失の時間は通常瞬間的から数秒，数分である。意識回復後もその間の

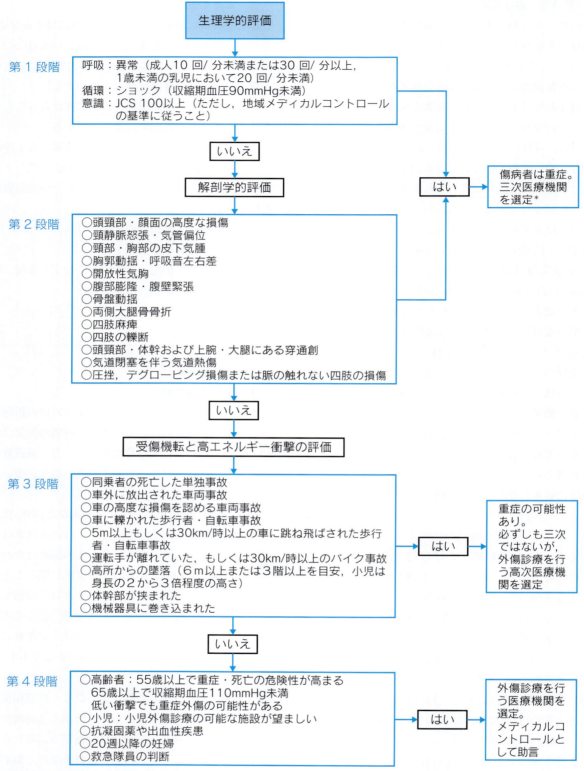

図3-3-28 外傷の緊急度・重症度判断と現場トリアージ

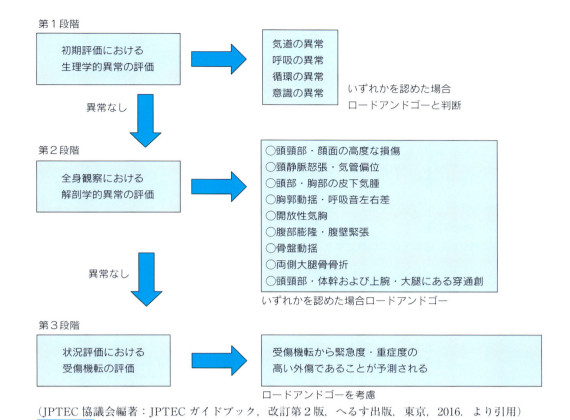

(JPTEC協議会編著：JPTECガイドブック，改訂第2版，へるす出版，東京，2016．より引用)

図3-3-29 ロードアンドゴーの判断基準

記憶はなく，事故の瞬間より以前にさかのぼって記憶が消失している場合を逆行性健忘，事故の瞬間以降の記憶がない場合を外傷後健忘という。意識消失と神経症状の継続時間によって下記のように分類される。

軽症：意識消失はないが一過性の神経症状がある（軽症脳振盪）。

中等症：受傷直後より意識を消失するが，通常6時間以内に回復し，時に意識回復後も一過性の神経症状がある（古典的脳振盪）。

重症：受傷直後からの意識消失が6時間以上遷延する（びまん性軸索損傷）。脳幹徴候を示す場合を最重症とする。

ⓑ局所性脳損傷の種類

脳挫傷：脳組織の一部が外力によって損傷され破壊された状態を脳挫傷といい，大脳皮質に生じることが多い。外力の加わった側に発生するものを直撃損傷，外力の加わった側の正反対側にできるものを反衝損傷と呼ぶ。

外傷性脳内血腫：脳実質内に血腫を形成するもので，外力によって脳実質内の小動脈が直接損傷されて出血する場合と，脳挫傷による小出血が融合して大きな血腫が形成される場合がある。

硬膜外血腫（図3-3-30a）：頭蓋骨と硬膜の間に血腫が生じたものを硬膜外血腫という。外力により頭蓋骨に骨折が生じ，硬膜上を走行する動脈を損傷して発生することが多い。硬膜下血腫に比べ脳挫傷の合併が少ないため，典型的な例では，受傷直後に脳振盪で意識を消失し（しない場合もある），その後，いったん意識が清明になるが，血腫の形成・増大により脳ヘルニアを生じ，急速に意識障害に陥る。

硬膜下血腫（図3-3-30b）：硬膜と脳の間に血腫が生じたものを，硬膜下血腫という。脳挫傷に伴う脳表の血管の破綻によって硬膜下腔に血腫を形成して発生する。多くの場合，激しい脳挫傷を合併しており，受傷直後から意識障害に陥る。脳挫傷の程度によるが，予後不良例が多くみられる。

(2) 頭部外傷の病態

①意識障害の時間的変化

意識障害の時間的変化のパターンによってある程度の頭部外傷の鑑別が可能である。図3-3-31，表3-3-13に意識障害の時間的変化と頭部外傷の特徴を示す。意識障害の時間的経過により，外傷の局在がある程度推定可能である。このほか，意識障害の有無にかかわらず，脳神経の局所症状のあるものは脳挫傷，急性硬膜下血腫を疑う。

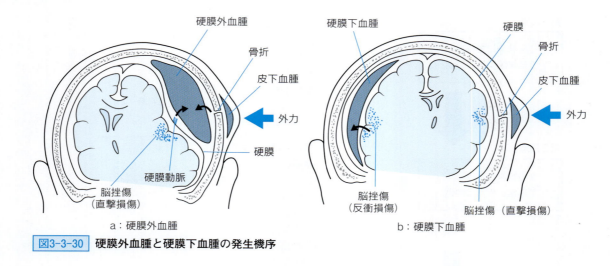

図3-3-30 硬膜外血腫と硬膜下血腫の発生機序

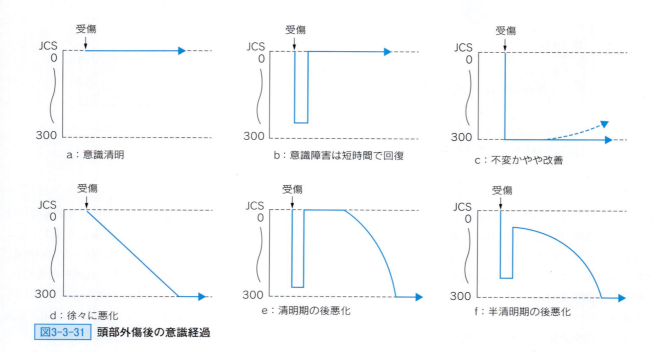

図3-3-31 頭部外傷後の意識経過

②その他の神経学的症状
- 瞳孔所見と対光反射：脳ヘルニア初期では瞳孔不同を呈する。通常，病変側と同側の瞳孔が散大する。末期には両側瞳孔散大となる。通常，散大した瞳孔では対光反射は消失する。
- 運動機能：脳ヘルニア初期では片麻痺を呈する。また末期には，除皮質硬直，除脳硬直を呈する（図3-3-32）。

(3) 観察のポイント
①初期評価
状況評価に続いて，外表所見のいかんにかかわらず，まずは意識（呼びかけに対する反応），気道（A），呼吸（B），循環（C），意識レベル（JCS/GCSによる評価）の異常の発見を優先する。頸椎に負担をかけないよう頸部を固定した後，呼びかけに返事がなければ呼吸と脈拍を確認し，高濃度酸素投与を行う。そのうえで，気道の閉塞，低酸素血症，ショック，外出血，意識障害の有無を確認する。それぞれが緊急を要する病態なので，現場でできる処置を行い，早期搬送を心がける。

意識障害は重症度を表す際にもっとも重要な指標となる。意識レベルはジャパンコーマスケール（JCS），またはグラスゴーコーマスケール（GCS）で表現する。標準的な評価法で適切に意識レベルを表現することが望ましい。

頭蓋内血腫や脳浮腫などにより頭蓋内圧が亢進すると，血圧上昇と徐脈をきたすことがある。これをクッシング徴候という。また，脳ヘルニアの進展に伴い異常な

表3-3-13 意識障害の時間的経過と頭部外傷の特徴

頭部外傷後の意識経過	疑うべき頭部外傷
意識障害が一貫してみられないもの	脳実質の損傷の可能性は少ない
意識障害が短時間以内に消失し，その他の局所症状を示さないもの	脳振盪
受傷直後より深昏睡状態が続くもの	びまん性軸索損傷 急性硬膜下血腫 重症脳挫傷
受傷直後の意識障害および局所症状がないか軽微であったものが，時間がたつにつれて増悪してくるもの	遅発性脳内血腫 脳挫傷
意識清明期があるもの	急性硬膜外血腫
意識半清明期があるもの	脳挫傷＋急性硬膜下血腫

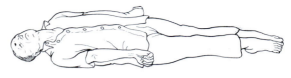
除脳硬直

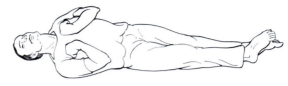
除皮質硬直

(日本外傷学会外傷初期診療ガイドライン改訂第5版編集委員会編：外傷初期診療ガイドラインJATEC，改訂第5版，へるす出版，東京，2016．より引用)

図3-3-32 異常肢位

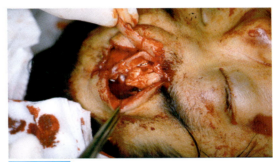

写真3-3-4 開放性頭蓋骨骨折（脳脱）

呼吸が出現する。窒息や誤嚥性肺炎，呼吸異常によって生じる低酸素血症や高二酸化炭素血症は，頭蓋内圧の上昇や脳細胞傷害などにより，二次性脳損傷の原因になり得る。したがって，確実な気道確保，補助換気，口腔内吸引，誤嚥防止が重要となる。

②頭部・顔面の観察（全身観察，詳細観察）

ⓐ外表面の観察

点状出血，皮下血腫，頭皮・顔面の挫傷・挫創・裂創の有無などを調べる。圧迫止血前の視診で，骨片や骨折線が確認できる場合や，圧迫止血時に骨の段差や浮動感があれば頭蓋骨骨折の可能性は高い。頭蓋内と交通した開放性頭蓋骨骨折のときには，脳脱（写真3-3-4）の有無も確認する。

ⓑ頭蓋底骨折の有無

ブラックアイ（写真3-3-5）またはバトル徴候（写真3-3-6）がみられたら頭蓋底骨折を疑う。ただし，両者とも外傷後数時間を経て出現する。また，頭蓋底骨折をきたすと，下記に示すように，損傷部位より髄液が漏れる髄液漏を生じることがある。血液を混入していることが多いため，髄液漏との鑑別が問題になる。通常分泌液をガーゼに染み込ませると，髄液漏の場合は，内側に血液層，外側に髄液層に分かれるダブルリングサインが認められる（ダブルリングテスト）。髄液漏では逆行性の頭蓋内感染の危険を伴う。

- 鼻出血，髄液鼻漏：前頭蓋底骨折があると鼻出血を伴いやすい。また，硬膜が同時に裂けると，鼻出血に髄液が混じることがあり，これを髄液鼻漏という。
- 耳出血・髄液耳漏：中頭蓋底骨折でみられ，上記と同様の病態を考える。

ⓒその他

頭痛：大部分は，頭皮や頭蓋骨の損傷によるものである。ただし，頭蓋内圧亢進症状として，初期に頭痛を呈することがあり，この場合悪心・嘔吐を伴うことが多い。

嘔吐：頭蓋内圧亢進症状の1つとして，あるいは内耳の損傷の結果として，頭部外傷においてしばしばみられる。一般に小児は嘔吐をしやすい傾向にあるが，頻回に反復する嘔吐は頭蓋内血腫の可能性が高く，注意深い観察を要する。

痙攣：頭部外傷直後にみられる痙攣を直後痙攣といい，外傷性てんかんとは区別される。多くは終生1回のみの発作で終わり，実際の脳損傷とは無関係といわれる。

(4) 小児と高齢者の頭部外傷

①小児の頭部外傷の特徴

小児，とくに幼児では体幹に対して頭部が大きいために，頭部外傷を受けやすい。頭皮の軟部組織が薄いため頭蓋外血腫を生じやすく，頭蓋骨が軟らかいため陥没骨

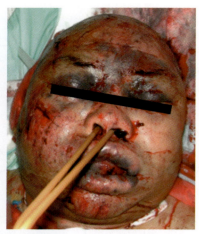

写真3-3-5　パンダの眼徴候（ブラックアイ）

パンダの眼徴候（ブラックアイ），あるいは眼鏡様出血ともいう。前頭蓋底骨折に特徴的である

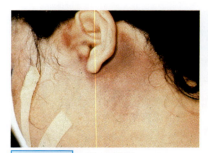

写真3-3-6　バトル徴候

耳介後部にみられる皮下出血で，中頭蓋底骨折が疑われる

折となりやすい。また，頭蓋内損傷がなくても高率に嘔吐がみられる。

②高齢者の頭部外傷の特徴

高齢者は，外力が加わったときの防御反応が遅く，頭蓋内の血管や脳組織の脆弱性も大きいため，頭蓋内血腫や脳挫傷を発生しやすい。とくに，骨と骨膜の癒着が強いため硬膜外血腫が少ない一方で，硬膜下血腫の頻度が高い。また，頭部外傷後，数週～数カ月を経て硬膜下に徐々に血腫が溜まる慢性硬膜下血腫を生じやすい。最近では，心筋梗塞や脳梗塞の予防に抗凝固薬や抗血小板薬が処方されている高齢者が多く，小さな外力でも大きな出血を生じる危険があるため，既往歴・処方内容の聴取は重要である。

(5) 応急処置

①気道確保

意識障害の結果，舌根沈下による気道閉塞や，嘔吐や鼻出血による窒息などにより，低酸素血症をきたすことがある。これらによる二次性脳損傷の予防のために，各種の気道確保の方法（体位，用手法，エアウエイ挿入など）を用いて気道確保を行い，口腔内吸引に努める。また，呼吸の異常が強い場合には補助呼吸を行う。このとき，頸椎を愛護的に取り扱うことと，鼻腔からの吸引は頭蓋底骨折が疑われる場合には禁忌であることに留意する。

②酸素投与

頭部外傷後には呼吸に異常をきたし呼吸障害（低酸素血症）を起こすことが多いので，リザーバ付き酸素マスクで高濃度酸素投与を行う。

③体位

頭部を下げると頭蓋内圧が著しく上昇する可能性がある。したがって，頭部は水平位かやや挙上位を保つ。

④創傷に対する応急処置

頭皮からの出血が多量で動脈性の場合には，圧迫止血を図る。脳脱がみられたときは圧迫しないで，滅菌ガーゼを当てて保護する。鼻出血や耳出血の場合には，ガーゼを当てるだけにしておき，ガーゼや綿球を詰め込まないようにする。鋭的外傷で，釘などがまだ刺さっているときには，これを抜去してはならない。そのまま動揺しないように固定処置をしてから搬送する。

⑤嘔吐に対する処置

嘔吐の予防が第一である。口腔内出血や唾液の清拭や，吸引操作を不用意に実施すると，咽頭粘膜を刺激し咳反射や嘔吐を誘発する。もし嘔吐しそうな，あるいは嘔吐した場合には，吐物の気道内への流入を防止するために，側臥位にする。

2) 頸椎（頸髄）損傷

(1) 頸椎損傷の種類

頸部に過度の伸展や屈曲が加わったときに，靱帯の損傷や頸椎の骨折・脱臼が生じる。自動車事故や，墜落・転落事故，頭への重量物の落下・衝突，プールでの飛び込み事故，体操競技，ラグビーなどのスポーツ競技などで多く発生する。

①外傷性頸部症候群（頸椎捻挫）

交通事故で追突されたときに頸椎が急激に前屈・後屈して生じる損傷のうち，頸椎の脱臼や骨折，脊髄損傷を除いたものの総称である。俗に「むち打ち損傷」といわれるものを指す。

②頸椎の骨折・脱臼（写真3-3-7）

傷病者に意識があれば，頸部痛により自分から頭部を動かそうとしないことから推察される。脊髄に外傷が及べば，手足のしびれや力が入らないことも訴える。救急

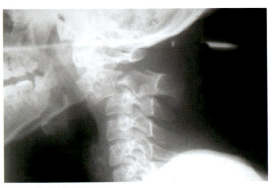
a：頸椎単純写真

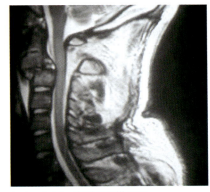
b：aと同一事例の頸椎MRI
脱臼した頸椎が頸髄を圧迫

写真3-3-7 頸椎の脱臼

隊の接触時に症状がなくても，不用意な頸の動揺により二次的に頸髄を損傷し四肢の麻痺を起こすことがあるので，頸椎の骨折・脱臼が疑われる場合の傷病者の取り扱いはとくに慎重に行う必要がある。

(2) 頸髄損傷の病態

脊椎の椎体と椎弓によって形成される脊柱管内には脊髄が通っている。頸椎骨の骨折や脱臼に伴った頸髄損傷が生じ(高齢者では骨折を伴わない中心性頸髄損傷をきたすことも少なくない)，損傷レベル以下の運動麻痺，知覚障害をきたす。中心性頸髄損傷が上肢優位の麻痺を起こすことが所見として重要である。上位頸髄損傷の場合には弛緩性の四肢麻痺，下位頸髄損傷の場合には，上肢では肩・肘の運動はみられるが残りの運動はみられず，さらに両下肢の弛緩性麻痺を呈する。頸髄損傷では呼吸麻痺を伴うこともある。上位頸髄完全損傷では呼吸停止が，下位頸髄損傷では横隔膜の動きのみによる腹式呼吸が起こる(図3-3-33)。また，頸髄損傷の場合には麻痺域の血管収縮機能の障害により末梢血管が拡張し，低血圧(血液分布異常性ショック)と徐脈を示す，神経原性ショックをきたす。

(3) 観察のポイント

①状況評価

傷病者に意識障害があるときには，とくに受傷機転など事故の状況の把握に努める。

②初期評価

頸椎保護に努めながら初期評価を行う。呼吸数(頻呼吸か徐呼吸か)，呼吸の様式に注意を払い，とくに，腹式呼吸の有無を観察する。また，上述の神経原性ショックの評価が重要である。意識障害を伴った場合には判断が困難であるため，基本的に骨折・脱臼・脊髄損傷があるものと考えて行動する。

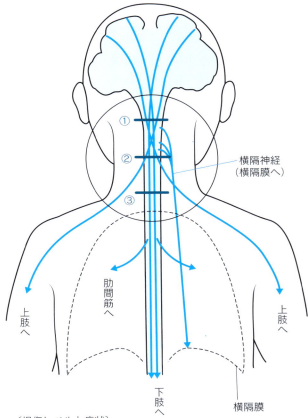

〔損傷レベルと症状〕
①C3～4より高位：四肢麻痺＋呼吸停止
②C5～7：四肢麻痺＋腹式呼吸
③C7より高位：対麻痺＋腹式呼吸

図3-3-33 呼吸運動に関与する神経の経路と頸髄損傷による呼吸麻痺

③全身観察と詳細観察

頭部・顔面外傷のある傷病者では，頸髄損傷を合併しているものとして扱うことが重要である。頸部・項部の腫脹，皮下出血，変形(斜頸など)に注意する。上肢や下肢が動かせるかどうか，動くなら手の握力や足の力の強

さを確認する。とくに中心性頸髄損傷の鑑別として麻痺が上肢優位か否かを知ることが重要である。意識が清明な場合には，項頸部の疼痛，圧痛，頸部の運動制限，手足のしびれを訴える。意識がない場合には，手足の動きや痛覚刺激に対する反応により判断する。

四肢・体幹部の触覚・痛覚の有無と範囲を観察する。損傷した頸髄レベル以下の知覚障害がみられる。膀胱・直腸機能障害があれば，尿失禁あるいは尿閉，便失禁，陰茎の持続勃起などの症状がみられる。

(4) 応急処置

①気道確保

頭部後屈法による気道確保は絶対に避け，下顎挙上法，あるいは注意深いエアウエイの挿入を行い，頸部の過伸展や回旋を避けながら確実に気道確保を行う。

②酸素投与

低酸素血症は頸髄損傷を二次的に悪化させるため高濃度酸素投与を行う。また，呼吸が浅く弱い場合や腹式呼吸で有効な換気が得られない場合，さらには呼吸停止の場合には人工呼吸を行う。

③頸部の安静・固定

頸椎（頸髄）損傷の処置でもっとも重要なことは，頸部の動揺による二次性損傷を絶対に避けることである。

頸椎損傷が疑われる傷病者の搬送に際しては，頸椎カラーなどの固定用器材を用いて，頸部の安静と固定を図る。なお，これだけでは頸部の動揺性を確実に防ぐことは不可能であるため，バックボードとヘッドイモビライザーを用いて頭部を含めた全身固定を行う。これによって搬送時の頸部の動揺を避け，嘔吐時にもボード全体を横にすることで，頸椎に負担をかけず吐物による窒息を防ぐことが可能となる。仰臥位にすることが不可能な場合には，そのままの形を保持できるように固定しながら搬送する。

3）胸部外傷

(1) 胸部外傷の種類

わが国では，多くは鈍的外傷により生じるが，重要臓器が存在するため，加害部位として狙われ，刺創や銃創が生じることもある。鋭的外傷としては刺創がもっとも多く，その原因の多くは傷害や自傷行為である。主に胸壁損傷と胸腔内臓器損傷に分けられる。前者には肋骨骨折，胸骨骨折，鎖骨骨折，軟部組織損傷などがあり，後者には心臓，大血管，肺，気管・気管支損傷などが含まれる。

①胸壁損傷

肋骨骨折：肋骨骨折は胸部外傷のなかでも頻度の高い損傷であり，単一骨折のこともあれば多発骨折のこともある。単一骨折では胸郭運動に影響を与えることは少ないが，複数の肋骨が骨折すると出血量が多くなるとともに，疼痛による呼吸運動の障害が顕著にみられるようになり，無気肺や肺炎を合併しやすい。

フレイルチェスト：多発肋骨骨折のうち，①連続する2本以上の肋骨がおのおの2カ所以上で骨折を起こした場合，②上下連続した肋骨骨折に肋軟骨骨折を伴う場合，③肋骨骨折または肋軟骨骨折に胸骨骨折を合併する場合，これらの部分では周囲の胸郭との連続性が断たれる。この部分はフレイルセグメントと呼ばれ，呼吸運動に際して，吸気時に同部が陥凹，呼気時に突出する，胸壁の奇異運動をきたすことがある。これをフレイルチェスト（動揺胸郭）と呼び，同時に生じる肺挫傷（後述）とともに呼吸不全をきたす（図3-3-34）。

胸骨骨折：ハンドル外傷やダッシュボード外傷など前胸部に強い直達外力が加わったときに発症する。胸骨骨折そのもので重症になることはないが，心損傷や胸部大動脈損傷などの致死的な損傷を合併することがあるため，注意を要する。

鎖骨骨折：頻度の高い骨折であり，中央1/3の部分にもっとも多い。時に鎖骨下動脈損傷，あるいは神経損傷を伴うことがあるので，上肢における動脈拍動の有無，知覚・運動機能障害の有無と左右差をチェックする必要がある（図3-3-35）。

胸壁刺創：胸腔と交通する開放創があれば，吸気時には創から，より抵抗の少ない胸腔へ空気が流入する。やがて肺は徐々に萎んでいき呼吸不全に陥る。これを開放性気胸という。この場合の応急処置としては，外界の空気の胸腔内への流入と緊張性気胸を防ぐため，三辺テーピング法を行う。

②胸腔内臓器損傷

気胸：骨折片が肺を損傷するあるいは介達外力による肺の損傷により，肺から空気が漏れて胸腔内に溜まる。これを気胸という。気胸の原因としては肺の損傷によることがもっとも多い（図3-3-36）。胸腔内に空気が漏れ続け胸腔内の圧が上昇すると，心臓への静脈還流が減少するためショックとなる。これを緊張性気胸という。

血胸：胸腔内に血液が溜まった状態を血胸という。胸壁損傷による出血（肋骨骨折が生じると肋骨に並走する動静脈が同時に損傷される），心・大血管損傷による出血，損傷肺からの出血が原因である。心・大血管損傷による場合には大量血胸となり，肺損傷の場合には出血と同時に肺から空気も漏れるので血気胸となることが多い。鋭的外傷で刃物が肺実質に達すると，肺から漏れた空気や血液が胸腔内に貯留し，気胸や血気胸を生じる。

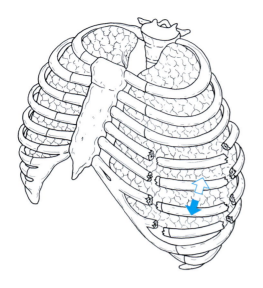
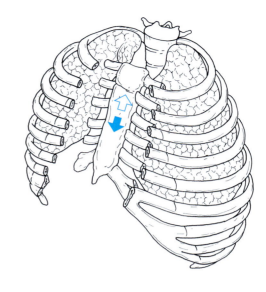

図3-3-34 フレイルチェスト
　肋骨，肋軟骨，胸骨の骨折により胸郭が一定の範囲で動揺をきたす状態をいう。左図は片側多発肋骨骨折，右図は両側多発肋骨骨折による場合を示す。吸気時に患部が陥凹し（⇨），呼気時に突出する（➡）

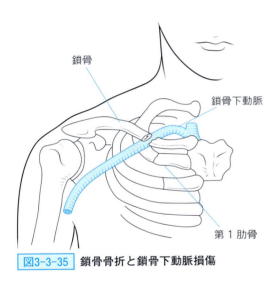

図3-3-35 鎖骨骨折と鎖骨下動脈損傷

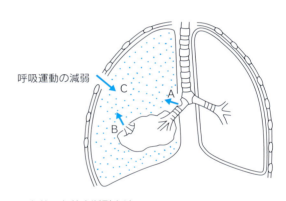

A：気管・気管支断裂より，
B：肺実質より，
C：胸壁の開放創を通して外界より，おのおの胸腔内に空気が貯留して気胸が発生する

図3-3-36 胸部外傷における気胸の発生機序

　肺挫傷：胸壁に直接衝撃を受け，肺組織に挫滅や血腫を形成するものである。直達外力によるものより介達外力によるものが多く，肺胞内出血から血痰をきたし，挫傷の範囲が大きくなれば呼吸不全に至る。肋骨骨折片が内側に偏位して肺を損傷すると肺裂傷をきたす。症状として，呼吸困難，咳嗽，血痰，チアノーゼがみられる。
　心損傷（図3-3-37）：心損傷には心筋挫傷や心破裂なども含まれる。これらの心臓外傷は心臓が胸骨と胸椎の間に強く挟まれることによる内圧の急激な上昇や，急激な速度変化による剪断外力が加わる機序により発症する。心筋の損傷が軽度であれば無症状で経過することもある

が，破裂の場合には致死的である。また不整脈が出現することもある。
　前胸部に刺創があるときは肺損傷と同時に心損傷の可能性を考えなければならない。心膜の創が大きいときには出血性ショックから出血死に至り，一方，創が小さいときには心タンポナーデとなる。
　大血管損傷（図3-3-38）：胸部下行大動脈は椎体に強く固定されているのに対して大動脈弓部は固定が緩やかである。そのため，ハンドル外傷などで胸部に鈍的外力が作用し急激な速度変化が生じた場合，両者の間に「ずれ」の力が働いて，同部に亀裂が生じて大動脈損傷が発生す

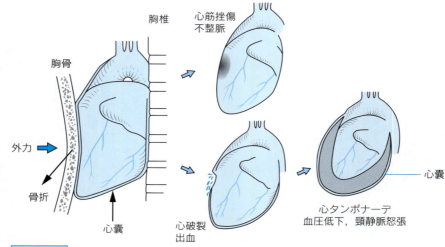

図3-3-37 鈍的外傷による心損傷の発生機序および進展過程

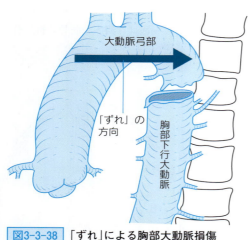

図3-3-38 「ずれ」による胸部大動脈損傷

る。そのため，左鎖骨下動脈分岐直下の下行大動脈に好発する。この場合，出血性ショックを呈し初期より重篤となる。

気管・気管支損傷：鈍的外力による気管・気管支の断裂は80％以上が気管分岐部付近に生じる。損傷部から空気が漏れ，気胸や縦隔気腫，皮下気腫を生じる。受傷早期に気道閉塞や緊張性気胸をきたし致死的になりやすい。著しい呼吸困難と頸部を中心とした広範な皮下気腫が特徴である（皮下気腫は皮下組織に空気が貯留した状態で，外傷においては，気胸，緊張性気胸，肺損傷，気管・気管支損傷の存在を示唆する。胸壁の触診を行うと，握雪感を認める）。

横隔膜破裂：受傷機転からはむしろ腹部外傷に属する。腹部の鈍的外傷に際して，腹腔内圧が急激に上昇すると横隔膜が破裂し，腹腔内臓器の一部が胸腔内に脱出することがある。この状態を横隔膜ヘルニアといい，胸腔内に入り込む臓器としては，胃，脾臓，肝臓，大腸な

どが多い。

(2) 胸部外傷の病態

胸部には気管・気管支，肺，胸壁，横隔膜などの呼吸器官，心臓や大血管など循環を維持する臓器が存在する。したがって，胸部外傷では，呼吸不全と同時に循環不全をきたす。

①呼吸不全

肺損傷では，肺実質の損傷だけでなく，損傷部からの出血や滲出液・分泌液による気管支などの気道狭窄により低酸素血症が増強する。肋骨骨折などにより著しい疼痛が生じると，呼吸運動が制限され1回換気量が減少し，呼吸不全を呈することもある。さらに疼痛のため，有効な咳嗽，喀痰の排出が困難となり，喀痰貯留，無気肺などの合併症をもたらす。

②循環不全

出血性ショック：心・大血管損傷のみならず，大量血胸などで出血性ショックに陥ることがある。

閉塞性ショック：緊張性気胸と心タンポナーデにより閉塞性ショックをきたす。心タンポナーデは心囊内に血液や体液が貯留し，心臓の拡張障害をきたし心拍出量が低下してショック状態となる。頸部の観察で，静脈圧上昇による頸静脈怒張がみられる。鈍的外傷による心破裂や心刺創などが原因となる。

(3) 観察のポイント

①受傷機転の把握

交通事故の形態や墜落・転落など，受傷機転から胸部外傷の存在を疑うことが重要である。

②初期評価

呼吸困難やチアノーゼの有無，呼吸数（頻呼吸か徐呼吸か），呼吸パターンなどの所見を素早く把握する。次

表3-3-14 胸部外傷の観察と判断のポイント

	所見	考えられる傷病名
視診	外頸静脈の怒張	心タンポナーデ，緊張性気胸
	片側の胸郭の膨隆	緊張性気胸
	奇異呼吸	フレイルチェスト
	血痰	肺挫傷
	胸郭の動揺	多発肋骨骨折
	眼球結膜の点状出血	胸部圧迫症
触診	側胸部の皮下気腫	多発肋骨骨折，緊張性気胸
	両側頸部の皮下気腫	肺損傷，気管・気管支損傷
	不整脈	心筋挫傷
打診	片側の鼓音	緊張性気胸
	片側の濁音	血胸
聴診	片側の呼吸音の減弱・消失	気胸，血胸
	粗い呼吸音	肺挫傷，気管・気管支内出血，誤嚥
	腸音（左側胸部）	横隔膜破裂
	心音減弱	心タンポナーデ

いで，ショック症状の有無，脈の強さ・速さ，皮膚の湿潤・冷感などの有無，意識レベルを観察する。観察と同時に高濃度酸素の投与を行う。

③胸部の観察（全身観察，詳細観察）

胸壁における局所の疼痛・圧痛，変形などから，胸郭，肋骨，鎖骨，胸骨の骨折の有無を確認する。気道閉塞に伴う陥没呼吸や，フレイルチェストによる動揺胸郭など，呼吸運動の異常に注目する。また，呼吸音の左右差に注意する。雑音が多い屋外における観察では，その左右差の評価には細心の注意を要する。皮下気腫がある場合には，皮膚に握雪感を触れる。胸骨の骨折が観察されるときには心・大血管損傷を考慮に入れる。頸静脈の怒張，血痰の有無などの症状にも注意を払う。

車内収容後には心電図モニター，パルスオキシメーターを装着し，搬送中は常に病態を把握しつつ，急変に備える。不整脈がみられるときには心筋挫傷を考慮する。視診・触診・打診・聴診のポイントを表3-3-14に示す。

(4) 応急処置

①呼吸不全に対する処置
- 気道確保，リザーバ付きマスクによる高濃度酸素投与，必要に応じて補助呼吸・人工呼吸を行う。
- 肺挫傷による血痰がみられる場合には，窒息など気道閉塞に注意し，常に吸引などの準備を怠らない。
- 咳をすると骨折部で疼痛を訴える場合には，骨折部を軽く手掌で圧迫すると呼吸が楽になる。ただし，咳によって気胸が増悪する可能性があることを常に念頭におく。
- フレイルチェストに対しては患部を固定し，呼気時に遊離胸壁が外側に突出するのを防ぐ（図3-3-39）。
- 肺に損傷がある場合，マスクで補助呼吸を始めると陽圧換気によって肺からの空気の漏れが増大し，緊張性気胸になりやすい。パルスオキシメーターの値をみつつ慎重に補助呼吸の適応を判断する。

②出血性ショックに対する処置
- 開放創がある場合には圧迫止血法など適切な止血を行うとともに，ショック体位など体位管理を行う。
- 心筋挫傷の場合：不整脈が出現するので心電図モニターが必要である。

③創に対する処置
- 刺創における成傷器の処置：胸部に刺さった刃物などの異物は，不用意に抜去すると一時止血されている部位から再出血をきたすため，抜去してはならな

第3編 救急医学

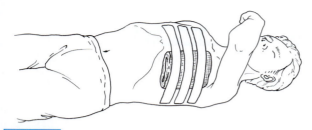

図3-3-39 フレイルチェストの固定方法

- 受傷部位にタオルか厚手のガーゼを当てて、テープで固定する
- テープを体幹の全周に巻くと呼吸を抑制するので、半周までとする
- 砂嚢や輸液バッグはその重みで呼吸を抑制するので使用しないこと

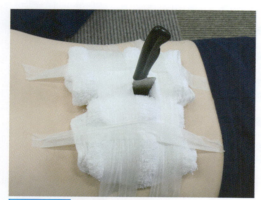

写真3-3-8 穿通異物の固定

い。二次性損傷を防ぐ目的で、刃物が動かないように周囲をガーゼやタオルなどをリング状にして取り囲み固定する（写真3-3-8）。すでに抜去されている刃物などは病院に持参する。

- 穿通性胸部外傷で呼吸に伴って胸壁からブツブツと空気の出入りしている音と、胸腔内からの泡沫状の血液の流出を認める場合は開放性気胸と判断する。このような場合には三辺テーピング法にて創口を閉鎖する（図3-3-40）。開放性気胸では肺損傷を合併している可能性がある。開放創のままでは肺が虚脱する可能性があるし、創を完全に閉鎖すると緊張性気胸になる危険がある。このいずれも予防するためには、四角形のラップの三辺のみにテープを貼り、残りの一辺を一方向弁として、胸腔内の圧が高くなった場合には空気が胸腔内から排出できるようにしておく。

4）腹部外傷

(1) 腹部外傷の種類

腹部には実質臓器（肝臓、脾臓、腎臓、膵臓）、管腔臓

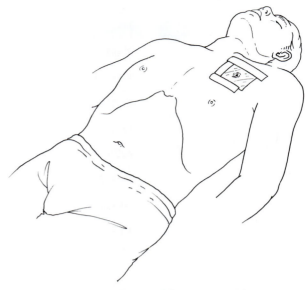

ドレッシングは、創部の観察ができる透明なものが望ましい

吸気時

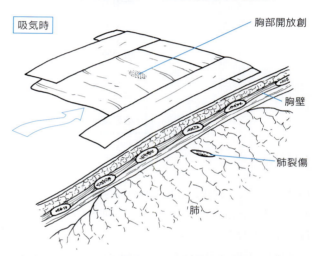

吸気時にはドレッシングが創に密着して空気が胸腔に入るのを防ぐ

呼気時

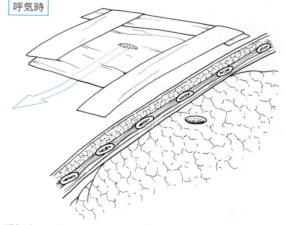

呼気時にはドレッシングのテープのない辺より空気が抜けていく

図3-3-40 三辺テーピング法による胸部開放創の閉鎖

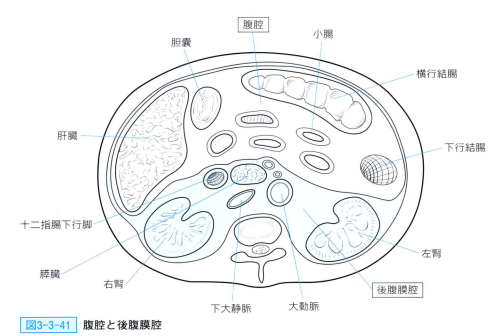

図3-3-41 腹腔と後腹膜腔
腹部横断面で下からみた図である。後腹膜腔を▢で示している

器（胃，十二指腸，小腸，大腸，直腸，膀胱），血管（腹部大動脈，下大静脈，腸間膜など）がある。実質臓器と血管の損傷では出血性ショック，管腔臓器損傷では穿孔性腹膜炎が問題となる。同時に複数の臓器損傷が併存することが少なくない。

鋭的外傷では，創が腹腔内に達しているか否かで重症度は大きく異なる。実質臓器損傷があれば出血性ショックとなる可能性はきわめて高い。また，創が深い場合には後腹膜に達し血管損傷をきたすことがある。創が小さくても腹圧により腸管が腹壁外に脱出してくることがある。

(2) 腹部外傷の病態

①腹腔内出血

実質臓器や腸間膜の損傷により腹腔内に大量の出血をきたせば，出血性ショックに陥る。実質臓器は血管に富むため，損傷すれば比較的短時間で大量出血に至る。腸間膜損傷は2点式シートベルトによる腹部の圧迫によって生じやすく，時間をおいて徐々にショック状態に移行することが多い。

腎臓や膵臓，腹部大動脈やその分枝，下大静脈などの血管は腹腔内ではなく後腹膜腔に存在するため（図3-3-41），これらの損傷による出血の場合には，腹腔内出血の形態をとらず，後腹膜血腫の形となる。

②腹膜炎

消化管に穿孔がみられる場合には腹腔内に腸内容が漏れ，汚染されるため，時間とともに腹膜炎を起こしてくる。小腸穿孔の場合には腹膜炎の症状が出現するのに数時間かかることがあるのに対し，大腸や胃の穿孔の場合には，穿孔直後から腹膜炎の症状を呈することが多い。

(3) 観察のポイント

①受傷機転や事故時の状況から腹部外傷の存在を念頭におく。交通外傷では，シートベルト装着の有無などの現場所見は重要情報である。鋭的外傷の場合にはナイフや包丁などの成傷器の性状を確認する。

②初期評価

とくに，ショック症状の有無の確認が重要である。脈の強さ，速さ，皮膚の湿潤・冷感などの有無を素早く観察する。観察と同時に高濃度酸素の投与を行う。

③腹部の観察（全身観察，詳細観察）

腹部外傷の傷病者では，腹痛のほか腰背部痛・側胸部痛を訴える。とくに，疼痛の位置，限局した疼痛か腹部全体の疼痛かを確認しておく。疼痛が高度な場合には，傷病者は仰臥位をとれず，膝を屈曲し側臥位になり苦悶状の顔貌を呈する。

腹部，胸壁下部，腰背部，腸骨部などに打撲痕や創がないか観察する。とくに，背部の観察は忘れやすいので注意を要する。肝臓，脾臓は左右の下位肋骨に庇護されているため（図3-3-42），下位肋骨骨折がある場合には損傷の目安となる。筋性防御，ブルンベルグ徴候，指による叩打痛などの腹膜刺激症状の有無を調べる。腸雑音は腸管損傷が存在しても，初期には聴取されることがあり，その評価には注意を要する。

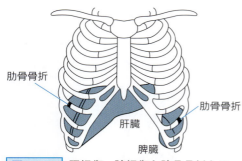

図3-3-42 肝損傷・脾損傷と肋骨骨折との関係

右下位肋骨骨折がある場合は肝損傷，左下位肋骨骨折がある場合は脾損傷を伴うことが多い

表3-3-15 腹部外傷の症状

出血性ショックによる症状
口渇
顔面蒼白
悪心・嘔吐
湿潤・冷感
不穏状態
呼吸促迫
四肢末梢の冷感
頻脈
血圧不安定・低血圧

腹部局所の症状
腹痛・腰背部痛・側胸部痛
悪心・嘔吐
圧痛・筋性防御・ブルンベルグ徴候
腸雑音減弱ないし消失
腹部膨隆
吐血・下血・血尿
腹部腫瘤
体表の擦過傷・打撲痕・皮下出血
刺創・銃創・杙創

腹部外傷の症状を表3-3-15にまとめる。

(4) 応急処置

①呼吸に対する処置

気道を確保し，嘔吐に絶えず注意する。

②循環に対する処置

- ショック症状，呼吸促迫などの症状が疑われる場合には，必ずリザーバ付きマスクによる高濃度酸素投与を行う。
- バッグボードを用いた全身固定は傷病者の安静を保つのにも有用である。ショック状態であればバックボードごと頭低位としたショック体位とする。

③創に対する処置

- 腹部開放創から出血が続くときは清潔なガーゼで覆い，用手的に直接圧迫する。
- 腹部に刺さった刃物などは抜去しない。搬送中に刃物の位置が動いて二次性損傷をきたさないように，刺入物の周囲に十分な布を当てて（ガーゼやタオルをリング状にして取り囲む）固定を図る。
- 腸管などの臓器が脱出しているときは押し込まない（写真3-3-9）。また乾燥しないようにアルミシートなどで覆う。乾燥したガーゼは腸管と癒着するので用いない。腹圧がかかると腸管脱出はさらに強くなるので腹圧がかかる体位，処置は避ける。

5）骨盤骨折

(1) 骨盤骨折の種類

骨盤は仙骨，寛骨（腸骨，恥骨，坐骨）からなる骨盤輪という輪状構造を作り，体幹を支える土台となっている。加えて股関節を構成し，下肢と機能的に連結している。骨盤骨折はこの骨盤輪の構造が破綻する骨盤輪骨折と，腸骨と恥坐骨で形成される寛骨臼（臼蓋，股関節）の骨折に大別される。

(2) 骨盤骨折の病態

外傷で出血性ショックをきたす三大出血部位は胸腔，腹腔，後腹膜腔である。骨盤骨折は後腹膜腔への出血の最大の原因となる。骨盤後方部には内腸骨動脈の分枝や仙骨前面の静脈叢が存在するために骨折により血管が容易に損傷され，大量出血をきたして出血性ショックになりやすい。とくに骨盤輪の前方成分・後方成分の両方の連続性が断たれ，変形が著しい不安定型骨盤骨折は大量の後腹膜出血を生じ，出血性ショックに陥る。恥骨，坐骨，腸骨翼などの単独骨折は安定型に分類される。

①出血性ショック

骨盤骨折では骨盤骨折部や骨盤内組織損傷からの大量出血によって出血性ショックをきたすことが多い。鈍的外傷でショック状態を呈していたならば，必ず骨盤骨折の合併を疑う。とくに不安定型の場合にはその出血量は2,000〜4,000mL以上に及び，後腹膜血腫を形成する。医療機関では，骨盤創外固定や動脈塞栓術，場合により後腹膜パッキング術が必要となる。

②合併損傷

膀胱破裂，尿道損傷，直腸損傷，腟損傷などをきたす（表3-3-16）。

(3) 観察のポイント

①受傷機転や事故時の状況から骨盤骨折を疑うことができる。

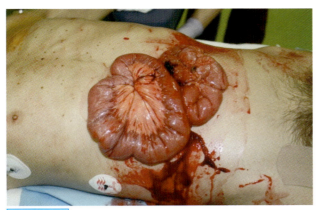

写真3-3-9　腸管脱出

②初期評価

皮膚の蒼白，湿潤・冷感，頻脈など出血性ショックの徴候に注意を払う。観察と同時に高濃度酸素投与を行う。

③骨盤部とその周辺の観察（全身観察，詳細観察）

腰部，仙骨部，恥骨の疼痛の有無を聴取する。骨盤骨折の観察方法を図3-3-43に示す。加えて会陰部や陰嚢の皮下出血（血腫），外尿道口からの出血の有無を観察し，膀胱破裂，尿道損傷，直腸損傷の合併の有無を確認する。不安定型骨盤骨折や股関節脱臼では患側肢の短縮がみられる。また，患側肢が異常肢位（内反や外反など）をとる場合には股関節脱臼，大腿骨骨折の合併を考える。

（4）応急処置

骨盤骨折では不用意な骨折部への外力は出血を助長させるので，傷病者の移動に際しては細心の注意を払う。背面観察の際はフラットリフトを行う。

6）四肢外傷

四肢の外傷はそれ自体が致死的になることは少ないが，四肢の主要動脈損傷，切断肢，両側大腿骨骨折，多発長管骨骨折などは，出血量が多く重篤となり得る。四肢主要動脈損傷においては，四肢切断が必要となることもあり，救命できてもその後の機能予後に大きな影響を残すことがある。血管損傷に対しては速やかな止血が重要である。現場で外出血に対しては，直接圧迫止血を最優先する。血管損傷は開放創のみならず骨折に合併することにも注意を要する。四肢外傷における観察は末梢動脈拍動の左右差，四肢の蒼白，冷感，知覚異常，運動障害などの虚血症状の有無が重要である。

（1）四肢外傷の種類

①皮膚の損傷

皮膚は生体のバリアとして欠くことのできない組織である。とくに，回転する物や車による轢過によって生じる剝皮創は皮下の血流障害が広範囲に及ぶため，広範な

表3-3-16	骨盤骨折の合併損傷

後腹膜（腹腔内）出血
出血性ショック
腸管（腸間膜）損傷
下肢循環障害
直腸損傷
膀胱・尿道・腟損傷
神経損傷

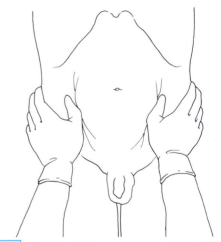

図3-3-43　骨盤部の触診による疼痛の有無の確認

腸骨翼から大転子を両外側から内側に向かって愛護的に圧迫，また恥骨結合部を腹側から背側に愛護的に圧迫することによって，疼痛の有無を確認する

皮膚壊死の原因となる。

②筋・腱の損傷

スポーツなどの鈍的外傷（アキレス腱断裂など）や，自損行為としてリストカットなどの鋭的外傷でも生じる。

③関節の損傷

外力によって関節が通常の可動域以上を強制された結果発生する損傷で，以下のように分類される。

捻挫：靱帯や関節包などの関節支持組織の過伸展や断裂などの損傷にとどまるもの

亜脱臼：関節面の一部が接触しているもの

脱臼：関節面が関節包を破って逸脱し，正常な関節面の解剖学的関係が完全に失われ「外れた」もの

④骨　折

骨折線の走行や部位などによってさまざまに分類されるが，閉鎖性か開放性かの分類が重要である（図3-3-44）。

閉鎖骨折：骨折部位につながる創のないもので単純骨折ともいう。

開放骨折：創が骨折部位とつながっているものをい

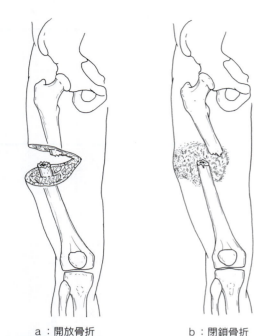

a：開放骨折　　b：閉鎖骨折

図3-3-44　開放骨折と閉鎖骨折

う。創感染，骨髄炎などが高率に合併するため，治療が困難となることが多い。

(2) 四肢外傷の症状

- 一般に損傷部位に一致して炎症の五徴（発赤，腫脹，疼痛，熱感，機能障害）を認める。
- 捻挫のなかで靱帯の損傷が高度のものでは，関節の不安定性（動揺関節）をきたす。
- 骨折では強い疼痛のみのものから変形や骨折片の突出，出血による循環障害を伴うものまである。
- 脱臼の場合には変形が著明で，自他動運動がほとんどできなくなる。

(3) 特殊な病態

急性期に続発する可能性のある特殊な症候群には次のものがある。

①圧挫症候群（クラッシュ症候群）

上肢，下肢，殿部の骨格筋が長時間にわたって圧迫され，その圧迫解除後に生じる致死的な合併症である。2時間を超える長時間にわたる骨格筋の圧迫が疑われる傷病者では本症候群が発生する可能性がある。早期には身体所見に乏しく，重篤感がない。局所も圧迫部の圧痕を認めるのみで，筋の腫脹や圧挫を疑わせる症状は明らかではない。運動知覚麻痺が認められ，脊髄損傷や末梢神経損傷と見誤られることが多い。病態生理学的には，虚血と圧迫解除に伴う再灌流により，高カリウム血症や筋壊死物質などによって，急速にショックや心停止，腎障害を引き起こすことがある。

②脂肪塞栓症候群

骨折によって骨髄内の脂肪滴が血中に流出することにより，肺などの毛細血管が閉塞して急性呼吸不全（低酸素血症），頭部外傷に起因しない中枢神経障害，皮膚の点状出血などの症状をきたす病態を指す。受傷後8〜72時間に発症することが多く，受傷現場で認めることはまれである。

(4) 観察のポイント

①受傷機転や事故時の状況をよく把握する。

②初期評価

四肢外傷で大きな変形や外出血を伴っていても，そればかりに気をとられずに，いかなる場合にも，気道（A），呼吸（B），循環（C）の異常の発見を優先する。

③四肢の観察（全身観察，詳細観察）

- 開放創，骨折，血管損傷の有無の判断が重要である。とくに骨折症例では，開放骨折か閉鎖骨折かの確認は病院選定上も重要な情報になることがあり，注意深い観察が求められる。
- 開放創がある場合には，創の部位と形状，大きさ，深さ，皮下組織，骨の損傷の有無と程度，汚染の程度，出血の状態をよく観察する。切断肢の場合には，切断肢の断面の性状（鋭的断端か挫滅創か）を把握する。
- 開放創のない場合には循環障害，感覚・運動障害や麻痺の有無を確認する。
- 疼痛・圧痛の有無と部位を迅速にチェックする。
- 四肢の変形，異常肢位：回旋（回内・回外位），屈曲位，四肢の短縮などに注意する。
- 異常可動性：通常の関節可動域を越えた運動の有無，あるいは通常ではみられない部位の異常運動の有無をみる。ただし，患肢を動かすことは，傷病者に著しい苦痛を与えるばかりでなく，骨折の転位が増悪し，局所の神経・血管などの軟部組織の二次的な損傷を増大させる危険性があるので慎重かつ愛護的に行う。
- 轢音：骨折端の接触によって轢音（クリック音）を感じることがある。
- 血管損傷の有無：骨折が疑われるときには，骨折部位より末梢側で動脈の拍動が触知可能か否かを観察する。
- Pain（疼痛），Pallor（蒼白），Paresthesia（知覚異常），Paralysis（麻痺），Pulseless（脈拍消失）を循環障害の5Pという。
- 神経損傷の有無：同様に，患肢で運動・知覚（疼痛やしびれ感）が保たれているか否かを観察する。循

環障害や麻痺の有無を調べることはとくに重要である。

(5) 応急処置

①開放創に対する処置

滅菌ガーゼを厚めに当て，弾性包帯で巻く。動脈性の出血が認められる場合には直ちに直接圧迫止血法による止血を行う。

②捻挫に対する処置

患部の安静と固定：搬送に時間を要するときには，冷却と患部の軽度の圧迫を行う。搬送に際しては浮腫の予防のため患肢を挙上させるほうがよい。

③脱臼に対する処置

救急の現場では整復してはならず，そのままの位置で動かさずにシーネや三角巾などで固定して搬送する。

④筋・腱損傷に対する処置

関節を正中中間位でシーネ固定する。

⑤骨折に対する処置

変形があっても原則としてそのまま動かさずに固定する。搬送に支障がある場合のみ最小限の矯正を行う。

⑥切断指(肢)に対する処置

切断指(肢)は滅菌ガーゼで包み，ビニール袋で密閉し，氷水中で冷却する。適切な温度で，乾燥させず，清潔を保つことが重要である。凍結は組織障害をきたすので避ける。切断指(肢)の断端は滅菌ガーゼを当て，圧迫包帯をして搬送する。

7) 多発外傷

(1) 定　義

一般的には，全身を頭頸部，顔面部，胸部，腹部，骨盤・四肢，体表部の6部位に分け，そのうち2部位以上に一定以上の損傷が存在する場合を多発外傷という(図3-3-45)。肝破裂と小腸破裂が同時に存在するなど，同一部位に2つ以上の臓器損傷があっても多発外傷とは呼ばない。

(2) 多発外傷に対する考え方

多発外傷の場合，緊急度・重症度は相加的でなく(単なる足し算ではなく)，相乗的に高くなり，死亡率も急増する。また，出血性ショック，閉塞性ショック，脳ヘルニアなど，病態が複雑化することもしばしば生じる。しかし，鈍的外傷では損傷部位が複数に及ぶことが常であっても，多発外傷が存在するか否かを救急現場で正確に判断することは困難である。したがって，損傷部位が単独か多発か，という判断に必ずしもこだわることなく，救護においては，高リスク受傷機転を疑う状況評価，および初期評価(第一印象)によって緊急度・重症度を速やかに判断し，生命予後を左右する気道(A)，呼吸(B)，

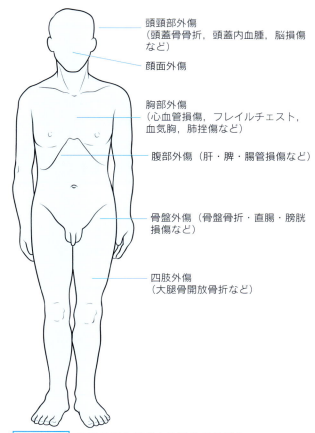

図3-3-45 多発外傷を構成する区分のモデル

頭頸部，胸部，腹部には，それぞれ脊椎・脊髄が含まれる

循環(C)，意識レベル(JCS/GCSによる評価)の安定化に努めつつ早期搬送を心がけるべきである。

XIV 熱傷・電撃傷

1 熱　傷

「熱傷」とは，熱エネルギーによる生体組織の損傷と定義される。受傷機転(原因)により，火炎によるもの(flame burn)，高温液体によるもの(scald burn)，高温固体によるもの(contact burn)，電撃によるもの(electric injury)などに区別される。これらは物理的エネルギーにより皮膚・軟部組織が傷害され，その影響が全身に及ぶ損傷であり，時には生命をも脅かす。熱傷における救急隊活動のポイントは，生命を脅かしかねない重症の熱傷傷病者を的確に選別し，適切な医療機関へ搬送することにある。その判断は，緊急度・重症度判断基準(図3-3-46)に準じて行うため，この基準を十分に理解して

第3編　救急医学

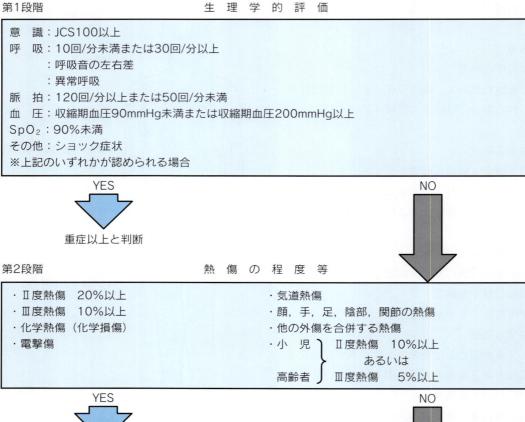

- 原則，緊急度・重症度を評価する優先順は，第1段階，第2段階の順とする
- 重症以上と判断した場合の医療機関の選定は，救命救急センター等の三次救急医療機関，あるいはこれに準ずる二次救急医療機関および地域の基幹病院とすること

（財団法人救急振興財団：救急搬送における重症度・緊急度判断基準作成委員会報告書，平成16年3月．より引用・改変）

図3-3-46　熱傷の緊急度・重症度判断基準

おく。医療機関に到着するまでに実施すべき処置と搬送中に生じ得る合併症への対応も知っておく必要がある。また，災害時には困難な場合も多いが，熱傷診療では受傷時の情報の整理が重要であり，とくに受傷機転の把握は重要である。なお，「火傷」は医学用語として火炎による場合も使用しない。

1）原因

熱湯や天ぷら油などの高温液体，アイロンやストーブなどの高温固体，水蒸気などの高温気体のほか，火炎，爆発，電撃との接触などが原因となる。気道熱傷は，顔面・頸部の火炎熱傷などの際に高温気体の吸入による気道の直接的な熱傷害のほか，有毒化学物質の吸入による気管・気管支粘膜および肺実質の化学的な傷害が原因となる。わが国における疫学データ（東京都熱傷救急連絡協議会）では，熱傷の原因の約50％は火炎によるもの，続いて約35％は高温液体によるものとなっており，欧米と比較して高温液体によるものの割合が高いのが特徴である。とくに15歳以下では，約80％が高温液体によるものである。

2）熱傷による傷害

熱による皮膚の損傷程度は，熱源の温度と接触時間，すなわち，皮膚が受けた熱エネルギーの総量に依存する。熱源温度が70℃では1秒，45℃では6時間で表皮に不可逆的な変化が起こる。短時間の接触では問題ない熱源に長時間接触している場合でも損傷は起こるが，これは低温熱傷と呼ばれている。被った熱エネルギーの総量を考

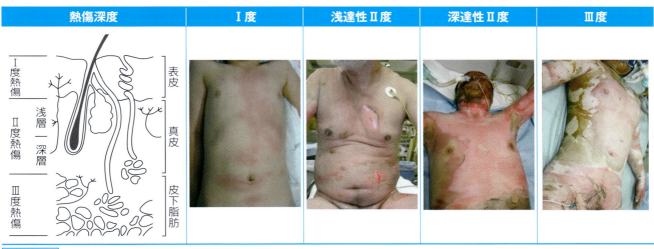

図3-3-47　熱傷深度の分類

慮すれば，低温熱傷が必ずしも軽い損傷ではないことが理解される。

熱刺激により傷害を受けた組織では，血管壁の透過性が亢進する。小範囲の熱傷では全身への影響は軽微であるが，広範囲の場合は全身の血管の透過性が亢進し，血液の血漿成分が血管外へ漏出しやすい状態が生じる。その結果，全身に浮腫を形成し，熱傷創面からの水分喪失も加わって，血管内の水分量が激減した結果，循環不全に陥る。気道熱傷では，気道の軟部組織の浮腫により気道狭窄や閉塞をきたし，重度の呼吸不全に陥ることがある。このような傷害は搬送途上にも発症し，急激に生命を脅かす状態となるため注意が必要である。

3） 熱傷深度の評価

熱傷深度の分類は受傷原因によるものではなく，皮膚組織の傷害の深さによるものであり，Ⅰ度，Ⅱ度，Ⅲ度に分類される（図3-3-47）。重症度に影響があるのは，Ⅱ度とⅢ度である。

Ⅰ度熱傷：日焼けによる皮膚の発赤はⅠ度熱傷である。局所の発赤や熱感，疼痛を訴えるが，水疱は形成しない。皮膚は数日で治癒する。

Ⅱ度熱傷：真皮層まで傷害されたもので，水疱形成と疼痛が特徴である。浅達性Ⅱ度熱傷は強い疼痛と灼熱感を特徴とし，1〜2週間で治癒するが，深達性Ⅱ度熱傷の場合には知覚は低下し，治癒には3〜4週間を要するうえ，瘢痕を残しやすい。

Ⅲ度熱傷：傷害が真皮全層およびその下の皮下組織まで及んだものであり，知覚神経も傷害されるため疼痛はなく，表面は白色調ないしは羊皮紙様を呈する。植皮術を行わない限り通常は治癒しない。

4） 熱傷面積の評価

熱傷面積の評価は，体表面積の何パーセントを受傷したかで行う（図3-3-48）。Ⅰ度熱傷はとくに治療の必要がないため熱傷面積の算定から除外し，Ⅱ度熱傷とⅢ度熱傷についてそれぞれに面積を算定することになる。また，成人と小児では頭部，体幹部，四肢の割合がそれぞれ異なるため，算定に際してはこの点を考慮する必要がある。救急現場での熱傷面積の概算には，簡便な算定法（手掌法，9の法則，5の法則）が有用である。広範囲熱傷とは通常，熱傷面積が30％以上の熱傷が相当する。

(1) 手掌法

成人の場合，傷病者の手掌（手指まで含める）の面積は体表面積の約1％に相当する。熱傷部位が手掌の何倍に当たるかを判定して熱傷面積を算定する簡便法である。

(2) 9の法則

成人の場合に用いる。身体の各部位を11に細分化して，それぞれの面積が体表面積の9％あるいはその2倍の18％に当たるとして簡略化した法則である。

(3) 5の法則

幼児・小児は，成人と比べて頭部の面積の比率が大きく下肢の面積の比率が小さいので，年齢により幼児・小児・成人に分類して身体の各部位を5の倍数で評価する。主に幼児・小児の場合に用いられる。小児のものは合計105％となるが，面積の概算に支障はない。

5） 緊急度・重症度の判断

外表の熱傷部に目を奪われがちであるが，優先されるべきは，緊急性の高い病態かどうかを生理学的指標から判断することである。生理学的指標として，意識状態，呼吸，脈拍，血圧，SpO_2などを評価する。これらに異常があれば，生命に直結する可能性がきわめて高く，緊

〔手掌法〕　　　〔成人の場合（9の法則）〕　　　〔幼小児時の場合（5の法則）〕

受傷した人の手のひら1枚分は，約1％となる（成人の場合）

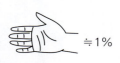
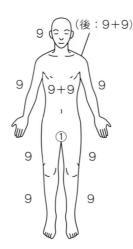
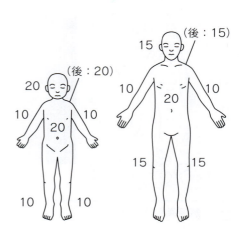

図3-3-48　熱傷面積の判定

急性が高いと判断される。次に，熱傷の広さと熱傷の深さ，および熱傷部位を観察し重症度を判断する。Ⅱ度20％以上またはⅢ度10％以上である場合，また気道熱傷の合併がある場合は，重症度が高いと判断される。

熱傷深度と熱傷面積の正しい評価が即座に実施できるように準備が必要である。

6）気道熱傷の評価

すべての熱傷傷病者において，気道熱傷の疑いの有無を評価する必要がある。とくに室内や車内などの閉鎖空間で火災による熱気や煙を吸入した場合，意識障害がある場合，有毒な化学物質に起因する場合，皮膚熱傷の有無にかかわらず気道熱傷を疑わなければならない（疑うことが重要である）。口や鼻周囲に熱傷がある，鼻毛が焦げている，口腔・咽頭・鼻腔内に煤などがある場合，気道熱傷が存在すると考えたほうがよく，煤の混じった痰，嗄声，ラ音聴取などがある場合，気道熱傷の存在は確定的である。

7）意識障害がある場合

熱傷傷病者の意識状態は通常清明である場合が多いので，意識障害がある場合には外傷合併，一酸化炭素（CO）中毒，薬物使用，低酸素状態，基礎疾患の有無を考慮する必要がある。とくに一酸化炭素中毒が疑われる場合には，高流量の酸素投与が必須である。例えば，熱傷に伴う意識障害では，避難中の転倒などによる頭部外傷，さらにまったく別の病態（脳血管障害，薬物中毒など）の併存の可能性も排除すべきではない。

8）応急処置

(1) 冷　却

熱傷受傷直後の応急処置は，熱源との接触を遮断し，局所を冷却することに尽きる。この冷却は，流水（水道水）で十分である。熱傷が深くかつ広範囲の場合，水による冷却は体温低下を起こす危険がある。体表面積15％を超えるⅢ度熱傷では，長時間の流水による冷却は行わない。体重に比して体表面積が大きい小児では，局所冷却による体温低下にはとくに注意を要する。体温低下が懸念される場合には，搬送中は保温に留意が必要となる。受傷直後の冷却では，水疱を破らないようにすることも重要である。局所に氷や氷嚢を当てることは，凍傷の可能性があり行ってはならない。

(2) 局所処置

熱傷傷病者の処置に際しては，標準予防策（スタンダードプレコーション）に準じることが推奨される。熱傷の進行を止めるという観点から，創面に接触している着衣の除去，汚染されたすべての着衣除去なども必要であるが，医療従事者の二次汚染は絶対に防止する必要があり，熱傷創は清潔なガーゼやアルミシートによる被覆を行う。

(3) 酸素投与

呼吸困難，チアノーゼ，SpO_2低下，気道熱傷の疑いがある，一酸化炭素中毒の疑いがある場合などは，直ちに高濃度酸素投与を開始する。

9）搬送時の留意点

熱傷の緊急度・重症度判断基準に基づいて重症以上と判断した場合は，救命救急センターなどの三次救急医療機関あるいはこれに準じる二次救急医療機関および地域の基幹病院を選定する。ただし，高齢者，乳幼児，基礎疾患を有する傷病者，呼吸が障害される可能性の高い全周性の胸部熱傷，循環障害をきたす四肢全周性熱傷などの場合は，中等症と判断されても高次医療機関を選択す

べきである。搬送に30分以上を要する傷病者では，ヘリ搬送も考慮する。

2 電撃傷・雷撃傷

1）原　因

生体に電気が通電し電気エネルギーにより生じた組織損傷を電撃傷といい，原因には電流(current)，アーク放電(arc discharge)，スパーク放電(spark discharge)，閃光(flash)，雷撃(lightning strike)などがあげられるが，二次的な引火による熱傷，さらに通電による心臓や神経への傷害も含まれる。電気作業中の感電，家庭内での電気器具による感電，送電線の接触事故などでみられる。落雷による電撃傷をとくに雷撃傷と呼ぶ。

電撃傷の傷害メカニズムは，熱エネルギーと電気エネルギーが合わさったものであり，この点が熱傷と大きく異なるところである。このため，受傷時の状況，発生時間，原因となった電気の種別・電圧・接触時間などの情報は非常に重要である。

2）電撃傷の問題点

致死的な場合は呼吸中枢の損傷や呼吸筋の麻痺による呼吸停止，心筋通電による致死性不整脈や冠動脈の血管攣縮による心停止などが発生すると考えられる。即死を免れた場合にも，電流が通過しやすい筋肉，血管，神経への組織傷害から多彩な病態をもたらす。高所の感電で落下した場合や感電後の衝撃で飛ばされた場合は，外傷による二次性損傷を念頭においた活動が必要となる。

3）観察と判断

感電が持続していれば，まず電源を切る，あるいは接触している電線などを除去して，救助者が感電するのを未然に防ぐことが重要である。

次いで第1段階の生理学的評価を実施する。ここで，心肺停止が確認されれば心肺蘇生を実施する。多くは心室細動であるのでAEDを装着し，適応であれば遅滞なく除細動を行う。心肺停止でなければ第2段階に進むが，電撃傷は原則として重症以上と判断されることから，医療機関選定においては，救命救急センターなどの三次救急医療機関，あるいはこれに準じる二次救急医療機関および地域の基幹病院を選定する。

局所の観察では，電流斑(中心がⅢ度熱傷となった熱傷創であり，電流の出入口を意味する)の部位と程度，皮膚の電紋(スパークによる表皮Ⅰ度熱傷)の確認，受傷機転から外傷損傷の確認を行う。搬送途上も致死性不整脈の出現に注意が必要であり，心電図モニターは必須である。顔面や頸部に損傷が疑われる場合は，気道熱傷と同様に時間経過とともに軟部組織の腫脹をきたし，気道の狭窄や閉塞をきたすことがあり繰り返しの観察が必要となる。

4）応急処置

電流斑については，熱傷の処置を行う。

5）雷撃傷

雷撃(カミナリ)による損傷を雷撃傷と称する。0.1～10 msという短時間に，高電圧電流が(体内通電ではなく)体表面を通過することにより起こる。体表の電気通過部位に，樹枝状紅斑(電紋または雷紋)ができる。電気エネルギーによる内部組織の損傷はまれであるが，衝撃波による骨折や内臓損傷が発生する。心停止・呼吸停止を起こし，死亡率は20～30%とされる。

3 化学損傷

1）原　因

一般的に化学物質の直接損傷による皮膚や粘膜の組織傷害のことを指し，化学熱傷と呼ぶこともある。多くは強酸または強アルカリに接触することにより生じる皮膚・粘膜の損傷である。ガソリンやシンナーなどに接触して生じる場合もある。強アルカリは強酸より組織深達性と組織傷害性が強く，損傷はより高度となる。

2）観察と判断

傷病者の観察に際しては，手袋，マスク，ゴーグル，予防衣などを着用して，自らの安全に十分注意しなければならない。受傷状況を詳細に聴取し，化学薬品に関する情報も収集する。化学薬品が目，鼻，口などに付着した場合には，後に重篤な機能障害が引き起こされる可能性があるので，詳細に観察する必要がある。また，化学損傷は深さと広さにかかわらず，原則，重症以上として対処すべきである。

3）応急処置

化学損傷は，接触時間が損傷深度を増悪させるため，汚染した衣服を脱衣し，まずは流水による起因物質の除去を行う。洗浄は現場での速やかな開始が予後を左右し，可能であれば現場から搬送中も流水による洗浄を考慮する。洗浄後は清潔なガーゼなどで被覆する。

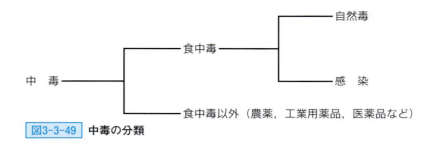

図3-3-49 中毒の分類

XV 中 毒

1 中毒とは

　有毒ガス，農薬，工業用薬品，家庭用品，医薬品などの化学物質が体内に吸収され，その物質自体や代謝産物によって，生体の機能が障害された状態を中毒という。このほか食中毒として，フグ毒やトリカブト毒などの有毒物質によって起こる中毒以外に，黄色ブドウ球菌，ボツリヌス菌などによって起こる細菌性食中毒が存在する（図3-3-49）。

　日本中毒情報センターへの問い合わせのうち約80％以上は乳幼児に関する問い合わせで，その多くはたばこ，化粧品，洗剤であった。医療機関へ搬入される患者の内訳では医薬品による中毒が約半数である。また死亡例では90％が医薬品以外による中毒であり，原因は自殺が75％，不慮の事故が20％で，ほとんどが成人である。最近では乱用薬物，危険ドラッグなど，現場では成分の特定が難しい物質による中毒事例が増加してきているため，活動時には留意して情報を収集しなければならない。

2 緊急度・重症度の判断

　中毒の症状は多岐にわたり，急速に症状が出現するものや遅発性に症状が出現するものなどがある。そのため注意深く観察を継続しなければならない。まず，通報時に中毒の可能性を評価し，応援要請の必要性を評価する。現場到着後に傷病者だけでなく，周囲の人からも情報を収集する。収集する情報は，傷病者情報（訴えやバイタルサインなどの身体所見），毒物情報（何を，いつ，どのぐらい）と，毒物を証明できるもの（空き箱，空きビンなど）である。バイタルサインに異常がなくても緊急度が低いとは限らないことに注意する。

3 応急処置と搬送時の留意点

（1）現場の安全を評価する。傷病者の救護活動を行う前に環境を評価し，救急隊自らの安全対策を事前に行い，必要に応じて応援要請を行う。揮発性の高い化学物質が衣服などに付着したまま医療機関に搬送された場合には医療機関内での二次被害の原因となり得る。表3-3-17に示すような所見がある場合には化学物質（有害物質や毒物）による中毒を念頭におき，脱衣などの除染や防護具の使用を考慮する。また搬送先の医療機関にもその旨を伝えておく。

　処置時に気をつけなければならない毒物が存在するため，その中毒を疑う場合には注意が必要である（表3-3-18，19）。

　傷病者の評価は繰り返し行い，より正確に病状を把握し，症状や状況から可能な限り毒物を推定する（表3-3-20）。毒物を証明できるものを発見した場合，できる限りビニール袋で二重にして内容物が漏れないように持参するが，救助者の安全に少しでも不安がある場合には無理して持参しなくてもよい。

（2）一般的に急性中毒では，誤嚥性肺炎，異常体温，長時間の臥床圧迫による圧挫症候群などに注意が必要である。また傷病者だけでなく救急隊も安全を確保するため，搬送時にも注意しなければならない（表3-3-21）。

（3）覚せい剤や麻薬など，意識に影響を与える薬物が原因になっていると，傷病者が指示に従わない場合も多い。錯乱している傷病者を搬送する際には，傷病者と自隊双方の安全を確認し，繰り返し傷病者の状態を観察する必要がある。必要に応じて応援を呼ぶべきである。自傷他害のおそれがある場合には警察に通報することを考える。

　医師にとって，覚せい剤は覚せい剤取締法，麻薬は麻薬及び向精神薬取締法での届出義務が生じることがある。内服の可能性がある場合には速やかに医師に伝える。

表3-3-17	化学物質の中毒を疑う状況・症状・徴候

- 刺激性の臭い
- 同一場所，同一時期の多数傷病者発生
- 爆発事故・事件
- 有害物質取り扱い工場・トラックの事故
- 原因不明のショック・意識障害・縮瞳・嘔吐・下痢・皮膚症状の発生

表3-3-18	中毒が疑われる傷病者への対応時の注意

- 硫化水素や一酸化炭素などによるガス中毒を疑う場合
  ⇒応援要請を行い，バックアップ体制ならびに安全管理下で傷病者の救護活動を行う
  ⇒硫化水素はすぐに嗅覚が障害されるため，注意が必要である
- 感染・体液・汚染物などからの防護
  ⇒マスク（場合によりN95マスクなどを考慮），ガウン，ゴーグル，手袋などの感染予防
- 毒物なら汚染衣類の除去，付着部位の洗浄（流水）
  ⇒災害対応時にはとくに埃に含まれる物質（例えばアスベストなど）から身を守るため，専用のマスクなどの対策を行う必要がある

表3-3-19	処置時に注意が必要な中毒物質

パラコート：高度な低酸素血症を除き，高濃度酸素投与は禁忌〔酸素投与により臓器（肺）障害性が増す〕
酸・アルカリ：催吐禁忌（粘膜腐食作用が強いため）
石油・灯油・防虫剤：催吐禁忌（誤嚥性肺炎を起こしやすいため）牛乳投与禁忌（脂溶性が高いので牛乳投与で吸収されやすくなる）

表3-3-20	中毒にみられる症状とその原因薬物

心肺系	瞳孔
頻　脈：アトロピン 徐　脈：ジギタリス薬 呼吸促迫：アトロピン，一酸化炭素 呼吸困難：有機リン，シアン化合物	縮　瞳：有機リン農薬，モルヒネ，カーバメイト 散　瞳：覚せい剤，アトロピン
神経系	皮膚症状
せん妄，幻覚：アルコール，抗ヒスタミン薬 昏　睡：睡眠薬，アルコール，一酸化炭素	チアノーゼ*：アニリン，硝酸塩 鮮紅色：一酸化炭素 発　汗：有機リン 皮膚や粘膜の化学損傷：酸・アルカリ
口	その他（薬毒物・吐瀉物の臭い・色調）
流　涎：有機リン，ニコチン 口　臭：アルコール，クレゾール （ニンニク臭）：ヒ素，リン	腐卵臭：硫化水素 有機溶媒臭：有機リン系農薬 青・青緑色：パラコート，グルホシネート（バスタ®），メソミル（ランネート®）

*メトヘモグロビン血症による

表3-3-21	搬送時の注意点

- 二次被害の防止のため，車内の換気（窓の開放など）を忘れてはならない（揮発性の薬毒物やガスでは車内に薬毒物やガスが充満するおそれがある）
- 農薬の一種である石灰硫黄合剤を内服した場合に胃酸と反応し硫化水素を発生したり，またクロルピクリンは揮発性が高く同じように内服後に突然嘔吐し，搬送途中や搬送先で汚染する可能性がある

（4）中毒傷病者では精神疾患を背景にもっていることが多いため，精神科医との連携が必要になるケースがある。かかりつけ医などの情報をできる限り収集する。

[付：危険ドラッグ]

合成カンナビノイドなどの成分を含有するアロマや芳香剤が，規制の網をすり抜ける「脱法ハーブ」として急激に増加した。2013年に薬事法の改正により，規制が強化されたため「危険ドラッグ」と呼称が変わった。症状は，意識障害，交感神経亢進症状（散瞳，高血圧，頻脈，頻呼吸），中枢神経症状（痙攣，幻覚妄想，顔面ミオクローヌス，多動・異常行動）である。死亡例や内服後の交通事故，傷害事案などが，社会問題となっている。中毒という情報がなくても，このような薬物の内服が疑われるケースでは，警察との連携を考えながら活動にあたるべきである。

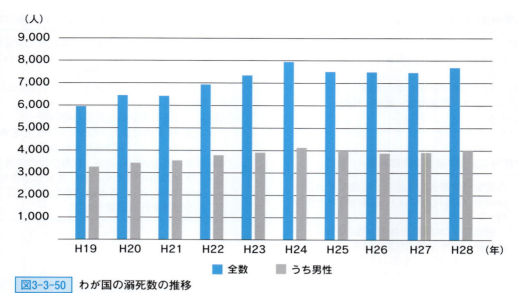

図3-3-50 わが国の溺死数の推移
東日本大震災（平成23年）における津波での死者は含まない

XVI 溺　水

1 溺水とは

　液体に浸ったり沈んだりすることで呼吸障害に至る一連の過程を溺水という。気道の入口（鼻孔，口）が液面下に沈むことで，正常な呼吸が障害される。その過程で，自ら脱したり，他人に救助されたりして救命される場合もあれば，死亡する場合もある。死亡した場合を溺死と呼ぶ。

2 疫　学

　わが国では，年間7,705人（平成28年）が溺死している（図3-3-50）。不慮の事故の約20％を占め，近年では交通事故による死亡者を超えている。家庭内の浴槽での事故が多くを占め（5,138人，約67％），そのほとんどが高齢者である。屋外での水難事故では，死者・行方不明者の数が年間800人名程度と報告されている。水難による死亡事故の多くは海や河川で生じており，魚とり・釣りの最中が最多である。津波による死者の多くは溺死であり，東日本大震災での死者の92％は溺死が原因と報告されている。

　津波などの災害によるものを除けば，溺死は，自力活動は可能であるが的確な判断や避難行動がとれない小児と，高齢者に多い。発育遅延，神経系障害者にも頻度が高い。とくにてんかん（痙攣）発作を有する者は溺死のリスクが高くなる。また，薬物の乱用や飲酒も溺死のリスクを増大させる。

3 予　防

　溺死には，多くの予防可能な死亡が含まれており，その発生を未然に防ぐことがもっとも有効な溺死対策となる。

1）乳幼児期

　水に対する恐怖心が未発達で，そのうえ泳げないためにリスクが高い。洗面器（水深5 cm程度）の水であっても，頭部が相対的に重いため一度頭を漬けると持ち上げられない。風呂の水を溜めておかない，水場には入れないようにしておく，入浴は子どもだけにしないなどの予防が重要である。浴槽用浮き輪の使用による多数の事故が報告されている。家庭内での溺水では幼児虐待によるものも考える必要がある。

2）学童期

　プールや海，川での事故が増加する。水に接する機会が多く，無茶をしやすい男児に多い。自己の泳力への過信や遊びに夢中になっての注意力の低下などが背景となる。遊泳時のライフジャケット着用などの事故防止意識をもたせる必要がある。

3）青壮年期

　体力的に無理な水泳，ダイビングなどのマリンレジャー，ボートなどでの事故が多い。薬物の乱用や飲酒の影響によるものも多い。また，脳血管疾患，心疾患などが先行し，それが原因で溺水に至る例も多く，溺水傷病者への対応の際には，併発している疾患への注意も必

要である。

4) 高齢期

わが国では，高齢者の入浴中の事故が多い。湯船の中と浴室の温度差などを原因とした，いわゆる「ヒートショック」に伴う心血管疾患の発生が溺水に至る大きな原因となる。

4 観察と応急処置

沈んだ時間が10分以内であれば高い社会復帰率が期待できるが，25分以上になると社会復帰は困難になる。溺水によって生じる低酸素状態の程度とその持続時間が，その予後を決める最大の因子である。低酸素による脳へのダメージが，生存や社会復帰に大きく影響を及ぼすのである。少しでも早く低酸素状態から離脱させることを念頭に活動する。ただし，救助者の安全確保が前提となる。

1) 救助と心停止の判断

事故の現場に居合わせたなら，自身の安全確保を優先のうえ，傷病者を水中から少しでも早く引き上げる。水上に引き上げ，呼びかけなどによって意識を確認するとともに，できるだけ早く気道を開通させ，呼吸の確認を行う。溺水では死戦期呼吸が生じる可能性が高い。死戦期呼吸を通常の呼吸ととらえてはならない。

同時に頸動脈で脈拍の有無を確認する。低体温に陥っている場合などは，頸動脈の触知による循環の評価は難しい場合がある。

2) 人工呼吸

(1) 気道の確保と人工呼吸

呼吸停止を確認した時点で，直ちに胸が持ち上がるように2回の人工呼吸(rescue breathing)を行う。通常の成人の心肺蘇生，とくに心原性心停止を想定した場合では，「C（胸骨圧迫）→A（気道確保）→B（人工呼吸）」の順に行うが，溺水傷病者に対しては，気道確保，人工呼吸を優先し，「A→B→C」の順に行う。溺水では，まず血液中の低酸素状態が進行し，心停止に至る。すでに血中の酸素は欠乏しており，その血液を胸骨圧迫によって循環させても心拍の再開は期待できない。そのため溺水では，人工呼吸による身体への酸素の供給を優先させ，まず気道確保，人工呼吸を行う。人工呼吸が適切になされ，血中へ酸素の供給がなされれば，現場で自己心拍が回復する場合も多い。

早期の人工呼吸の実施を考えれば，傷病者が水中にいる段階から人工呼吸を行うことも選択肢の一つとなる。ただし，水中での人工呼吸は救助者を危険にさらすため，それらに熟練した者のみが実施する。そうでなければ，陸や船上に引き上げたうえで行う。

(2) 誤嚥した水への対応

溺水による心肺停止傷病者の管理は，一般の心肺停止傷病者に対する場合と変わらない。口腔内などに異物があれば取り除く。ただし，気管や肺に水を誤嚥していることを想定して，それを取り除くために腹部圧迫や腹部突き上げ法などを行う必要はない。人工呼吸の妨げになるほど多くの水を誤嚥している場合は少なく，誤嚥した水の多くはすぐに体内に吸収される。むしろ，腹部圧迫によって，人工呼吸の開始が遅れたり，胃内容物の逆流，嘔吐によって誤嚥したりする危険がある。

3) 胸骨圧迫とAED

人工呼吸に続いて即座に胸骨圧迫を開始し，胸骨圧迫と人工呼吸のサイクル(30：2)に入る。続いてAEDを用意し電極パッドを貼付する。胸部が濡れていれば事前に拭き取ったのちに貼り付ける。除細動が必要と判断されれば電気ショックを実施するが，濡れている場所での通電の際には周囲の者への漏電にとくに注意を要する。

4) 嘔吐への対応

溺水の傷病者は，心肺蘇生の実施中に胃内容物などを嘔吐することが多い。それを前提に，あらかじめ吸引器などの準備をしておく。嘔吐の際には直ちに傷病者を側臥位とし，吐物を速やかに口から排出させることで誤嚥を防ぐ。浅瀬での飛び込み事故など脊髄損傷が疑われる状況であれば，頭部・頸部・体幹を一体として回転させる(ログロール)ことなどにより，脊髄を保護しつつ吐物の誤嚥を防ぐように努める。ただし，人手が足りない場合や間に合わないときなどは，誤嚥を防ぐことを優先する。

口腔内などに残った吐物は，吸引器で吸引したり，ガーゼなどで清拭したりする。

5) 頸椎・頸髄損傷への対応

通常の溺水では，傷病者が頸椎・頸髄損傷をきたしている可能性は低いため頸椎保護などはとくに必要ない。浅い場所に頭から飛び込んだ場合，明らかに外傷を負っている場合などでは，脊椎・脊髄損傷の可能性が高くなるため，頸椎保護が必要となるが，その場合でも，気道確保や呼吸が最優先である。頸椎保護を行うことで，気道確保や人工呼吸の開始が遅れることがあってはならない。

6) 低体温への対応

入浴中の場合を除くと，溺水では低体温になっていることが多い。濡れたままにしておくと体表面からの水滴の気化によって熱が奪われ，体温はさらに低下する。濡

れた衣服を脱がせ，乾いたタオルで体表の水分を取り除き，毛布などで保温に努める。

まれではあるが，氷水での溺水の場合は，長時間の心肺停止の後に，神経学的後遺症を残すことなく救命され社会復帰することがある。そのため，低温の水での溺水の場合は，安易に蘇生の不着手や不搬送の判断を行うべきではない。速やかに蘇生に着手し，医療機関に搬送する。

5 医療機関への搬送

短時間でも意識障害を認めた溺水傷病者や，呼吸・循環に異常を認める傷病者などは，救命救急センターなどの高次医療機関への搬送が第一選択となる。人工呼吸のみで息を吹き返した場合で，意識が清明で呼吸・循環に問題がなくても，何かしらの心肺蘇生がなされた傷病者は，高次医療機関への搬送が望ましい。遅れて肺水腫や誤嚥性肺炎が発症し，重篤化する場合があるためである。溺水に至った原因として，脳血管疾患，心疾患が隠れている場合もある。その確認のためにも医療機関への搬送が必要となる。

医師への引き継ぎには，溺水状態にあったと想定される時間，発見時の呼吸，循環，意識の状況，心肺停止や心肺蘇生の状況など，溺水に至った経緯を伝えるとよい。

XVII 異　物

体外から体内に入ったものが，正常では存在しない部位にとどまっているものを異物という。ここでは気道異物と消化管異物について述べる。

1 気道異物

気道閉塞(窒息)を起こし傷病者の生命を脅かす危険性が高く，しかも短時間で死に直結する可能性があるきわめて重要な救急疾患である。症状をよく理解しておき，迅速な判断と適切な処置ができるように準備しておかなければならない。

1) 気道異物の種類

異物となり得る物体の種類として，高齢者の場合は，餅やパン，咀嚼不良の食物片などの詰まりやすく排出しにくい食物が多い。また義歯が気道異物となっていることもある。

一方，小児では豆類(ピーナッツ，そら豆，大豆など)

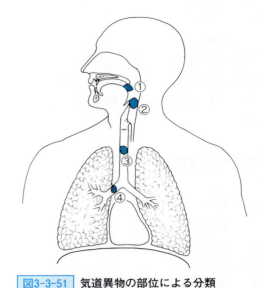

図3-3-51　気道異物の部位による分類
①咽頭異物，②喉頭異物，③気管異物，④気管支異物

やおもちゃの部品，ボタンなどが異物となり得る。一般にトイレットペーパーの芯を通る大きさのものは小児の気道異物の原因になり得るので，予防を啓発することも重要となる。

異物がとどまる部位によって，咽頭異物，喉頭異物，気管異物，気管支異物に分類される(図3-3-51)。いずれも窒息の危険がある。

2) 年齢による特徴

気道異物の発生年齢には2つのピークがある。1つは小児，とくに5歳以下の乳幼児であり，もう1つは高齢者である。両者はともに咳反射などの防御機能や嚥下機能が未熟あるいは低下するために誤嚥をきたし，その結果，気道異物を発症する。

3) 症　状

異物の大きさ，性状，部位によって，致死的なものから無症状までさまざまである。

(1) 完全閉塞

咽頭，喉頭，気管を完全に閉塞した場合である。突然声が出なくなり，咳き込むこともできず，呼吸さえも不可能となり苦悶状の顔貌となる。両手の指で喉のあたりをわしづかみにする。気道閉塞のために呼吸できないことを周りに伝える方法として，親指(母指)と人差し指(示指)で喉をつかむしぐさがあり，これを「窒息のサイン」と呼ぶ(図3-3-52)。症状は一気にチアノーゼが進行し，頻脈，不穏，まもなく意識は消失する。適切な処置を行って速やかに異物を除去しなければ急速に心停止となる。

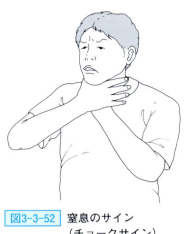

図3-3-52 窒息のサイン（チョークサイン）

(2) 不完全閉塞

少しでも吸気・呼気が通る間隙があれば、完全閉塞より症状は軽減される。喘鳴、呼吸困難、咳嗽などの症状が目立つ。当初は不完全閉塞であっても後に完全閉塞になることがあるので注意する。また、異物が一方向弁（チェックバルブ）のような働きになり、呼気のみあるいは吸気のみとなって窒息することもある。

異物が比較的小さい場合、症状は一時的に軽減したり無症状のこともあるが、呼吸や咳、体動によって異物が移動して突然病態が悪化することもある。したがって、誤嚥が疑われる場合には、無症状でも注意が必要となる。異物をそのまま放置すると、のちに無気肺や気管支炎・肺炎を起こす。

4) 観察と判断

傷病者に意識がある場合は、「喉が詰まりましたか？」という質問で気道異物を判断する。意識がない場合は、発症時の状況から気道異物の可能性があるか否かを考慮する。つまり原因が明らかでなくても気道異物を疑うことが重要となる。突然の咳き込みや呼吸困難があった場合には、直前の状態（食事中/何かくわえていた/服薬中、など）を確認する。突然胸を痛がる場合には、急性冠症候群などの他の病気が原因のこともあるので注意する。

小児の場合では、元気に動き回っていた子どもの声が突然聞こえなくなる、または突然咳き込んで苦しそうになったなどのエピソードを伴う場合は気道異物を疑う。

意識がなくなった場合は、心停止として処置を開始する。

意識のある場合は、「声が出せますか？」という質問で完全閉塞あるいは不完全閉塞の判断が可能である。少しでも発声できれば不完全閉塞と判断される。同時に、努力呼吸、陥没呼吸（吸気時や胸骨上窩の陥凹）、喘鳴などを観察する。

5) 応急処置

「気道異物の除去」の項(p.179)を参照されたい。

2 消化管異物

異物を誤って飲み込み（誤飲）、それが消化管内にとどまっている状態である。

1) 種類

部位によって食道異物、胃内異物、腸管内異物などに分類される。また、異物の形態によって、鈍的異物（ビー玉など）と鋭的異物（針など）とに分けられる。

2) 年齢による特徴

気道異物と同様、小児（とくに10歳以下で遊戯中に発生）と高齢者（認知症や不注意から食事中に発生）の2つのピークがある。小児では硬貨や玩具、ボタン、ピンなどの頻度が高く、高齢者では魚骨、義歯、PTP（press-through package）包剤などが多い。精神疾患患者では針やカミソリ、電池などの異物を故意に飲むことがある。

3) 病態

消化管の蠕動運動により、飲み込まれたものは通常しだいに下部消化管に移動して、最終的には肛門から自然排泄される。しかし消化管には生理的にいくつかの狭い場所があるので、そこに停滞すると、通過障害（腸閉塞やイレウス）や消化管穿孔などを起こすことがある。ボタン型アルカリ電池は鈍的異物であっても胃液で電池の素材が溶解して内容液であるアルカリ液が流出し、消化管穿孔を起こすことがあるので注意する。これに対して鋭的異物は、消化管粘膜を傷つけて出血させたり、時には消化管穿孔を起こして腹膜炎などを合併し重症の病態を引き起こすことがある。

4) 観察と判断

食道異物の場合、異物による粘膜の直接刺激（疼痛や違和感、唾液分泌の増加など）、通過障害による症状（嚥下困難、胸痛、腹痛など）が主たるものである。問診で異物が口から入った事実（異物誤飲があったのかどうか）や何を誤飲したかを確認することが重要である。食道以外では急性期に症状を訴えることは少ない。腸閉塞や消化管穿孔を合併した場合には、腹痛や腹部膨隆、腹膜刺激症状などを呈するので、このような症状がある場合には注意する。

5) 応急処置

消化管異物では通常、緊急の処置は必要のないことが多い。無理に嘔吐させたりすると、かえって損傷や誤嚥の危険性が増えるのでそのまま搬送する。

XVIII 環境障害

高温多湿環境による熱中症と寒冷環境による低体温症と凍症がある。

1 熱中症

発生現場の温度・湿度がともに非常に高かったり，直射日光や壁や路面の照り返しが強い，無風状態，場合によっては容易に休憩や飲水ができない状況などの悪条件が重なると，肉体労働やスポーツ中に，そして屋内であっても高齢，脱水，低栄養，体温の調節機構に障害などがあった場合に発生する身体障害を熱中症と総称する。筋肉運動がある場合には労作性熱中症，日常生活中の発症を非労作性（または古典的）熱中症と呼ぶ。前者は青壮年の男性に，後者は高齢者に多い（表3-3-22）。日本救急医学会の推奨する重症度分類を症状・治療法とともに表3-3-23に示す。

熱中症のうち「熱痙攣」は腹部や下肢の有痛性の痙攣と大量発汗を，「熱失神」は一瞬の意識消失を指し，熱中症Ⅰ度に相当する。基本的に意識障害はない。「熱疲労」は熱中症Ⅱ度に相当し，大量発汗と頭痛，嘔吐，全身倦怠感，下痢・腹痛，場合によってはごく軽度の意識障害を呈するものをいう。「熱射病」は最重症型で熱中症Ⅲ度に相当し，40～41℃以上の高体温と虚脱症状（痙攣，浅い呼吸，頻脈，意識障害）を示し，ショック，肝障害，腎不全，血液凝固障害（DIC）など重要臓器障害を起こし死亡率も高い。熱中症は高齢者，乳幼児，心疾患，糖尿病，精神疾患，社会との接点の少ない人，経済的困窮者などがリスクファクターとなる。

1） 病態と緊急度・重症度の判断

(1) 暑熱環境にいる，あるいはいた後の体調不良はすべて熱中症の可能性がある。

(2) 各重症度における症状は，よくみられる症状であって，その重症度では必ずそれが起こる，あるいは起こらなければ別の重症度に分類されるというものではない。

(3) 熱中症の病態（重症度）は対処のタイミングや内容，患者側の条件により刻々変化する。とくに意識障害の程度，体温（とくに体表温），発汗の程度など

表3-3-22 労作性熱中症と非労作性（古典的）熱中症の比較

	労作性熱中症	非労作性（古典的）熱中症
年齢	若年～中年	高齢者
性差	圧倒的に男性	男女差なし
発生場所	屋外，炎天下	屋内（熱波で急増）
発症までの時間	数時間以内で急激発症	数日以上かかって徐々に悪化
筋肉運動	あり	なし
基礎疾患	なし（健康）	あり（心疾患，糖尿病，脳卒中後遺症，精神疾患，認知症など）
予後	良好	不良

表3-3-23 熱中症の分類

症状による分類		症状	治療方針	
Ⅰ度	熱痙攣 熱失神	めまい，立ちくらみ，大量の発汗，筋肉痛，こむら返り，意識障害を認めない	応急処置と観察	冷所での安静
				体表冷却
				経口的に水分とナトリウムの補給
Ⅱ度	熱疲労	頭痛，嘔吐，倦怠感，虚脱感，集中力や判断力の低下	医療機関受診	体温管理
				安静
				経口あるいは補液による十分な水分とナトリウムの補給
Ⅲ度	熱射病	中枢神経症状（意識障害，痙攣），臓器障害（肝・腎機能障害），DICのいずれかを合併	入院加療	体温管理
				呼吸・循環管理
				DIC治療

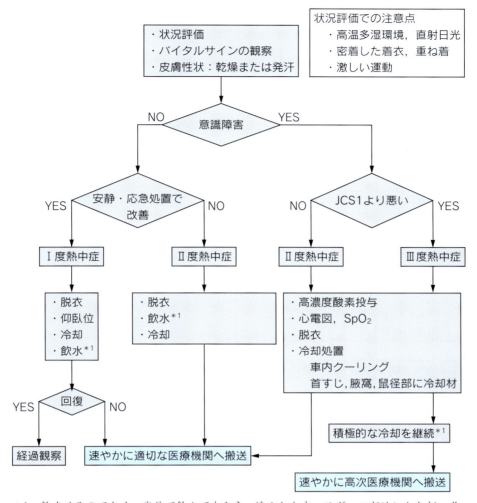

*1：飲ませるのでなく，自分で飲んでもらう．冷やした水，スポーツドリンクなど．必要があれば医師に連絡し，助言を求める

（救急振興財団：救急搬送における重症度・緊急度判断基準作成委員会報告書，平成16年3月，より引用・改変）

図3-3-53 熱中症のプロトコール

は，短時間で変化の程度が大きいので注意が必要である．

(4) Ⅰ度は現場にて対応可能な病態，Ⅱ度は速やかに医療機関への受診が必要な病態，Ⅲ度は採血，医療者による判断により入院（場合により集中治療）が必要な病態である．

(5) 治療にあたっては，労作性か非労作性（古典的）かの鑑別をまず行うことで，その後の治療方針の決定，合併症管理，予後予想の助けとなる．

(6) DICは他の臓器障害に合併することがほとんどで，発症時には最重症と考えて集中治療室などで治療にあたる．

熱中症のプロトコールを図3-3-53に示す．

2) 応急処置

(1) 冷所や風通しのよい所へ移し，衣服を緩め，風を当てる．

(2) 保冷剤をタオルで巻き，両側の前頸部や腋窩，鼠径前面にしっかり当てて体表冷却を行う．体表面に

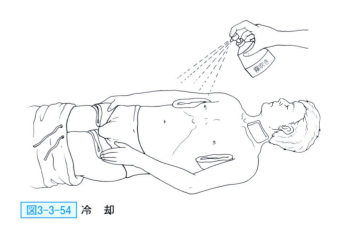

図3-3-54 冷 却

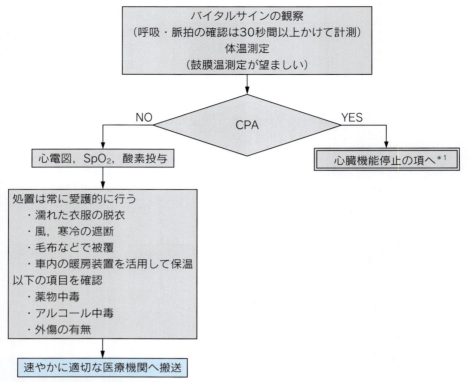

*1 低体温症では特殊な場合があるため，医師に連絡し，指導・助言を求める
(救急振興財団：救急搬送における重症度・緊急度判断基準作成委員会報告書，平成16年3月，より引用・改変)

図3-3-55 偶発性低体温症のプロトコール

霧吹きなどで常温水をかけ，気化熱によって体表の熱を奪う方法を用いるのも効果的である(図3-3-54)。

(3) 意識がはっきりしていれば，冷水(冷えたスポーツドリンクや経口補水液でもよい)を自分で飲ませる(誤嚥の危険があるので無理やり飲ませない)。

(4) 意識障害がある場合は，気道確保と酸素投与を行いつつ，ほかの原因も考慮して観察を行う。

(5) Ⅰ度であっても応急処置によって改善傾向がみられない場合，Ⅱ度以上では医療機関へ搬送するのを原則とする。意識障害やショック症状を呈しているときには，三次救急医療機関(救命救急センターなど)へ傷病者を搬送する。

(6) 多くの場合脱水を伴うので，自ら水分を摂取することが難しく，ショックを伴う場合には救急救命士による輸液を考慮してもよい。

2 寒冷損傷

寒冷曝露による障害は，全身的な偶発性低体温症と局所的な凍傷とに分けられる。

1) 偶発性低体温症

致死率が30〜80％と高く，見落とされがちであるが重要な緊急症である。恒常性維持機能が低下した高齢者に多くみられる。遭難，溺水などで生じるほかに，屋内にいても脳卒中，感染症，低栄養，低血糖，外傷，電解質異常，内分泌疾患，認知症，体温調節中枢の麻痺(アルコールや薬剤)により長時間，低温環境に曝露された結果，直腸温35℃以下になった状態をいう。直腸温35℃以下でふるえが出現し，32℃で徐脈，血圧低下，呼吸抑制，不整脈，意識障害が生じる。さらに体温が低下すると，心室細動から心停止をきたし致死的となる。

[観察と応急処置]

(1) バイタルサインのほか，意識レベル，四肢のしびれ，全身倦怠，視力減退，幻覚，不整脈などに注意する。

(2) 乾燥した衣類に着替えさせ，保温に努める。急激な加温はショックをきたすことがあるので注意する。

(3) 搬送中は呼吸や循環の管理に注意が必要で，不整脈発作に備え心電図をモニターする。

(4) 低体温に至った原因検索のために，他の身体所見や発生に至る現病歴，現場の状況に注意する。

偶発性低体温症のプロトコールを図3-3-55に示す。

2) 凍傷

寒冷環境下で皮膚の組織温が0℃以下となり，末梢循

環不全に起因した組織障害を凍傷と称する。発赤腫脹のみの第Ⅰ度から、水疱（第Ⅱ度）、壊死や潰瘍形成（第Ⅲ度）、骨筋組織障害（第Ⅳ度）までに分類される。凍傷部分をガーゼなどで覆い、保温と感染防止に努める。

XIX その他の創傷の処置等

1 切断指（肢）

手足の切断は労働災害、事故などのほか家庭内でも起こる。包丁など鋭利な刃物のみならず、角のある鈍的物体でも生じる。後者では圧挫（組織の破壊）を伴い再接合の妨げになりやすい。四肢や指の切断では組織の一部が連続している不完全切断と、完全に離断した完全切断がある。

不完全切断ではその程度に応じて接合手術や時には手術による切断が行われる。完全切断では一定の条件下で再接着手術が行われる。

再接着の手術は動脈および静脈の血行再建術、骨接合術、神経、筋、腱の縫合術を行う。指の切断では近位指節間関節までが再接着術の適応で、切断指が冷却保存されていても24時間が限界である。挫滅切断創では再接着率は低い。

[観察と応急処置]
(1) 切断端をよく観察し、創傷部位の洗浄はみた目で汚染物が付着していない程度でよい。
(2) 切断端には滅菌ガーゼを当てて圧迫止血する。止血帯を用いる場合は2時間を限度とする。
(3) 切断指（肢）は浸軟を避けるため、断端を乾燥した滅菌ガーゼに包んでビニール袋で密封し、氷水中に保存しながら搬送する。直接氷が当たって凍結させないよう配慮する。
　救急現場では氷水が準備できないことが多いため、切断指趾を乾燥したガーゼで被覆し、ビニール袋に包みクーラーボックスなどに入れて搬送してもよい。
(4) 再接合手術の可能な専門医療機関へできるだけ早く搬送する。

2 鼻出血

高血圧症、外傷（指による鼻腔内損傷など）、鼻炎、出血性素因、腫瘍などが原因となる。鼻腔の前部からの出血は外鼻孔より外へ、後部からの出血は咽頭へ血液が流れ込む。出血量が多い場合はショック症状を呈することもある。抗凝固薬や抗血小板薬の内服歴を聴取する。

[観察と応急処置]
(1) およその出血量を把握する。口腔内への垂れ込みの有無を確認する。
(2) 頭部を高くする。バイタルサインが不安定な場合は仰臥位で頭部を横に向け、血液の誤飲を防ぐようにする。
(3) 両側鼻翼を軽く圧迫する。
(4) 咽頭部へ流れた血液は飲み込まずに吐き出させる。意識がない場合は、口からも頻回に吸引する。
(5) 頭部外傷の場合、頭蓋底骨折を合併した髄液漏のことがある。圧迫止血は避け、滅菌ガーゼを当てるのみの処置を行う。鼻孔からの吸引処置は禁忌となる。

3 眼損傷

時に失明の危険を伴うため、眼損傷は適切な処置を施して眼科専門診療の受けられる医療機関へ搬送する。

1）眼異物

異物は角膜や結膜にとどまることが多いが、飛来異物によって眼球損傷（穿通性眼外傷）を起こすこともある。異物の種類にはゴミ、まつ毛、コンタクトレンズなどがある。グラインダー作業中に飛来した金属片などが角結膜の深層に達したり、眼球壁を穿孔して眼内に入ったりすることもまれではない。結膜角膜異物では眼球刺激で流出する涙によって洗い流されることもあるが、眼瞼の結膜側にとどまって異物として残存することもある。

[観察と応急処置]
(1) 異物感や眼痛、流涙の有無をみる。
(2) 原則として異物除去はしないで搬送する。
(3) 結・角膜の表在性異物では、開瞼して水で洗い流すかガーゼ端で軽く拭い取ることを試みてもよい。異物が突き刺さっている場合は、抜出せず周囲を滅菌ガーゼで被覆する。
(4) 眼窩・眼球内異物は感染を防止するためにも早急に除去する必要があり、専門医療機関に搬送する。

2）化学損傷

酸、アルカリによる腐食では、眼球癒着や失明の危険性が高いため、受傷直後に水道水で十分に洗浄したうえで、専門医療機関に搬送する。

[観察と応急処置]
(1) 傷病者に直ちに眼の洗浄を指示する。
(2) 開瞼させ生理食塩液(なければ水道水)で十分洗浄する。
(3) 搬送中もできる限り洗浄を継続する。

3) 光線損傷

溶接器の火花やスキー場の太陽が原因となり，紫外線が角膜上皮を障害する。

[観察と応急処置]
(1) 激しい眼痛，充血，羞明の有無を観察する。
(2) 冷たいタオルを当てる。

4) 眼球損傷

箸などによる鋭的外傷やボールなどの打撲による眼球破裂は最重症の外傷である。前房出血や角膜切創などの前眼部変化がなくとも，網膜出血や網膜剝離，脈絡膜破裂などを起こしていることがある。損傷が眼球に限局せず頭部外傷を合併していることもあるので，搬送中は，意識レベルの変化など神経症状の出現の有無にも注意する。

[観察と応急処置]
(1) 外観だけで眼球外傷の有無を判断するのは難しい。腫脹，疼痛，視力，視野障害，受傷形態を観察する。
(2) 鋭的外傷や眼球破裂では出血や，硝子体が押し出されて失明の危険が大きいので，厚い滅菌ガーゼを軽く当てて絆創膏でとめる。
(3) 穿通性異物がある場合は，原則として抜去せず，その部分に穴をあけた紙コップなどで顔面に固定する。
(4) 健側眼球も同時に被覆し，受傷眼の動きを防ぐ。
(5) 傷病者に現状を説明し不安を取り除く。

5) 眼窩外傷

眼球後方の眼窩内出血による眼球突出，眼窩下壁の骨折による眼窩吹き抜け骨折(眼球の上転障害が特徴)などがある。眼瞼裂創は大量の出血をきたしても，指やガーゼで軽く圧迫すれば容易に止血する。

4 口腔内損傷

転倒，打撲，誤って口腔粘膜を噛んだ場合などで起こる。口腔粘膜損傷や歯牙損傷，上下の顎骨損傷のほかに，割り箸などによる刺杭創もある。創が小さくてもかなり出血する。凝血塊，吐物，脱落した歯牙などにより上気道の狭窄を起こすことがある。

[観察と応急処置]
(1) 水道水(できれば滅菌水)でうがいをさせて口腔内を観察する。場合によっては喉頭鏡を用いてよく吸引し，観察と止血処置をする。
(2) 滅菌ガーゼを局所に充填するか，外から圧迫する。
(3) 頻回に口腔内を吸引する。
(4) 歯牙などで上気道へ迷入しそうなものは除去する。
(5) 顎骨の骨折による変形がないか注意する。
(6) 気道閉塞に注意しながら搬送する。
(7) 受傷機転や異物の形状などについて，十分な情報を聴取する。

5 爆傷

爆傷の主な原因は，ガス爆発など産業災害による場合と戦争やテロ犯罪による場合がある。爆傷の程度は，爆弾の大きさと爆発の起こった環境による。バスのような閉鎖空間では，壁，物体で衝撃波が反射し，致死的爆傷が高率に発生する。爆心地に近いほど重症となる。爆傷の受傷機転には5つの段階がある。

1) 一次損傷

衝撃波(shock wave)とそれに引き続いて起こる，動的な空気の加圧波(dynamic overpressure もしくは blast wind or air in motion)により引き起こされる。組織への圧力のみによる直接効果であり，爆心に近い場所で起こりやすく，四肢・体幹などが剪断されてしまうほどの圧力である。また肺，耳，および消化管(主に大腸と小腸)など空気を含んだ臓器，もしくは異なる密度の組織の結合部(血管など)が圧力変化にもっとも影響される。聴覚系では鼓膜の破裂が起こりやすい。よって爆傷の存在の可能性を判断する鋭敏な指標となり得る。

爆傷では常に肺の損傷を疑わなければならない。肺の損傷としては，(緊張性)気胸，肺挫傷，肺実質の出血，とくに肺胞破裂がある。肺胞の破裂では動脈空気塞栓が起こり得る。消化管損傷は胃や腸管の軽微な挫傷から破裂までさまざまである。また空気を含まない臓器で影響を受けるのは脳と血管内皮である。

2) 二次損傷

爆風によって飛来した物体がぶつかり衝突する。爆発からの金属片は，高速度で飛来し，高エネルギーにて衝突するので負傷は常に重篤と考えるべきであり，出血による損傷が主である。

3) 三次損傷

体が吹き飛ばされ，地面や他の物体に衝突する。鈍的外傷と挫滅創を含む外傷である。人に与える損傷の影響

は周囲の環境に依存する。建物の崩壊でもみられる。

4）四次損傷

爆発の火球による熱傷や有毒な粉塵や煙の吸入による呼吸器障害である。密閉空間や，喘息や肺気腫などの肺疾患の既往があるときは，より重症となる。

5）五次損傷

比較的新しく，化学的，生物学的，または爆発によって分散された放射性物質による汚染である。これは遅れて損傷を伴う。テロリストの活動に反映している。そのような理由で「汚い爆弾」と呼ばれる。

[観察と応急処置]
(1) 人員，資器材は安全な場所に配置する。再爆発や建物崩壊，毒性ガスの漏洩などによる二次災害の防止に注意を払う。
(2) 多数傷病者プロトコールにより傷病者をトリアージする。一時的損傷の傷病者は死亡率が高い。
(3) 上気道に問題がある場合は，確実な気道確保を行う。
(4) 高流量酸素を投与する。陽圧換気は気胸や緊張性気胸を引き起こし，悪化させる可能性があることに注意する。
(5) 四肢の動脈性出血が十分にコントロールできない場合，ターニケットを使用し短時間で止血を試みる。
(6) 救命救急センターへの搬送時に，可能な限り情報を収集する。

6 酸素欠乏症（低酸素症）

地下室，マンホール，坑道，船倉，暖房器具を不適切に使用した室内などでは空気中の酸素濃度が低下しているため，低酸素血症となる。その結果，組織の低酸素によって生じる障害を低酸素症という。さらに一酸化炭素や硫化水素など，ほかの有毒ガスの中毒を合併することもある。

[観察と応急処置]
(1) 二次災害を防ぐため酸素濃度計，呼吸保護具（空気呼吸器）を備えて現場の救助に入る。
(2) 傷病者に意識障害，痙攣，チアノーゼなどがみられたら，環境の酸素濃度は10％以下と考える。
(3) 目撃者から現場の状況や酸欠になっていた時間などを聞き出す。
(4) SpO_2をモニターする。
(5) 高濃度酸素を投与しながら搬送する。

7 減圧症・動脈ガス塞栓症

加圧（高気圧）環境にいる人が急速な浮上（不適切な減圧）のために，身体組織に溶解していた窒素ガスが気泡化することによって起こる障害である。具体的には，スクーバダイビング，潜函作業従事者，潜水夫，トンネル作業従事者，ケーソン内作業従事者などが対象となる。

減圧症は，気泡化した窒素ガスにより，組織の圧迫，気泡塞栓による血液やリンパ流の閉塞によりさまざまな症状や臓器障害を呈し，全身のいかなる部位にも発生の可能性があり，その重症度は生じる気泡の量，大きさと発生部位による。国際的な定義では，急性減圧症と慢性減圧症に分類される。急性減圧症はその症状により，Ⅰ型減圧症とⅡ型減圧症に分類される。Ⅰ型には，皮膚の掻痒，疼痛，発疹を呈する皮膚型と四肢の関節・筋肉痛などの筋肉関節型減圧症（ベンズ：bends）が含まれる。Ⅱ型はより重症で，前胸部痛や呼吸困難，ショックなどを呈する呼吸循環器型減圧症（チョークス：chokes），行動異常や意識障害を呈す脳型，重篤な運動麻痺や感覚障害などの脊髄型を合わせて中枢神経型，めまいや嘔気などの内耳前庭型などが含まれる。繰り返し加圧環境に従事する潜水夫や漁師などに起こる慢性減圧症は慢性的な圧曝露による骨への栄養血管閉塞と静脈還流異常を基盤とする骨壊死と定義されている。上腕骨頭や大腿骨頭に頻度が高い。

動脈ガス塞栓症とは急性潜水障害のなかでもっとも重症である。息を止めたままの急速浮上により過膨張した肺内空気で肺破裂を起こし，結果として肺から心臓へ混入した多量の空気による全身性塞栓症である。水深が浅くても起こり得る。動脈ガス塞栓症の症状は，①脳血管閉塞によって生じる広範な脳損傷と呼吸停止，②冠動脈閉塞による心停止，③臓器への血流遮断による多臓器不全，④縦隔気腫，皮下気腫，緊張性気胸の合併などがある。

治療は高気圧酸素療法による再圧治療が必要となる。

[観察と応急処置]
(1) 潜水というエピソードの後で症状がみられたら，まず減圧症を疑う。潜水直後だけではなく数日前の潜水歴も考慮する。
(2) 潜水方法だけでなく，潜水前後の症状について聴取する。関係者からも事情聴取を行う。
(3) 意識レベルを含めたバイタルサインの観察を行う。すぐに高濃度酸素を投与する。心肺停止状態となれば心肺蘇生を行う。

(4) 呼吸困難や前胸部痛がみられるときはショックの可能性を考え，ショック症状があればその対応を行う。

(5) 動脈ガス塞栓症を疑った場合，脳，冠動脈への気泡の流入を避けるために頭部低位で，左側臥位または仰臥位に体位を保つことも方法の1つである。ただしこの体位は脳浮腫を避けるために30～60分以内にとどめるべきである。

(6) 予後は再圧治療までの時間で決まる。事前に高気圧酸素療法が可能医療機関などを把握し，できるだけ早く搬送する。

(7) 傷病者搬送では高所移動を避ける。

(8) ヘリなどによる搬送中は体内の気泡が増大するため，気圧を低くしないように高い高度での飛行は避ける。

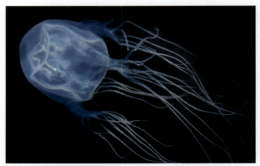

〔画像提供：国営沖縄記念公園（海洋博公園）〕

写真3-3-10 ハブクラゲ

触手に非常に強い毒があるクラゲで，沖縄で被害がもっとも多い海の危険生物。5～10月頃にかけて，港や海水浴場など浅い海に出現する。大きいもので，傘の直径が10cm以上になり，触手は1.5mに達する

8 動物による刺咬傷

動物による刺咬傷では，創傷そのものに加え毒性分泌物の体内注入によって重大な障害が生じることがある。

1） 蛇咬傷

わが国に棲息する毒蛇は，マムシ，ハブ，ヤマカガシ，マダラウミヘビの4種類である。ヘビ毒は蛋白分解酵素などからなり，血管透過性亢進（出血），凝固障害，腎不全をもたらすほか，神経毒としても作用する。

[観察と応急処置]

(1) 毒蛇の咬傷では1対（2個）の牙痕が特徴的で，局所の疼痛や腫脹，皮下出血，暗赤色の変色をみる。

(2) ヘビを目撃した場合には三角形の頭部を有するものがマムシやハブである。

(3) 進行すると頭痛，嘔気，下痢，ショックなどの全身症状を呈する。ショック症状があれば，その対応を優先する。

(4) 毒の広がりを防ぐため傷病者を安静にし，手足を動かせないようにする。

(5) 傷部の中枢側を軽く緊縛し，氷で冷却する。

(6) できれば抗血清のある医療機関へ搬送する。

各種の全身症状が発生している場合，医療機関では創処置のほか輸液，抗ショック療法，腎不全予防などが必要となる。

2） ハチ，クラゲなどの毒性動物による刺傷

スズメバチ，アシナガバチ，ミツバチ，クマバチなどのハチ類，ハブクラゲ（写真3-3-10），カツオノエボシなどのクラゲ類も毒性動物として知られている。局所の強い疼痛，発赤などとは別に，数分～30分くらいして口周囲の浮腫，発疹，呼吸困難，嘔吐，胸内苦悶などアナフィラキシーショックを呈することがある。とくにハチ刺傷は，1匹のハチによる刺傷でもアナフィラキシーショックを起こし得るため，注意が必要である。

[観察と応急処置]

(1) 意識レベルを含めたバイタルサインを観察しつつ酸素投与を行う。

(2) ハチ類の刺傷に関しては局所に付着した刺針，体毛などを除去し水で洗浄する。

(3) 海洋生物に関してはまず海水にて洗浄後に，素手ではこすらず，ピンセットなどで触手を除去する。アンドンクラゲ，ハブクラゲは酢をかけて刺胞細胞を不活化させる。海洋生物の種類がわからなければ，むやみに酢などをかけず海水のみの洗浄でもよい。カツオノエボシなどはかえって刺胞細胞が刺激され，症状の悪化につながる。

(4) 局所を冷却する。特殊な例として（オニダルマ）オコゼ，ゴンズイなどの蛋白毒では高温にて不活化するので，熱傷を生じない程度の熱い湯（40～50℃）に1時間前後浸す。その後冷却する。

(5) 迅速に全身管理の可能な医療機関へ搬送する。

3） イヌ，ネコなどの咬傷

人間による咬傷と同様に口腔内の常在菌などによる創汚染が強いため，救急隊到着までに流水で洗浄しておいてもらい，滅菌ガーゼで被覆して搬送する。蜂窩織炎などで思いのほか治療が長引くことがある

4） ヒアリ，アカカミアリ，セアカゴケグモなどの咬傷

毒性をもち，外来生物法にて特定外来生物に指定され

肉眼で
・赤っぽくツヤツヤしている。腹部の色は暗め
・働きアリの大きさが2.5mm〜6.5mmと連続的な変異がある
・行列を作り，餌に集まる

ヒアリでないもの
・黒いアリ（ただし海外には黒いヒアリ類もいる）
・2.5mm以下の小さいアリ
・赤っぽいアリでも大きさに連続的変異のないもの

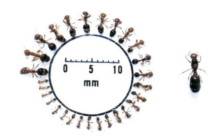

顕微鏡で

頭楯前縁中央に小突起
（口もとに出っぱり）
アカカミアリは頭楯前縁中央に
小突起はない
他の特徴は同じ

触角は10節
先端の2つが大きい

腹柄が2節
（背中に2つのコブ）

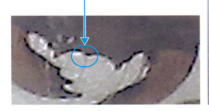
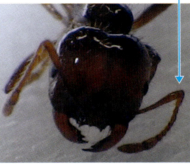
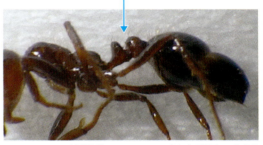

（環境省ホームページより引用・改変）

図3-3-56　ヒアリの簡易的な見分け方
　ヒアリかどうかは，専門家が顕微鏡を使って観察しなければ判断できないが，ヒアリの疑いの有無は，上記の要領でおよそわかる

ており，外国から入港した貨物船の積み荷とコンテナ置き場から発見され，話題となった。

(1) ヒアリ (fire ant)

　原産地は南アメリカである。体胸部が赤褐色，腹部は艶がある暗色である（図3-3-56）。2017年6月以降，兵庫県，愛知県，大阪府，東京都で確認されている。

　ハチ目に属し，ハチ毒と共通成分をもつ毒により非常に激しい痛みを覚え，水疱状に腫れる。アレルギー反応を引き起こし，アナフィラキシーショックを呈することもある。

(2) アカカミアリ

　原産地はアメリカ合衆国南部から中米である。頭部は褐色で体幹は赤褐色である（写真3-3-11）。ただし働きアリは多型を示す。国内では沖縄本島，南鳥島，伊江島，兵庫県，愛知県，大阪府，東京都青海埠頭で確認されている。

症状はヒアリと同様である。沖縄県にて，刺された米軍兵がアナフィラキシーショックを引き起こした報告がある。

(3) セアカゴケグモ

　全体が黒色である（写真3-3-12）。腹部は大きな球状で，背面には目立った赤色の縦条，腹面には赤い砂時計状の模様がある。原産地はオーストラリア。42都道府県で確認されている。

　ゴケグモはα-ラトロトキシンという神経毒を有しており，咬まれた瞬間に鋭く激しい痛みを感じ，時間経過とともにしだいに痛みが増強する。肢全体や所属リンパ節が腫脹し，痛みを自覚する。腕を咬まれたら前胸部痛，足を咬まれたら腹痛など，咬傷部位とは異なった部位の痛みを感じることも特徴であり，心筋梗塞など内因性疾患との鑑別が必要になる。

　通常は，数時間〜数日で症状は軽減するが，重症例は

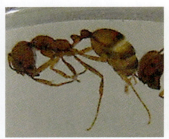
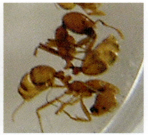
（環境省ホームページより引用）

写真3-3-11　アカカミアリ

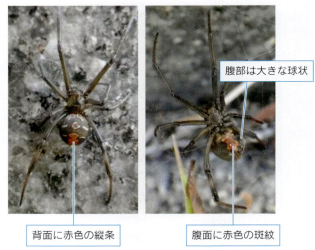

背面に赤色の縦条　　腹部は大きな球状
腹面に赤色の斑紋
（環境省ホームページより引用）

写真3-3-12　セアカゴケグモ

左の写真は若い個体であり，成熟すると白い斑紋は消える。毒をもっているのはメスだけである

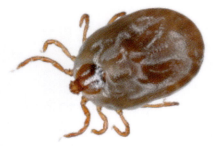

（国立感染症研究所ホームページより引用）

写真3-3-13　フトゲチマダニ

小児，高齢者などに多く，発汗，嘔吐，不安，高血圧，痙縮，進行性の麻痺などの全身症状が数週間継続することがある。日本ではまだ抗毒素の事業承認はされていない。

［観察と応急処置］
(1) 意識レベルを含めたバイタルサインを観察する。
(2) ショック症状があれば，その対応を優先する。
(3) 創の洗浄，局所を冷却，患肢を挙上し安静にする。
(4) 迅速に全身管理の可能な医療機関へ搬送する。
(5) 咬まれた地域，季節（多くは6～10月），咬まれた状況，上記の特徴的な症状の有無などを情報収集する必要がある。
(6) 自治体（都道府県環境部局）に連絡する。

5）マダニ咬傷

日本全国に分布しており，マダニの成虫（写真3-3-13）は体長が3～8mmと大きく肉眼でみることができる。吸血し，飽血（満腹状態）になると，10～20mm程度の大きさになる。アレルギーの原因となるチリダニ（0.3～0.4mm）や，夏季に室内で刺されて痒くなるツメダニ（0.3mm）などとは違う。春から秋にかけて活動が活発になるが，温暖な地域では冬でも活動している。

山歩きなどの病歴に加え，皮膚に取り付いたマダニの虫体を確認すれば診断は容易である。マダニに咬まれていることに気づいたら，最寄りの皮膚科や外科を受診し除去してもらう。マダニ媒介感染症としては主に以下のものがある。

(1) ツツガムシ病

ダニの一種，ツツガムシによって媒介されるリケッチア症である。季節により消長がみられ夏季に河川敷で感染することが多い。北海道，沖縄など一部の地域を除いて全国で発生がみられるようになっている。春～初夏，および秋～初冬の2つの発生ピークがみられる。ごく小さく，肉眼でみつけることはほとんど不可能で陰部，内股，脇の下，下腹部などを好む。潜伏期間は5～14日で，初期は感冒症状のみであり，野山に入ったなどの病歴がないと診断は難しい。

(2) 日本紅斑熱

野山に入りマダニに刺咬されることにより感染する紅斑熱群リケッチア症である。紅斑熱群リケッチア症は広く世界に分布し，ロッキー山紅斑熱，地中海紅斑熱などが代表的なものである。日本では1984年に初めて報告され，日本紅斑熱と呼ばれるようになった。ツツガムシ病との臨床的な鑑別は困難である。

(3) ライム病

マダニによって媒介されるスピロヘータによる細菌感染症である。野鼠や小鳥などを保菌動物としている。マダニの唾液には麻酔様物質が含まれており，刺咬時に気がつかないことが多い。

(4) 重症熱性血小板減少症候群

2011年に新しいウイルスによるダニ媒介性感染症が報告され，日本では2013年に初めて報告された。治療は対症的な方法しかなく，有効な薬剤やワクチンはない。

表3-3-24　マダニ媒介感染症の症状

疾患名	病原体	症状
ツツガムシ病	Orientia tsutsugamushi	5～14日潜伏期 初期は感冒症状 発熱（39℃以上），刺し口，発疹（主に体幹部）の3徴候 刺し口：赤い水疱の後，痂疲を伴う蜂巣炎・リンパ節腫脹
日本紅斑病	Rickettsia japonica	2～8日潜伏期 初期は感冒症状 発熱（39℃以上），刺し口，発疹（主に四肢末端部）の3徴候
ライム病	スピロヘータ	数日～数週間で刺咬部を中心とする遊走性紅斑 （環状紅斑または均一性紅斑：徐々に環状に広がっていく）
重症熱性血小板減少症候群	SFTSウイルス	6日～2週間の潜伏期間 発熱 消化器症状（腹痛・嘔吐・下痢・食欲低下） 意識障害 皮下出血・下血

各マダニ媒介感染症の症状を表3-3-24に示す。

[観察と応急処置]
(1) 意識レベルを含めたバイタルサインを観察する。
(2) ショック症状があれば，その対応を優先する。
(3) 発症前に，野山や河川敷などでの活動歴，咬まれた地域，季節（多くは6～10月），咬まれた状況，前述した特徴的な症状の有無などを情報収集する。
(4) 迅速に全身管理の可能な医療機関へ搬送する。

4 特殊病態と緊急度・重症度判断

I 小児

1 小児の定義と特徴

1) 定義

国際的にも生理学的観点からも，小児と成人の区切りは思春期頃（目安としてはおよそ中学生までを含む）とするのが妥当とされている。

わが国の医療体制では，15歳未満を小児，1歳未満を乳児としている。なお，出生28日未満は新生児と定義されているが，病院前救護の救急蘇生法においては乳児に包括してよい。

2) 特徴

小児は成人の単なるミニチュアではなく，解剖学的・生理学的に相違がある。さらに「成長」と「発達」という発育過程があることが大きな特徴である。

「成長」とは身体が形態的に大きくなること，「発達」とは精神・運動・生理機能が成熟することを指す。小児では年齢幅以上に成長・発達の幅が大きいこと，さらにその発育に個人差があり，年齢や身長・体重などでは一概に理解や判断ができないことが特徴である。

例えば，解剖学的な特徴の1つに，幼若な小児ほど頭部が大きいことがあげられ，このことは生理学的には脳・中枢神経がもっとも先に発達することを意味している。こうした小児特有の解剖学的・生理学的特徴は，成長と発育の過程を通じて年齢とともに変化する。

2 小児疾患の特徴

小児では，年齢や月齢によって起こりやすい疾患がある。

また小児は「成長」と「発達」という発育過程を有するので，例えば同じ原因に対しても感受性や反応性が年齢によって異なることがある。さらに予備能力が低いために，症状の進行が速く，臓器への障害を残す危険が高いなどの特徴がある。

3 症状と観察・判断

小児事例に対する観察は，第1段階として生理学的評価により緊急度・重症度を判断し，第2段階として症状や身体所見などから再度緊急度・重症度を判断する手順であり，成人と何ら変わりはない。しかし小児事例では，小児各年齢群における呼吸数・心拍数の標準値が異なることを念頭において活動にあたる必要がある。わが国の標準値については，表3-4-1に示す。乳幼児では，言語の反応や指示動作に応じることが難しいため，意識レベルの評価法についても，乳幼児用の意識障害スケールを用いる（表3-4-2）。また，表3-4-3に示すような身体症状を呈する場合は，重症であることを認識する必要がある。

1) 呼吸障害

幼少児とくに乳児では，自ら呼吸困難を訴えることができない。迅速な身体観察とバイタルサイン・モニター数値から重症度（呼吸窮迫・呼吸不全）を判断し，診察と病歴から病変部位〔上気道閉塞・下気道閉塞・肺組織（実質）病変・呼吸調節障害〕を推測することが大切である。

(1) 緊急度・重症度の判断

[観察項目]

生理学的評価項目となる意識・呼吸・脈拍・血圧・経皮的動脈血酸素飽和度（SpO_2）・体温の観察を行う。呼吸の観察においては，呼吸数に加えて以下を観察する。呼吸障害を起こす原因，異常の部位は病歴聴取と身体所見，とくに聴診所見が重要となる。

- 呼吸様式（陥没呼吸，鼻翼呼吸など）
- 胸壁の動き（胸郭の上がり，左右差）
- 呼吸音（異常音の有無，呼気性あるいは吸気性）

[緊急度]

呼吸困難は小児においても緊急度の高い症状である。また頻呼吸であって強い陥没呼吸やチアノーゼを認める場合や，徐呼吸の場合はさらに緊急度が高く，酸素投与

表3-4-1 呼吸数と心拍数の目安

年齢（歳）	呼吸数（/分）	心拍数（/分）
0〜1	30〜60	110〜160
1〜3	20〜40	90〜140
3〜6	20〜30	80〜120
6〜15	15〜25	60〜110
成人	10〜25	60〜100

表3-4-3 注意を要する乳幼児の身体所見

- ぐったり，または，うつろ
- 異常な不機嫌
- 異常な興奮
- 妊娠36週未満の新生児
- 低体温
- 頻回の嘔吐あるいは胆汁性の嘔吐
- 多発外表奇形の新生児
- 出血傾向（血液が固まらない，注射部位よりの出血，紫斑など）
- 高度の黄疸
- 脱水症状（皮膚乾燥，弾力なし）
- 瞳孔異常（散瞳，縮瞳）
- 痙攣の持続

（救急振興財団：救急搬送における重症度・緊急度判断基準作成委員会報告書，平成16年3月．より引用・改変）

表3-4-2 JCSによる意識障害の分類（乳幼児の場合）

I．刺激しないでも覚醒している状態
1. あやすと笑う。ただし不十分で声を出して笑わない
2. あやしても笑わないが視線は合う
3. 母親と視線が合わない

II．刺激をすると覚醒する状態（刺激をやめると眠り込む）
10. 飲み物をみせると飲もうとする。あるいは，乳首をみせれば欲しがって吸う
20. 呼びかけると開眼して目を向ける
30. 呼びかけを繰り返すとかろうじて開眼する

III．刺激をしても覚醒しない状態
100. 痛み刺激に対し，払いのけるような動作をする
200. 痛み刺激で少し手足を動かしたり顔をしかめたりする
300. 痛み刺激に反応しない

や補助呼吸などの応急処置を行いつつ速やかに医療機関へ搬送する。

[重症度]

①呼吸困難：頻呼吸，陥没呼吸，鼻翼呼吸，シーソー呼吸，呻吟などの徴候がみられる．すなわち呼吸仕事量を増加させて代償している状態である．

②呼吸不全：著明な努力性呼吸か，あるいはあえぎ様呼吸がみられ，血液の酸素化や換気が正常に保たれていない状態である．低酸素血症や高二酸化炭素血症を示す．

このような状態は心停止の前段階であり，重症と判断する．

(2) 応急処置と搬送時の留意点

呼吸障害は小児にとって重大な症状であり，これを観察した場合は高流量の酸素投与，モニター装着のうえ医療機関へ搬送するが，呼吸不全を呈する場合には，バッグ・バルブ・マスクで補助呼吸を行う．異物を誤嚥したための呼吸困難が疑われるときは，気道異物除去の処置を行う．

なお，呼吸不全・心肺機能不全がさらに進むと低酸素により徐脈となる．心拍数60/分未満に低下し，循環が悪い（皮膚の蒼白，チアノーゼなど）場合は，胸骨圧迫を開始する．また，未熟児網膜症や先天性心疾患などをおそれて新生児への酸素投与をためらう必要はない．情報が限られている病院前救護の現場では，心停止が切迫している呼吸不全やショックに対して，潤沢な酸素投与が優先される．

(3) 主な疾患

①クループ症候群

声門下，喉頭周囲の炎症，腫脹による上気道狭窄・閉塞性疾患で，冬期に乳幼児に好発する．ほとんどがウイルス感染症である．発熱，咽頭痛などの感冒症状から比較的短時間で嗄声，犬吠様咳嗽，吸気性喘鳴，陥没呼吸，呼吸困難がみられることがある．

②急性喉頭蓋炎

細菌，主にインフルエンザ菌により発症する喉頭蓋の急性炎症で，敗血症性ショックを伴い，幼児期に好発する．突然の発熱，高度の咽頭痛で発症し，嚥下障害，流涎の症状から急速に悪化する．刺激を避け，迅速な医療機関への搬送が求められる．インフルエンザ菌に対するHibワクチンが定期接種となってから，発生数は減少している．

③細気管支炎

RS (respiratory syncytial) ウイルスなどの感染により発症する．かつては冬期に流行したが，近年は通年性になりつつある．とくに3カ月未満の乳児で悪化しやすく，無呼吸や頻呼吸・陥没呼吸などの呼吸障害の症状がみられる．病初期には哺乳不良などの非特異的症状を呈することもあり注意が必要である．

④百日咳

百日咳菌の感染により発症し，特有の咳発作（痙咳発作）を特徴とする。DPTワクチンの定期接種により発生数は減少しているものの，いまだに存在している。免疫が減衰した兄弟や両親から感染した乳児，とくに3カ月未満では著しく悪化し，死に至る危険性も高い。咳発作以外にも無呼吸による一時的なチアノーゼの発生が多くみられる。その他，頻呼吸・陥没呼吸などの呼吸障害症状や，哺乳不良などの非特異的症状がみられるのは細気管支炎と同様である。

2） 循環障害（ショック）

小児全般とくに乳児では，循環障害（ショック）の存在を察知し難いが，小児心停止の主たる原因であり，急変前に認識する必要がある。迅速な身体観察とバイタルサイン・モニター数値から重症度（代償性ショック・非代償性ショック）を判断し，観察と病歴からショックの病型（循環血液量減少性，心原性，心外閉塞・拘束性，血液分布異常性）を推測することが大切である。

(1) 緊急度・重症度の判断

[観察項目]

生理学的評価項目となる意識，呼吸，脈拍，血圧，経皮的動脈血酸素飽和度（SpO_2），体温の観察を行う循環の観察においては，脈拍数，心拍に加えて以下を観察する。

- 脈の強さ（中枢と末梢との比較）
- 末梢皮膚の色調と温度
- 毛細血管再充満時間（2秒以下が正常）

なお，小児の血圧測定では適切なサイズのカフを選択しなければ不正確になる。さらに，状態が悪い場合には測定困難となるため，血圧測定に固執せず，他の観察項目で判断を進めることも考慮する。

[緊急度]

循環障害（ショック）は小児にとっても緊急度の高い症状である。また脈拍数の標準値から外れた頻拍であって毛細血管再充満時間が延長している場合や，標準値より徐脈の場合はさらに緊急度が高く，酸素投与や補助呼吸などの応急処置を行いつつ速やかに医療機関へ搬送する。

[重症度]

①代償性ショック：頻拍，末梢皮膚の色調悪化，毛細血管再充満時間の延長などの徴候がみられる。すなわち，心拍出量の低下に対して代償機転が働き，まだ血圧低下には至っていない状態である。

②非代償性ショック：上記の代償機転が破綻し，血圧低下に至っている状態である。心停止直前の状態と認識すべきである。

このような状態は心停止の前段階であり，重症と判断する。

(2) 応急処置と搬送時の留意点

循環障害（ショック）を観察した場合は高流量の酸素投与，モニター装着のうえ医療機関へ迅速に搬送する。

なお，非代償性ショック・心肺機能不全がさらに進むとアシドーシスにより徐脈となる。心拍数60/分未満に低下し，循環が悪い（皮膚の蒼白，チアノーゼなど）場合は，胸骨圧迫を開始する。

(3) 主な疾患

①敗血症

各種細菌（肺炎球菌，髄膜炎菌など）によって発症する。発熱と発疹を伴うこともあるが，逆に低体温を呈することもある。ショックの病型としては，血液分布異常性ショックとなる。病初期にはウォームショックであるが，末期にはコールドショックとなる。

②心筋炎

とくに夏期に流行するウイルスにより発症することが多いが，他の原因によることもある。初発症状として，腸管循環不良による腹痛を訴える頻度が高く，胃腸炎などとの鑑別が困難であることも多い。未診断のまま非特異的症状と全身状態不良により緊急搬送となることもあるので，注意が必要である。ショックの病型としては，心原性ショックとなる。難治性不整脈の発生や，急激な心機能低下により，急変・心停止に至る危険性が高い。乳児・小児の体外循環が可能な医療機関への迅速な搬送が求められる。

③重症脱水

さまざまな背景疾患による嘔吐・下痢・経口摂取不良から重度の脱水になると，循環血液量減少性ショックとなることがある。とくにノロウイルスなどによる乳児下痢症は，外見以上に重症脱水となっていることもあり，軽んじてはならない。生理学的評価に基づくショックの存在の有無を，しっかりと判断することが肝要である。

3） 意識障害

意識障害は生命の危険をはらむことが多い。意識障害では，とくに問診が重要であり，要領よく迅速に聴取する。

意識障害の評価は，年長児では成人と同様JCS（ジャパンコーマスケール）を用いることも可能であるが，乳幼児には乳幼児用JCSを用いる（表3-4-2）。

(1) 緊急度・重症度の判断

刺激しなくても覚醒している状態であっても，母親と視線が合わないときは注意を要する。

刺激をしないと覚醒が維持できない状態は重症であ

り，緊急度が高いので速やかに医療機関へ搬送する。とくに刺激をしても覚醒しない状態は最重症であり，直ちに医療機関へ搬送する。

(2) 応急処置

気道確保を行って酸素投与を行っても，自発的な換気が不十分であれば，バッグ・バルブ・マスクで補助呼吸を行う。

(3) 主な疾患

細菌性髄膜炎や急性脳症・急性脳炎など，発症早期からの集中治療を要する疾患がある。

4) 痙　攣

(1) 緊急度・重症度の判断

痙攣はすべて緊急度が高いと考えられるが，とくに痙攣が長時間持続するか，短時間に群発し，その間意識が回復しない場合は最重症であるため，直ちに医療機関へ搬送する。その際，気道確保，バイタルサインに留意する。

(2) 応急処置と搬送時の留意点

①気道の確保

舌根沈下などによる気道閉塞に対しては，まず用手的気道確保を試み，それでも気道確保ができない場合には，エアウエイを挿入する。嘔吐がみられるときは，側臥位にして口腔内吐物を吸引する。

②口腔内に割り箸，タオルなどを入れない

これらの処置は，かえって患児の口や歯を傷つけたり，嘔吐を誘発したりするおそれがある。また指を噛まれることもあり，不要な処置である。痙攣で自分の舌を噛むことは多くはなく，仮にあっても深刻な状況には至らないとされている。

③高熱を伴う場合には解熱処置を行う。着衣をなるべく脱がせて，腋窩部や鼠径部，頸部を冷やすなどの処置をする。

④いったん痙攣が治まった場合でも，速やかに医療機関に搬送する。

(3) 主な疾患

小児の痙攣は，重大な疾病に起因するものから結果的には軽症のものまでさまざまである。

①熱性痙攣

本症は中枢神経系感染症に起因せず，また他の頭蓋内病変に伴わない通常38℃以上の発熱に際して短時間，全身性の痙攣をきたすものと定義される。痙攣のなかではもっとも多くみられるもので，小児の４％に認められる。初発年齢は６カ月〜３歳までが3/4を占め，１〜２歳代に好発する。大半は39℃以上であるが，それ以下の体温でもみられることがある。40％の小児に再発する。痙攣が起こっている間は意識を失っており，倒れて，身体が硬直し，手足が痙攣する。

単純性熱性痙攣の転帰は良好であるが，次のような場合は複合型熱性痙攣と呼ばれ，てんかんへ移行する危険が高いとされる。

ⓐ痙攣が15分以上遷延する，24時間以内に反復する
ⓑ片側性，焦点性のもの
ⓒ神経学的異常，運動発達遅滞を示すもの
ⓓてんかんの家族歴

②無熱性痙攣

熱性痙攣が高熱を契機として引き起こされるのに対し，高熱とは無関係に発生する痙攣を無熱性痙攣という。４歳以下の乳幼児では熱性痙攣のことが多いが，既往に痙攣がない場合は安易に熱性痙攣と判断してはならない。とくに６カ月未満あるいは５歳以降に熱性痙攣が初発することは少なく，痙攣をきたす他の重要な疾患(例えば髄膜炎・脳炎，てんかんなど)の可能性が高い。

5) 発　熱

小児の体温は新陳代謝の亢進を反映して，成人よりも高い傾向にある。また，体温調節機構の未熟性から外界温度の影響も強く受けてしまう。

個体差はあるが，小児の発熱とは，腋窩温が37.0℃以上，口腔温が37.3℃以上，耳孔温が37.8℃以上（６カ月未満の乳児では信頼性が低い），直腸温が37.8℃以上をいう。小児は運動，食事，着衣などによっても体温は容易に上昇し，環境温度や時間帯によっても変動する。

(1) 緊急度・重症度の判断

まずは循環障害(敗血症性ショック)の有無を判断する。ショックがあれば緊急・重症である。

(2) 応急処置と搬送時の留意点

高度の発熱がある場合は，氷などで冷やす。嘔吐，痙攣などがあれば，それぞれに対する応急処置を行う。

6) 下　痢

突然に軟らかい大便が出るものを下痢といい，軽症では数回の軟便あるいは泥状便であるが，重症では頻回の水様便となる。

(1) 緊急度・重症度の判断

まずは循環障害(循環血液量減少性ショック)の有無を判断する。ショックがあれば緊急・重症である。

その他，次の場合は重症と判断して対応する。

- 頻回の水様便に加えて衰弱，ぐったり，不活発，無反応，灰色の皮膚色などの状態にある場合
- 無尿，啼泣時の無涙，強度の口腔粘膜の乾燥などの脱水徴候を認める場合
- 高熱や持続する腹痛を伴っている場合

- 新生児で38℃以上の発熱や大量頻回の下痢便を伴った場合
- 嘔吐を伴う重度の水様性下痢症

(2) 応急処置と搬送時の留意点
- 汚物による汚染に留意する。
- 便の性状がわかるものを包んで持参してもらう。

(3) 重症化する主な原因
①ウイルス性胃腸炎
　ノロウイルスや腸管アデノウイルス，ロタウイルスが，主要なウイルス性胃腸炎の原因である。ロタウイルスは乳児に好発(乳児白色下痢症)するのに対し，ノロウイルスは年長児の嘔吐・下痢症の原因として重要で，嘔吐が強い。

②O157
　O157大腸菌は腸管出血性大腸菌の1つで，感染から3～5日後に強い腹痛，下痢が始まり，血便を伴う出血性大腸炎となる。下痢発症後5～7日後に溶血性尿毒症症候群を発症することがあり，重症例では痙攣，意識障害など脳症を合併する。

7) 異物誤嚥・異物誤飲
　液状や固形の異物が気道に入った状態を「誤嚥」，消化管に入った状態を「誤飲」という。異物が気道を完全に閉塞すると呼吸不能になり，泣くことも話すこともできなくなる。

(1) 緊急度・重症度の判断
気道異物で以下の場合は緊急を要する。
①喘鳴，チアノーゼを認めるなど強い呼吸困難がある場合
②咳き込むことも，泣くことも，呼吸することもできない状態
③ぐったりしている状態

症状が落ち着いている場合でも，下記のような状況ではとくに注意する。
- 咽頭痛や胸痛の存在，異物感，空嘔吐，嘔吐，嚥下困難，流涎など，異物が食道につかえている徴候がある場合
- 針，安全ピン，楊枝，魚骨など先の尖った異物の場合
- 水も飲み込めない状態
- 異物が毒性を有する場合：ボタン電池，鉛の錘りなど
- 腹痛，嘔吐，血便がみられる場合

(2) 気道異物の応急処置
①患児が呼吸をし，咳をしている限り，自分で異物を喀出させるために咳き込むようにさせる。
②1歳以上の幼児・学童児の場合は，成人と同様に腹部突き上げ法と背部叩打法を試みる。
③乳児の場合は，腹部突き上げ法は腹部臓器損傷の可能性があるため，背部叩打法と胸部突き上げ法を用いた気道異物除去を試みる。背部叩打と胸部突き上げを交互に数回ずつ行うが，その回数や順序は厳密には問わない。
④いずれの場合も異物の喀出が認められるか，あるいは反応が消失するまで反復する。
⑤患児が意識を失ったら心肺蘇生を行う。
⑥気道確保をするたびに口の中を覗き込み，視認できる固形物は指でかき出してもよい。異物がみえない状態で指を入れてはならない。
⑦必要があれば，可及的速やかに喉頭鏡を用いて，直視下にマギール鉗子などで異物の除去を試みることは，乳児・小児においても成人同様である。
⑧いずれの場合も医療機関に搬送する。

8) 中毒
　薬剤，化学薬品，そのほか食用でないものを経皮，経気道，経口的に吸収し，何らかの症状が出現した状態をいう。小児では家庭用品の経口摂取が大部分を占めるので，「何を，いつ，どれだけ飲み込み，どのような症状が認められるのか」などの情報が重要である。たばこや灯油，防虫剤など，家庭用品の頻度が高い。

(1) 応急処置と搬送時の留意点
①口腔内に異物が視認できる場合は，嘔吐に注意しながら，指で口から取り出す。
②原因物質，もしくはその判定に役立ちそうなものがあれば持参してもらう。

9) 被虐待児症候群
　児童虐待とは通常は保護者または保護者に代わる養育者による子どもに対する虐待行為を指し，4つのタイプがある。
①暴力や薬物使用などによって身体的な損傷を与える身体的虐待
②威圧的な言葉や無視する態度などで精神的な損傷を与える心理的虐待
③小児を性的対象として扱う性的虐待
④健全な発育に必要なケアを与えない養育放棄(ネグレクト)

　表面的には軽症にみえても，予後不良な小児救急疾患の1つであることを認識する必要がある。被虐待児の特徴とその保護者の特徴を知っておくことも重要である(表3-4-4)。児童虐待の早期発見・早期対応と被害を受けた児童の適切な保護を行うことなどを目的として，児

表3-4-4	被虐待児とその保護者の特徴

被虐待児
- 外傷を何度も繰り返している
- 親や大人と目を合わせたがらない
- 大人の顔色をうかがう
- 異様なまでに泣き叫ぶ，逆に異様なまでにおとなしい
- 外見が異様に汚い
- 無表情や動きにぎこちなさがみられる
- 過度に落ち着きがない
- 原因不明の成長障害や精神発達障害がみられる

保護者
- 子どもに笑顔をみせない，話をしない，遊ばない
- 子どもを必要以上に叱る
- 子どもの日常に関して無知である
- 子どもの成長や発達に関して無関心である
- 外傷や疾病の程度に関しても無関心である
- 外傷や疾病発生から医療機関受診までに説明のつかない遅れがある
- 状況説明に関して曖昧であったり，二転三転と変化する
- 衝動的な発語や行動が多い
- 子どもに対する無責任さが垣間みえる

童福祉法により国民には通告義務が，児童虐待の防止等に関する法律により教職員や医師には発見努力義務が課せられている。虐待が強く疑われたら児童相談所などに通告する必要がある。

10）自殺

小児，とくに10〜14歳の小学校高学年・中学校年齢の自殺が近年激増している。10〜14歳では平成25年以降の死因第2位，15〜19歳では平成20年以降の死因第1位となっている。青少年の自殺リスクとして，幼少時や若年時に発症した精神障害，家庭や学校での精神的問題に対する支援不足，薬物乱用，ストレス状況への対処能力の低さ，経済的困窮などさまざまな要因が考えられている。学童期の不登校，いじめ，親との離別，保護者からの虐待などは将来の自殺危険因子に深くかかわるため，それらが認識されしだい支援を開始し，保護者と教育機関，精神医療機関との連携と情報共有によって自殺を未然に防ぐことが重要である。

II 高齢者

1 高齢者の特性

人は年齢を経るに従って，各臓器の形態学的変化とともに身体機能の低下を生じる（表3-4-5）。また加齢に伴う機能低下の個体差は大きく，同一個人であっても各臓器ごとの老化状態には程度の差があるのが普通で，それらが高齢者の症状を一律に扱えない原因となっている。同様に症状の発現が遅れたり，典型的な症状を示さない場合が多いのも特徴といえる。また老化に伴い生体反応の予備能力の低下があるので，重症化しやすく，回復力にも限界がある。高齢者によくみられる疾患を表3-4-6に示す。

2 虚弱と老年症候群

虚弱とは「正常な身体機能を保つための恒常性の維持機能の低下により，各種ストレスへの抵抗力が下がり，健康を維持する能力が衰えた状態」と定義され，加齢に伴うリスクそのものといえる。その結果として起こる老年症候群の代表的な症状や徴候には，摂食障害（嚥下障害），るいそう，身体各部の疼痛，歩行障害，転倒，骨折，易感染性，認知機能の低下，うつ症状，不眠，せん妄，排尿異常，視力低下，聴力低下などがある。

3 呼吸器系

肺弾性の低下や肺活量の減少などを伴っていて，呼吸障害が発生しやすい。呼吸器疾患としては，慢性閉塞性肺疾患，肺癌，気管支喘息，肺結核などは高齢者に好発する。在宅酸素療法が導入されているケースもある。また誤嚥性肺炎，窒息を起こしやすい。

1）呼吸困難・息切れ

高齢者の呼吸困難，息切れは必ずしも心臓・肺疾患からくるものではなく，加齢による肺機能，肺活量，心拍出量の低下によることもある。しかし呼吸数，脈拍数が増加しているときはまず肺炎を疑う必要がある。肺炎の発症，進展に嚥下機能障害が密接に関与している。突然の呼吸困難は心筋梗塞，食物などの誤嚥が考えられる。

2）肺炎

高齢者の肺炎の特徴として，高熱ではなく37℃台の微熱であることが多く，発熱がない場合もある。このときの症状は全身倦怠感，不穏状態，食欲低下などが中心となる。

4 循環器系

高齢者は若年者と比較してショックに陥りやすく，また回復も遅い。その原因として以下の点があげられる。

表3-4-5　加齢に伴う身体機能の変化

1．身体構成成分	5．肝臓
細胞内液量の減少 基礎代謝の低下 血漿量の減少 血漿アルブミンの減少	重量減少 肝機能の低下

	6．神経系
	脳細胞減少，血流量の減少，脳機能の低下 共同運動調整能の低下

2．心血管系	7．肺
心：心拍出量低下，冠動脈血流量の減少，反応性の低下 循環：血管弾性の低下，末梢血管抵抗の増加，血圧調節能低下，腎臓，肝臓，脳，筋の血流減少	肺活量の減少 肺弾性の低下 換気量の減少 気管・気管支線毛の減少，線毛運動の低下

3．腎臓	8．内分泌腺
腎糸球体の減少 腎血流の減少 尿細管機能の低下	ホルモン分泌量の減少 耐糖能の低下 副腎の機能低下

4．消化管系	9．筋骨格系
消化液分泌の減少 吸収の低下	筋力の低下 骨の脆弱化

表3-4-6　高齢者にみられる主な疾患

中枢神経系	認知症，脳卒中，症候性てんかん，パーキンソン病，慢性硬膜下血腫，うつ病
頭頸部	白内障，難聴，う歯，嚥下困難
呼吸器系	細菌性肺炎，誤嚥性肺炎，原発性肺癌，慢性閉塞性肺疾患，肺結核，肺高血圧症
循環器系	高血圧，不整脈，心不全，心筋梗塞，狭心症，大動脈疾患
消化器系	胃癌・大腸癌など消化器癌，腸閉塞，虚血性腸炎，感染性腸炎
泌尿器系	慢性腎不全，前立腺肥大，尿路感染症
運動器系	骨粗鬆症，大腿骨頸部骨折，関節炎，腰痛症

1）体液量

人は加齢とともに体内水分（細胞内，細胞外ともに）の絶対量が減少してくるため，軽度の脱水でも脱水症状として意識障害を起こすことがある。また赤血球，ヘモグロビンが減少しているため同量の失血によって組織が受ける影響，とくに酸素運搬能の低下は，若年者・壮年者よりも大きい。

2）血漿蛋白

加齢に伴う血漿アルブミン濃度の低下も，血管内容量を保ちにくくショックを発生しやすい原因の1つである。

3）心筋機能，冠動脈血流量

高齢者の場合は心筋障害，冠動脈血流の低下が現れやすく，ほかの年齢層と比較してショックに伴う心機能の低下が起こりやすい。

4）血圧調節機能

高齢者では循環血流量の減少に対する調節能が低下している。

5 脳

脳の加齢による変化としては，①脳重量・神経細胞数の減少，②脳血流量の減少があげられる。身体的，精神的，環境変化などのストレスによって，無欲・無関心，無力状態，意識障害など脳活動の低下と，不眠，うつ，せん妄などの精神症状を起こしやすい。

6 腎　臓

すでに腎血流量と糸球体濾過値が低くなっているために，脱水や出血に伴う急性腎不全が発生しやすい状態となっている。そのため水・電解質平衡の異常とともに酸塩基平衡のバランスを崩しやすく，またその進行も速い。

7 内分泌とくに副腎皮質機能

高齢者のショック状態が長時間持続する場合は，副腎皮質機能の低下を考慮する必要がある。

8 体温調節

高齢者では視床下部を中心とする自律神経系の機能が低下し，生命維持に必要な基本的生体防御反応に支障をきたしてくる。暑さ寒さの認知能力の低下，脱水傾向（心不全に対する利尿薬の内服），心機能低下は，中心部体温の調整に不利に働き，熱中症，低体温症に陥りやすい。発熱も顕在化しにくい。

9 加齢に伴う症状・疾患の特徴

1）胸　痛
高齢者における胸痛は重篤な疾患によることが多く，ごく軽い胸痛，不快感，圧迫感を訴えている場合でも虚血性心疾患によることがある。痛みの部位も左側だけではなく，心窩部，右側，背部の疼痛であることもある。激痛である場合は急性大動脈解離，肺血栓塞栓症，心筋梗塞のことがある。

2）腹　痛
高齢者の腹痛は，若年者・壮年者と比較して訴えが乏しいことが多いため注意を要する。腹痛は軽度であっても，消化性潰瘍などの穿孔による腹膜炎の可能性を考慮しておく必要がある。痛みが急激であったりショックを伴っている場合は，動脈硬化性の上腸間膜動脈血栓症，腹部大動脈瘤破裂などの特殊な疾患を考慮する必要がある。下腹部痛が，鼠径部ヘルニアで起こることもある。

3）うつ病
高齢者のうつ病の特徴には，次のようなものがある。
(1) 若年者と比較して定型的ではなく，抑制が軽度であり，身体的訴えを伴うことが多い。
(2) 被害妄想や罪業妄想などの妄想が多く，難聴，視力障害，記憶力障害などが関係していたり，複雑なものが多い。
(3) 多数の薬物を服用することが多いので，医原性うつ病の場合がある。
(4) 抑うつ状態を呈することが多い疾患には脳血管障害，外傷，パーキンソン病などによる脳の器質的疾患，心血管障害，代謝・内分泌疾患，膵癌，胃癌などがある。

4）血糖異常
低血糖の症状として，自律神経症状（発汗，不穏，頻脈）の出現なしに意識障害が起こる場合がある。また高血糖の場合，糖尿病（性）ケトアシドーシスよりも高浸透圧性の昏睡を起こしやすい。

10 緊急度・重症度の判断

高齢者では前述したように加齢に伴い各臓器の回復力・復元力が低下しており，また症状や所見が現れにくいのが特徴となっている。そのため緊急度・重症度に関しては乳幼児と同様，1ランク上げて搬送先を選定する必要がある。

III 産婦人科・周産期

女性の疾患は妊娠に関するものが多く，傷病者が女性である場合，妊娠に関係するものかどうかを判断する必要がある。妊娠に関係しない場合であっても，女性特有の疾患である場合もある。ここでは周産期や産婦人科疾患と救急業務とのかかわりについて述べる。

1 解剖と生理

1）女性器の解剖
女性器は視診では確認できない子宮，卵巣・卵管（付属器），腟といった内性器（図3-4-1）と，視診で確認できる外性器で構成される。

2）月　経
月経は10～12歳頃に発来（初経）し，50歳前後で終了（閉経）する。その間，女性ホルモンの周期的な変化により25～38日周期で月経が起こる。月経とは，正常なホルモン分泌によって肥厚した子宮内膜が剥離することによる出血であり，3～7日持続する。正常なホルモン分泌がない場合は出血は長く続くことが多い。月経のある女性は妊娠する可能性があると認識する。

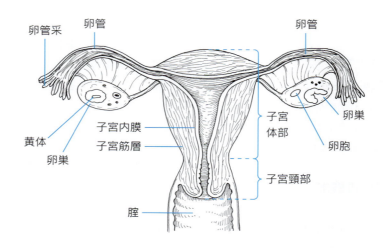

図3-4-1 女性内性器の解剖

3）妊娠

28日周期の月経を認める場合には，月経開始14日前に排卵が起きる。腹腔内に排卵された卵は卵管采により卵管内に取り込まれ，卵管で受精し受精卵となる。受精卵は子宮内に移動し，子宮内膜に着床することで妊娠が成立する。

月経が発来しない場合には妊娠を疑う必要がある。月経周期が規則的であれば傷病者自身が月経の遅れを認識していることが多い。傷病者が最終月経開始日を覚えている場合は，それから何日目であるのかを確認することで妊娠の可能性について推定できる。なかにはつわりなどを感じている場合があり，それらも妊娠を疑う契機となる。月経が周期的でない場合には最終月経の情報から妊娠を疑うことが難しい場合もあるが，妊娠の可能性を念頭におく。

分娩予定日とは，最終月経開始日より280日（40週0日）後として計算される（月経周期が28日で月経予定日の14日前に排卵した場合）。その場合は，最終月経初日の月から3を引くか9を加え，日に7を加え分娩予定日を計算できる。

4）胎 児

妊産婦に救急対応する場合には胎児の存在を意識する。在胎22週以降は胎外生活が可能で蘇生の対象となるが，在胎28週を超えるまでは児が著しく未熟であることから，施設外で分娩となった場合の予後は不良である。

2 症状の緊急度・重症度判断

産婦人科の救急疾患であっても，まず意識，呼吸，循環など生理学的評価を行うのが基本となる。これらに異常を認める場合には，緊急度・重症度が高いと判断する（図3-4-2）。併せて，産婦人科の救急疾患に関連する症状や，妊娠の可能性の有無，月経歴（月経周期，期間，月経血量）などを聴取する。症状と月経歴の関連を聞くことは産婦人科の救急疾患では有益である。

産婦人科に関連する代表的な症状について以下に述べる。

1）不正性器出血

月経以外での性器からの出血を不正性器出血という。普段は月経以外に性器出血を認めることは少なく，不正性器出血の傷病者は不安を強く感じる傾向にある。不正性器出血を認める疾患を表3-4-7に示す。

妊娠初期から胎盤が完成する妊娠16週頃までは，胎盤が形成される過程で不正性器出血が生じることがある。妊娠初期に起こる出血では30％を占め，妊娠予後に影響を与えないことが多い。軽快した場合の妊娠予後は良好である。

前置胎盤（図3-4-3）とは，内子宮口を胎盤が覆っている状態である。妊娠経過中の子宮増大に伴って胎盤と子宮内膜面に「ずれ」が生じると，胎盤と子宮を交通する血管が破綻することにより，警告出血と呼ばれる無痛性の不正性器出血を認める。警告出血を認めた段階で入院の必要性が高くなる。

機能性子宮出血は月経周期中のホルモン分泌がかかわる不正性器出血である。これらの不正性器出血は自然軽快することが多い。

子宮腟部びらんや腟壁裂傷は，性交後出血の原因となる。子宮頸部および体部の悪性腫瘍においては不正性器出血が主訴となる場合が多く，進行癌であることもある。

4 特殊病態と緊急度・重症度判断

第1段階　　　　　　　　　　生 理 学 的 評 価

意　識：JCS100以上
呼　吸：10回/分未満または30回/分（陣痛のある場合は除く）以上
　　　：呼吸音の左右差
　　　：異常呼吸
脈　拍：120回/分以上または50回/分未満
血　圧：収縮期血圧90mmHg未満または収縮期血圧160mmHg以上[※2]
SpO$_2$：90%未満
その他：ショック症状
※1）上記のいずれかが認められる場合
　2）妊娠高血圧症候群では160/110mmHg以上で重症と判断するため200mmHgとしていない

YES → 重症以上と判断
NO ↓

第2段階　　　　　　　　　　症　状　な　ど

・大量の性器出血
・腹部激痛
・腹膜刺激症状
・異常分娩
・呼吸困難
・チアノーゼ
・痙攣

・出血傾向（血液が固まらない，注射部位よりの出血，紫斑など）
・子癇前駆症状
①中枢神経症状（激しい頭痛あるいはめまい）
②消化器症状（激しい上腹部痛，激しい嘔気あるいは嘔吐）
③眼症状（眼がチカチカする，視力障害あるいは視野障害）

YES → 重症以上と判断
NO → 中等症以下と判断

・原則，重症度・緊急度を評価する優先順は，第1段階，第2段階の順とする
・重症以上と判断した場合の医療機関の選定は，救命救急センター等の三次救急医療機関，あるいはこれに準ずる二次救急医療機関および地域の基幹病院とすること

（救急振興財団：救急搬送における重症度・緊急度判断基準作成委員会報告書，平成16年3月．より引用・改変）

図3-4-2 周産期の緊急度・重症度判断基準

表3-4-7 不正性器出血を認める主な産婦人科疾患

妊娠性	妊娠初期の出血 切迫流産（妊娠22週未満） 切迫早産（妊娠22～36週） 前置胎盤 常位胎盤早期剥離 分娩
非妊娠性	機能性子宮出血 子宮腟部びらん 腟壁裂傷 子宮頸癌・子宮体癌・子宮ポリープなどの腫瘤性病変

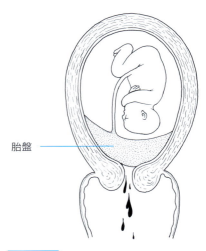

図3-4-3 前置胎盤

第3編　救急医学

表3-4-8　下腹部痛を認める主な産婦人科疾患

妊娠性	正常妊娠 切迫流産（妊娠22週未満） 切迫早産（妊娠22～36週） 陣痛発来（分娩） 常位胎盤早期剝離 異所性妊娠
非妊娠性	子宮内膜症（月経困難症） 卵巣出血（排卵期） 子宮筋腫 卵巣腫瘍（癌，茎捻転）

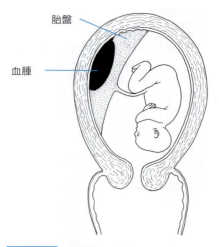

図3-4-4　常位胎盤早期剝離

2）産科危機的出血

妊産婦において，何らかの理由で分娩後の出血量が経腟分娩で1L，帝王切開で2Lを超え，持続する出血，バイタルサインの異常やショック症状を認めた場合を産科危機的出血という。集学的治療が必要となるため，高次医療機関への搬送が必要となる。

3）下腹部痛

下腹部痛は不正性器出血と同様，産婦人科関連の救急疾患で頻度が高い。原因となる婦人科疾患を表3-4-8に示す。

(1) 妊娠関連

正常妊娠でも下腹部痛を訴える頻度は低くない。子宮は本来，鶏卵大であるが，およそ10カ月間で3kgの胎児と500～600gの胎盤に加えて，400～500mLの羊水が入る程度の大きさに増大する。これに伴い，下腹部痛を訴えて妊婦健診以外に受診する妊婦も多い。また，増大した子宮による消化管の通過障害に伴う便秘も下腹部痛の原因となる。

子宮は妊娠中に生理的に収縮することがあるが，数十秒でおさまり，周期的に収縮することはない。間隔が10分以内で周期性に収縮する場合には，妊娠週数に応じて，切迫流早産や正常分娩時の陣痛発来の可能性があり，医療機関への搬送が必要となる。

妊娠中期以降で子宮収縮を伴う下腹部痛の訴えがある場合には，常位胎盤早期剝離（早剝）や切迫流早産の可能性がある。常位胎盤早期剝離（図3-4-4）とは，胎盤の位置異常を伴わず，胎児娩出前に胎盤が子宮壁から剝離することである。切迫流早産とは，妊娠36週以前に子宮口開大を伴う規則的子宮収縮を認めるものである。これら2つの初期の症状は似ており，いずれも高次施設における管理が必要になる。ともに出血を伴う場合がある。

異所性妊娠は子宮内腔以外に受精卵が着床した場合をいう。頻度が高いのは卵管での妊娠である。破裂すると，腹腔内に出血し，激烈な下腹部痛となることが多い。不正性器出血を伴うこともある。

(2) 非妊娠関連

非妊娠時の下腹部痛の原因としてもっとも多いのは，子宮内膜症を背景とした月経困難症である。子宮内膜症とは，子宮内膜以外の部位に子宮内膜組織が存在することで，月経のたびに少量出血し下腹部痛をきたす疾患である。痛みをうまくコントロールできずに救急要請することも少なくない。月経歴を聴取し，月経と関連した下腹部痛なのかどうかといった情報が有用である。

子宮筋腫や卵巣腫瘍（悪性含む）といった腫瘍性病変は，何らかの契機で捻転を起こし，血行障害による虚血が原因で激痛をきたすことがある。腹痛が強く，発症から6時間以内である場合は，緊急手術により臓器を温存できる可能性があるため，緊急手術に対応できる施設への搬送が望まれる。

4）頭痛，眼華閃発，痙攣

妊娠中における頭痛や痙攣は妊娠高血圧症候群と関連することがある。妊娠高血圧症候群は妊娠20週から産褥6週までに高血圧（140/90mmHg以上）となる場合に診断される。血圧が160/110mmHgになる場合は重症であり，頭痛や眼華閃発（目がチカチカする）を訴えることがある。

妊娠高血圧症候群では子癇と呼ばれる痙攣発作を起こすことがある。血圧が正常であっても子癇を起こす症例もある。子癇に伴う痙攣発作中は，母体の呼吸が止まり，低酸素となる。また，子宮も持続的に収縮し，母体胎盤

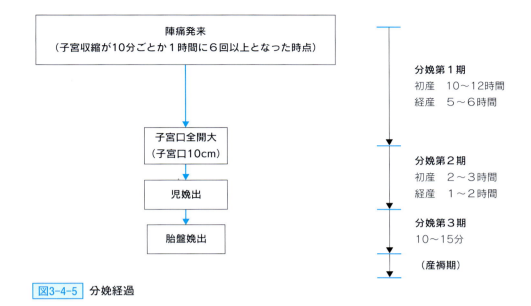

図3-4-5　分娩経過

循環も障害されるため，胎児は低酸素状態になりやすい。痙攣後の気道確保と酸素化は重要である。

5）心窩部痛・胸部痛

心窩部痛や胸部痛は，肺血栓塞栓症の症状としても重要である。呼吸困難を伴い，低酸素血症から死に至る疾患である。妊産婦は肺血栓塞栓症のリスクが高いと認識する必要がある。

3　施設外分娩と新生児への対応

切迫早産や陣痛発来後の妊産婦を搬送する場合，救急隊が母体や児に対して必要な対応を行わなければならないことがある。

陣痛は，妊娠に関係しない痛み症状と比較しても強い印象を受ける。分娩に要する時間は，陣痛（10分間隔の定期的な痛みを伴う子宮収縮）から胎盤娩出まで，初産婦（初めての分娩）で12～16時間，経産婦（2回目以上の分娩）では6～8時間かかる。しかし，時に短時間で分娩が急速に進むこともあり，とくに救急要請されるときは墜落分娩も考慮しながら活動する。陣痛を訴える妊婦への対応では，早期に搬送先医療機関の医師などからの指示，指導・助言を受けることも考慮する。

1）分娩の経過（図3-4-5）

分娩とは，産道（胎児の通る道）の抵抗に打ち勝つために，子宮筋の収縮（陣痛）に腹圧が加わって胎児が排出されることである。狭い産道（とくに骨盤底部分）を先進部である胎児の大きな頭部が通過するときに，回旋が生じる。

分娩は3期に分けられる。第1期は陣痛が始まって子宮口が全開大するまで，第2期はそれから児が娩出し終わるまで，第3期はそれから胎盤が娩出し終わるまでである。

2）分娩の介助

(1) 第1期

産婦を楽な姿勢にして，陣痛発作時には腹圧をかけないよう，口を開いて速く短い呼吸（短促呼吸）を繰り返させる。バイタルサインなどをチェックしながら，産婦を励まし，医療機関への搬送を急ぐ。破水し陣痛を有する場合，または搬送途中で破水が起きた場合は，分娩切迫感（後述）の有無を確認することが大切である。

(2) 第2期

肛門圧迫感（便がしたいような感覚），外陰部膨隆感（胎児が押し出されてきている感覚）のような分娩切迫感を認めた場合は，救急自動車を止めて分娩の準備を行う。

外陰部の観察においては，「排臨」（陣痛発作時に胎児先進部が下降して陰裂の間にみえるが，間欠時には後退してみえなくなる）や「発露」（胎児先進部が陰裂間に絶えずみえ陣痛間欠時に後退しない）の有無を確認する。

排臨や発露の状態では，すぐに児の娩出となる可能性があるため，図3-4-6のように分娩介助を行う（通常経産婦では排臨からの分娩の進行が速いが，初産婦でも急速に分娩が進む場合もあるため，排臨後は初産，経産にかかわらず注意深い対応が必要である）。

清潔なシーツの上に産婦を仰臥位に寝かせ，膝を立てて両下肢を開かせる。介助者は足下に立ち，会陰に裂創が生じるのを防ぐために右手（もしくは左手）で会陰の肛門側を保護する。会陰部に手掌を当て，指を開いて左右の陰唇に沿って伸ばすことを会陰保護という。陣痛発作

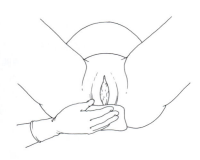
a：排臨時の肛門保護

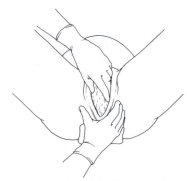
b：排臨から発露時の会陰保護

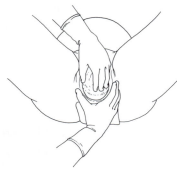
c：発露時の会陰保護

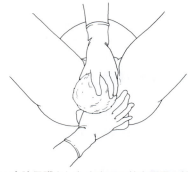
d：会陰保護をしたままでの前在肩甲の娩出

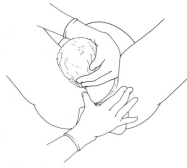
e：会陰保護をしたままでの後在肩甲の娩出

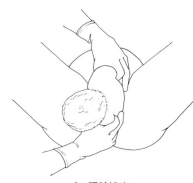
f：躯幹娩出

図3-4-6 分娩介助

時に指で会陰部の中央にしわを寄せるように緊張を減じ，会陰に裂創が生じるのを防ぐのが目的である．反対の手を胎児の頭に当てて押し下げつつ，児頭が急速に娩出されないように押さえるようにする．

通常，胎児は顔を母体背中側に向けて出てくる．産道から外に出た児頭部分がどんどん大きくなっていくが，胎児の後頭結節が，母体の恥骨後面を通過すると，それまで分娩進行が遅かった場合でも急に児頭が飛び出すこともある．経産婦の場合は，このまま一気に胎児が娩出してしまうこともあるが，そうでない場合は，産婦にいきまないように短促呼吸をしてもらう．

頭部が娩出されたら，首の周りに臍帯の巻絡(さいたい けんらく)（臍帯が胎児の頸部などに巻きついている状態）がないかを確認する．臍帯巻絡があれば，それが緩やかであれば頭部を越して外すようにする．

頭部の次に肩甲が娩出されるとき，頭部に手を当てて後下方に軽く押し下げて前側の肩甲の娩出を図り（図3-4-6d），次いで胎児を抱き上げるように後側の肩甲を娩出させる（図3-4-6e）．胎児は羊水(ようすい)で滑りやすいので，落とさないようしっかりと保持し，持ち上げるようにして娩出させる（図3-4-6f）．児の娩出はあくまで自然が原則であり，無理な力を加えてはならない．

(3) **新生児の管理**

児が娩出したら，児の身体に付着している羊水をふき，児の身体が冷えないように乾いたタオルなどで保温に努める．口腔や鼻腔内の羊水は啼泣(ていきゅう)の妨げになるため可及

表3-4-9 アプガースコア

状態＼スコア	0	1	2
心拍数(bpm)	0	<100	≧100
呼吸	0	弱い啼泣	強い啼泣
筋緊張	なし（だらりとしている）	四肢をやや屈曲	四肢を活発に動かす
反射	反応なし	顔をしかめる	啼泣する
皮膚色	全身蒼白またはチアノーゼ	体幹はピンク 四肢にチアノーゼ	全身ピンク色

bpm：beat per minutes

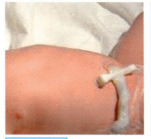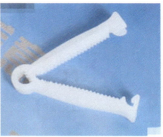

写真3-4-1 臍帯クリップ

的に払拭する。必要に応じて口腔，次いで鼻腔を軽く吸引する。胎盤が娩出していない場合には胎盤から児への循環がある程度存在するため，慌てずに児の処置ををを行い，落ち着いた段階で臍帯結紮する。娩出後の児は第一啼泣することにより呼吸が確立する。自然に啼泣を認めない場合は背部や殿部をさすって啼泣を誘発する。刺激しても啼泣を認めない場合は，バッグ・バルブ・マスクなどによる人工呼吸が必要になる。

新生児の状態をアプガー採点法（表3-4-9）により，娩出1分後と5分後に評価するのが理想である。心拍数の評価には上腕動脈を触知するか，または聴診器で胸部を聴診する。

胎盤娩出後は臍帯を通じて胎児血が胎盤側へ移動することにより，胎児貧血を起こす可能性があるため，胎盤娩出までには臍帯を結紮しておく。臍輪より5〜10cm離れた部位の臍帯の2カ所に臍帯クリップ（写真3-4-1）をしっかりとかけ，その間で切断する。切断面はガーゼなどで被覆する。

(4) 第3期

通常，児娩出から数分〜30分後に，胎盤は自然に娩出される。胎盤娩出に続き大量の性器出血を起こすことがあるので，胎盤を無理に引っ張るなど，出そうとせず，医療機関に速やかに搬送する。

3) 骨盤位分娩

多くの分娩は胎児頭部が先進するが，胎児殿部や胎児足が先進することもある。骨盤位分娩では，最後に大きな頭部を娩出することは困難なため，分娩が進まないように押さえつつ早急に搬送する必要がある。また，臍帯が先に娩出することもあるが，決して戻そうとせず，早急に搬送する。

4 新生児とその異常

1） 新生児と体重

正常出生体重児は2,500g以上4,000g未満であり，2,500g未満の児を低出生体重児，このうち1,500g未満の児を極低出生体重児，1,000g未満の児を超低出生体重児と呼ぶ。ちなみに妊娠30週で生まれた新生児はおよそ1,500g（正常出生体重児の約半分）である。

2） 新生児の異常

新生児には低出生体重児のほか，種々の異常がみられることがあり，NICU（新生児集中治療施設）などで治療と管理が行われる。このような新生児の一般病院からNICUへの病院間搬送（新生児搬送）も増加してきている。出生前に異常が判明し，分娩前に母体とともに搬送（母体搬送）が行われる場合もある。

周産期とは妊娠22週〜生後満7日までのことであり，新生児の管理上重要な時期である。この時期の母体を含めた胎児・新生児に対する医療体制が産科・小児科の枠を越えて強調されており，周産期医療と呼ばれる。なお出生数に対する周産期の死亡数は，周産期死亡率と呼ばれ，母子保健のうえで国際的にも重要な指標となっている。

3） 新生児仮死

原因のいかんにかかわらず出生直後にみられる呼吸・循環不全状態を新生児仮死という。胎児期および分娩時に生じた低酸素血症によって生じることが多く，中枢神経系の障害を伴う。

出生直後の蘇生を行うには，まず新生児の状態をアプガー採点法で迅速かつ適切に評価する。アプガースコアは，心拍数，呼吸，筋緊張，反射，皮膚の色調の5要素に対し各0〜2点で評価し，その合計点で採点される。6点以下が新生児仮死であり，3点以下はとくに重症の新生児仮死と判断される。

新生児仮死に対しては直ちに心肺蘇生を含む応急処置を行わなければならない。わが国においては，日本周産期・新生児医学会が新生児蘇生法（通称NCPR）を提唱し，普及活動を行っている。

Ⅳ 精神障害

1 精神科救急とは

精神科救急とは"緊急に精神科診療を必要とする傷病者に対する医療活動"である。傷病者のみならず，周囲の人々が精神障害によって緊急に対応が必要な強い苦痛を感じている場合が対象となる。とりわけ傷病者に自傷他害の危険が切迫している場合は重要である。

警察官は，精神障害のために傷病者に自傷他害の危険が切迫していると判断すれば精神保健及び精神障害者福祉に関する法律（精神保健福祉法）第23条に基づいて保健所に通報する義務がある。警察官職務執行法第3条は，警察保護となった傷病者のうち，自傷他害の危険が切迫しているため措置入院の可能性のある傷病者を自治体の指定する精神科施設に搬送する法的根拠である（表3-4-10）。

2 精神障害の原因による分類

1） 外因性精神障害

身体的原因が明らかな精神障害である。脳萎縮，脳血管障害，頭部外傷などによる脳の器質性変化が原因で生じる器質性精神障害，身体疾患が原因で生じる症状性精神障害，アルコールやアンフェタミン類などの精神作用物質が原因で生じる中毒性精神障害がある。

2） 内因性精神障害

脳内物質の異常など生物学的な原因が推定されてはいるが，原因がいまだに解明されていない精神障害である。統合失調症や双極性感情障害（躁うつ病）などがある。

3） 心因性精神障害

心理的，社会的，環境的原因などから生じると考えられている精神障害である。解離性（転換性）障害，心的外傷後ストレス障害（PTSD），境界性パーソナリティ障害などがある。

表3-4-10 精神科救急に関連する法律

＜精神保健福祉法第23条＞
警察官は，職務を執行するに当たり，異常な挙動その他周囲の事情から判断して，精神障害のために自身を傷つけ又は他人に害を及ぼすおそれがあると認められる者を発見したときは，直ちに，その旨を，もよりの保健所長を経て都道府県知事に通報しなければならない
＜警察官職務執行法第3条＞
警察官は，異常な挙動その他周囲の事情から合理的に判断して精神錯乱のため，自己又は他人の生命，身体又は財産に危害を及ぼす虞のある者に該当することが明らかであり，且つ，応急の救護を要すると信ずるに相当な理由のある者を発見したときは，とりあえず警察署，病院，精神病者収容施設，救護施設等の適当な場所において，これを保護しなければならない

3 特徴的な状態

1） せん妄状態

意識の混濁に，見当識障害，実際には外からの視覚刺激がないのに小さな虫などがみえる幻視，不安・恐怖，興奮などを伴っている状態である。認知症などの器質性精神障害や中毒性精神障害などでみられる。

2） 興奮状態

意欲が亢進し激しい行動過多がみられる状態である。交感神経緊張状態を伴う。統合失調症でみられる緊張病性興奮（突然激しい運動や衝動行為が生じる）や双極性感情障害の躁病エピソードでみられる躁病性興奮などがあるが，前者は興奮の背景が了解できないことが多い。このほかに，器質性精神障害，中毒性精神障害，境界性パーソナリティ障害などでみられる。

3） 昏迷状態

意識は保たれていて外部の状況を明瞭に認識できるのに，異常体験や不安・焦燥が亢じて内的緊張が高まり，外的刺激に対して反応性が著しく減弱あるいは欠如し，発語や自発的・意図的な運動はほとんどない状態である。統合失調症，重症うつ病，解離性（転換性）障害などでみられる。

4） 幻覚・妄想状態

幻覚とは，外からの感覚刺激がないのに知覚していると確信することである。妄想とは，誤った思考内容であるのに確信することである。幻覚・妄想状態とは，自分に対する噂，非難，悪口，命令など意味のある言葉が聞こえる幻聴を中心とした活発な幻覚，および，他人が自分に危害を加えているという被害妄想を中心とした妄想に左右されてはいるが，興奮はそれほど著しくない状態

である。統合失調症や中毒性精神障害などでみられる。

5） 躁状態

　思考，感情，意欲がともに亢進した状態である。せん妄状態とは異なり意識の混濁を伴わない。思考が亢進して，次から次へと考えが浮かんでくるが，外部の状況などに影響されやすく，1つのことに集中できず，次から次へと話が逸れていく観念奔逸，感情が亢進して，はっきりとした動機がないのに嬉しく，陽気で，物事を楽天的に考える爽快（高揚）気分，意欲が亢進して，次々に生じる欲動に応じて行動する行為心迫などの症状が特徴的である。次々に考えが現れ，陽気で自信に満ちた態度で，絶え間なく行動している状態である。双極性感情障害の躁病エピソードや統合失調症などでみられる。

6） うつ状態

　躁状態と対照的で，思考，感情，意欲がともに減退した状態である。思考が減退して，考えがあまり浮かばない思考抑制，感情が減退して，はっきりとした動機がないのに気分が沈んで，憂うつとなり，物事を悲観的に考える抑うつ気分，意欲が減退し，著しく運動が減少する精神運動制止などの症状が特徴的である。考えがなかなか出てこないため口数が少なく，気分が滅入って，行動は渋滞している状態である。うつ病，統合失調症，神経症性障害，ストレス関連障害，パーソナリティ障害などでみられる。

4 観察と判断

（1） 意識は清明かどうかを判断する。見当識障害があれば意識が混濁している可能性がある。
（2） 自らの力で周りのことに対処できる自律性の程度を判断する。昏迷状態，認知症などでは自律性が著しく低下している可能性がある。
（3） 傷病者の判断能力，現実と空想をきちんと区別できる現実検討能力，自分が病的な状態にあることを認める病識の程度を判断する。傷病者本人と第三者から救急要請に至った理由を聴取し，両者の陳述を比較することによって傷病者がどの程度客観的に自らの状態をとらえているかを評価する。
（4） 自分の身体を傷つける行為である自傷行為，自らの意志で死ぬことを企てる行為である自殺企図，暴力行為などの問題行動の危険性があるかどうかを判断する。死にたいと願う気持ちである希死念慮が強い，視線やしぐさが落ち着かない，頻繁に姿勢の転換をしている場合は自傷行為や自殺企図の危険が切迫している可能性がある。また，被害妄想によって他人に強い恨みや憎しみの感情を抱いていれば暴力行為の危険が切迫している可能性がある。
（5） 幻覚・妄想などの異常体験があるかどうかを観察する。何者かに怯えたような表情や態度，きょろきょろと定まらない視線，何者かと対話するような独語，空笑がみられたら幻覚・妄想状態が生じている可能性がある。
（6） るいそう，皮膚の湿潤や緊張度などを観察する。精神症状の著しい傷病者は摂食・飲水不良の状態から低栄養や脱水を生じている可能性がある。
（7） 圧迫を受けて皮膚が変色している部分がないか，筋肉の腫脹がないかを観察する。昏迷状態の傷病者は臥床が長時間続いて圧挫症候群や，体重で圧迫された部分の血流が悪化し皮膚が障害される褥瘡を生じている可能性がある。

5 搬送先医療機関の選定

　自傷行為や自殺企図による外傷や急性中毒など身体科診療が優先されると判断された場合は，身体症状の緊急度や重症度の判断に従って，初期〜三次救急医療機関を選定して搬送する。精神症状の治療が優先されると判断された場合は，かかりつけの医療機関があれば事情が許す限りその医療機関に搬送する。かかりつけの医療機関が遠方であったり入院病床がなかったり，精神科の治療歴がない場合は，地域の精神科救急医療体制に準拠して傷病者の搬送先を決定する。

6 精神科の入院形態

　精神科患者の入院には表3-4-11に示すように精神保健福祉法に規定された5つの形態がある。このうち「任意入院」以外は非自発性の入院形態で，精神保健指定医の診察によって決定される。なかでも自殺企図の危険が切迫していたり，興奮状態が著しい，あるいは被害妄想により他人に強い恨みや憎しみの感情を抱いていて暴力行為の危険が切迫していて自傷・他害の"おそれ"がある場合は措置入院の適応となる。

7 自殺企図者への対応

　表3-4-12に自殺企図者の特徴と判断のポイントを示す。自殺企図が疑われたら，まず傷病者自身または家族から事実関係を単刀直入に確かめる。受傷機転については1つの手段に目を奪われずに，大量服薬してから飛び

表3-4-11　精神保健福祉法で定められた入院形態

〈任意入院〉
・患者本人の同意による自発性の入院
・精神保健指定医の診察は不要

〈医療保護入院〉
・精神障害があり，病識や判断力に低下または欠如が認められ患者本人の同意が得られない場合の非自発性入院
・家族等のうちいずれかの者の同意による
・精神保健指定医の診察により判定

〈応急入院〉
・精神障害があり，病識や判断力の低下または欠如が認められ患者本人の同意が得られない場合の非自発性入院
・身元不明もしくは保護者に該当する者との連絡がとれない場合
・精神保健指定医の診察により判定
・72時間まで

〈措置入院〉
・精神障害に基づく自傷他害のおそれが続く場合の非自発性入院
・都道府県知事または政令指定都市の長の命令による
・精神保健指定医2名の判定の一致を要する

〈緊急措置入院〉
・精神障害に基づく自傷他害のおそれが続く場合の非自発性入院
・手続きが間に合わない場合
・精神保健指定医1名の診察により判定
・72時間まで

表3-4-12　自殺企図者の重症度と判断のポイント

【生命の危険性からみた自殺企図者の分類】
〈生命的危険性の乏しい軽症自殺企図者〉
・若年層の女性が多い
・"軟らかい"手段，すなわち，少量～中等量の過量服薬，浅い手首切創が多い
・軽症うつ病，神経症性障害，ストレス関連障害，パーソナリティ障害の割合が高い

〈生命的危険性の高い重症自殺企図者〉
・中高年層の男性が多い
・"硬い手段"，すなわち，縊首，高所からの墜落，電車への飛び込み，焼身，大量服薬，服毒，ガスなど
・アルコール依存症，統合失調症，重症うつ病の割合が高い

【重症度と判断のポイント】
〈良好例－簡単な精神的援助で足りる〉
・言葉や表情が和らいで，自然な感情交流が可能である
・処置にも協力的である
・"ばかなことをした"，"助かってよかった"，"もうしない"，などの肯定的な表現をする
・家族は傷病者の気持ちを共感的にとらえている

〈不良例－向精神薬の投与を含めて，精神科医の介入が必要である〉
・言葉や表情に緊張が強く，自然な感情交流がみられない。おし黙っている，または，不自然に冷静で他人事のよう

〈興奮状態，幻覚・妄想状態，著しいうつ状態などを認める〉
・処置に非協力的，または，言葉や行動がまとまらない
・助かったことへの肯定的な表現が出てこない
・家族は傷病者に対して著しく拒否的，または，批判的である

降りるといった複合自殺についても注意する。また、自殺企図によって張り詰めた風船が萎むように、一時的に内的緊張から解放されて気分が高揚していることがあるので注意する。

8 主な疾患

1） 統合失調症

生涯罹患率は一般人口の1％程度とされ、思春期以降の若年に好発する。陽性症状としては、次のようなものがある。

- 思考にまとまりがなく、何を話しているのかまったくわからない滅裂思考
- 思考の流れが急に途絶してしまう思考途絶
- 被害妄想などの思考の異常
- 幻聴などの知覚の異常
- 自分の行為が他人からさせられているという"させられ体験"
- 自分に動物や悪霊が乗り移っているという憑依体験
- 外部から自分のものではない考えが吹き込まれるという思考吹入
- 外部の力によって考えさせられるという"させられ思考"、外部の力によって自分の考えが奪われてしまうという思考奪取
- 自分の考えが他人に伝わってしまうという思考伝播
- 自分の考えが他人に知られてしまうという思考察知などの自我意識の異常
- 緊張病性興奮や緊張病性昏迷などの意欲や行動の異常

陰性症状（通常は存在する機能が失われて生じる症状）としては、外界からの働きかけに対する感受性が鈍麻し、他人との感情交流も乏しくなる感情鈍麻、意欲低下などがある。

自殺企図、水中毒などの身体合併症、悪性症候群などの抗精神病薬の副作用などによっては救急医療の対象となる。

2） うつ病

生涯罹患率は一般人口の10％程度とされ、中高年に好発する。中核症状としては抑うつ気分、興味や喜びの喪失がある。その他に、精神症状としては思考制止（思考の進み方が緩慢で考えがあまり浮かばないこと）、精神運動制止（意欲が減退し著しく行動が減少すること）、不安・焦燥感、自責感、悲哀感などが、身体症状としては不眠、食欲低下などがある。重症になると、死にたいという希死念慮が生じる。また、心気妄想（癌などの重い病気になったと確信すること）、貧困妄想（経済的に破綻したと確信すること）、罪業妄想（大きな罪を犯したと確信すること）などの微小妄想（自らの健康状態、経済状態、倫理観などを過小評価する妄想）が出現することがある。さらに、不安・焦燥感が著しいために多動となる激越うつや精神運動制止が著しくなってうつ病性昏迷になることもある。

自殺企図により救急医療の対象になることが多い。自殺企図は病初期と回復期に多く、また、微小妄想などの精神病症状を伴う場合や激越うつでは自殺企図の危険性が高い。

3） 解離性（転換性）障害

未熟性格でストレス耐性の低い若い女性に好発する。ストレス負荷の多い出来事や対人関係上の問題など社会的、環境的、心理的な問題が心因となって、それらに対する不安や葛藤からの現実逃避として、痙攣様発作、運動障害、知覚障害などの身体症状（転換型）、最近の重要な出来事が思い出せないという健忘、突然に家庭や職場を離れて放浪する遁走、解離性昏迷などの精神症状（解離型）など多彩な症状が生じる。

解離性昏迷は、心理的誘因があり、通常は目撃者のないところでは生じない、外傷を負うことが少ない、失禁がみられない、無表情で四肢は弛緩していることが多い、人のいないところでは長く続かない、暗示的に動作を促すと反応が出やすい、などの特徴がある。

4） パニック障害

生涯罹患率は一般人口の3～4％とされ、成人初期に好発する。1カ月に数回の頻度で、何ら誘因なく突然に、「このまま死んでしまう」「気が狂ってしまう」などの強い不安・恐怖を伴う動悸、胸痛、窒息感などの症状を呈するパニック発作が生じる。また、パニック発作の間欠期には「同様な発作がまた起こるのではないか」といった予期不安が生じて、「電車やエレベータなどが怖くて乗れない」といった閉所恐怖や「人の多い所には怖くて行けない」といった広場恐怖がみられることがある。

ただし、パニック発作の症状のピークはたいてい10分以内で、20～30分以内におさまってしまうことが多いため、受診時には症状が消失していることが多い。

5） 心的外傷後ストレス障害（PTSD）

災害、事故、犯罪など生死にかかわる衝撃的な出来事を直接に体験した、もしくはその出来事を目撃したという心的外傷体験（トラウマ）によって生じる精神障害を心的外傷後ストレス障害（posttraumatic stress disorder：PTSD）という。突然その出来事が再び起きているかのように感じるフラッシュバックや悪夢など不快な記憶が

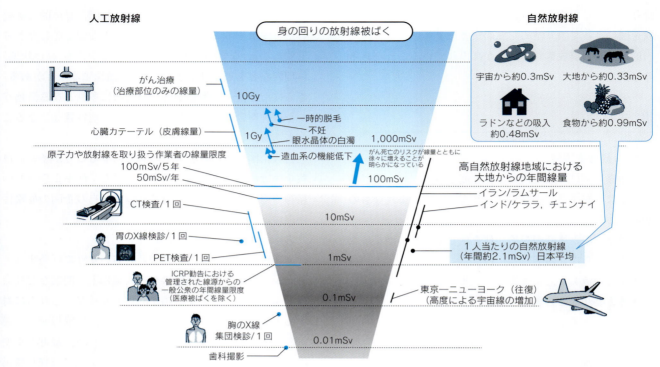

図3-4-7 被ばく線量の比較(早見図)
(環境省:放射線による健康影響等に関する統一的な基礎資料 平成27年度版 ver.2015001. より引用)

昼夜を問わず出現して苦しめるといった再体験,その出来事を思い出させる対象や刺激(場所や人)などを避けるといった回避,些細なことに怯え驚愕したり,イライラしたり,眠れないといった過覚醒といった三大症状が1カ月以上持続する。災害,事故,犯罪の被害者が救急医療の終了した後に生じる。

6) 境界性パーソナリティ障害

女性に多く,思春期に顕在化し,青年期の人生を障害する。その後は年齢とともにしだいに改善することが多い。感情,対人関係,行動などの人格のさまざまな側面で極度に不安定である。感情面では絶えずイライラし,衝動性が強く,空虚感を抱えている。対人関係では,相手を理想化する一方で,受け入れられないと非難,攻撃に転じる。行動面では自傷行為や自殺企図,また,浪費,性的逸脱行為,薬物乱用,過食などを認める。自傷行為や自殺企図により救急自動車を繰り返し利用することがある。

7) 双極性感情障害

生涯罹患率は一般人口の1〜3%程度とされ,20〜30歳代に好発する。以前は躁うつ病と呼ばれていた。躁状態を呈する躁病エピソードとうつ病状態を呈する抑うつエピソードを繰り返す双極Ⅰ型と,躁状態が軽度の軽躁病エピソードと抑うつエピソードを繰り返す双極Ⅱ型に分類される。双極Ⅰ型は通常両エピソードの間に寛解期を挟み,エピソードの間隔は平均で数年である。双極Ⅱ型のほうが疾患として軽いということはなく,自殺企図や薬物依存・乱用のリスクが高い。また,軽躁病エピソードに抑うつ状態が伴う,または抑うつエピソードに軽躁状態が伴う「混合性」や短期間に軽躁病エピソードと抑うつエピソードを頻回に繰り返す「急速交替型」もしばしばみられる。

Ⅴ 放射線障害

放射線は目にみえず,その存在を感じることもできない。しかしながら,われわれは日常生活のなかでごく普通に放射線に接している(図3-4-7)。自然放射線を常に浴びており,体内にも放射性カリウムや放射性炭素などの放射性物質が存在する。社会生活においては,電力,工業,土木産業,そして医療など多岐にわたる分野で放射線を利用しており,人間との接点はきわめて多い。したがって,救急隊員にも放射線事故・災害発生時における現場対応が求められる。放射線についての理解を深めることで,より適切な対応が可能となり,同時に自らへの放射線リスクを低減することができる。

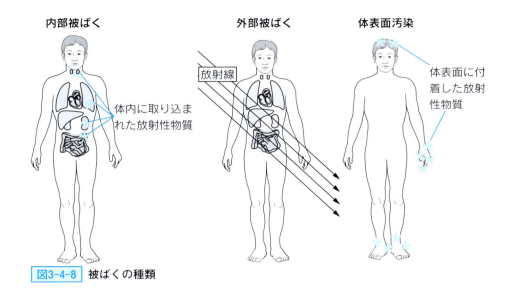

図3-4-8 被ばくの種類

1 放射線とは

　放射性物質とは，放射線を放出する物質(同位元素)を意味し，放射能とは，放射線を放出する能力を指す。放射線は空間を伝わるエネルギーの流れであり，物質に衝突すると放射線のエネルギーの一部が吸収され，その物質を変化させる特徴をもつ(この作用を電離といい，放射線は正式には電離放射線と呼ばれる)。一方，光(可視光線)や紫外線，携帯電話などの電磁波は電離作用をもたないため放射線ではない。

　厳密な定義では，放射線とは「粒子線又は電磁波」で，①アルファ線(α線)，重陽子線及び陽子線，②ベータ線(β線)及び電子線，③中性子線，④ガンマ線(γ線)及びエックス線(X線)よりなる(放射線障害防止法2条1項，電離放射線障害防止規則)。α線，β線，中性子線は粒子線であり，X線やγ線は電磁波である。

　放射線には物質を透過する性質(透過力)がある。透過力は放射線の種類によって大きな違いがある。α線はウランやプルトニウムなどから発生されるもので，紙を通過できないほど透過力は弱い。β線は若干透過力が高いが，薄いアルミニウムなどでブロックすることができる。このようにα線やβ線は透過力が弱いため，主に内部被ばくが問題となる。一方，γ線は透過力が強く，通常の医療現場で使用される薄い鉛エプロンは透過する。福島第一原子力発電所事故後は，地面や建物を汚染している放射性セシウムから発せられるγ線が問題になっている。また，中性子線も透過力が強く，遮蔽には水やコンクリートが必要である。透過力が強いγ線や中性子線は，外部被ばくが問題となる。

2 被ばくとは

　被ばくは放射性物質が体内へ取り込まれることによる内部被ばく，体外から放射線を浴びる外部被ばく，そして皮膚に付着した放射性物質による体表面汚染に分類される(図3-4-8)。

1) 内部被ばく

　内部被ばくとは，放射性物質を体内に取り込むことによって発生する。放射性物質の体内への取り込み経路としては，①吸入，②経口，③経皮(創傷部)がある。体内に取り込まれた放射性物質には，特定臓器に移行し，放射線障害を引き起こすものがある。例えば，放射性ヨウ素は甲状腺へ移行しやすく，甲状腺癌の原因となる。

2) 外部被ばく

　外部被ばくとは，体外から放射線を浴びることをいう。身近な例としては医療機関で行うX線撮影がある。強い放射線に曝露されると，放射線に対する臓器の感受性の違いによって種々の傷害が発生する。とくに造血組織である骨髄は放射線の影響を受けやすい。外部被ばくを受けた傷病者は放射能をもたないため，通常の救急傷病者と同様に対応する。

3) 体表面汚染

　体表面汚染では皮膚などに付着した放射性物質による外部被ばくに加えて，創傷部や鼻などから体内に取り込まれて内部被ばくを生じる。なお，体表面汚染や内部被ばくのある傷病者から救急隊員が二次被ばくする危険性はきわめて低い。しかしながら，皮膚などに付着した放射性物質が拡散しないよう防止策は必要である。

3 人体への影響

　生体は盛んに細胞分裂を行い，新しい細胞を作っている。細胞のDNAは遺伝情報をもっており，細胞分裂するために不可欠である。細胞に放射線が当たると，細胞膜や細胞内のDNAが損傷を受ける。一方，自然界にも放射線が存在し，われわれは常にそれを浴びているため，生体には放射線により受けた損傷を修復する能力が備わっている。しかし，放射線量が高く，被ばく量がこの修復能力を超える場合には急性の障害が発生する。これを急性放射線障害と呼ぶ。

　急性放射線障害は全身被ばくと局所被ばくに分けられる。例えば，1 Gy（Gy：グレイ，放射線によって人体をはじめとした物体に与えられたエネルギーを表す単位，吸収線量）を超える放射線を短時間で全身に浴びた場合は，早期に食欲低下，吐き気，嘔吐そして下痢など消化器症状をきたす（前駆症状と呼ばれる）。被ばく量が多いほど，前駆症状の発現までの時間が短くなる。骨髄などの造血組織では白血球や血小板などの血液細胞が産生されなくなり，1〜2週間後には易感染性や出血傾向が出てくる。これらの一連の症状を急性放射線症候群という。局所被ばくとしては皮膚障害が多い。放射線皮膚障害は放射線熱傷と呼ばれることもあるが，高熱による熱傷とはその病態は異なっている。皮膚を構成する細胞の放射線への感受性の違いにより，発赤（初期紅斑），腫脹，水疱形成，びらん，潰瘍などさまざまな損傷形態を呈する。症状が出るまで数日〜数週間かかる。

　一方，ある臓器細胞のDNAが損傷を受け，その組織が将来癌化することもある。この場合，放射線によるDNAの損傷が，突然変異として取り込まれて癌化すると考えられている。広島や長崎の原子爆弾による影響調査では，100mSv（ミリシーベルトは1,000分の1シーベルト）の被ばくにより0.4〜0.5%程度の癌発生率の増加が報告されている。

　国際放射線防護委員会（ICRP）は，このような放射線の人体への健康影響を考慮して，職業被ばくにおける線量限度を5年間に100mSv（5年間の平均が20mSv）とし，任意の1年で50mSvを超えないように勧告している。

4 消防活動における要点

　放射線防護の3原則（距離を保つこと，被ばく時間を短縮すること，遮蔽を設けること）と，消防職員の被ばく線量限度と個人被ばく線量計の警報測定値を示す（表

表3-4-13　消防職員の被ばく線量限度と個人被ばく線量計の警報測定値

区分	被ばく線量限度	個人被ばく線量計警報設定値
通常の消防活動	1回の活動当たりの被ばく線量の上限 10mSv以下	左記の値未満で設定
人命救助などの緊急時活動	被ばく線量限度 100mSv	30〜50mSvの範囲で設定
繰り返し活動を行う場合	決められた5年間の線量が100mSv（ただし，任意の1年に50mSvを超えるべきでない）	左記の条件を確実に満たすように設定する

（消防庁：消防・救助技術の高度化等検討会報告書　第Ⅲ編；原子力施設等における消防活動対策マニュアル，2016. より引用・改変）

3-4-13）。以下に具体的な対応について記す。

1）救助活動

　救助活動は，汚染された傷病者を救出し，除染を行い救急隊に引き継ぐまでの一連の活動を行う。
(1) 関係者から正しい情報を得る。
(2) 放射性物質を遮断する防護服，フィルムバッジなどを着用して作業する。
(3) 線源には風上から近づく。
(4) 放射線汚染の程度を測定器でチェックする。
(5) 傷病者を養生シート，毛布あるいはビニールシート（アルミシート）で包んで安全な場所に迅速に移動する。
(6) 汚染された傷病者の衣類はすべて脱がせてビニール袋に包み，別に管理する。

2）救急活動

　救急活動は，除染された傷病者に対して応急処置を行う。
(1) 傷病者の損傷を観察しガーゼで覆う。ただし，汚染部位があらかじめ被覆してある場合は，汚染拡大防止のためにガーゼなどを剥がさないように注意する。
(2) 使用した救急自動車と資器材などは放射線管理要員による汚染検査を受け，汚染があれば指示に従う（事後処理）。
(3) 関連機関との協調を図る。

第3編 救急医学

5 応急処置

I 応急処置総論

1 応急処置の概念

「救急隊員の行う応急処置等の基準」によると，応急処置とは，傷病者を医療機関その他の場所に収容し，または救急現場に医師が到着し，傷病者が医師の管理下に置かれるまでの間に，傷病者の状態が応急処置を施さなければ生命が危険であり，またはその症状が悪化するおそれがある場合に行う応急的な処置のことである。したがって，応急処置は複雑な検査を必要とすることなく，定められた装備資器材を用いて短時間に行うことができて，有用性が証明された処置でなければならない。応急処置が的確に行われれば，症状悪化を防ぎ，時には改善させ，傷病者の不安や苦痛を軽減する。

救急隊員は，どのような病状にどのような応急処置が必要かを熟知するとともに，普段から応急処置を正確に行う技量を磨き，応急処置を行う際の注意点も知っておかなければならない。

なお，救急救命士が行う応急処置を「救急救命処置」と呼ぶ。救急救命処置は医師の包括的指示または具体的指示のもとに行う。医師の具体的指示のもとに行う救急救命処置を「特定行為」と呼ぶ。

すべての処置は「観察 – 判断 – 処置，観察 – 判断 – 処置…」と続く一連の過程である。観察には，それ以前に行った処置の効果判定が含まれる。病院前救護では，処置後には，効果を確認するための観察が必要である。例えば気道確保処置を実施したならば，それが実現できたかどうかを確認するため胸腹部の動きを観察し，呼吸音を聴診する。効果判定を含む観察と処置とは不可分の関係にあり，両者は医学的知識に裏づけされていなければならない。

救急の現場で，どのような処置を，どれくらいの時間をかけて行うかは，傷病者の状態，医療機関の位置関係と応需状況，現場周辺の環境などから判断する。判断の基本は「傷病者にもっともよい転帰をもたらすためにはどうすればよいか」との観点に立つものでなければならない。

重症外傷や外科的救急疾患では，現場で可能な処置は限られており，生命を危険にさらしている重篤な病態に対して，ロードアンドゴー（救命に必要な最低限の処置だけを迅速に行い，頸椎や脊椎の運動を制限して搬送）の方針が望ましい。一方，心肺停止傷病者や上気道閉塞（窒息）の傷病者では，一刻も早く心拍を再開させ，あるいは気道異物を除去することが生命予後の点からもっとも重要であるため，ステイアンドスタビライズ（現場にとどまり最善の処置によって状態の改善を図る）の方針がとられることもある。

2 市民が行う手当

市民が行う処置を「応急手当」と呼ぶ。「応急手当の普及啓発活動の推進に関する実施要綱」（平成5年3月30日消防救第41号）では，応急手当を「救命に必要な応急手当」と「その他の応急手当」に分類している。前者には心肺蘇生法（AEDの使用法を含む）と止血法が，後者には保温法や体位管理，包帯法などが含まれる。

一方，『改訂5版 救急蘇生法の指針2015（市民用）』（日本救急医療財団心肺蘇生法委員会監修）では，市民が緊急に行う処置を「救急蘇生法」と定義している。救急蘇生法は，心肺蘇生，AEDによる除細動および気道異物除去法を包括する「一次救命処置」と，止血法や創傷に対する処置などを包括する「ファーストエイド」に分類されている。

3 救急隊員が行う処置

救急隊員（救急科修了）が行う応急処置には以下のものがある。

(1) 気道確保
　①口腔内の清拭
　②口腔内の吸引
　③咽頭異物の除去(背部叩打法,ハイムリック法)
　④喉頭鏡または鉗子等による異物の除去
　⑤頭部後屈(あご先挙上)法または下顎挙上法による気道確保
　⑥エアウエイ(経口,経鼻)による気道確保
(2) 人工呼吸
　①呼気吹き込み法
　②手動式人工呼吸器(バッグ・バルブ・マスク等)を用いた人工呼吸
　③自動式人工呼吸器を用いた人工呼吸
(3) 胸骨圧迫
　①用手による胸骨圧迫
　②自動式心マッサージ器を用いた胸骨圧迫
(4) 自動体外式除細動器による除細動
(5) 酸素吸入
(6) 外出血の止血
　①出血部の直接圧迫による止血
　②間接圧迫による止血
(7) 創傷に対する処置
　ガーゼ等による被覆とほう帯
(8) 骨折に対する処置
　副子を用いた固定
(9) 体位管理
(10) 保温処置
(11) ショックパンツを用いた血圧の保持および骨折肢の固定
(12) 在宅療法の継続のための必要な処置

観察に基づく判断や搬送先医療機関の選定は,時間的な制約下での判断であり,救急隊員の重要な任務である。

4 応急処置の注意点

1) 二次災害の予防

交通事故,火災,爆発,地震,ガス中毒などに際しては,傷病者の救助や応急処置も重要であるが,救助者である救急隊員あるいは周囲の者に二次災害が波及しないよう,注意を払わなければならない。爆発,感電,ガス中毒などの危険がある地域に無防備に飛び込まない習慣を日頃から身につけていることが肝心であり,警察や救助隊,消防隊との連携も密にしておく必要がある。自動車交通量の多い事故現場では,できるだけ早く負傷者を安全な場所に移動することも忘れてはならない。

2) 感染対策

出血を伴う傷病者や吐下血,下痢などの症状を呈する傷病者の場合には,血液や体液を介した感染症の危険がある。呼吸困難を訴え,血液や多量の喀痰を喀出する傷病者では活動性結核の可能性を考えておかなければならない。海外渡航歴があり,下痢,発熱,全身倦怠感などを訴えている傷病者では,さまざまな感染症の可能性がある。

このように,救急隊員の業務の対象である傷病者すべてが何らかの感染症を有しているものとして対応することが「標準予防策」として推奨されている。救急隊員は救急活動に伴う感染症の危険性を正しく認識し,マスク,手袋,ガウンなどの感染防止対策(標準予防策)を講じ,自らが感染症に罹患するのを防ぐとともに,救急隊員を媒体として感染症を拡大させることをも防がなければならない。

3) 応急処置の注意点

救急隊員の行う応急処置は,傷病者の病的状態を改善し,容態を安定させるために実施するものである。しかし,時と場合によっては病状を悪化させる危険がある。例えば,熱傷の傷病者に対する「流水による冷却」は,小範囲の熱傷には有用であるが,広範囲熱傷では過度の冷却により傷病者が低体温に陥り,意識障害,不整脈,血圧低下など病態を悪化させることがある。また,胸部外傷を受けて強い呼吸困難を訴え,経皮的動脈血酸素飽和度(SpO_2)が低下している傷病者には酸素吸入さらに補助呼吸・人工呼吸が必要となる。このときに,傷病者が気胸を伴っていると,陽圧人工呼吸により気胸が悪化し,緊張性気胸により心停止に至ることがある。したがって,応急処置の前後では必要な観察を継続し,容態の変化に注意を払う必要がある。

4) 傷病者・家族などへの説明

傷病者に意識がある場合には傷病者から,また傷病者の意識がない場合や,傷病者が幼小児の場合には家族などから,いつから,どのような症状が出現し,どのような経過で現在に至っているかを簡潔に聴取し,既往疾患やかかりつけ医師の有無などについても確認しなければならない。

応急処置を実施する際には,その必要性や応急処置によって得られる効果についても,わかりやすく,丁寧に説明し,同意を得ることが大切である。十分な説明がないまま行う応急処置は,信頼関係を悪化させる場合がある。

5 救急救命士が行う処置

救急救命処置とは，救急救命士が医師の指示のもとに行う，法に定められた処置をいう。救急救命処置は，医師の具体的指示のもとに行うもの（特定行為）と，それ以外の医師の包括的な指示のもとに行うものとに分けられる。

医師の包括的指示とは，各地域のメディカルコントロール協議会が提示する指示書またはプロトコールで明示される事前の指示であり，実施者はその処置に関する十分な教育を受けており，かつ実施後は地域メディカルコントロール協議会の事後検証を受けることが条件となる。救急救命士が特定行為などを実施する際には，そのほかの救急隊員がこれを介助し，救急救命士の行為が円滑に実施されるよう協力・連携することが大切である。

救急隊員が行う応急処置の多くは，法で定められた救急救命処置に含まれるものであり，メディカルコントロールのもとに実施していることに注意しなければならない。

6 特定行為について

1） 特定行為の種類
特定行為とは救急救命処置のうち以下のものをいう。
(1) 心肺機能停止状態の傷病者に対する特定行為
①乳酸リンゲル液を用いた静脈路確保のための輸液
②アドレナリンの投与
③食道閉鎖式エアウエイ，ラリンゲアルマスクまたは気管内チューブによる気道確保
(2) 心肺機能停止前の重度傷病者に対する特定行為
①乳酸リンゲル液を用いた静脈路確保および輸液
②低血糖発作症例へのブドウ糖溶液の投与

2） 特定行為の条件
(1) 医師の具体的指示のもとに行う
医師の具体的指示とは，医師が個々の傷病者の医学的状況に基づいて行う指示である。医師が適切な判断をするために，傷病者に関する詳細な医療情報を医師に伝えなければならない。必要な医療情報には，傷病者の発症状況や観察結果などの傷病者状況，人工呼吸による換気の良否などの処置状況，傷病者の発生場所の環境や医療機関到着までの予測時間などの環境状況がある。
(2) 特定の状態にある傷病者に対して行う
乳酸リンゲル液を用いた静脈路確保のための輸液と食道閉鎖式エアウエイ，ラリンゲアルマスクによる気道確保は，心臓機能停止または呼吸機能停止の状態のいずれかの場合である心肺機能停止状態が適応となる。アドレナリンの投与は，心臓機能停止状態が適応となり，気管内チューブを用いた気道確保は，心臓機能停止状態かつ呼吸機能停止状態の場合に適応となる。乳酸リンゲル液を用いた静脈路確保および輸液はショック症例，ブドウ糖溶液の投与は低血糖発作症例が適応となる。

II 応急処置各論

1 気道確保

気道とは，吸入した空気が鼻や口から肺胞に至るまでの通路をいい，鼻腔，口腔，咽頭，喉頭，気管，気管支などが含まれる。何らかの原因により，気道のどこかに閉塞（狭窄）を生じると，傷病者は呼吸困難を訴え，適切な気道確保の処置がとられない場合は死に至ることもある。

気道確保が必要な状態としては，意識障害に伴う舌根沈下，気道異物，気道熱傷や炎症による喉頭浮腫などがある。気道確保には用手的気道確保と器具を用いた気道確保があり，前者はもっとも簡便かつ重要な対処法である。

1） 口腔内の清拭と吸引
口腔内や咽頭に異物や吐物がある場合，指交差法で開口させ，指にガーゼなどを巻いて異物をかき出す（写真3-5-1）。血液や唾液などは吸引カテーテルを用いて吸引する。この際，喉頭鏡を併用するとより効果的である。ただし，咽頭への刺激により嘔吐が誘発されることもあるので注意が必要である。

2） 気道異物の除去
気道にとどまる異物を気道異物と呼ぶ。傷病者は，会話することが困難であるため，意思疎通が可能であれば，まず自分の咳で気道異物を喀出させるよう努める。声を出せない場合には完全気道閉塞による窒息をきたしている可能性がある。完全気道閉塞で傷病者に反応（意識）がある場合には，背部叩打法，腹部突き上げ法，胸部突き上げ法などにより異物の除去を試みる。反応がない場合，あるいは処置中に反応がなくなった場合には，直ちに心肺蘇生法の手順を開始し，器具を用いて異物除去を行う。
(1) 用手的気道異物除去
①背部叩打法
左右の肩甲骨の中央部を手掌基部で連続して強く叩

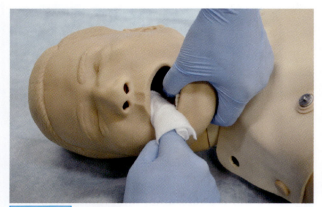
写真3-5-1　口腔内清拭

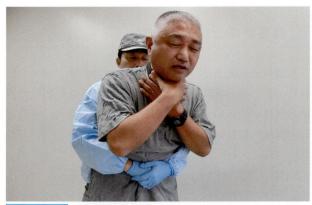
写真3-5-2　腹部突き上げ法

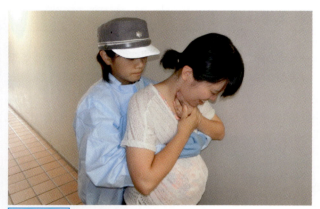
写真3-5-3　胸部突き上げ法

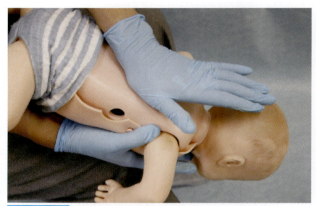
写真3-5-4　乳児に対する背部叩打法

き，気道異物を排出させる方法である。比較的手技が容易であり，合併症が少なく，いかなる年齢層においても実施できるが，喀出力が弱く効果が不十分なことが多い。

②腹部突き上げ法（写真3-5-2）

上腹部の圧迫により横隔膜を挙上させ，胸腔内圧の上昇を利用して上気道の異物を除去する方法である。傷病者に意識があり，立位あるいは坐位の場合は，傷病者の背後に立ち，片方の手を傷病者の脇の下に通して握り拳にする。握り拳の母指側を傷病者の臍部やや上方で，剣状突起より十分下方の腹部正中に当てる。その握り拳をもう一方の手掌で包み込むようにつかみ，素早く手前上方に向かって圧迫するよう突き上げる。この手技を連続して実施する。

③胸部突き上げ法（写真3-5-3）

妊婦や極度の肥満の傷病者に対しては，胸部突き上げ法を行う。傷病者の背後に立ち，両方の手を傷病者の両脇の下を通して前胸部に回す。片方の手は，手掌側が内側にくるよう握り，拳を作り胸骨の下半分に置く。その握り拳をもう一方の手掌で包み込むようにつかみ，素早く後方に圧迫するよう突き上げる。この手技を連続して実施する。その際，剣状突起や肋骨を圧迫しないよう注意する。

④乳児に対する異物除去

乳児の場合，異物は液体であることが多いのが特徴である。強い咳をしているときには，吐き出しやすいように側臥位にして咳を介助する。有効な強い咳ができず，まだ反応のある場合には，背部叩打法（写真3-5-4）と胸部突き上げ法（写真3-5-5）を組み合わせて行う。胸部突き上げ法は，胸骨圧迫と同じ要領で，一方の手の指2本，または両手母指を用いて，胸の真ん中を強く繰り返し圧迫する。これらの異物除去法は異物が吐き出されやすいよう頭部を下げて行う。乳児では腹部臓器損傷の危険性が高いため，腹部突き上げ法を行ってはならない。

（2）器具（喉頭鏡，マギール鉗子）による気道異物除去

喉頭鏡により異物を直視下に確認できる範囲は，咽頭から声門までの間である。意識のない傷病者で用手による気道の異物除去が不成功に終わった場合，あるいは口腔内に異物が視認できない場合には，喉頭鏡およびマギール鉗子を使用した異物除去を行う（写真3-5-6～8）。喉頭展開で異物を発見したら，介助者からマギール鉗子を渡してもらい，異物から目を離さないように注意しながら，リング状のマギール鉗子先端で異物を把持して除

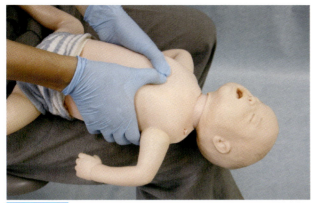

写真3-5-5 乳児に対する胸部突き上げ法

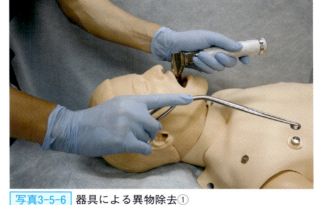

写真3-5-6 器具による異物除去①

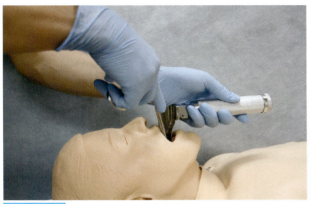

写真3-5-7 器具による異物除去②

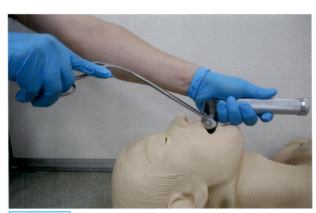

写真3-5-8 器具による異物除去③

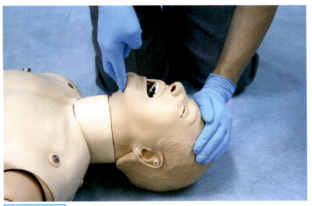

写真3-5-9 頭部後屈あご先挙上法

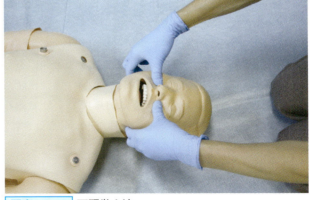

写真3-5-10 下顎挙上法

去する。

3）用手的気道確保

呼吸運動が十分あっても，意識障害によって筋緊張が失われた場合には，舌や喉頭蓋が咽頭を塞ぎやすい。このとき，簡便で効果的な方法が用手的気道確保である。

（1）頭部後屈あご先挙上法

片手を傷病者の前額部に置き頭部を後屈させながら，他方の手の指を下顎骨の先（頤部）に当て引き上げる（写真3-5-9）。その際顎の下の軟部組織を押すと気道開通の妨げとなるため，下顎骨の先端を持ち上げるようにする。

（2）下顎挙上法

傷病者の下顎全体を前方へ持ち上げることにより，気道の開通を図る（写真3-5-10）。傷病者の頭側に位置し，両手の母指を上顎に当て，そのほかの指で下部歯列が上部歯列よりわずかに突出するまで下顎を挙上する。傷病者の頭頸部の動きを最小限にした気道確保が行えるた

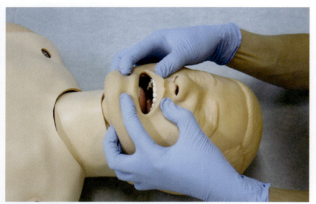

写真3-5-11　トリプルエアウエイマニューバー

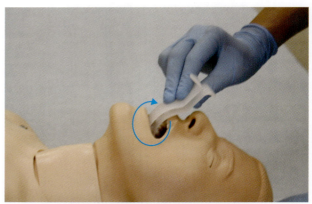

写真3-5-12　経口エアウエイ挿入①

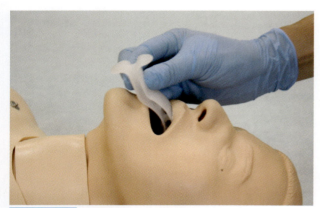

写真3-5-13　経口エアウエイ挿入②

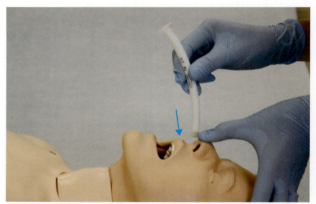

写真3-5-14　経鼻エアウエイ挿入①

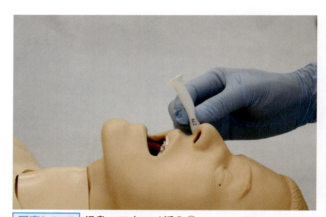

写真3-5-15　経鼻エアウエイ挿入②

め，頸椎・頸髄損傷が疑われる傷病者には第一選択となる。

(3) トリプルエアウエイマニューバー

傷病者の頭側に位置して，両手で下顎挙上と開口を行い，頭部後屈を併用する。ほとんどの場合，頭部後屈あご先挙上法や下顎挙上法による気道確保で十分であるが，大きな体格の傷病者で気道の開通が不十分なときに，本法を実施する（写真3-5-11）。

4）エアウエイを用いた気道確保

(1) 経口エアウエイ（口咽頭エアウエイ）

意識障害など舌根沈下による気道狭窄症状がみられるときに用いる気道確保器具である（写真3-5-12，13）。エアウエイの先端を舌と反対の硬口蓋に向けて挿入した後，180°回転させて先端を舌根部に向けて挿入する。咽頭反射が残っている傷病者では，嘔吐を誘発することがある。不適切な挿入により舌を押し込むことで気道閉塞を助長する可能性があるため，挿入後に気道が開通していることを必ず確認する。

(2) 経鼻エアウエイ（鼻咽頭エアウエイ）

外鼻孔から舌根部を越えて挿入し，気道を確保するチューブである（写真3-5-14，15）。エアウエイ先端は斜めにカットされており，鼻中隔との抵抗を減らすために右側の鼻孔を第一選択とする。右側鼻孔の挿入時に抵抗がある場合は，左側の鼻孔からの挿入を試みる。鼻腔は外鼻孔から顔面へ向かって垂直に奥に広がっているので，エアウエイもその方向に挿入する。エアウエイの先端が舌根部を越えていることが必要で，挿入後は，気道が開通していることを必ず確認する。エアウエイを通じた空気の出入りや傷病者の胸の動きなどから気道の開通

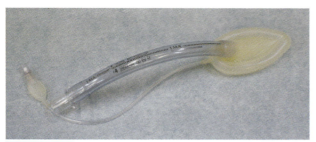

写真3-5-16　ラリンゲアルマスク

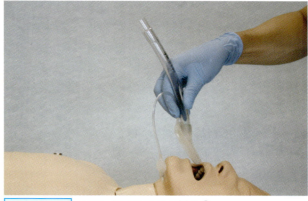

写真3-5-17　ラリンゲアルマスク挿入①

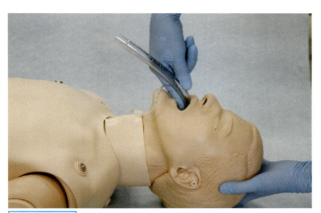

写真3-5-18　ラリンゲアルマスク挿入②

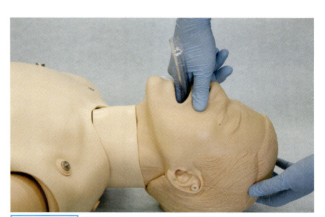

写真3-5-19　ラリンゲアルマスク挿入③

状況を確認する。安全ピンが付属されているタイプのものでは安全ピンをエアウエイの体外部分に突き刺し，エアウエイが鼻腔内に入り込むことを防止する。鼻出血，顔面骨折，頭蓋底骨折が疑われる場合は経鼻エアウエイは使用しない。挿入時には痛みのために血圧の上昇をきたすことがあるため，脳出血などが疑われる場合は，経鼻エアウエイを使用しない。

[参考：救急救命士が行う特定行為]
(1) 声門上気道デバイス

声門上気道デバイスとは，人工呼吸を前提として気道を確保するために用いる器具のうち，声門の手前（声門上）に開口するタイプの器具（デバイス）の総称であり，救急救命士が使用するものである。

人工呼吸のために胸骨圧迫を中断する必要がなく，胸骨圧迫と人工呼吸を非同期で行うことができる。

救急救命士が実施する際の補助を円滑に行うために，手技に関する知識を得るとともに，補助技術の習得が必要である。

①ラリンゲアルマスク（写真3-5-16）
チューブの先端が卵形扁平なカフで，声門付近の喉頭周囲を包み込むようにして気道を確保する。喉頭部を覆う（マスク）構造なので，ラリンゲアル（喉頭）マスクと呼ばれている。

挿入にあたっては，体重を目安にして，適切なサイズを選択する。挿入前にカフ漏れがないことを確認する。次にカフを平らなところに押しつけるようにして脱気し，カフの背面に水溶性の潤滑剤を塗布する。

傷病者の頭をスニッフィングポジション（鼻先を突き出して臭いを嗅ぐときの姿勢）または頭部後屈位として，ラリンゲアルマスクを写真3-5-17のように保持する。マスクの先端を硬口蓋に押し当てるようにして，正中線に沿って指が届くところまで挿入後（写真3-5-18），チューブを持ち替えてさらに抵抗を感じるところまで挿入する（写真3-5-19）。カフに空気を注入する。この際，チューブがゆっくりと数mm押し戻される。換気が良好で漏れがないことを確認した後，チューブホルダーなどで固定する。

②アイジェル®（写真3-5-20）
非膨張性マスク，換気チューブ，ドレーンチューブおよびバイトブロックなどから構成され，使用方法などに

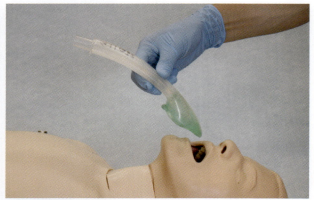

写真3-5-20　アイジェル®挿入

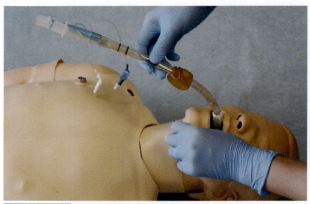

写真3-5-21　コンビチューブ®挿入

ついては，前記ラリンゲアルマスクと同様であるが，カフを空気で膨らませる必要がない。

③食道閉鎖式エアウエイ

食道（または下咽頭）と咽頭内をカフ（バルーン）で閉鎖し，2つのカフの間に設けられた側孔から換気する。2つのカフにおのおののパイロットバルーンから空気を注入するツーウエイチューブ（コンビチューブ®）と1つのパイロットバルーンから空気を注入するラリンゲアルチューブがある。

以下に，各器具の使用方法について記述する。

ⓐツーウエイチューブ（コンビチューブ®）（写真3-5-21）

ツーウエイチューブ（コンビチューブ®）は，2つのチューブが一体化したもので，1つの内腔は側孔へ，もう1つの内腔はチューブ先端につながっている。先端と咽頭部にカフがある。盲目的に挿入したチューブ先端が食道内に挿入されれば側孔につながっている部分から換気を行い，チューブ先端が気管内に挿入されれば先端につながっている部分から換気を行うことが可能なチューブである。使用方法を以下に記述する。

- 傷病者の身長により，122〜183cmはSAサイズ，152cm以上は標準サイズの適応を確認する。
- 挿入前に両方のカフ漏れがないことを確認する。
- 両方のカフを完全に脱気して，先端から咽頭カフの下半分くらいまでのチューブ先端部に水溶性の潤滑剤を塗る。
- 傷病者の頭を正中中間位にし，片手で下顎と舌を持ち上げ，口腔内にチューブをゆっくりと挿入する。
- 食道の中心を通るような位置を維持し，2本の黒リングマーク（挿入マーク）の間に傷病者の門歯が位置するところまで舌に沿って挿入する。
- 咽頭カフ用パイロットバルーン（青色），先端カフ用パイロットバルーン（白色）に，それぞれ規定の空気量をシリンジで注入し，カフを膨張させる。

ⓑラリンゲアルチューブ

ラリンゲアルチューブは，食道カフと咽頭カフがつながっており，1回の注入で両方のカフを膨らませることができる。滅菌処理を行うことで再利用可能なタイプや再利用可能で胃内容物の逆流に対処可能なタイプ，また，ディスポーザブルで胃内容物の逆流に対処可能なタイプがある。使用方法を以下に記述する。

- 傷病者に適したサイズを選択する。
- 挿入前にカフ漏れがないことを確認する。
- 両方のカフを完全に脱気して，換気孔の反対側に水溶性の潤滑剤を塗布する。
- 傷病者をスニッフィングポジションまたは正中中間位（仰向けの自然な状態）にして，チューブはペンを握るように保持し（写真3-5-22），片手で下顎と舌を持ち上げる。
- チューブ先端の背側面を傷病者の硬口蓋に押し当てつつ，チューブの正中をずらさないように口蓋に沿ってチューブを下咽頭に進める（写真3-5-23）。
- 門歯がティースマーク付近にくる位置が挿入深度の目安である（写真3-5-24）。
- シリンジで空気を注入する。

(2) 気管挿管

気管挿管は，気管挿管の認定をされた救急救命士が実施可能な処置であり，気道確保の方法として，きわめて有効性が高い。心肺蘇生において気管挿管を行うことで，人工呼吸のために胸骨圧迫を中断する必要がなく，声門上気道デバイスとともに胸骨圧迫と人工呼吸を非同期で行うことができる。

救急救命士が行う気管挿管の適応は，心臓機能と呼吸機能の両方が停止した傷病者であり，原則として異物に

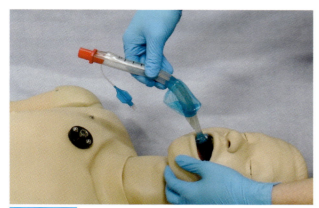

写真3-5-22 ラリンゲアルチューブ挿入①

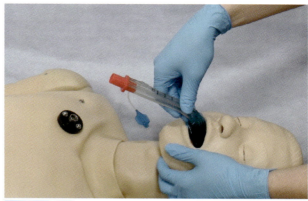

写真3-5-23 ラリンゲアルチューブ挿入②

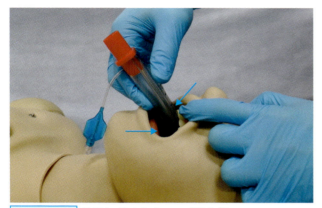

写真3-5-24 ラリンゲアルチューブ挿入③

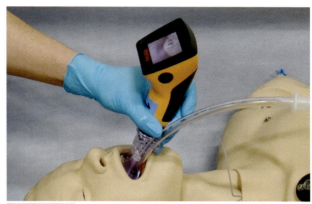

写真3-5-25 ビデオ硬性挿管用喉頭鏡による気管挿管①

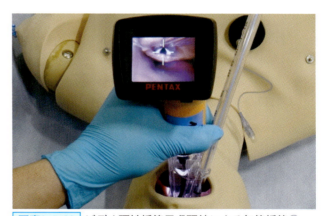

写真3-5-26 ビデオ硬性挿管用喉頭鏡による気管挿管②

よる心肺停止で気管挿管が必要な傷病者や声門上気道デバイスによって気道確保できない場合である。そのほかにも傷病者の状況から医師が必要と判断した場合も適応とされている。気管挿管の適応基準年齢は「思春期（およそ15歳）以上」を原則として定めているが、長距離搬送や地域メディカルコントロール協議会の判断により8歳以上の小児への気管挿管を認めることができるとしている。

気管挿管では、喉頭鏡による喉頭展開を行い、声門部を視認する。この際、視野の妨げとなる舌などを喉頭鏡ブレードで排除する必要がある。これには熟練した喉頭鏡の操作が必要であり、喉頭展開時の声門視認性がよくなければ、気管挿管の適応外となる。また、頸椎損傷などで頭部後屈ができない場合は、気管挿管は適応外であったが、平成23年8月にCCDカメラやファイバーで喉頭を確認することができる気管内チューブガイド付きのビデオ硬性挿管用喉頭鏡（写真3-5-25、26）を用いた気管挿管が承認された。ビデオ硬性挿管用喉頭鏡を用いた気管挿管では、スニッフィングポジションや喉頭展開を必要としないことから、頸髄損傷が疑われる事例や喉頭展開困難事例などへの気管挿管が可能となっている。

気管挿管の実施にあたっては介助者が必要となること が多く、また、確認作業なども多い。日頃から手技の介助に習熟している必要がある。

①実施法
- 気管挿管に必要な資器材の準備を行う。
- 傷病者をスニッフィングポジションとし、喉頭展開（写真3-5-27〜29）を行う。
- 実施者の喉頭展開を補助する方法として、甲状軟骨をBackwards（背側）、Upwards（頭側）、Rightwards

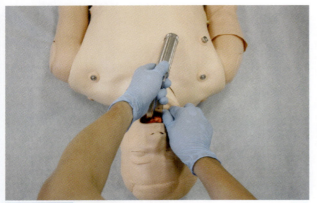

写真3-5-27　喉頭展開①

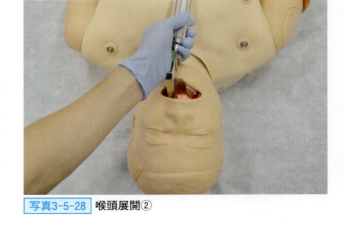

写真3-5-28　喉頭展開②

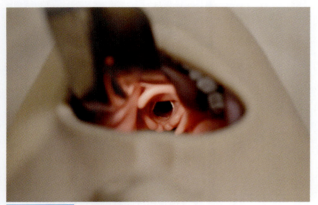

写真3-5-29　喉頭展開③

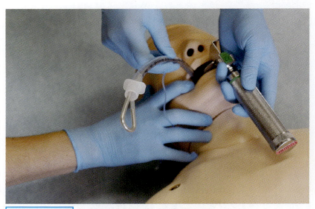

写真3-5-30　気管挿管時の視野確保介助

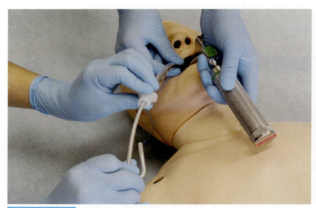

写真3-5-31　スタイレット抜去

（右方）にPressure（圧迫）する，BURP（バープ）法がある。
- 実施者の視野確保のため，右口角を引くなどの介助（写真3-5-30）が必要な場合もある。
- チューブが声門を通過後，スタイレットを抜去する（写真3-5-31）。
- チューブを適正位置に留置した後，カフに空気を注入する。
- チューブをチューブホルダーなどにより固定する。

ビデオ硬性挿管用喉頭鏡使用時には，喉頭展開やスタイレット使用などは不要となる。

②評　価

まず換気前にエアウエイチェッカーの再膨張を確認し，その後換気による胸部挙上，上腹部および両肺野の聴診，チューブの曇り，呼気二酸化炭素モニターの波形などにより気管内チューブが適正な位置に留置されていることを確認する。

③合併症

食道挿管はもっとも重大な合併症である。そのほか，チューブを深く挿入した際に発生する片肺挿管や喉頭展開時に起こる歯牙損傷，喉頭や気道の組織損傷などがある。

④留意点

喉頭展開やチューブ挿入は愛護的に行う。食道挿管は致死的な結果を生じるため，傷病者の移動時などにはチューブの位置を適時確認することが必要である。そのほか，気管挿管の実施にあたって長時間の胸骨圧迫中断

や，現場滞在時間の延長などを防止するよう留意する。

5） 気道確保の注意点

気道確保は，傷病者の状態に適したもっとも適切な気道確保の手段を選択すべきである。傷病者の呼吸状態やパルスオキシメーターを用いた経皮的動脈血酸素飽和度（SpO_2）の測定など継続観察を行い，気道の確保が十分ではないと判断された場合には，直ちにほかの方法に変更することも大切である。

2 人工呼吸

1） 人工呼吸の適応と判断

自発呼吸がない傷病者に対して，以下に述べる方法で肺に空気または酸素を送り込む処置を人工呼吸という。

救急隊員が一般的に行う人工呼吸は，バッグ・バルブ・マスクを使用して行う人工呼吸である。

自発呼吸があっても，10回/分未満の呼吸の場合，換気量が不十分な場合，ショックや心不全などで努力呼吸を認める場合，酸素投与の効果がない重症低酸素症などの場合には，バッグ・バルブ・マスクを用いて傷病者の自発的な吸気を補助することがある。この処置を補助呼吸と呼ぶ。

補助呼吸は傷病者の自発呼吸のタイミングに合わせて行う必要がある。タイミングを誤ると，かえって傷病者の呼吸を妨げることになるため，細心の注意が求められる。

2） 呼気吹き込み人工呼吸

器具を使用しない人工呼吸が呼気吹き込み人工呼吸である。口対口人工呼吸，口対口鼻人工呼吸などがある。

- 頭部後屈あご先挙上法による気道確保を行う。
- あご先を挙上していた手はそのままで，前額部を押さえていた手を移動し，母指と示指で鼻をつまむ。
- 大きく口を開けて傷病者の口（口対口鼻人工呼吸では傷病者の口と鼻）を完全に覆い，約1秒かけて息を吹き込む。
- 吹き込む呼気の量の目安は，成人，小児を問わず，傷病者の胸が軽く膨らむ程度である。
- 吹き込みが終われば口を離し，自然に息が吐き出されるのを耳と頬で感じ，胸が元の位置に戻るのを目でみて確認する。人工呼吸は成人では6秒に1回，小児・乳児では3〜5秒に1回の割合で行う。

『JRC蘇生ガイドライン2015』では，「口対口人工呼吸による感染の危険性はきわめて低いので，感染防護具なしで人工呼吸を実施してもよいが，可能であれば感染防護具の使用を考慮する」「医療従事者が業務としてCPR

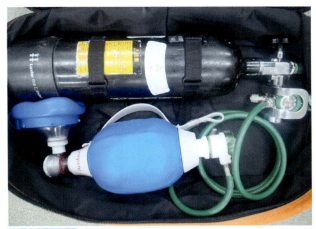

写真3-5-32 インハレーター

〔心肺蘇生：cardiopulmonary resuscitation〕を行う場合は標準予防策を講じる」とされている。救急隊員が人工呼吸を行う場合には，感染防護具を用いるのを原則とする。

市販されている感染防護具としては，フェイスシールドと救急蘇生用フェイスマスク（ポケットマスク）がある。ポケットマスクは，口腔内に血液があり口対口人工呼吸が困難な場合や，救助者が2名以上いる場合には有用である。両手の母指と示指でマスクを顔面に当て，他の指で下顎を挙上しながら気道を確保し，マスクを顔面に密着させて吹き込み口から息を吹き込んで人工呼吸を行う。

3） バッグ・バルブ・マスク人工呼吸

救急隊員による人工呼吸で，よく行われる方法である。器具の基本構造は，自己膨張式の人工呼吸用バッグ，バルブ，マスク，およびリザーバである。リザーバの代わりに，バッグの陰圧を感知し，蘇生に使用した分の酸素を自動的に補充するインハレーター（写真3-5-32）を用いる場合もある。バッグ・バルブ・マスクを用いた人工呼吸は，①用手的気道確保，②マスクの保持と密着，③バッグの加圧，④胸部挙上の確認という一連の作業で構成される。救急隊員が習得しておくべきもっとも重要な基本的手技である。

バッグは，1秒間かけて優しく押す。過剰な圧をかけると，食道側にも送気され胃膨満の原因となる。

バッグ・バルブ・マスク人工呼吸では高流量酸素の投与，およびリザーバ装着を原則とする。リザーバのない状態では，加圧後バッグが再膨張する際に大気がバッグ内に吸い込まれ，吸入酸素濃度が上昇しない。リザーバを装着した場合は，高流量酸素投与により吸入酸素濃度

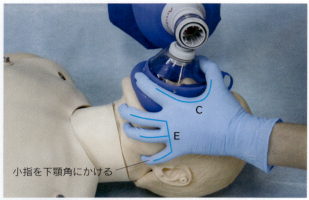

写真3-5-33　片手によるEC法

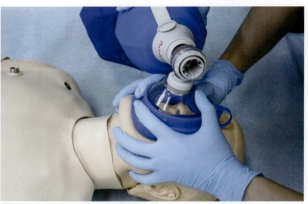

写真3-5-34　両手によるEC法

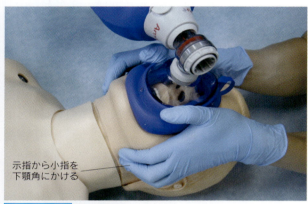

写真3-5-35　母指球法

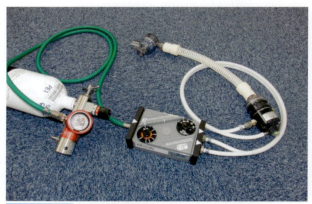

写真3-5-36　人工呼吸器の例

を100％近くまで上昇させることができる。使用前にはそれぞれの弁が正しく作動すること，高流量酸素投与でリザーバが膨らむことを確認しておく。インハレーターは，バッグ内の陰圧を感知することによりバッグから送気した量の酸素をバッグ内に補充する器具であり，リザーバよりも酸素消費量が少なくてすむ。使用前に各接続部，弁などの動作確認をしておく。

(1) EC法によるバッグ・バルブ・マスク人工呼吸

①片手によるEC法（写真3-5-33）

マスクを保持する指（Cの字）および下顎を保持する指（Eの字）の形からEC法と呼ばれている。小指を傷病者の下顎角に当て，下顎骨を上方に突き上げるようにして下顎挙上を行い，次に母指と示指をCの字にして，マスクを傷病者の顔面に密着させる。このとき，下顎全体をマスクに引き上げるようにする。

②両手によるEC法（写真3-5-34）

救助者が2名の場合は，両手によるEC法が気道確保およびマスクフィットの点から効果的である。両手によるEC法は高齢者などでマスクフィットが難しい場合に有用であるが，マスクを過度に押しつけてしまわないように注意する。

(2) 母指球法によるバッグ・バルブ・マスク人工呼吸

母指球法とは，救助者の両手の示指から小指までの全体で下顎の引き上げを行うと同時に，両手の母指と母指球でマスクを顔面に密着させる方法である（写真3-5-35）。救急隊員が2名いる場合に用いる。

4）人工呼吸器を用いた人工呼吸

人工呼吸器（写真3-5-36）を使用すると，長時間の人工呼吸とともに高濃度酸素投与が可能になる。救急隊員が気道確保など他の処置に集中できるなどのメリットがある。通常は声門上気道デバイスや気管内チューブを用いて気道確保を行った傷病者が対象になるが，フェイスマスクと組み合わせて使用する場合には，下顎挙上による十分な気道確保を行いながら，マスクを顔面に密着させることが大切である。

5）人工呼吸の注意点

人工呼吸を行う場合には，傷病者の胸の上がり具合を観察し，聴診器で呼吸音を確認しながら実施することが肝要である。バッグを押す指に抵抗があり，バッグが硬く感じられたり，腹部が膨満する場合は，気道確保が不

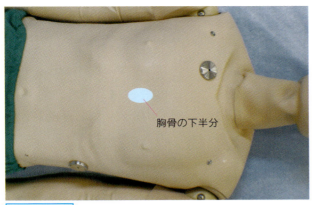

写真3-5-37 圧迫点
胸骨の下半分とする。剣状突起を圧迫してはならない。位置が左右どちらにずれても胸骨ではなく肋軟骨を圧迫することになり，容易に骨折を引き起こす

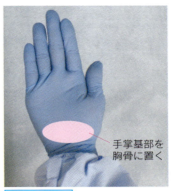

写真3-5-38 圧迫の力点

十分なことが多い。この場合には，用手による気道確保をやり直したり，エアウエイを併用するなどして，十分な気道確保に努める。逆に，バッグに抵抗がまったく感じられず，バッグを押しても傷病者の胸が上がらない場合は，フェイスマスクが傷病者の顔面に密着していないことを示している。

気胸を有する傷病者では，陽圧の人工呼吸により緊張性気胸が引き起こされ，状態が急激に悪化して死に至ることがある。また心肺蘇生中の過剰な換気は心臓へ戻る血流（静脈還流）を妨げ，胸骨圧迫によって生み出される心拍出量を低下させる。

バッグ・バルブ・マスクによる補助呼吸では，傷病者の胸や腹の動きや，バッグから空気が吸い込まれるときに指に感じる感覚に細心の注意を払うことが重要である。

3 胸骨圧迫

1）胸骨圧迫の適応と判断

傷病者に反応がなく，呼吸がないか死戦期呼吸が認められる場合，あるいはその判断に自信がもてない場合は心停止と判断し，CPRの適応とする。可能であれば頸動脈で拍動を観察するが，呼吸と脈拍の確認に10秒以上かけてはならない。

乳児では上腕動脈，小児では頸動脈または大腿動脈で脈拍を確認する。脈拍の確認は10秒以内とし，脈拍の確認に自信がもてないときは呼吸の観察に専念し，呼吸がなければCPRを開始する。乳児，小児では心拍数が60回／分未満で致死的な徐脈と考える。人工呼吸や酸素投与を行ったにもかかわらず心拍数が60回／分未満で，チ

アノーゼ，皮膚蒼白など循環不全の状態が改善しない場合は，CPRの適応となる。

心肺停止状態の傷病者を回復させるためには，良質な胸骨圧迫によって脳や心臓などの重要臓器への血流を維持することが重要である。ひとたび胸骨圧迫を中断すると重要臓器への血流は瞬時に低下し，その血流が戻るまでには相当の胸骨圧迫回数が必要となる。胸骨圧迫は開始の遅れだけでなく，中断時間が長くなることも避けなければならない。

2）胸骨圧迫の方法と手順

傷病者を硬い床の上に仰臥位で寝かせて，胸部の横に膝をつく。

胸骨圧迫は深さが不十分とならないよう，「強く」，さらに「速く」「絶え間なく」押すことが重要である。圧迫解除時はそのつど「完全に胸壁を元の位置に戻す」ことによって，より多くの血液が胸腔内に還流し，圧迫時には心拍出量の増加が期待できる。

(1) 成人の胸骨圧迫

成人の胸骨圧迫の部位は，胸骨の下半分とする（写真3-5-37）。圧迫部位に，片方の手掌基部を置き（写真3-5-38），置いた手の上にもう片方の手を重ねる（写真3-5-39）。この際，両手の指を組んでもよい。肘を伸ばし，垂直に上半身の体重が加わるように胸骨が約5cm沈むまでしっかり圧迫するが6cmを超える過剰な圧迫をしてはならない。

圧迫のテンポは，1分間に100〜120回のテンポで繰り返す（写真3-5-40）。

(2) 小児・乳児の胸骨圧迫

小児の胸骨圧迫も手掌基部で胸骨下半分を押すが，十

第3編　救急医学

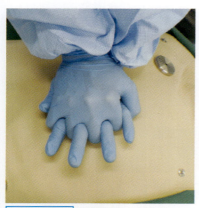

写真3-5-39　胸骨圧迫の要領①
上の手指で下の手掌を持ち上げるようにすると手掌基部に力を集中させやすい

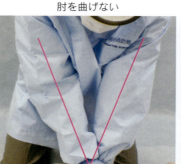
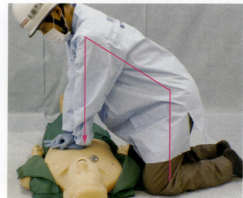

写真3-5-40　胸骨圧迫の要領②
テンポ：100回～120/分，深さ：約5cm（6cmを超えない）

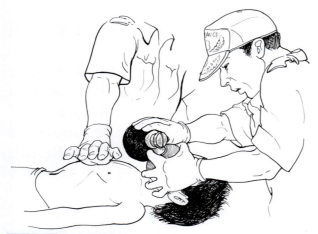

図3-5-1　小児の胸骨圧迫
体格の小さな小児では片手で胸骨圧迫を行ってもよい

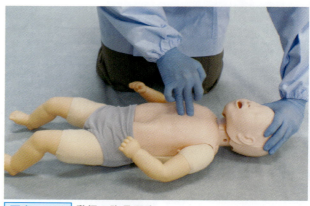

写真3-5-41　乳児の胸骨圧迫
頭部後屈を保持し，気道確保をしながら胸骨圧迫を行うが，過度の後屈は逆に気道閉塞の原因となるので注意する

分な圧迫ができるのであれば，圧迫は片手でもよい（図3-5-1）。

乳児は，乳頭を結ぶ線の中点のすぐ下側（尾側）を片手の指2本で圧迫する（写真3-5-41）。ただし二人法で心肺蘇生を行う場合は，胸骨圧迫実施者が両手で両胸郭を包み込むようにして保持しながら，両母指で胸骨を圧迫する方法（胸郭包み込み両母指圧迫法）が勧められている（写真3-5-42）。

小児，乳児とも圧迫の深さは胸の厚さの約1/3とし，成人と同様に胸骨圧迫は「強く」「速く」「圧迫解除時は完全に胸壁を元に戻す」ということを心がけて行う。

(3) 胸骨圧迫実施者の交代

胸骨圧迫実施者の疲労や集中力の低下などから，圧迫の速さや深さが不適当になる可能性が高いので，1～2分ごとを目安に胸骨圧迫の担当を交代する。

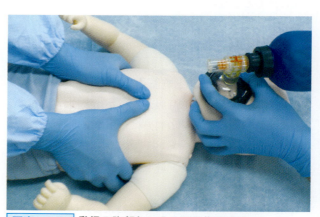

写真3-5-42　乳児の胸郭包み込み両母指圧迫法

表3-5-1	適切な心肺蘇生

- 胸骨圧迫のテンポは1分間に100〜120回とする
- 成人では手掌基部を胸骨下半分に置き，約5cm（6cmを超えない）の深さの圧迫を繰り返す
- 圧迫解除時は完全に胸壁を元に戻す（ただし手は胸壁から離さない）
- 胸骨圧迫の中断は最小にする（中断は同期下の人工呼吸においても10秒以内を目標とする）
- 人工呼吸の送気時間は1秒とし，過換気にしない
- 現場の安全が確保できない場合や胸骨圧迫が効果的に実施できない場合を除き，傷病者を発見した場所ですぐ心肺蘇生を開始する

（4） 胸骨圧迫の評価

胸骨圧迫の実施に関して，推奨される胸骨圧迫のテンポや圧迫の深さ，圧迫の解除，人工呼吸回数が適切に維持されるように救急隊員が相互にチェックすることが必要である。心肺蘇生（とくに胸骨圧迫）における注意点を表3-5-1に示す。

3） 胸骨圧迫の合併症

胸骨圧迫における合併症で，もっとも頻度の高いものは，肋骨・肋軟骨骨折である。とくに高齢者では加齢変化により肋軟骨が骨化していて容易に骨折をきたす。骨折を防止するには胸骨圧迫の力点を胸骨のみに置き，かつ胸骨圧迫を垂直に行うよう心がける。

心・血管系では右心房・右心室損傷，乳頭筋断裂，三尖弁・僧帽弁損傷，縦隔血腫，胸部大動脈損傷などの合併症が生じることがある。消化器系では胃・食道破裂，肝損傷などが，呼吸器系では気管支損傷，気胸，血胸などが報告されている。

4） 自動式心マッサージ器による胸骨圧迫

（1） 適　応

自動式心マッサージ器は，傷病者移動時や狭隘路での搬出時などで用手的な胸骨圧迫の実施・継続が困難な場合に適応となる。

（2） 種　類

ピストン式のものとベルト式のものがある。

ピストン式自動式心マッサージ器は背板，胸骨圧迫パッドを下端に備えたピストンとそれを支える支持機構（固定アームまたはバンド）から構成されている。用手による胸骨圧迫と同様に，ピストンにより押し出された胸骨圧迫パッドが直接胸骨を圧迫する仕組みである。人工呼吸器機能を備えた機種もある（写真3-5-43）。

ベルト式自動式心マッサージ器は胸郭を包む特殊なベルトと背板から構成されている。胸郭を全周性に圧迫することにより高い胸腔内圧を作り出し，血液の拍出を得

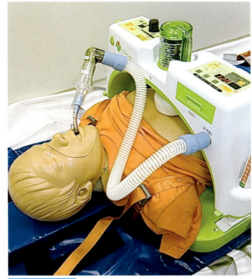

写真3-5-43　ピストン式自動式心マッサージ器

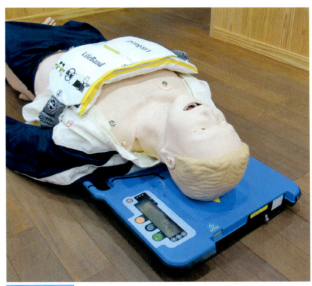

写真3-5-44　ベルト式自動式心マッサージ器

ようとするものである（写真3-5-44）。

（3） その他

胸骨圧迫に1名の救急隊員がかかりきりになることがなくなる。

その装着に手間どって胸骨圧迫の中断時間を延長させないことが重要である。自動式心マッサージ器のメリットを最大限に生かすためには，使用法を熟知し，迅速な装着ができるように訓練しておかなければならない。

4 自動体外式除細動器による除細動

自動体外式除細動器（広義のAED）には，狭義のAEDと半自動式除細動器が含まれる。

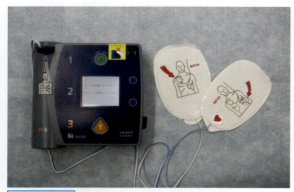

写真3-5-45　AED

1） 狭義のAED

電極パッドを貼付後，自動的に心電図を解析し，電気ショック適応の可否を判定し，電気ショックが必要と判断した場合はエネルギーの充電を行い，放電ボタンを押すことで電気ショックを行うことができる市民用(非医療従事者)に開発された装置である。市民の使用を前提として，駅，ホテルなどの公共施設や事業所など街中に多く設置されている。軽量コンパクトで，電源を入れると音声メッセージなどで操作を誘導し，簡便で安全に使用できる(写真3-5-45)。狭義のAEDには，蓋を開けると自動的に電源が入るタイプと救助者が電源を押す必要のあるタイプがある。後者では電源ボタンを最初に押す。

2） 半自動式除細動器

救急救命士などが使用することを前提としたタイプで，電気ショック適応波形かどうかは機器が判断するが，心電図解析の開始は実施者が決めることができる。半自動式除細動器には解析開始のタイミングが自動設定されているモードやエネルギー量を任意に変更できる機能，小児モードを有しているものが多い。

3） 使用方法

狭義のAEDにはモニター画面が付いていないタイプが多く，電源を入れた後は音声メッセージに従い操作を行う。心電図の自動解析は2分ごとに実施されるので音声メッセージに従い胸骨圧迫を中断し，電気ショックのメッセージがあれば，点滅するショックボタンを押して電気ショックを行う。

心電図モニターが付いていない場合，心電図モニターを併用して心電図波形を確認することが望ましい。

電極パッドは，右上前胸部(鎖骨下)と左下側胸部(左乳頭部外側下方)の皮膚にしっかりと密着させる。状況によっては，前胸部－背部，心尖部－背部，側胸部－側胸部など，心臓を挟むような部位を選択してもよい。

未就学児(小学校入学前)の小児および乳児に対しては，エネルギー減衰機能を有する小児用パッドを使用するか，小児用モードに切り替えて実施する。小児用パッドや小児用モードがない場合は，成人用パッド，成人用モードで実施する。

小児用パッドおよび小児用モードを就学児以上に使用してはならない。

4） 注意事項

高濃度の酸素投与下で電気ショックを行った場合，電気ショックのスパークが衣服などに引火した報告がある。電気ショックを行う場合は，電極パッド付近に酸素が滞留しないように注意する。

救急自動車走行中は，振動などの影響を受けることから正確な解析が行われないため，心電図の解析は車両を停止させて行う。

電気ショックは，植込み型心臓ペースメーカーや植込み型除細動器に障害や悪影響を及ぼす可能性があるので，電極は植込み型心臓ペースメーカーや植込み型除細動器の本体部分を避けて貼付する。傷病者の前胸部が濡れている場合は，乾いたタオルなどで水分を取り除いてからパッドを装着する。パッドを貼る位置に貼付薬がある場合は，貼付薬を取り除く。

半自動式除細動器には電気ショックの適応域が広く設定されているものがある。半自動式除細動器が電気ショック適応と判断しても必ずしも心停止であることを意味しないこともあるため，実際に電気ショック適応の心停止かどうかは使用者自身が適切に判断しなければならない。

救急隊員は，救急自動車に搭載してある自動体外式除細動器がいずれであるかを確認するとともに，使用方法を熟知し，業務プロトコールに従い使用する。

5　救急蘇生法

呼吸や循環の機能が停止したり著しく低下した場合，その機能を何らかの手段で補わなければ生命を維持することはできない。この手段を救急蘇生法という。救急蘇生法には，一次救命処置(basic life support：BLS)と，二次救命処置(advanced life support：ALS)がある。

BLSには胸骨圧迫と人工呼吸を組み合わせて行う心肺蘇生(cardiopulmonary resuscitation：CPR)のほかに，自動体外式除細動器(広義のAED)を用いた除細動や窒息に対する気道異物除去などが含まれる。感染防護具とAED以外には特別な資器材を必要とせず直ちに実施できる。医師や救急救命士，その他の医療従事者であっても，心肺停止に遭遇した場合は，まずBLSから開始する。ALSに移行するのは，応援の人員と必要な資器

材が揃ってからである。

ALSはマニュアル除細動器を用いた除細動，心肺停止の原因の検索と解除，静脈路の確保と薬剤投与，気管挿管など高度な気道確保を含んでおり，BLSに引き続いて行われる。ALSには心停止に対する対応のほかにも，心肺停止の原因となる不整脈やショックへの対応，心拍再開後の集中治療が含まれる。

BLSとALSは，対象とする傷病者の年齢により，成人，小児（1歳未満の乳児を含む），生後28日までの新生児に対するものに分類される。おおむね思春期以降を成人として取り扱う。なお，救急隊員が行う救急蘇生法においては，新生児は乳児と同様に対処する。

救急蘇生法は5年ごとに改訂される国際蘇生連絡委員会（ILCOR：International Liaison Committee on Resuscitation）の国際コンセンサスを受けて，日本蘇生協議会（Japan Resuscitation Council：JRC）が作成した『JRC蘇生ガイドライン』に基づいて，日本救急医療財団に設置されている心肺蘇生法委員会が作成する『救急蘇生法の指針』により，国内での蘇生処置法の統一がなされている。また，消防庁では，これらに基づいて，とくに救急隊員が行う救急蘇生法の活動基準を設けている。

1） 成人に対する一次救命処置（BLS）

救急隊員は日常的に蘇生を行う者として「医療用BLSアルゴリズム」により一次救命処置を行う（図3-5-2）。救急隊員以外の消防隊員であっても，PA連携などで救急現場に出動する消防職員は，「医療用BLSアルゴリズム」に準じて一次救命処置を行う。

(1) 安全の確認

周囲の安全を確認してから，傷病者の反応を確認する。

(2) 心停止の判断（気道確保と呼吸の確認）

呼びかけに反応がない場合は，傷病者の状況に応じた気道確保を行い，呼吸と脈拍（頸動脈）の観察を行う。

『JRC蘇生ガイドライン2015』では，「熟練救助者は患者の呼吸を観察しながら，同時に頸動脈の脈拍を確認してもよい」とされている。脈拍の観察に自信がない場合は呼吸の観察に専念し，「呼吸がない」「死戦期呼吸である」「呼吸がわからない」と判断した場合に心停止とみなす。これらの観察・判断には，10秒以上かけないようにする。

異物による窒息などが疑われる場合は，気道異物の除去の手順に従って異物除去を行う。

(3) 胸骨圧迫

心停止と判断したならば，直ちに胸骨圧迫を行う。

(4) 人工呼吸

気道確保やバッグ・バルブ・マスクの保持・密着など，人工呼吸を行う準備が整った後は，胸骨圧迫30回と人工呼吸2回の組み合わせを繰り返す。

人工呼吸の準備ができるまでに胸骨圧迫の30回が完了した場合は，人工呼吸の準備ができるまでの間，胸骨圧迫のみを継続する。

(5) AEDの使用

可能な限りCPRの中断を避けつつ，AED（狭義）の電源を入れ，傷病者の胸部にパッドを貼付する。AEDの音声メッセージに従って，CPRを一時中断して心電図の解析を行い，必要に応じて電気ショックを行う。電気ショックを行った後は直ちに胸骨圧迫からCPRを開始し，以後，約2分間おきにAEDの音声メッセージに従って心電図解析と（必要に応じて）電気ショックを繰り返す。

(6) BLSの継続，中断

医療機関に到着し医師に傷病者を引き継ぐまで，中断することなくCPRとAEDを繰り返すことが原則である。とくに絶え間ない胸骨圧迫は良質な心肺蘇生のための根幹的要素であり，CPR中の人工呼吸，AEDを用いた心電図の解析や傷病者の移動などのための胸骨圧迫中断を長引かせないことが重要である。『JRC蘇生ガイドライン2015』では，心肺蘇生の時間経過のなかで，実際に胸骨圧迫が行われている時間が占める割合は少なくとも60％とすることを提案している。

2） 小児に対する救急隊員による一次救命処置

成人同様，PA連携などで救急現場に出動する消防職員は，日常的に蘇生を行う者に準じて一次救命処置を行う。『JRC蘇生ガイドライン2015』では，成人と小児をことさらに分けることはせずに，「医療用BLSアルゴリズム」とし，小児・乳児の特性を加味している（図3-5-2）。小児の場合は，PALSチームに引き継ぐ。

(1) 心停止の判断（気道確保と呼吸の確認）

呼びかけに反応がない場合は，傷病者の状況に応じた気道確保を行い，呼吸と脈拍（頸動脈，乳児は上腕動脈）の観察を行う。

反応がない小児・乳児の傷病者は，舌根沈下などによる気道の障害をきたしていることが多い。小児・乳児では頭部が相対的に大きいため，肩の下に折りたたんだタオルなどを敷いて仰臥位にすると気道確保しやすくなる場合がある。しかし，頸部の過伸展によって，逆に気道閉塞を招くこともあるので注意が必要である。

(2) 胸骨圧迫

心停止と判断したならば，直ちに胸骨圧迫を行う。

(3) 人工呼吸

人工呼吸の準備ができしだい，気道確保を行いつつ人工呼吸を2回行う。救助者が2名以上の場合は胸骨圧迫

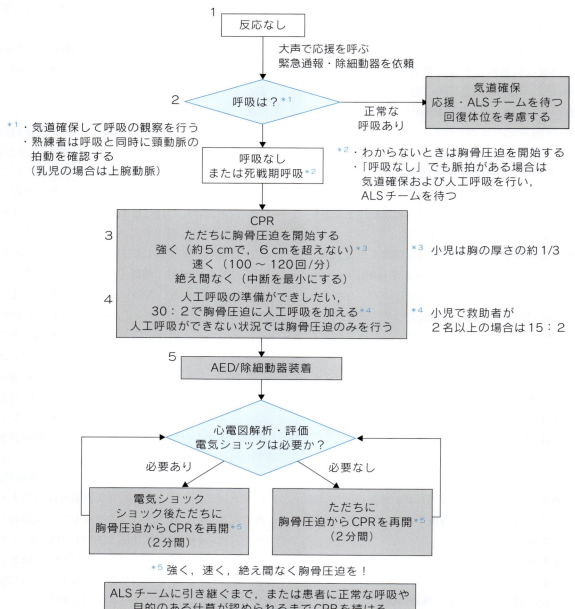

図3-5-2 医療用BLSアルゴリズム
ALS：二次救命処置，CPR：心肺蘇生，AED：自動体外式除細動器

15回と，人工呼吸2回の組み合わせを繰り返す。バッグ・バルブ・マスクのマスクは年齢に合わせた大きさを用いる。

（4） AEDの使用

可能な限り，CPRの中断を避けつつ，AED（狭義）の電源を入れ，傷病者の胸部にパッドを貼付する。1歳未満の乳児を含む未就学児にAEDを使用する場合は，小児用パッド（機種によっては小児モード）を使用する。小児用パッドがない場合は成人用パッドを使用する。小児用パッドの貼付位置は機種によって異なり，パッドのイラストどおりに貼付するのが原則である。成人用パッドを用いる場合は，パッド同士が触れ合わないように，必要に応じて胸部前面と背面などに貼付する。

（5） BLSの継続，中断

基本的に成人と同様である。

3） 心肺蘇生の注意点

（1） 非同期心肺蘇生

気管挿管が行われている場合には，年齢を問わず，胸骨圧迫を中断せずに絶えず継続しながら，およそ6秒間に1回の割合で人工呼吸を行う。このような心肺蘇生法を「非同期心肺蘇生」と呼ぶ。ラリンゲアルマスクなどの声門上気道デバイスを用いた気道確保の場合は，適切な

表3-5-2 酸素流量と吸入酸素濃度の目安

鼻カニューレ		フェイスマスク		リザーバ付きマスク		ベンチュリーマスク	
酸素流量(L/分)	酸素濃度(%)	酸素流量(L/分)	酸素濃度(%)	酸素流量(L/分)	酸素濃度(%)	酸素流量(L/分)	酸素濃度(%)
1	24						
2	28						
3	32						
						4	24・28
		5〜6	40				
		6〜7	50	6	60	6	31
		7〜8	60	7	70		
				8	80	8	35・40
				9	90		
				10	90〜	10	50

換気が可能な場合に限り非同期心肺蘇生を行ってもよい。

(2) 心肺蘇生の中断

各地域メディカルコントロール協議会で定められた，プロトコールの中止基準に基づいてCPRを中止する。脈拍再開直後の循環動態は非常に不安定で，再び心停止に陥る可能性もあるので，CPRを中止した後も注意深く呼吸や脈拍を観察する。再びCPRが必要となる事態に備えるため，AEDの電源は入れたまま，電極パッドも胸に貼り付けたままにする。

6 酸素吸入（投与）

酸素投与は実施頻度が高い，重要な処置の1つである。その目的は，吸入気に酸素を加えることによって，組織に生じている酸素不足の改善を図ることである。

1) 適応

肺水腫や喘息発作などによる肺での酸素取り込み異常，ショックや心不全などによる全身の組織への循環異常，意識障害による呼吸運動障害や低酸素血症，重症外傷が疑われる症例などが酸素投与の適応となる。また，減圧症や一酸化炭素中毒も酸素投与の適応となる。

2) 吸入酸素濃度と投与方法

(1) 酸素流量

酸素ボンベから出る単位時間当たりの酸素量であり，具体的には，100％の酸素を1分間に流す量をいう。酸素流量が増すと傷病者の吸入酸素濃度も増加することになるが，その程度は，吸入方法によって，まちまちである。酸素流量とマスクの種類による吸入酸素濃度の目安を表3-5-2に示す。

(2) 吸入酸素濃度

ヒトが吸入する酸素の濃度をいう。大気中の酸素比率（濃度）は約0.21（21％）であり，成人の安静時1回換気量が約500mLとすると約105mLの酸素を吸入していることになる。そこに酸素投与をすることで，吸入酸素濃度を上げて，身体内の酸素不足を解消する。

(3) 投与方法

酸素投与は気道が開通し自発呼吸があることが前提である。気道閉塞がある場合は気道確保が最優先され，自発呼吸が弱い（ない）場合は人工呼吸が必要である。

①鼻カニューレ（写真3-5-46）

簡便で装着時の不快感も少ないが，口呼吸では期待した酸素濃度が得られない。通常3L/分以下の酸素流量で使用可能であるが，これ以上の酸素流量では鼻腔の乾燥を生じ，吸入酸素濃度の上昇も得られない。

②フェイスマスク（写真3-5-47）

鼻と口をマスクで覆い，酸素を投与する方法である。5〜8L/分の酸素流量で40〜60％の酸素濃度が得られる。これ以上の流量で酸素を投与しても酸素が隙間からマスク外に逃げるため，60％以上の吸入酸素濃度を得ることは難しい。

③リザーバ付きフェイスマスク（写真3-5-48）

フェイスマスクに酸素を溜めるビニール袋（リザーバ）が付いている。リザーバを酸素で膨らませてから装着する。呼気時にリザーバ内（約600mL）に酸素を溜め，吸気

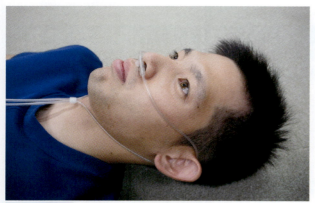
写真3-5-46　鼻カニューレによる酸素投与

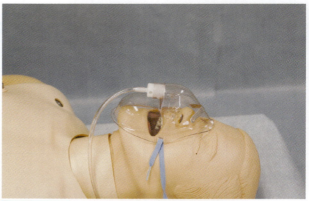
写真3-5-47　フェイスマスクによる酸素投与

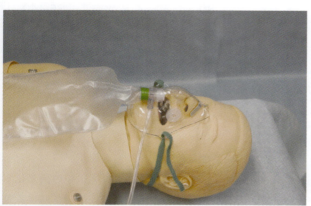
写真3-5-48　リザーバ付きマスク装着例

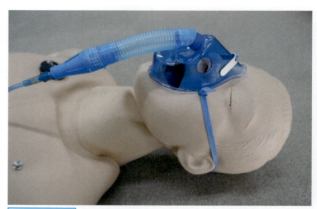
写真3-5-49　ベンチュリーマスク

時にリザーバ内とマスク内に溜めた酸素とチューブから流れる酸素を吸うので，フェイスマスクに比べ高濃度の酸素を投与することができる。呼気を含む空気とリザーバからの酸素を同時に吸入する再呼吸式と，呼気が排出される孔に一方向弁が付いている非再呼吸式がある。

④ベンチュリーマスク（写真3-5-49）

ボンベから供給された酸素と室内の空気を特殊なアダプターで混合することによって，マスク内に30L/分以上の24～50％の安定した濃度の酸素を投与することができる。正確な酸素濃度管理が必要な慢性閉塞性肺疾患（COPD）などに適している。

3）酸素投与の注意点

(1) CO_2ナルコーシス

慢性閉塞性肺疾患などの慢性呼吸不全の傷病者に不用意に高濃度酸素を投与すると，呼吸中枢が抑制され，呼吸回数が低下する。その結果，血中の二酸化炭素濃度が上昇して意識障害をきたすことがある。これをCO_2ナルコーシスという。慢性閉塞性肺疾患の傷病者に対しては，SpO_2 90％を目安に酸素濃度を徐々に上げるなどの注意が必要である。

(2) 農薬中毒の場合

パラコート，ジクワットなどの農薬による中毒では，酸素投与により肺の線維化を助長させるため，酸素投与はできるだけ避けるが，SpO_2 85％以下の場合は実施せざるを得ない。

(3) 火災と爆発

酸素は他の物質の燃焼を助ける性質がある。空気中では不燃性の物質であっても，酸素濃度の高い環境では可燃性となったり，爆発的に燃焼することがあるので注意する。

7　止　血

出血は動脈性出血，静脈性出血，毛細血管性出血に分類される。動脈性出血は拍動性で鮮紅色の血液が，静脈性出血は比較的穏やかで暗赤色の血液が認められる。毛細血管性出血は，にじむように出るもっとも一般的な出血である。

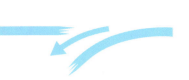
血管壁の損傷による出血

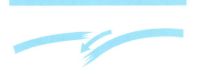
血管の収縮（血管壁の平滑筋の収縮）による出血の減少

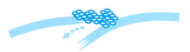
血小板の粘着・凝集による一次血栓（血小板血栓）の形成

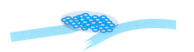
凝固因子の働きにより強固な血栓（二次血栓）に変化

図3-5-3　止血の機序

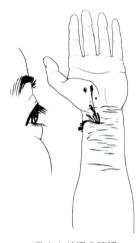
①出血状況の確認

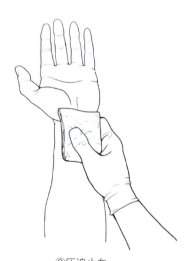
②圧迫止血
必ず手袋を着用する

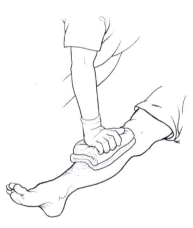
出血面が広い場合や出血点が不明なときは広く圧迫する

図3-5-4　ガーゼによる圧迫止血

　生体には自ずと出血を止める止血機構が備わっている。血管が破れると血管壁の平滑筋は収縮し，血流を抑え，出血量を減少させる。同時にそこに血小板が集まり，粘着・凝集することで血小板血栓（一次血栓）を形成する。一次血栓はもろく不安定であるが，続いて血漿に存在するフィブリノーゲンなどの凝固因子が働き，周りを補強することでより強固な血栓（二次血栓）ができ，止血が完了する（図3-5-3）。この機構により出血の多くは自然に止血する。
　しかし，大きな血管が損傷した場合には，止血機構の働きのみでは不十分で大量に出血することになる。大量出血に対する止血（出血の制御）は，生命を維持するための重要な処置であり，気道確保や呼吸管理とならび優先度が高い。
　病院前救護で行う外出血に対する止血法としては，①直接圧迫止血法，②止血点圧迫止血法，③止血帯止血法がある。

1）直接圧迫止血法
　創傷からの出血などの場合に出血部位を直接押さえ，自然の止血機序を待つ方法である（図3-5-4）。径の大きな血管が破綻した場合，血液の流出が早く，止血作用によって生じた血栓も押し流され強固な血栓形成が妨げら

れる。血管を圧迫することにより，損傷部の血流が制限され，血管破綻部での血栓形成を促すのである。

外出血のほとんどを止血可能で，止血法の第一選択である。体表からのすべての出血に適応があるが，とくに頭部，顔面，頸部，腰背部，四肢など深部に骨などが存在する部位で効果が大きい。清潔なガーゼを出血部位に当て強く圧迫する。損傷部やガーゼの上から包帯などで被覆する場合には，十分に止血を確認してから行うように努める。出血が持続している状態では，包帯などの圧迫だけでは止血できない場合がある。

2）止血点圧迫止血法

直接圧迫止血法で止血が困難な場合，止血点圧迫止血法を選択する。出血動脈の中枢側に相当する止血点（図3-5-5）を強く圧迫することで，出血している血管へ流れる血液を減らし，止血を図る方法である。広範囲な挫滅創，切断肢，大血管の損傷などで効果的である。

出血部より中枢側の動脈を内部の骨に向かって血管を押しつける。正しく動脈の直上を圧迫しないと効果的な止血が行えない。隣接する静脈だけに圧迫が及ぶと，かえって出血が助長される危険があるので注意する。

3）止血帯止血法

出血部位の中枢側の四肢を帯状のもの（止血帯）で締め上げ，血流を遮断することによって止血する方法である。直接圧迫止血法や止血点圧迫止血法では止血が困難な，轢断などによる四肢からの出血に対して適応がある。動脈性（拍動性・噴出性）の出血では，時に数分を経ずに致死的状態に陥る場合があるため，そのような場合には，他の止血法と並行して直ちに止血帯止血法を行う必要がある。専用の止血帯（ターニケット）の使用が望ましいが，包帯や三角巾などを活用して行うこともできる。

専用の止血帯（ターニケット）は，出血部位の5～8cm中枢側の四肢に装着する。肘関節や膝関節は効果が不十分となるため避ける。いったん使用したら2時間後まで解除の必要はない。定期的に緊縛を解除することは出血量を有意に増加させ，結果として予後を悪化させる。解除は血圧の低下や不整脈誘発などのリスクがあるので，原則として医療の管理下で行う。小児には使用しない（p.251参照）。

8 創傷処置

創傷処置の目的は，出血コントロール，創部汚染による感染防止，二次的損傷防止などである。救急現場における創傷処置の必要性は，傷病者の全体の状況から判断すべきものである。生命に危機が及んでいる傷病者に対

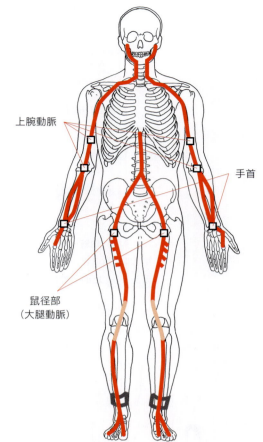

図3-5-5 止血点と圧迫方法の例

上腕動脈では，止血点に母指を当て圧迫する。手首では，左右の手の母指を橈骨動脈と尺骨動脈に同時に当て圧迫する。鼠径部では，止血点に手掌基部を当て肘を伸ばし大腿骨頭と恥骨に向け圧迫する。

し，軽微な表在性創傷の処置に不要の時間を費やしてはならない。

1）止血・洗浄

出血が持続している場合には止血処置を優先する。創傷の汚染が著しい場合は，水道水などを用いて洗い流す。感染予防と早期の創傷回復のために有効である。消毒は必要ない。

2）被覆と固定（図3-5-6）

乾燥や接触による疼痛を防止するために創傷面の被覆を行う場合には，創傷縁から少なくとも1～3cm以上離れた健常皮膚までを滅菌ガーゼで覆う。創傷部からの持続的出血がないことが前提であり，出血が持続している場合には止血処置を優先する。

被覆したガーゼなどを包帯や三角巾などで固定する際は，締めすぎると末梢にうっ血や虚血をきたす場合があるので注意する。三角巾などを用いた場合には結び目が傷の上にこないように注意する（写真3-5-50）。血液が包

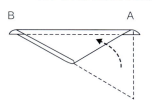
手部：四肢轢断創面部の被覆にも
　　用いられる包帯法でもある

1. 半巾を作る
   半巾の基底を3〜5cm折る

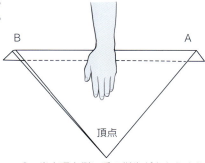

2. 半巾頂点側に手の指先が向かうようにして半巾の中央部に手を置く

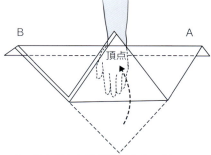

3. 半巾頂点を手背部に折り，手を包むようにする

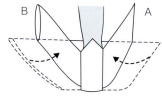

4. 両辺を手側に沿って斜めに折り込みながら手に密着させる

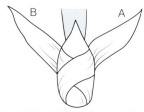

5. 両端で手背部を覆って交差させさらに手関節部で交差させる

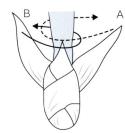

6. 両端の余分を手関節部で後方に巻き込み交差させる

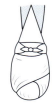

7. 手背で結ぶ

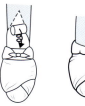

8. 頂点を内側に折り込み，完全に処理する

図3-5-6 半巾被覆包帯法

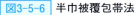

写真3-5-50 前額部止血

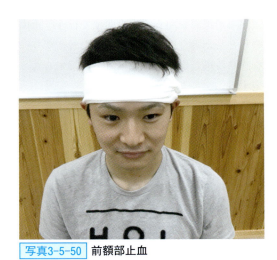

写真3-5-51 三辺テーピング

帯や三角巾まで染み出てきたときは，いったん，それらやガーゼなどを取り，出血部位を確認し再度圧迫止血を行う。

3) 特殊な創傷に対する処置
(1) 胸壁の開放創
吸気時には胸腔内が陰圧になるが，胸壁に開放創がある場合，吸気時の陰圧により大気が創より吸い込まれて気胸(開放性気胸)となる。これを防止するため滅菌ビニールや滅菌パックのビニール片などを使用して三辺テーピング法(写真3-5-51)を行う(p.130，図3-3-40参照)。

(2) 腸管脱出の場合
腹壁の損傷により，腸管などの腹腔内臓器が体表面に脱出すると(写真3-5-52)，臓器が乾燥して組織が壊死することがある。これを防止するため，脱出した臓器を十分な大きさの清潔なアルミシートやビニールシートで覆

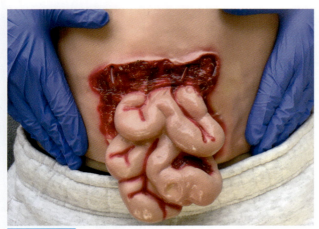

写真3-5-52 腸管脱出

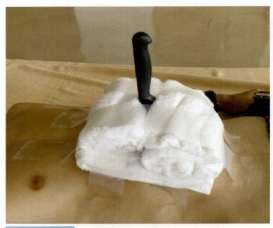

写真3-5-53 穿通異物の固定

う。現場で処置に時間を要してはならないため，原則として救急自動車内で行う。この際，脱出した腸管を無理に腹腔内に還納しないよう留意する。

(3) 刺入物が残存している場合

穿通性の異物（ナイフや包丁など）が刺さっている場合は，刃先などが体内の大血管に達している場合がある。このようなときに異物を抜くと，体内で大出血を起こすことがあるので，異物は抜かずに固定して搬送する。

異物の刺入部の両側に厚く束ねた三角巾やタオルなどを当て，異物が動揺しないようにテープで固定する（写真3-5-53）。

(4) 切断指（肢）に対する処置

指（肢）切断で断端から活動性の出血を認める場合には止血を優先し，必要に応じて被覆する。切断（指）肢は，断端を乾燥したガーゼで覆い，ビニール袋に密封し，氷を浮かべた水の中に漬けて医療機関まで搬送する。冷却により再接着可能な時間が延長するからである。ただし，切断肢を水の中に直接浸したり，また，氷やアイスパック，ドライアイスで直接冷やしてはならない。冷却に使用する氷水が準備できない場合は，切断指（肢）を乾燥したガーゼで被覆するのみで搬送する。切断指（肢）は，その状態にかかわらず医療機関に搬送する。

(5) 熱傷の場合

熱傷面積がおよそ10％未満なら直ちに流水で10〜15分程度冷却し，熱傷部位の拡大防止と疼痛の軽減を図る。水疱は破らないよう愛護的に取り扱う。衣服は必ずしも脱がす必要はなく，その上から水をかけて冷却してもよい。

熱傷面積がおよそ10％を超える場合には，冷却することで低体温に陥る危険があるため，積極的な冷却は避け，滅菌アルミシートなどで身体を包み保温する。

9 骨折に対する処置（固定処置）

骨折や脱臼などでは損傷部およびその周辺の動揺を防ぐため，副子などを用いて固定を行う。目的は，二次性損傷を予防するとともに，搬送途上の安静を保ち体位変換時の痛みを軽減することにある。

1） 頸椎固定

(1) 用手固定

頸椎（頭頸部）固定は，まず用手的に行うのが原則である。左右から頭部を包み込むように両手で保持する。固定は頭頸部が正面を向く正中中間位で行う。正中中間位に戻そうとした場合に傷病者が痛みを訴えたり，操作に抵抗を感じる場合には，元の位置を保持するように両手で固定する。

(2) 頸椎カラーによる固定

頸椎カラーは，頸椎損傷を疑う傷病者に装着すべき筒状の副子である（図3-5-7，写真3-5-54）。頭部の前後方向に対しての固定力は比較的強いが，左右方向の固定力が弱いため，その効果は十分ではない。頸椎カラーをしたうえで用手的固定，もしくはバックボードとヘッドイモビライザーなどと併用して使用する。

2） 全身固定

全身固定の目的は，搬送中の動揺や体動による脊髄や大血管など重要臓器の損傷悪化を防ぐことである。バックボード上などに傷病者を移動する際にも，用手によって脊柱の動揺を最小限にする必要がある。この方法としてログロールとログリフト，フラットリフトがある。

(1) バックボードによる全身固定

①仰臥位の傷病者（図3-5-8）

ログロール，ログリフトまたはフラットリフトで傷病者をバックボード上に下ろす。傷病者を下ろした位置が

5 応急処置

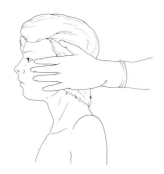 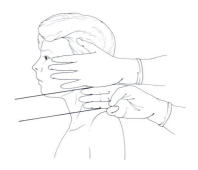

①坐位(または立位)で頭頸部を正中中間位に保持する

②もう1人の救急隊員が肩に手を置き,下顎の延長線上の高さを指で測る

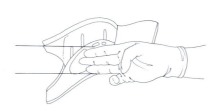 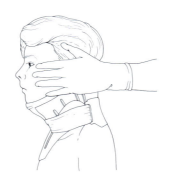

③頸椎カラーの下顎と肩位置に指を置き,サイズを決める。可変式であれば装着までにサイズを変えておく

④正中中間位に保持したままの状態で,保持していない救急隊員が頸椎カラーを装着する。カラーは胸壁から滑らせるようにし,下顎をのせる

図3-5-7 頸椎カラーの装着方法(坐位または立位)

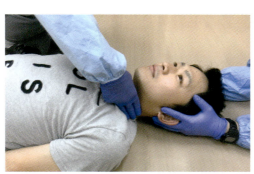 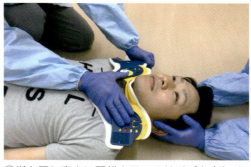

①頸椎を正中中間位に固定した状態で,指を傷病者の肩と下顎の延長線上に置き,頸椎カラーのサイズを測る

②指と同じ高さに頸椎カラーのサイズを合わせ,傷病者の前胸壁を沿わせ下顎をのせる

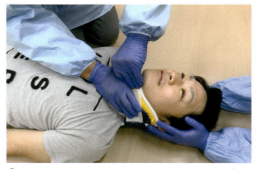 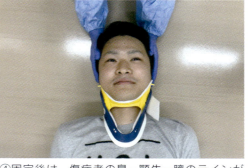

③頸椎カラー後部を後頭部から通し,緩みがないように固定する

④固定後は,傷病者の鼻-顎先-臍のラインが一直線にあることを確認する

写真3-5-54 頸椎カラーの装着

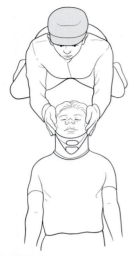

①頭部を正中中間位に保持し，頸椎カラーを装着する

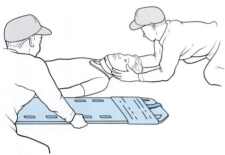

②バックボードを傷病者の横に置く

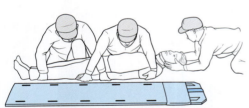

③正中中間位を保持しつつ，上半身と下半身を担当する救急隊員は手をクロスさせ体幹を保持する

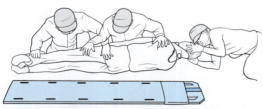

④正中中間位を保持している救急隊員の合図で，傷病者の脊柱軸がねじれないように横向きにする

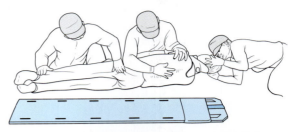

⑤傷病者を横向きにした状態で保持し，上半身担当救急隊員は背面の観察を行う

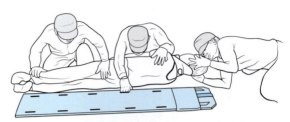

⑥上半身担当救急隊員はバックボードを傷病者側へ引き寄せる

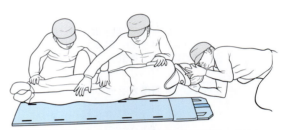

⑦頭部を保持している救急隊員の合図でゆっくりとバックボードの上に下ろす

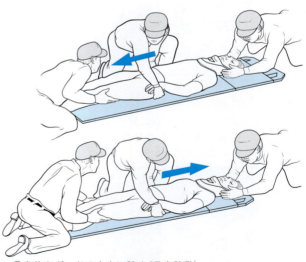

⑧身体をボードの中央に移す（Z字移動）
　脊柱が屈曲しないよう，傷病者を長軸方向にずらしながらボードの中央に寄せる。動作の掛け声は，常に頭部を保持した救急隊員が行う。頭部を保持した救急隊員は積極的に引いたり押したりしてはならない

図3-5-8 ログロールとバックボードによる全身固定（仰臥位傷病者の場合）

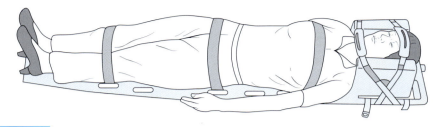

図3-5-9　全身固定

バックボードの中央からずれている場合は，傷病者の頭部，体幹，下肢を保持し，頭部保持者の合図で脊柱が回旋・屈曲しないように注意しながら足側にいったんスライドさせ，さらに頭側にスライドさせながら傷病者をバックボード中央に移す。

その後，まず下肢，腰部，胸部をベルトで固定し，さらに頭部をヘッドイモビライザーで固定する。

②固定に際する留意点（図3-5-9）
- 呼吸を抑制しないように胸部ベルトは腋窩近くにかける。
- 創傷部に直接ベルトを当てないようにする。やむを得ない場合は創傷部をタオルなどで保護する。
- 傷病者が妊婦の場合は，腹部を締めつけないようにベルトの位置を工夫する。
- 高齢者など，脊柱の後彎が強い傷病者の場合は，毛布などを利用して背部にかかる圧迫が分散するよう配慮する。
- ヘッドイモビライザーによる頭頸部の保護（固定）は，体幹部をベルトで固定した後に行う。頭頸部を先に固定した状態で傷病者の体幹が動くと（スネーク現象），頸髄損傷が悪化する危険がある。
- 頭部保持者は全身固定が終了するまで用手による頭頸部保護（固定）を継続する。

(2) **スクープストレッチャーによる全身固定**

バックボードと同様に全身固定に用いる（写真3-5-55）。また，骨盤骨折の疑いや体幹に穿通性異物があるときに用いる。

［ポイント］
(1) ログロールとは，傷病者の身体を1本の丸太（log）に見立て，脊柱軸にひねりや屈曲を加えずに回す（roll）動作である。この方法を用いることにより，脊柱軸を保持しながら背面観察を行い，素早くバックボード上に傷病者を移動することが可能になる。
(2) ログリフトまたはフラットリフトは，不安定な骨盤骨折が疑われる場合や穿通性異物が残存している場合，ログロールを行うことにより二次的な損傷を加える可能性が高いと考えられる場合，またバックボードを差し込む者を含みログリフトは5人以上，フラットリフトは6人以上の人員が十分に確保できる場合に実施することができる。ただしこれらの方法では背面観察を行うことは困難である。

3) **KED®による固定（写真3-5-56）**

ケンドリック式救出器材（KED®：Kendric Extrication Device）は，救急自動車内で傷病者を固定し，その状態で救出できるので，救出中の脊柱の動揺を少なくすることができる。傷病者を背中側から包み込むようにして，ベルトで固定する。装着には慣れと時間を要するので，ロードアンドゴーが適応となるような外傷傷病者には使いにくい。

4) **陰圧ギプス（陰圧副子）**

内部にビーズが詰まった平たい袋状の副子であり，内部の空気を吸引することにより硬化する。どのような形でも密着できるので，とくに関節部や変形した骨幹部をそのまま固定するのに役立つ。

5) **四肢の固定方法**

(1) **三角巾による固定方法**

鎖骨骨折の場合は，三角巾を用いて患側の上肢を傷病者自身の胸部に固定する（図3-5-10）。また，四肢の骨折などで副子を用いることができない場合は，体幹や健側の下肢に包帯を用いて固定することも可能である。

(2) **副子による固定方法**

アルフェンスシーネは，細長いアルミ板の片側にフェルトやスポンジを貼ったもので，手指に用いる細長いものから，上肢，小児の下肢などに用いる程度の幅のものまであり，はさみで適当な長さに切って使用する（図3-5-11）。

クレンメルシーネ（梯子状副子）は，四肢のより太い部分に用いるもので，梯子状にした針金にスポンジなどの緩衝材で被覆したものである。必要な長さに折り曲げて使用する。

(3) **四肢の固定の注意点**

骨折部の上下合わせて2関節を含めて固定する。前腕

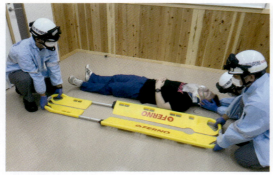
①傷病者の身長にサイズを合わせ，ロックピンを外して2分割にする

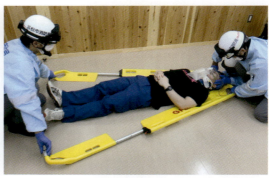
②すくい羽根を傷病者の下に滑り込ませ，傷病者をスクープストレッチャー上にのせる

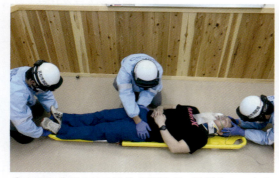
③衣服や背部の挟み込みを避けて，足側をロックする

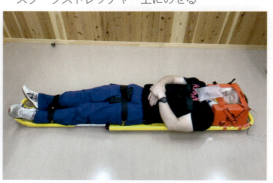
④胸部，腰部，大腿部をベルトで固定し，ヘッドイモビライザーで頭頸部を固定する

写真3-5-55　スクープストレッチャーによる全身固定

の骨折であれば，手関節と肘関節を含めて固定するが，大腿骨骨折や上腕骨骨折では上下2関節（股関節と膝関節，肩関節と肘関節）に加え足関節，手関節も固定する。副子を固定するために三角巾や包帯を巻く場合は適度な強さが必要である。緩いと固定が不完全になり，きつすぎると末梢循環不全を引き起こす。

6）骨盤骨折の固定方法

骨盤骨折の場合，サムスリングやシーツなどによる固定を行うことで，骨折片による臓器や血管損傷などの合併症を起こす危険がある。したがって，現場では合併症のリスクが少ない両膝内旋位固定を行う（写真3-5-57）。両膝をそろえ三角巾などを用いて内旋位に固定することで，骨折部の安定化を期待できる。

10 体位管理

傷病者の苦痛の軽減，病態の安定を目的とし，具体的には，病態に応じて，呼吸・循環機能の改善，気道の開通，誤嚥の予防，病状の悪化防止などのために，傷病者の体位を適切に確保することを体位管理という。

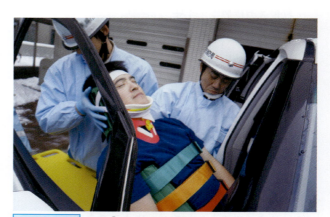
写真3-5-56　KED®による脊柱固定

1）体位の種類と適応
(1) 仰臥位

背中を下にした仰向けの基本的な体位である（写真3-5-58）。傷病者の身体の安定がもっともよく，一般的に処置が行いやすい。

(2) 側臥位

身体の左右の片側を下にした横向きの体位である。左を下にした場合を左側臥位といい，右を下にした場合を右側臥位という。嘔吐の可能性がある傷病者に適している。毒・薬物を服用した傷病者には，胃から十二指腸へ

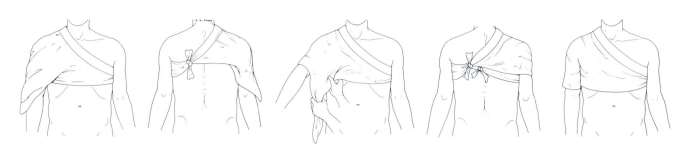

三角巾による包帯の代用

三角巾を用いた上肢の固定

図3-5-10 三角巾の使用法

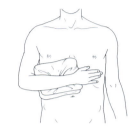

上腕骨骨折（板片と三角巾）

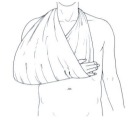
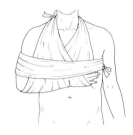

前腕骨骨折（板片）

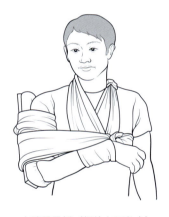

大腿骨骨折（梯子状副子）

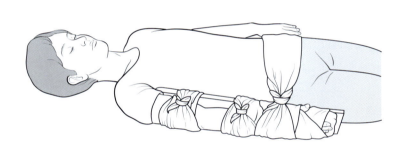
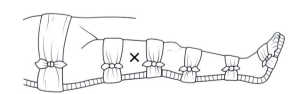
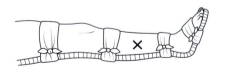

下腿骨骨折（梯子状副子）

図3-5-11 副子固定法

の毒・薬物の流出を少しでも減少させるために左側臥位をとる。妊娠後期の妊婦では，妊娠子宮が下大静脈を圧迫し血圧低下をきたすことがあるため，仰臥位を避け左側臥位とする。

(3) 回復体位

傷病者を側臥位とし，下側の肘を曲げ，上側の手の甲を上側に向け，傷病者の顔の下に入れる。さらに上側の膝を90°前後に曲げて身体を支えるようにする体位である（写真3-5-59）。

意識障害で嘔吐の可能性がある傷病者に適しているが，そのままでは体位が不安定なため，丸めた毛布などによる補助を必要とする。

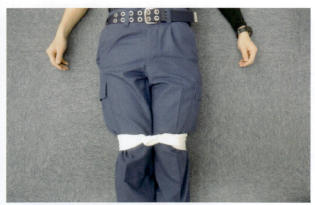
写真3-5-57 骨盤骨折に対する両膝内旋位固定

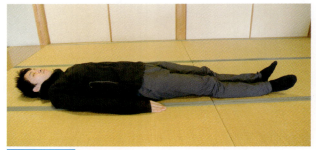
写真3-5-58 仰臥位

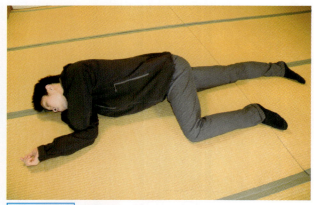
写真3-5-59 回復体位

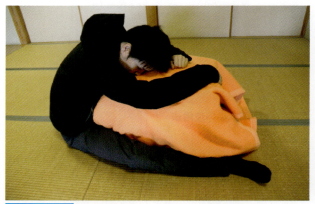
写真3-5-60 起坐位

(4) 起坐位

上半身を90°前後に挙上した体位である(写真3-5-60)。背中をもたれかける場合と，上半身を前かがみにする場合とがある。上半身を挙上することで，心臓への血液の戻り(静脈還流)を減らしたり，傷病者の自発的呼出を助ける効果がある。心不全，喘息発作などで呼吸困難を認める傷病者に適している。

(5) 頭部高位（セミファウラー位）

頭部高位とは仰臥位から上半身をおよそ15～30°挙上した体位である。頭部からの静脈還流を促し，頭蓋内圧亢進を緩和・予防する効果がある。循環動態が安定しており，頭部外傷，脳卒中などが疑われる傷病者に適している。頸部の屈曲があると脳からの静脈還流を妨げ，頭蓋内圧亢進を増長する場合があるので留意する。

(6) 半坐位（ファウラー位）

上半身をおよそ45°程度に挙上した体位である(写真3-5-61)。循環動態が安定しており，急性腹症，腹部外傷などにより，腹痛を強く訴える傷病者に適している。必要に応じて膝を屈曲させる。

(7) 膝屈曲位

仰臥位から膝を立てた体位である(写真3-5-62)。毛布を丸めて膝の下へ入れ膝を屈曲させる。腹痛の軽減や腹壁の緊張の緩和に適している。

(8) ショック体位

仰臥位で両下肢を上半身よりも高くした体位である(写真3-5-63)。両下肢を挙上することで体幹部への静脈の還流を増やし，心臓に戻る血液の量(静脈還流)を増加させることを期待するものである。循環血液量減少性ショックなどの場合にこの体位を確保するが，その効果は必ずしも明らかではない。通常，うっ血性心不全に対しては，この体位を避ける。

2) 注意点

意識のある傷病者は，自然にその病態に応じた適切な体位をとっている場合が多い。原則的に傷病者が好む体位で搬送することが望ましく，体位を強制すべきではない。急な体位変換により病態が急激に悪化する場合があるので，体位の変換は傷病者を観察しながらゆっくり行う。その際，痛みや不安感を与えないことが大切である。

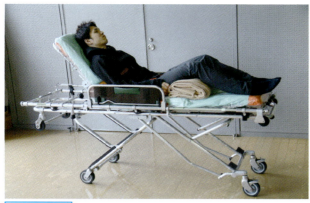

写真3-5-61 半坐位(ファウラー位)

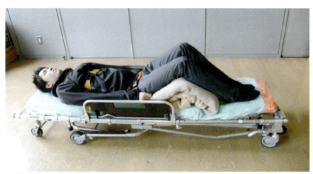

写真3-5-62 膝屈曲位

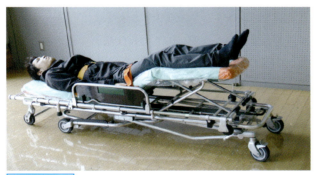

写真3-5-63 ショック体位

11 体温管理

体温は，外部環境にかかわらず，熱産生と熱放散のバランスにより一定の範囲内(中心部体温37℃前後)に維持されている。異常な環境(高温・多湿・低温など)に長時間曝されたり，体温の調整機能に異常が生じたりすると，高体温や低体温となる。その改善や予防のために体温管理が必要となる。体温管理には保温および冷却がある。

1) 方法
(1) 保温
保温とは体表面からの熱の喪失を防ぐ方法である。体表面から逃げていく熱を少なくするために，毛布やアルミシートなどで身体を覆う。背部から熱が逃げる場合も多いため，必要な場合には上面だけでなく背部も含めて全身を覆う(図3-5-12)。着衣が濡れている場合には気化熱によって体温が奪われるので，衣服を脱がせ，できるだけ湿潤をタオルなどで拭いてから保温する。

(2) 冷却
熱中症などの特殊な状態の場合には，冷却が必要となる。詳細は「熱中症」の項を参照されたい(p.147)。

2) 注意点
乳幼児や高齢者は高体温や低体温に陥りやすい。

また泥酔者は，アルコールによる血管拡張作用によって体温の放散が多くなり低体温になりやすい。

なお，低体温状態から，体温が上昇する際に不整脈を誘発することがある。また体表面を急激に温めると，末梢血管拡張などにより血圧低下，ショックなどをきたす場合があるため保温にとどめる。

12 ショックパンツ

ショックパンツは，腹部から両下肢をズボン状の特大のカフに空気を送り込むことによって，下肢および骨盤部を圧迫し下半身の血液を重要臓器に集める。その結果1,000mL程度の輸血と同等の効果があるといわれている。

ショックパンツが有効と考えられるのは，ショック対策や下腿骨骨折に対する固定目的としてである。

逆に，脳血管障害，重症頭部外傷，胸部外傷合併例，うっ血性心不全などでは，装着により病態の悪化をきたすので禁忌である。

ショックパンツは，いったん装着して加圧を行ったら，状態が改善しても，医療機関で医師に引き継ぐまでは加圧を絶対に解除してはならない。急激な加圧解除により，重篤なショックや心停止をきたすことがある。

13 在宅療法継続中の傷病者への処置

1) 在宅医療と在宅療法
医療を受ける者の居宅などにおいて提供される医療を在宅医療という。自宅などで医師の指導のもとに継続して行われる医療や処置も含まれ，例えば，慢性呼吸不全に対する酸素吸入療法や慢性腎不全に対する腹膜透析な

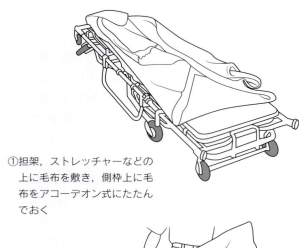

①担架，ストレッチャーなどの上に毛布を敷き，側枠上に毛布をアコーデオン式にたたんでおく

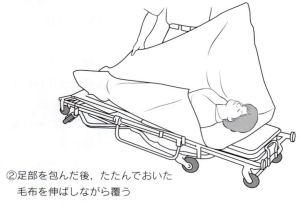

②足部を包んだ後，たたんでおいた毛布を伸ばしながら覆う

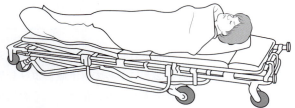

③全身を包むように覆う

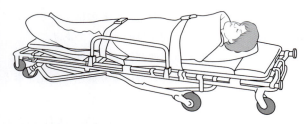

④固定ベルトで固定し，ストレッチャーは安全枠を確実に立て，傷病者の安全を確保する

図3-5-12　保　温

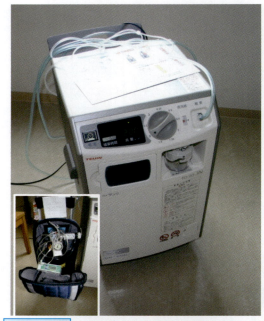

写真3-5-64　在宅酸素供給装置（酸素濃縮装置など）

2）基本的な対応

在宅療法で行われている処置は，そのまま継続しながら搬送することが基本である。傷病者に行われている在宅療法に詳しい家族などがいれば，その者から情報を収集し，必要に応じて在宅療法に使用していた機器の搬送などの支援を求める。主治医と連携をとり，指示を受ける必要も生じる。状況に応じて，医師の同乗を求めることも考慮する。

3）注意点

（1）在宅酸素療法

慢性閉塞性肺疾患（COPD）や肺結核の後遺症，間質性肺炎などの疾患によって肺の機能が低下し，通常の空気からは身体が必要とする酸素を十分に取り込むことができない傷病者に行われる在宅療法である。液体酸素装置や酸素濃縮装置を自宅に置き，装置から細いチューブを伸ばして鼻カニューレなどを通じて酸素を吸入する。酸素ボンベなどを使った携帯型の装置もあり，移動や外出の際の酸素吸入も可能となる（写真3-5-64）。

傷病者への対応に際しては，呼吸状態の観察や既往歴の聴取とともに，在宅療法での酸素流量や日頃の酸素飽和度の値を聴取，確認する。基本的にはこれまでと同じ流量で酸素吸入を続けるが，チアノーゼ，平時と比べた酸素飽和度の低下，意識障害などを認めれば必要に応じ，酸素濃度や酸素流量を上げていく。目安として，SpO_2 90％を維持できる酸素流量，濃度に調整する。呼吸停止などがみられれば，人工呼吸を開始する。必要に応じ吸引により気道分泌物を除去しながら，本人の希望する体

どの在宅療法があげられる。

在宅療法を受けている者からの救急要請は，在宅療法に関連した理由の場合と，在宅療法とは直接関係のない別の理由の場合がある。いずれにしても，傷病者への適切な対応には在宅療法として受けている処置への基本的な理解が必要となる。

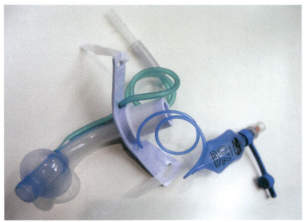

写真3-5-65 気管カニューレ

両側に広げた固定用の羽根から先（左側）が気管切開口を通って気管内に留置される。先端にはカフが膨らんでいる。青のチューブから空気を入れカフを膨らませる。緑のチューブはカフ上の分泌物を吸引するためのもの

位で搬送する。搬送中は，酸素の残余量や火気に注意する。

(2) 気管切開

長期の意識障害，頸部の外科手術の後，喀痰の排出障害などのある傷病者に対し，気道・呼吸の管理を目的に，手術などにより頸部前面の皮膚から気管切開が行われる。気管切開部を通じて呼吸や喀痰の排出ができるようになる。気管切開をした状態のまま退院し，気管切開部を自宅にて管理する場合もある。皮膚面から気管内に気管カニューレ（写真3-5-65）と呼ばれる管が挿入されている場合もある。また，気管カニューレに人工呼吸器や酸素投与のための装置がつながっていることもある。

酸素投与を行うときは，呼吸による空気の出入りがどこから行われているかを確認し，吸気が行われている場所から酸素を投与する。気管カニューレを通じて呼気・吸気が出入りする場合，気管カニューレから吸気が入り，呼気は口や鼻から出る場合，呼気も吸気も口や鼻から出入りするが，痰の吸引のみ気管カニューレで行われる場合などがある。

気管カニューレが抜けかけていても，抜去しないのが基本であるが，カニューレの管理および交換は家族が扱いに慣れていることが多く，協力してカニューレ管理，気道確保，酸素吸入，吸引，体位管理などを行う。気管カニューレ内腔が分泌物などにより狭窄して呼吸困難となっている場合も家族などと協力して対処する。そのままでは窒息する可能性が高いときは，必要に応じて抜去することもやむを得ない。

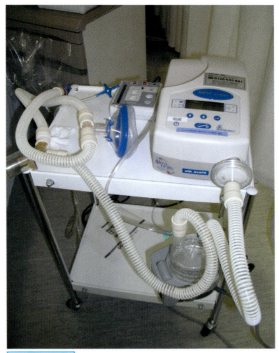

写真3-5-66 在宅用人工呼吸器の例

右上が本体で家庭用電源で駆動可能である。下に加湿器があり，加湿器から延びたチューブが真ん中のT-ピースでマスクとつながっている。T-ピースは気管切開部に直接接続可能である。排気はその先でPEEP弁を介して行われる。本体左の安全装置によって圧モニターがなされ，気道内圧の上昇（肺の圧外傷の予防）や低下（回路の外れや漏れ）時にはアラームが鳴るような安全装置が付いている

(3) 在宅人工呼吸療法

在宅人工呼吸療法は，筋萎縮性側索硬化症，筋ジストロフィーなどの神経筋疾患，慢性閉塞性肺疾患や肺結核後遺症などの呼吸器疾患などの患者に対して行われる。在宅用の人工呼吸器（写真3-5-66）は電気駆動であるが，短時間であれば内蔵バッテリー電源などでの駆動も可能である。

在宅療法中のトラブルの多くは痰や分泌物により気道が狭窄・閉塞したり，肺炎などの合併により酸素化障害や換気障害をきたすことである。搬送の際には，必要に応じてバッグ・バルブ・マスクでの換気に切り替えて人工呼吸を行う。

(4) 経管栄養

長期間にわたり経口的に自力で食事を摂取できない場合に，チューブを介して直接消化管へ人工栄養剤・水分などを投与することを経管栄養という（写真3-5-67）。片方の鼻孔からチューブを通し，食道を経て胃や小腸内にチューブ先端を留置する方法と，腹壁と腸管壁を貫き

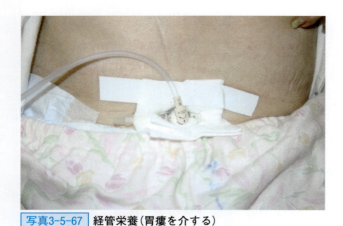

写真3-5-67 経管栄養（胃瘻を介する）

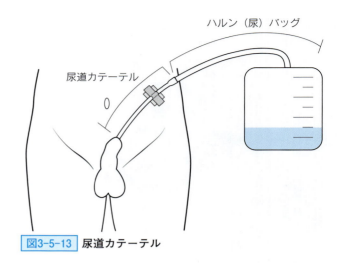

図3-5-13 尿道カテーテル

チューブを胃や小腸内へ直接留置する方法（胃瘻または小腸瘻）とがある。

チューブの挿入部や固定している部分の皮膚の性状，体内に入っているチューブの長さの確認を行う。必要に応じてテープなどで固定するなどして不用意に抜去しないように留意する。チューブトラブルでもっとも危険なのは，抜けかかった経鼻チューブが気管に迷入することである。搬送中は経管栄養からの投与は行わない。

(5) 中心静脈栄養

消化管からの栄養の吸収が長期にわたってできない場合などに，必要な栄養素と水分を経静脈的に投与することを中心静脈栄養という。頸部や，鎖骨下部，鼠径部などからカテーテルが静脈内に挿入されている。静脈ポートと呼ばれる器具が皮下に埋没している場合もある。この場合，静脈栄養を行うたびに静脈ポートを穿刺して栄養を投与する。

搬送にあたっては，カテーテルの抜去や切断に注意する。継続的にカテーテル内を輸液が流れないと閉塞する場合があるため，点滴ボトルは高く保ち流れを維持する。点滴チューブ内に空気が入らないようにし，また点滴速度を適切に保つ。輸液ボトルが空になったり，回路内に多量の空気が認められたり，カテーテルが切断されている場合には，カテーテルを閉鎖（クランプ）する。

(6) 尿道カテーテル

自分で排尿できない傷病者の尿を体外へ排出するために外尿道口から膀胱内へカテーテルを留置することがある。尿道カテーテル（図3-5-13）や膀胱カテーテルなどと呼ばれる。尿道カテーテルが留置されている傷病者の搬送の際は，カテーテルの抜去や折れ曲がりによる閉塞に注意する。尿を溜めるバッグを膀胱の高さより上にすると，バッグ内の尿が膀胱に逆流し感染の原因となることもあり，バッグの取り扱いにも注意する。

(7) 人工肛門

癌や外傷によって直腸が切除されたり狭窄が生じたりした場合，それより口側の腸管を手術で腹壁の表面に直接出して，腹壁から排便できるようにしたものが人工肛門（ストーマ）である（図3-5-14）。人工肛門では，排便を自分の意志でコントロールすることができないため，人工肛門周辺に人工肛門バッグ（ストーマパウチ）と呼ばれる袋を取り付けることが多い。

人工肛門バッグが脱落している場合は，滅菌ガーゼなどで局所を被覆する。

(8) 血液透析用内シャント

慢性腎不全の傷病者は，腎機能の低下により身体に老廃物が蓄積されるようになり，それらを取り除くため，透析施設での定期的（週2～3回程度）な血液透析が必要となる。透析の際には静脈から多量の血液を透析機器に流す必要があるが，本来ある静脈には透析を行うための十分な血流量がないため，前腕などで動脈と静脈を連結（動静脈シャント）させる手術が行われる。動脈血を直接静脈に流すことにより静脈を拡張させ血液量を確保するものである（写真3-5-68）。

シャントによって拡張した血管はもろく出血しやすく，感染なども起こりやすいため愛護的に扱う必要がある。シャント側での血圧測定はしないなど注意が必要である。シャント部からの出血に対しては直接圧迫止血法で対応する。

(9) 腹膜透析

血液透析の代わりに，在宅で腹膜を利用して透析を行っている場合がある。腹壁を貫通させ留置したチューブを通じて腹腔内に透析液を送り込み，その液体に体内に蓄積された老廃物が滲み出すのをまって透析液を体外に排出させるのが原理である（図3-5-15）。

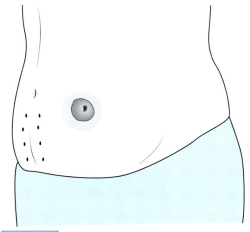

図3-5-14 人工肛門の例
腸管を腹壁に固定してある。ベルトが当たらない位置に造設する

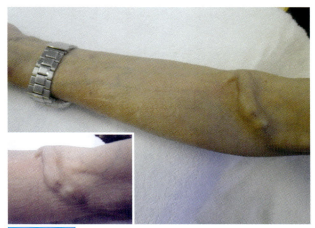

写真3-5-68 血液透析用内シャント

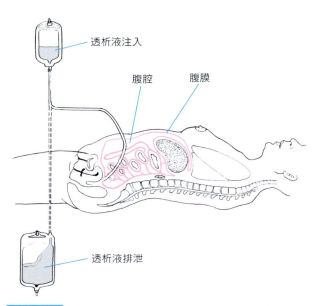

図3-5-15 腹膜透析
腹膜の総面積は約22,000cm^{2}あり，腹膜毛細血管の血液中の不要物質が透析液中に除去される

搬送の際には，原則としてチューブをクランプして腹膜透析液の流入出を止める。チューブの折れ曲がりや抜去に注意するとともに，先端部を清潔に保つ。チューブが抜けた場合は，抜去部を滅菌ガーゼなどで被覆する。

⑽ 植込み型心臓ペースメーカー，植込み型除細動器（ICD）

洞結節などの異常によって著しい徐脈が起こると，意識消失発作や心不全などが発生する。このような場合に，人工的に心臓に電気的刺激を与えるものが植込み型心臓ペースメーカーである。一方，心臓の刺激伝導系の異常によって心室細動などの致死性不整脈が生じた際に，そ

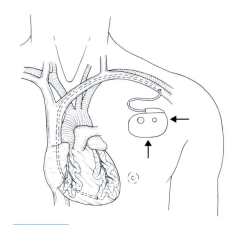

図3-5-16 植込み型除細動器

れを自動で感知し除細動を行うものが植込み型除細動器である（図3-5-16）。いずれも，手術によって鎖骨近くの皮下に小さなマッチ箱程度の装置が植え込まれる。

胸の鎖骨近くの皮膚面に，手術痕とともに盛り上がりがあれば植込み型除細動器か，植込み型心臓ペースメーカーがある可能性が高い。心臓ペースメーカーからの刺激（ペーシング）に不具合がある場合には，しばしば緊急治療を要する。傷病者が心停止に陥った場合などで除細動パッドを貼る際には，胸の盛り上がりを避ける。

14 各種搬送法

応急処置の実施と並んで，傷病者の搬送も救急隊の重要な任務である。傷病者の主訴や病態とともに周囲の状況や搬送経路を確認し，もっとも適切な搬送方法を選定する。選定を誤ると傷病者の容態悪化はもちろん，医療機関収容の遅延などにもつながる。搬送に際しては，必

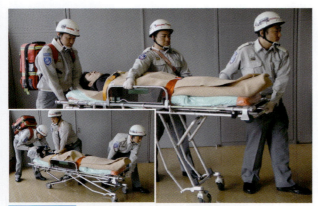

写真3-5-69　メインストレッチャー曳行

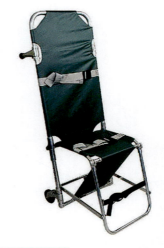

写真3-5-70　サブストレッチャー

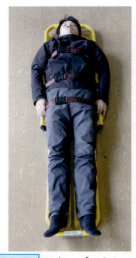

写真3-5-71　スクープストレッチャー

要な応急処置を行いつつ，とくに意識状態，呼吸，循環の変化に十分配慮して継続的な観察，管理を行うことが重要である。

1）搬送用資器材の種類とその用途

（1）メインストレッチャー（主担架）

傷病者を救急現場から救急自動車へ，救急自動車から医療機関などに収容する場合に用い，もっとも使用頻度が高い担架である。高さの調節や背もたれ部分の角度の調節が可能なものや，足側の角度の調整が可能なものなどさまざまなモデルがある。使用するモデルの機能を十分理解することが重要である。

傷病者をメインストレッチャーに収容した場合は，2人以上で操作することを原則とし，転落防止措置として傷病者に安全ベルト（固定ベルト）を装着することを忘れてはならない。CPRを行いながら搬送する際には，胸骨圧迫を実施できる高さにストレッチャーを調節して曳行する（写真3-5-69）。

なお，CPRを行いながら曳行できないモデルもあるので，取り扱いには十分留意する。

（2）サブストレッチャー

主に傷病者の直近にメインストレッチャーを準備することが困難な屋内，階段，狭隘な場所で用いる（写真3-5-70）。複数の傷病者搬送のためにメインストレッチャーが使用できない場合などにも用いられる。

搬送する場合は，転落防止措置として傷病者に安全ベルト（固定ベルト）を装着する。

（3）スクープストレッチャー

頭部と足部の連結部を外すと，縦に半分に分かれるようになっている担架である。2つに分けた担架を傷病者の両側から挟み込んで，身体全体をすくうようにし傷病者を担架にのせることができる。傷病者の身体を必要以上に動かすことなく担架にのせることができ，抱き上げ搬送などが困難な脊椎（髄）損傷，骨盤や大腿の骨折などが疑われる傷病者に用いる。傷病者の身長に合わせ，ストレッチャーの長さを調整することが可能である（写真3-5-71）。スクープストレッチャー単独での搬送は行わず，メインストレッチャーなどに乗せて行う。

（4）布担架（ターポリン担架）

狭隘な場所などで，傷病者近くにその他の搬送用資器材を持ち込めない場合などに用いる（写真3-5-72）。布担架は軽量で持ち運びが容易であるが，傷病者を持ち上げるとその身体が弓状になってしまうことから，脊椎（髄）損傷や体動が安定しない傷病者の移動には適さない。

（5）階段避難用資器材

中高層の建物から階段を使用して傷病者を搬送する場合に用いる（写真3-5-73）。

2）搬送用資器材への収容

傷病者を担架などの搬送用資器材に移動し収容する方法には，主に，抱き上げ収容と持ち上げ収容の2つがあ

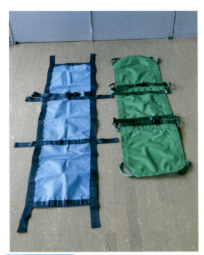

写真3-5-72 布担架（ターポリン担架）

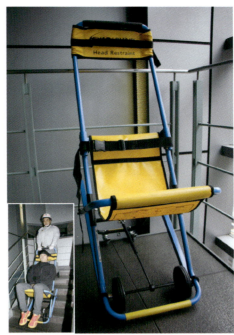

写真3-5-73 階段避難用資器材

る。また，スクープストレッチャーを用いる方法（前述）などもある。

(1) 抱き上げ収容

救急隊員2人で抱き上げ，ほかの1人が傷病者の下に担架を差し入れる収容方法である（写真3-5-74）。

(2) 持ち上げ収容

救急隊員3人で持ち上げ，傷病者の頭部側にいる救急隊員が傷病者の下に担架を差し入れる収容方法である（写真3-5-75）。

※ 傷病者移動用シート（ボード）（写真3-5-76）

搬送用資器材への収容資器材として，傷病者を身体ごと抱き上げる（持ち上げる）ことなく，ベッドなどからストレッチャーなどへスライドさせて，簡便に移動ができる（写真3-5-77）。

腰痛予防などの観点から，介護・看護分野では広く活用されている。

滑りやすい材質のため，傷病者の移動には適しているが，搬送には適さない。

3) 徒手搬送

搬送用資器材が傷病者近くに配置できないような狭隘な場所や狭い階段，二次災害発生の危険性が高い場合に用いる搬送法である。

(1) 支持搬送

救急隊員が松葉杖的な役割を果たし，傷病者を支えながら移動させる搬送法である。下肢などを受傷しているものの，意識障害がなく救急隊員の支持があれば歩行可能な傷病者が対象となる。救急隊員1人で行う方法（一人法，写真3-5-78）と2人で行う方法（二人法，写真3-5-

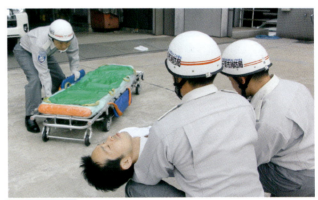

写真3-5-74 抱き上げ収容

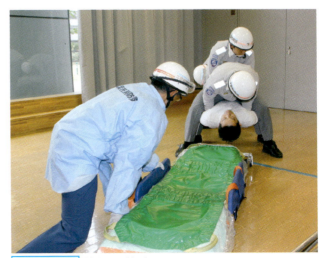

写真3-5-75 持ち上げ収容

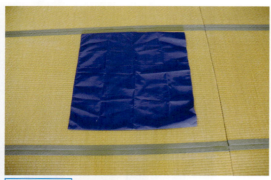
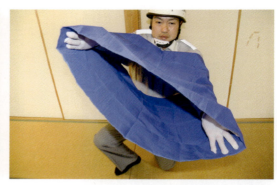

写真3-5-76 傷病者移動用シート

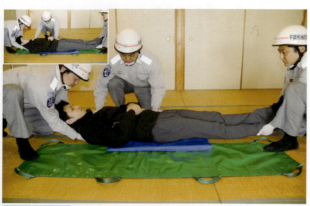

写真3-5-77 傷病者移動用シート

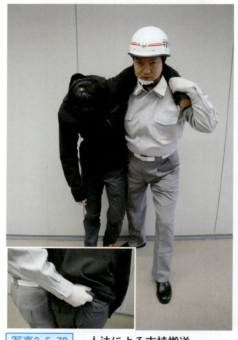

写真3-5-78 一人法による支持搬送

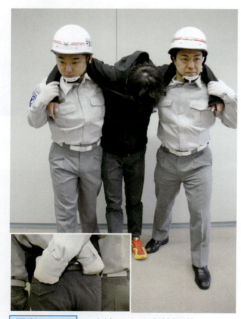

写真3-5-79 二人法による支持搬送

79)がある。救急隊員は，一方の手で傷病者の上肢を救急隊員の頸部に回し，もう一方の手で傷病者の腰部(ベルトなど)を保持し，下肢などの受傷部に体重がかからないよう支持し移動させる。

(2) 抱き上げ搬送

歩行不能な傷病者の搬送時に用いる方法であり，二人法(写真3-5-80)，三人法(写真3-5-81)がある。脊椎(髄)損傷や体動が激しい傷病者の移動には適さない。二人法，三人法の選択は，救急隊員の体力と傷病者の体重などを比較考慮し判断する。

(3) 組手搬送

意識障害がなく，頭部や下肢を受傷している傷病者の搬送に用いる方法である(写真3-5-82)。

(4) 両手搬送

意識障害の有無に限らず，傷病者の搬送に用いる方法である(写真3-5-83，84)。

(5) 救出搬送

自動車の座席などの狭隘な空間から傷病者を救出し運び出す場合に用いる方法である(写真3-5-85)。

5 応急処置

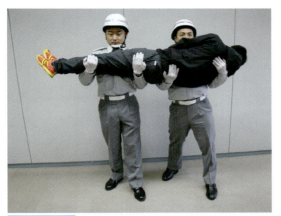
写真3-5-80 二人法による抱き上げ

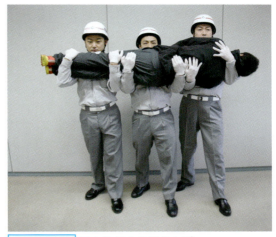
写真3-5-81 三人法による抱き上げ

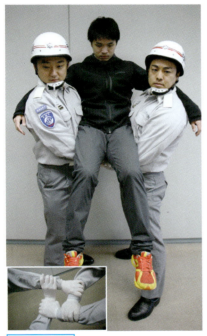
写真3-5-82 組手搬送

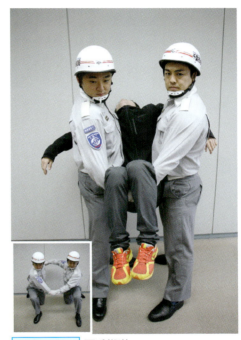
写真3-5-83 両手搬送

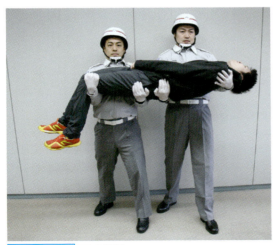
写真3-5-84 両手搬送

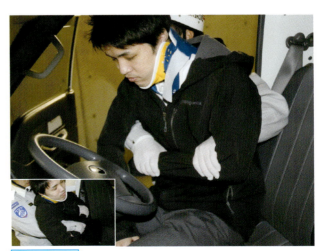
写真3-5-85 救出搬送

第4編

災害と多数傷病者対応

第4編 災害と多数傷病者対応

1 災害とは

I 災害の定義と分類

1 災害の定義

災害とは，「被災地域の人的・物的資源で対応が困難となるような人間社会の環境破壊をもたらす出来事で，被災地域外からの医学的，社会的な援助を必要とし，適切な救護や支援がなされないときには，短時間のうちに非常に多くの被災者を生み出す事態である」と定義される。

医療面からは，「傷病者発生数と治療対応能力との不均衡（アンバランス）が生じ，適切な対応が困難となる出来事」と定義される（図4-1-1）。また，多数の人々が同時に死亡もしくは負傷するような災害事故で，事故の形態や傷病者の数から複数の救急隊で対応する必要がある場合を「多数傷病者事故（＝集団災害）」と称する。

2 災害の分類

災害は，その発生原因により，「自然災害」「人為災害」「特殊災害」に区分される（表4-1-1）。

自然災害は，自然現象に由来するもので，地震，火山噴火，津波，台風，洪水や干ばつなどがある。

人為災害は，航空機や列車などの大型交通災害，都市火災や爆発事故，雑踏事故などが含まれる。

また，特殊災害には，NBC災害や自然災害と人為災害の混合した複合型災害などがある。

個々の災害によって生じる問題の特殊性や類似性を認識したうえで，適切な対応を講じる必要がある。

【NBC災害】

NBC災害とは，N＝核（nuclear），B＝生物（biological），C＝化学物質（chemical）による災害で，放射性物質，毒劇物，病原体，有毒ガスなど，人体に有毒な影響を与えるおそれのある物質や細菌類を原因とする事故および意図的に起こされたもの全般を指す。

(1) N災害

核・放射性物質に起因する災害であり，原子力事業所，放射性同位元素等取扱事業所，輸送中の事故および意図的に起こされたものである。

(2) B災害

生物剤に起因する災害であり，意図的に起こされたもの（アメリカ炭疽菌事件など）および事故（実験室や病院内から外部への漏出など）の総称である。

生物剤には，炭疽，ボツリヌス毒素，ペスト菌，天然痘などがある。

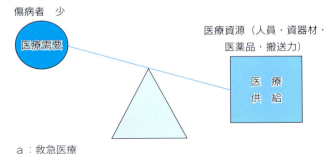

a：救急医療
現有する医療資源を個別の傷病者にすべてつぎ込むことができる

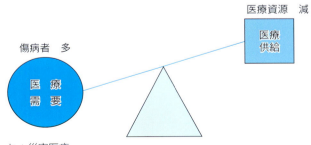

b：災害医療
災害医療では医療需給に不均衡が生じ，平時の救急医療と同じ体制では対処できないため，救急医療とは大きく異なる行動規範が必要となる

図4-1-1 救急医療と災害医療
災害医療においては，医療需要に不均衡が生じる

表4-1-1 災害の分類

自然災害	地震，火山噴火，津波，台風，洪水，干ばつなど
人為災害	大型交通災害（航空機，列車，船舶，多重衝突事故など） 都市火災，鉱山事故など
特殊災害	NBC災害（CBRNE災害） 自然災害と人為災害との複合型災害

(3) C災害

化学剤に起因する災害であり，意図的に起こされたもの（松本サリン事件，地下鉄サリン事件など）および事故（化学工場災害，輸送中の事故など）の総称である。

化学剤には，神経剤（サリン，VX），びらん剤，窒息剤，シアン化物などがある。

近年では，NBC災害の核（N）から放射性物質（R；radiological）を独立させ，さらに爆発物（E；explosive）を加え，「CBRNE災害」（シーバーン）とも呼ばれている。

CBRNE災害は，連続して発生したり，複数のCBRNE災害が同時に生じることがある。とくにテロとして引き起こされた場合には留意が必要である。ただし，テロによる災害やCBRNE災害であることは，事件発生当初にはわからないことも多く，あとになって判明する場合もあることも知っておく。救急隊員は，まれではあるが生じ得るCBRNE災害，テロ災害についても留意し，隊員の安全確保にも細心の注意を払うことが求められる。

テロなどの不測の事態が発生した際の救護・医療を，事態対処医療（tactical emergency medical support）と呼ぶ。戦場やテロ現場などにおいて，隊員や人質などの生命を守るための医療として米国を中心に発展しており，わが国でも救急隊員はもちろん，緊急性の高い災害やテロ事案に対処する者には広く関係する領域である。

II 災害に関する法律

1 災害救助法

昭和21年の南海大地震を契機として，国や地方公共団体その他の団体や国民の協力のもとに救助や被災者の保護と社会秩序の保全を図ることを目的に，昭和22年に制定された法律である。災害規模などから国が責任をもって対処する必要があると判断された場合に適用される。その内容は，収容施設の供与，食品，飲料水の給与，生活必需品の給与または貸与である。

2 災害対策基本法

昭和34年の伊勢湾台風の教訓から昭和36年に制定された。各種災害に対して，国土ならびに国民の生命・身体・財産を保護するために総合的な防災計画を策定し，責任の所在の明確化を図り，防災計画の作成，災害予防，応急対策，災害復旧などの災害対策の基本を定めているものである。

3 国民保護法

「武力攻撃事態等における国民の保護のための措置に関する法律」（国民保護法）は，平成16年に制定された。あらかじめ定める計画に基づき，有事には知事や市町村長が市民を避難誘導し，必要に応じて私有の土地・建物などを接収する権利を政府に与える一方，所有者に損害を与えた場合の賠償を義務づけている。また，政府が公共放送機関などに必要な情報を流させることも定めている。

第4編 災害と多数傷病者対応

2 多数傷病者対応

I 活動の原則

1 消防活動

多数傷病者事故における消防活動は，要救助者や傷病者を迅速に救命するための体系的な活動を最優先し，消防部隊が相互に連携し，資器材などを効果的に活用して効率的な組織活動を行う。

実施体制は，関係機関が行う体制も含めておおむね表4-2-1のようにまとめられる。

2 救急活動

傷病者が短時間に集中して発生するため限られた人的・物的資源を最大限に活用して，最大多数の傷病者に最善の医療を提供するための活動を基本とする。速やかにトリアージを行い，現場（応急）救護所を設置し，医師などと連携を図り，傷病者の迅速・安全な搬送を行う。

3 関係機関との連携

災害現場の都道府県，区市町村，医療機関（DMAT含む），警察，その他関係者と連絡を密にし，傷病者の効率的な救護などにあたる。

4 出動計画

消防部隊の効率的な運用を図る観点から，その規模および組織に応じた特殊な出動体制の計画が必要となる。消防部隊の出動の運用にあたって，最先着指揮者は，多数の傷病者が発生している場合または発生するおそれがあると認められる場合は，速やかに必要とされる消防部隊（救急隊を含む）の応援を要請する。

消防本部は，事故の通報内容または現場報告などから

表4-2-1 多数傷病者対策実施体制

1. 消防現場指揮本部の設置
2. 現地連絡調整所の設置
   （消防機関・警察機関・医療機関・自衛隊など）
3. 応援体制の要請
4. 現場（応急）救護所の設置
5. 医療救護班の編成と派遣
6. 搬送医療機関の確保
7. 医薬品などの確保

多数傷病者事故と判断される場合は，必要とされる救急隊の増強を早期に指令する。このために事故の規模に応じた救急隊，救助隊および消防隊などの具体的な出動計画をあらかじめ確立しておく必要がある。なお，消防本部では，人的ならびに物的資源を凌駕する災害に備え，隣接消防機関などと応援協定が結ばれている。

II 災害時の救急（医療救護）活動の基本

1 災害における現場対応の原則

多数傷病者が発生した現場では，消防と救急隊だけでなく，警察や医療機関などの諸機関が集まり，災害対応を行う。災害対応に対する共通の認識や規範がなければ，効率的な活動を行うことはできない。多数傷病者が発生した現場において，体系的に初期対応するための活動原則にCSCATTT（表4-2-2）があり，7つの要素が確立されているかを念頭において活動することが重要となる。まずはCSCA（管理項目）を確立し，その後，実際の活動である3T（TTT，医療支援項目）が行われる。

1） C：指揮命令と連絡調整（Command and Control）

災害現場で組織的かつ効率的な活動を行うためには，指揮命令系統を確立し，消防機関だけでなく，他機関（警察，自衛隊，医療機関，行政など）との連携が必要であり，

表4-2-2　災害における現場対応の原則(CSCATTT)

C(Command and Control)	指揮命令と連絡調整* 指揮命令系統の確立 他機関(警察，自衛隊，医療機関，行政など)との連絡調整
S(Safety)	安全 自分(self)，現場(scene)，傷病者(survivor)の安全確保 個人防護具の着用 ゾーニング(警戒区域・危険区域の設定)
C(Communication)	情報伝達 情報伝達方法の確保(無線，携帯電話など) 発生場所，災害種別(火災，爆発，交通事故，NBCなど)，被害状況，人員の配置状況，他機関との連携，ゾーニング，安全確保に関する情報収集および情報共有
A(Assessment)	評価 情報の分析 活動方針や戦略の決定 応援要請 指揮所，救護所，搬入・搬出路などのレイアウト
T(Triage)	トリアージ 傷病者の優先順位の決定
T(Treatment)	処置・治療 応急処置の実施 (気道確保，酸素投与，止血，被覆，全身固定，副子固定，保温，輸液など)
T(Transportation)	搬送 医療機関情報・搬送手段情報の収集，搬送順位の決定，搬送先選定，傷病者搬送

＊ Controlは，"統括"ではなく，"調整・連携"という意味である
上位ほど優先順位が高い。C→S→C→Aを確立した後に実際の活動3T(TTT)を開始する

情報共有や役割分担などの連絡調整を行わなければならない。

2) S：安全(Safety)

自分(self)，現場(scene)，傷病者(survivor)の安全確保が必要であり，安全が確保されていなければ救護活動は行えない。個人防護具を着用し，対応可能な体制が整うまでは危険区域に入るべきでない。また，ゾーニング(警戒区域・危険区域の設定)を行い，消防が現場の安全確保を基本的に管理しなければならない。

3) C：情報伝達(Communication)

現場の被害状況，人員の配置状況，応援要請，他機関との連携，ゾーニング，現場の安全確保に関する情報伝達は，災害現場での指揮命令に不可欠であり，対応する諸機関(消防，警察，医療機関，行政など)は機関内における情報伝達手段を構築するとともに，諸機関同士の情報伝達手段の確立も必要である。

4) A：評価(Assessment)

現場で集約された情報の断片を分析し，有効活用できる情報へと高め，これらの情報から災害現場の状況を評価し，活動方針の決定や戦略が立てられる。常に情報は更新されていくため再評価を繰り返し，柔軟に方針を再決定していく必要がある。

5) 3T(TTT)

災害現場の医療は，トリアージ(Triage)，処置・治療(Treatment)，搬送(Transportation)であり，3T(TTT)とも呼ばれる。

2　3T(TTT)の確立

多数傷病者事故では速やかに「トリアージ」「トリートメント(応急処置)」「トランスポート(搬送指示)」の3T(TTT)の確立が重要である。そのためには担当者を定めることが望ましい。

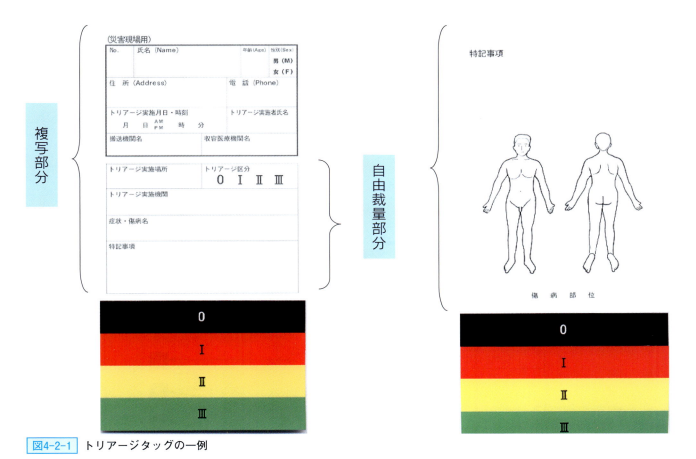

図4-2-1 トリアージタッグの一例

1) トリアージ

大規模災害や多数傷病者が発生した急性期においては，傷病者の発生数に対して医療資源の不足が生じるため，1人でも多くの生命を救うには，傷病者に優先順位をつけて治療をする必要がある。その際に傷病者の観察を短時間に行って優先順位を決定することをトリアージという。

トリアージは治療の優先順位により4つのカテゴリーに振り分けられ，それぞれタッグとして色で表示し，以下のとおりに分類されている。

(1) 赤色（区分Ⅰ）：緊急治療群・最優先治療群
    救命のために緊急の治療を必要とするもの
(2) 黄色（区分Ⅱ）：非緊急治療群・待機的治療群
    ある程度治療を遅らせても救命に影響しないもの
(3) 緑色（区分Ⅲ）：軽処置群・保留群
    軽症者もしくは治療不要なもの
(4) 黒色（区分0）：不処置群・救命不能群・死亡群
    医師による死亡診断が行われない，または社会死でない限り，医療資源の分配が許される状況にあれば救命処置の対象となる。

トリアージの方法は，一次トリアージと二次トリアージの2段階で構成され，災害現場に近いところ（傷病者集積場所），現場（応急）救護所の搬入エリアや救護所内などで行われる。災害現場では救出活動に携わるすべてのスタッフがカテゴリーを容易に確認できるようにしておくことが重要である。トリアージタッグは，原則として傷病者の右手首につける（できなければ左手首，右足首，左足首，首の順）。

トリアージは，災害現場から医療機関に搬入されるまで繰り返し何度も行われ，その時々の評価に基づいてカテゴリーが変更される。トリアージタッグはトリアージ内容を継続的に記録に残し，その後のトリアージ実施者に伝えることができる傷病者管理の重要なツールである（図4-2-1）。

トリアージ担当は，医師が現場にいない場合は救急救命士とし，救急救命士のみの対応で困難な場合は救急隊長があたる。トリアージの担当者は，次の任務にあたる。

(1) 傷病者のトリアージ
(2) トリアージタッグへの必要事項の記載
(3) 傷病者へのトリアージタッグによる表示
(4) 収容場所の指示

トリアージタッグの複写部分の処理の流れを図4-2-2

第4編　災害と多数傷病者対応

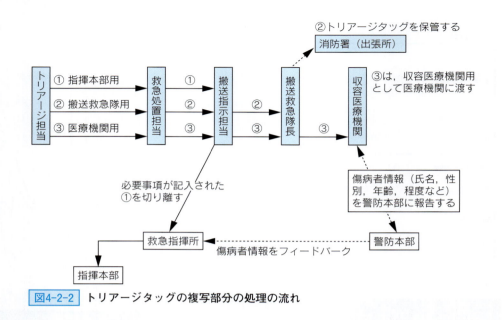

図4-2-2 トリアージタッグの複写部分の処理の流れ

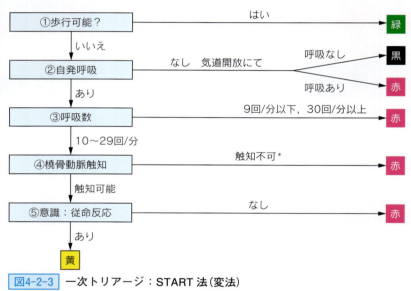

図4-2-3 一次トリアージ：START法（変法）

* 脈を触知しても，「微弱である」「皮膚蒼白・冷汗」「頻脈（120回／分超）」の
いずれかを伴う場合には，区分Ⅰと（赤）と判定してもよい
STARTの原法は②③④⑤の順に評価し，最後に①「歩行可能か？」を確認する

に，START法によるトリアージの方法を図4-2-3に示す。

2）トリートメント

多数傷病者事故では，現場（応急）救護所が設置され，重症度別（トリアージカテゴリー別）でテントなどに収容し，治療・処置が行われる。

現場に医療チームがいる場合は，医療と連携して治療・処置を行う。

災害現場で行われる治療・処置は，安定化のための治療・処置であり，根本治療ではない。

最大多数の傷病者を安全に医療機関に搬送するために，必要最低限の安定化処置を実施することが目的である。

トリートメント（応急処置）担当者は次の任務にあたる。
(1) 応急処置（気道確保，補助換気，酸素投与，輸液，止血，固定，被覆，保温など）
(2) 傷病者管理
(3) トリアージタッグへの必要事項の記載

3）トランスポート

限られた医療資源や搬送手段しかない状況で，現場にいる多数傷病者のなかから優先的に誰をどこの医療機関

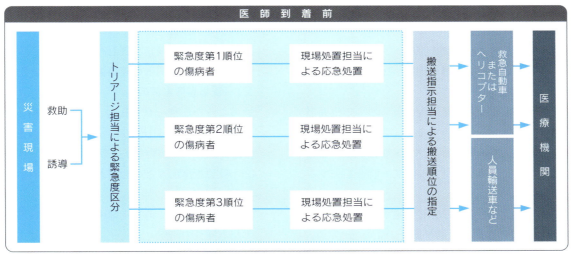

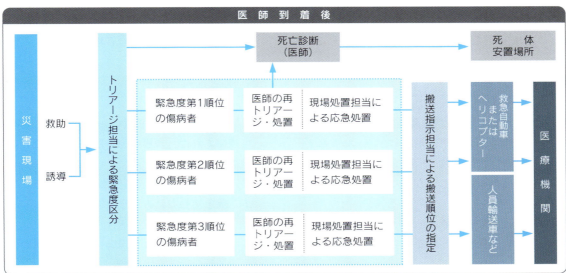

図4-2-4 多数傷病者事故における傷病者搬送までの手順

注1 　　　内は，現場（応急）救護所を表す
 2 医師による再トリアージは，医師が必要と判断した場合に行う
 3 無傷者については，トリアージ担当者が現場救護活動に支障のない場所への移動を指示する

に搬送すべきであるかを判断しなければならない。

また，搬送する医療機関に傷病者が集中すると個々の傷病者に提供できる医療レベルが低下し，「防ぎ得た災害死」に陥る危険性が増加するため，分散搬送を考慮した搬送先の選定を行う必要がある。

トランスポート（搬送指示）担当者は次の任務にあたる。

(1) 緊急度区分表に基づく搬送順位の決定
(2) 救急自動車の収容人員の調整
(3) 搬送手段の決定（救急自動車，ヘリコプターなど）
(4) 集約的な医療機関情報の管理と医療機関の選定

集団災害における傷病者搬送までの手順を図4-2-4に示す。

III 現場の救急活動

1 最先着救急隊の活動

最先着救急隊の活動はきわめて重要であり，災害発生（もしくは発生の危険性）を認識し，災害モード（多数傷病者対応）への切り替えを行うことが最優先活動となる。最先着救急隊が災害発生と認識せずに，いきなり目の前の傷病者の救護活動を開始すれば，組織的な災害対応が遅れ被害が拡大することとなる。

最先着救急隊の隊長は，指揮本部長が到着するまで次

の任務を行う。

1) 災害現場の把握
(1) 災害発生場所および概要の把握
(2) 傷病者数および傷病状態の把握

2) 現場報告と応援要請
(1) 現場報告は視認できる範囲内で災害現場の把握事項を速やかに指令室に報告する。
(2) 死傷者数や災害の規模および状況などから，救急隊や救助隊など消防隊の増強要請を，時機を失することなく行う。
(3) 資器材についても必要に応じ要請する。

3) 現場(応急)救護所の設置準備
現場(応急)救護所は，的確な救出救護活動および災害の3T(TTT)を考慮した位置に設置し，救急自動車積載資器材などにより現場(応急)救護所運用の準備をする。

2 後着救急隊の活動

1) 現場到着(集結場所を含む)時の報告および受命
救急隊長は，指揮本部長に到着報告を行い，必要な下命を受ける。ただし，すでに救急指揮所担当隊長が指定されている場合はその指揮下に入るものとする。

2) 傷病者の引き継ぎ
救急隊長は，傷病者の引き継ぎを受ける場合は，搬送指示担当から傷病者の状態など必要な事項について指示を受ける。

Ⅳ 現場指揮本部

多数傷病者の救護活動を的確かつ円滑に実施するために，現場指揮本部のもと前進指揮所，救急指揮所などの指揮部署を確立する必要がある。また，現場指揮本部は消防活動の中枢として，明確な活動方針のもと出動各隊を統括指揮するとともに関係機関との連携を密にし，的確な救出救護活動，傷病者管理，搬送体制の確立，災害現場全体の安全管理など，災害の効率的な収束に努める。

1 現場指揮本部の設置条件と任務

1) 現場指揮本部の設置条件
次のようなことが設置の基準になる。
(1) 二次災害発生の危険のない位置
(2) 災害現場の全般が把握しやすい位置
(3) 救急指揮所などと連結しやすい位置
(4) 無線障害などがなく，関係機関への連絡などが行いやすい位置
(5) 出動各隊を統括指揮しやすい位置
(6) 現地関係機関との連絡調整が行いやすい位置

2) 現場指揮本部の任務
次のような任務を有する。
(1) 集結場所および進入・退出路設定および現場(応急)救護所の設置(図4-2-5)
(2) 救急指揮所などの設置および救急指揮担当隊長などの指定
(3) 必要に応じて前進指揮所の設置および前進指揮所担当隊長の指定
(4) 関係機関との連携および調整
(5) 広報活動
(6) 災害現場全体の安全管理

2 救急指揮所

1) 救急指揮所の設置
可能であれば，現場指揮本部と同一または直近の場所に設置する。

2) 救急指揮所担当の任務
(1) 救急活動方針の決定および徹底
(2) 救急指揮所の統括運営
　①救急指揮所および現場(応急)救護所の開設
　②各救急隊の指揮統括
　③救急指揮所および現場(応急)救護所担当員の任務の指定
　④現場医師への協力要請
　⑤資器材などの集結および効果的運用
(3) 救急隊の活動管理
(4) 指揮本部長への報告，連絡および前進指揮所担当隊長との連携
(5) 現場関係機関との連絡，活動調整

3) 救急隊員の増強および救急資器材の搬送
多数傷病者事故においては，初動時にCSCAを確立した後，3T(TTT)を開始することが重要である。最先着した救急隊長は，3T(TTT)を担当する救急隊および傷病者の搬送を担う救急隊の応援を早期に求める必要がある。また，現場(応急)救護所などにおいて使用する救急資器材についても併せて要請する。

4) 医療機関の選定
搬送先医療機関は，医療情報を集約的に把握できるポジションにおいて選定することを原則とする。ここでいうポジションとは，通信指令室，指揮本部，救急指揮所，

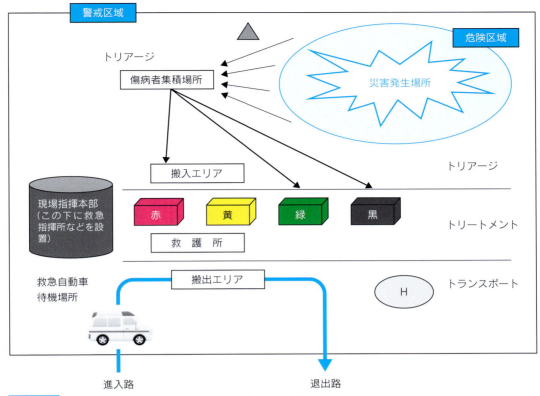

図4-2-5 多数傷病者災害における現場レイアウトの一例
▲ 前進指揮所（必要に応じて設置）
Ⓗ ヘリポート

トランスポート担当などがこれにあたる。

3 現場（応急）救護所

1） 現場（応急）救護所の設置
(1) 二次災害の危険がなく，搬送担当救急隊の進入および搬送路が確保でき，地形が平坦で容易に救護活動ができる場所とする。
(2) 設置要領
①傷病者の発生状況を考慮した設定面積とする。
②設置場所の周囲に区域を定め立入り制限を行い，救護活動の円滑化を図る。
③必要により膨張（エアー）テントを用い防水シート，毛布などを用意する。
④多数傷病者に必要な救急資器材を集結する。
⑤「現場（応急）救護所」の標旗を掲出する。
標旗は，現場（応急）救護所の活動が周囲から確認しやすい場所に，しっかりと固定する。

2） 現場（応急）救護所における傷病者対応の手順
現場（応急）救護所の入口の搬入エリアでトリアージを行い，カテゴリー別にそれぞれのテントに収容し，緊急治療群（赤タッグ）の処置・治療が最優先される。気道の確保，バッグ・バルブ・マスクによる補助換気，圧迫止血などの安定化のための応急処置だけでなく，全身固定，四肢骨折の副子固定，保温など安全な搬送のための追加処置（パッケージング）が行われる。医師が到着していれば，医師による気管挿管，胸腔ドレナージ，薬剤投与などの処置・治療も実施される。

4 前進指揮所

災害現場が広範囲の場合，または救助・救急などが複合し，個別の指揮体制を必要とする場合には，別個に前進指揮所を設置し，効果的な部隊運用を行うことが必要である。

V 緊急消防援助隊

緊急消防援助隊は，平成7年の阪神・淡路大震災の教訓を踏まえ，大規模災害等において被災した都道府県内の消防力では対応が困難な場合に，人命救助活動などを

第4編 災害と多数傷病者対応

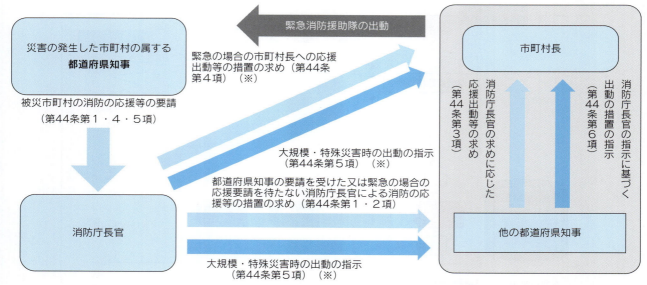

図4-2-6 緊急消防援助隊の出動スキーム
（　）の条項はすべて消防組織法
（※）都道府県知事の要請を受けた場合（第44条第1項）と，緊急の場合で都道府県知事の要請を待ついとまがない場合（第44条第2項）がある

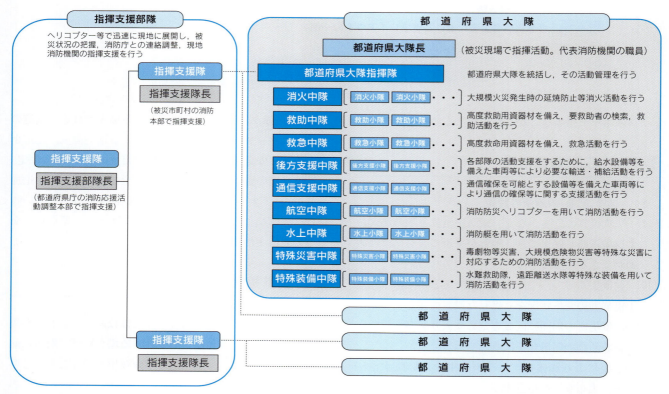

図4-2-7 緊急消防援助隊の部隊編成

効果的かつ迅速に実施し得るよう，全国の消防機関相互による援助体制を構築するため，平成7年6月に創設され，平成15年6月の消防組織法の改正により，緊急消防援助隊が法制化された（図4-2-6）。

緊急消防援助隊の部隊編成は指揮支援部隊と都道府県大隊からなり，都道府県大隊は都道府県大隊指揮隊，消火・救助・救急・後方支援・通信支援・航空・水上・特殊災害・特殊装備の各中隊で構成されている（図4-2-7）。

第4編　災害と多数傷病者対応

3　他機関との連携

　災害発生時の緊急医療対応を円滑に遂行するには，関係する消防，医療機関，行政機関，自衛隊，地域コミュニティやボランティア団体などの相互連携と協力体制が不可欠である。行政における関係機関の災害対応の調整を行う組織としては内閣官房の危機管理監や都道府県での防災監が設置され，災害医療コーディネーター制度などの導入が図られているが，実際的な災害対応において，災害発生現場での消防，警察および医療関係者間の情報の共有化を図る方策が重要である。

I　医　療

1　災害時に活動する主な組織

1）DMAT

　災害派遣医療チーム（DMAT：Disaster Medical Assistance Team）とは，大地震および航空機・列車事故などの災害時に被災者の生命を守るため，被災地に迅速に駆けつけ，救急治療を行うため，厚生労働省の認めた専門的な研修・訓練を受けた医療チームである。平成29年3月31日現在，1,571チームが登録されている。DMATの派遣は，被災地域の都道府県の派遣要請に基づくが，厚生労働省は当分の間，派遣要請がない場合であっても，緊急の必要があると認めるときは，都道府県に対してDMATの派遣を要請することができる。

　DMATは，災害発生直後の急性期（おおむね72時間以内）に活動できる機動性をもち，1チーム医師1名，看護師2名，業務調整員1名の計4名を基本として構成される。活動期間は，移動時間を除きおおむね48時間以内を基本とする。災害の規模に応じて，DMATの活動が長期間（1週間など）に及ぶ場合には，DMAT 2次隊，DMAT 3次隊などの追加派遣での対応が考えられている。被災地域で活動するDMATは，原則として，被災地域内の災害拠点病院等に設置されるDMAT活動拠点本部に参集し，本部活動，病院支援，地域医療搬送および現場活動を主な業務とする。また，自衛隊等の航空機を用いて対象患者を被災地域内の航空搬送拠点から被災地域外の搬送拠点まで航空搬送する，広域医療搬送も行う。さらに，DPAT（災害派遣精神医療チーム），JMAT（日本医師会災害医療チーム）をはじめとする医療チームなどと，都道府県災害対策本部の派遣調整本部を通じて，情報共有を含めた連携をとっている。

2）日本赤十字社

　日本赤十字社の災害救護活動には，赤十字の人道的任務として自主的判断に基づいて行う場合と，災害対策基本法や武力攻撃事態等における国民の保護のための措置に関する法律（国民保護法）における指定公共機関として，国や地方公共団体の行う業務に協力する場合とがある。これらの災害救護活動を円滑に行うため，日本赤十字社防災業務計画や日本赤十字社国民保護業務計画を作成し，準備を行っている。

　災害時に日本赤十字社が行う救護業務には，救護班（1班当たり医師・看護師ら6名）やdERU（国内型緊急対応ユニット）を派遣し，救護所の設置，被災現場や避難所での診療，こころのケア活動などを行う医療救護がある。これは，迅速な応急的災害医療により，1人でも多くの人命を救助するとともに，被災地の医療機関の機能が回復するまでの空白を埋める役割を果たすものである。医療救護は，災害救助法に基づく「災害救助に関する厚生省と日本赤十字社との協定」により，「医療，助産及び死体の処理（一時保存を除く）」が各都道府県知事から日本赤十字社に委託されることとなるが，知事からの要請がなくても，日本赤十字社独自の判断で救護班を派遣して救護活動を行うこともある。日本赤十字社が災害時に行う救護業務には医療救護のほか，救援物資の備蓄と配分，災害時の血液製剤の供給，義援金の受付と配分，その他災害救護に必要な業務などがある。

　これらの活動は，日本赤十字社本来の使命であるが，適切な業務の遂行のために，災害対策基本法に基づき「日本赤十字社防災業務計画」を定め，平時から救護資器材

の整備や救護業務にあたる要員(救護員)の養成・確保を行っている。

3） JMAT

日本医師会災害医療チーム(JMAT：Japan Medical Association Team)とは，災害発生時に被災者の生命および健康を守り，被災地の公衆衛生を回復し，地域医療の再生を支援することを目的とする医療チームである。

JMATは，災害発生時，被災地の都道府県医師会の要請に基づく日本医師会からの依頼により，全国の都道府県医師会が，郡市区医師会や医療機関などを単位として編成する。JMATの活動内容は，主に災害急性期以降における避難所・救護所などでの医療や健康管理，被災地の病院・診療所への支援(災害前からの医療の継続)である。さらに，医療の提供という直接的な活動にとどまらず，避難所の公衆衛生，被災者の栄養状態や派遣先地域の医療ニーズの把握と対処から，被災地の医療機関への円滑な引き継ぎまで，多様かつ広範囲に及ぶ。被災地では，都道府県医師会や郡市区医師会が医療関係者の代表として各災害対策本部に参画し，被災地の調整機能の中心となる。JMATは，その調整機能のもとで活動することを原則とする。

1つのJMATの派遣期間は，3日～1週間を目途とする。医薬品・食料・装備などの携行資器材，交通手段，宿泊手段その他は，都道府県医師会ないし実際にJMATを派遣する郡市区医師会または医療機関等が準備するものとされ自己完結による派遣である。チームの構成例として医師1名，看護職員2名，事務職員1名があげられているが，職種・員数は，派遣元都道府県医師会等の要員確保の状況や現地でのニーズなどに応じて柔軟に対応するとされている。

4） DPAT

自然災害や犯罪事件・列車事故などの集団災害の発生時には，被災地域の精神保健医療機能が一時的に低下し，さらに災害ストレスなどにより新たに精神的問題が生じるなど，精神保健医療への需要が拡大する。このような災害の場合には，被災地域の精神保健医療ニーズの把握や他の保健医療体制との連携，各種関係機関等とのマネジメント，専門性の高い精神科医療の提供と精神保健活動の支援が必要である。災害派遣精神医療チーム(DPAT：Disaster Psychiatric Assistance Team)とは，これらの活動を行うために専門的な研修・訓練を受けた医療チームである。都道府県および政令指定都市(以下，都道府県等)によって組織され，被災地域の都道府県等からの派遣要請に基づき派遣され，被災都道府県等の災害対策本部の指示で活動する。

DPAT各班は，精神科医師，看護師，業務調整員(連絡調整，運転など，医療活動を行うための後方支援全般を行う者)の職種を含めた数名(車での移動等を考慮した人数)で構成されるが，現地の需要に合わせて，児童精神科医，薬剤師，保健師，精神保健福祉士や臨床心理技術者などが適宜含まれる。また，地域の実情に応じて，都道府県等の職員だけでなく，関連機関(大学付属病院，国立病院，公立病院，その他の病院，診療所など)の職員で構成することもできる。

DPAT 1班当たりの活動期間は1週間(移動2日・活動5日)を標準とし，必要に応じ，同じ地域には同一の都道府県等が数週間～数カ月継続して派遣される。各班は，原則として被災地域内の災害拠点病院，精神科の基幹病院，保健所，避難所などに設置されるDPAT活動拠点本部に参集し，その調整下で情報収集と評価，情報発信，災害によって障害された既存の精神医療システムの支援，災害のストレスによって生じた精神的問題を抱える市民への対応，支援者(地域の医療従事者，消防職員，行政職員など)への支援等を行う。

5） DHEAT

平成23年の東日本大震災では，受援側の自治体が被災して指揮調整部門が機能不全に陥り，限られた支援資源の有効活用や被災状況に応じた支援資源の適正配分ができなかった。平成28年の熊本地震では，自治体が直接被災せず，ライフライン・通信が早期に復旧したなかでも，同様に指揮調整部門が混乱するという事態が生じた。

被災都道府県等が担う，急性期から慢性期までの医療体制の再構築および避難所等における保健予防活動と生活環境衛生の確保に係る情報収集，分析評価，連絡調整等のマネジメント業務を支援することによって，「防ぎ得た災害死」と二次的な健康被害を最小化するという目的を任務とする，災害時健康危機管理支援チーム(DHEAT：Disaster Health Emergency Assistance Team)の活動について検討された。平成30年3月には，厚生労働省からDHEATの活動要領が示され運用が開始された。そして，同年7月に発生した西日本豪雨災害で甚大な被害を受けた岡山県倉敷市に，DHEATは初めて派遣されている。

2 災害医療体制

1） 災害拠点病院

多発外傷，圧挫症候群，広範囲熱傷などの災害時に多発する重篤救急患者の救命医療を行うための高度な診療機能を有し，被災地からの重症傷病者の受入れ機能を有

表4-3-1 災害拠点病院の運営体制における主な指定要件

1. 24時間緊急対応し，災害発生時に被災地内の傷病者等の受入れおよび搬出が可能な体制を有すること
2. 災害発生時，傷病者の受入れ拠点にもなること．なお，広域災害救急医療情報システムが機能していない場合には，被災地からとりあえずの重症傷病者の搬送先として傷病者を受け入れること
3. DMATを保有し，その派遣体制があること．また，災害発生時に他のDMAT等の支援を受け入れる際の待機場所や，対応の担当者を定めておくなど体制を整えていること
4. 救命救急センターまたは二次救急医療機関であること
5. 被災後，早期に診療機能を回復できるよう，業務継続計画の整備を行っていること
6. 被災した状況を想定した研修および訓練を実施すること
7. 二次救急医療機関および地域医師会，日本赤十字社などの医療関係団体とともに定期的な訓練を実施すること．また，災害時に地域の医療機関への支援を行うための体制を整えていること
8. ヘリコプター搬送の際には，同乗する医師を派遣できること

するとともに，DMATなどの受入れ機能，傷病者などの受入れおよび搬出を行う広域搬送への対応機能，DMATの派遣機能，地域の医療機関への応急用資器材の貸出し機能を有するものが「地域災害拠点病院」である．さらにそれらの機能を強化し，災害医療に関して都道府県の中心的な役割を果たすものが「基幹災害拠点病院」である．地域災害拠点病院については，各都道府県の二次医療圏ごとに原則として1カ所以上，基幹災害拠点病院については，原則として都道府県ごとに整備する必要があるとされている．

東日本大震災，熊本地震における課題を踏まえた，災害拠点病院の運営体制における主な指定要件を表4-3-1に示す．

平成30年2月28日時点で，全国727の病院が災害拠点病院に指定されている．

2）EMIS（広域災害救急医療情報システム）

広域災害救急医療情報システム（EMIS：Emergency Medical Information System）は，平成7年の阪神・淡路大震災における教訓から構築された．大規模な広域災害時における人命の救援・救助には，まず情報を迅速かつ正確に把握することが重要であり，医療機関，医療関係団体，医師会，消防機関，保健所，市町村などの情報ネットワークの構築が必要であることから，EMISは，災害医療の予備情報および対策情報の収集・提供を行い，迅速かつ的確な救護活動の仕組みづくりの支援を目的としている．

各都道府県に導入されているEMISが災害時における障害などにより利用できなくなった場合に備え，東西2カ所にある広域災害バックアップセンターで全国のシステムデータをバックアップすることで，より信頼性の高いネットワークを構成している．都道府県のEMISが利用できなくなった場合に各機関が直接バックアップセンターに接続することで，運用を停止することなく災害医療情報の収集・提供を行うことが可能である．

主な機能として，市民向けには，災害救急医療にかかわる各種情報の提供や固定コンテンツ，災害救急医療全般についてのリンク集がある．関係者（機関コード，パスワードが必要）向けには，災害医療情報の入力・検索・集計，災害救急医療にかかわる各種情報の登録・提供，医療機関情報の提供，情報共有化機能，機関情報の管理，システム運用状態の切り替え，災害時における通知・連絡などの配信機能があり，利用者により機能が異なる．

3）広域医療搬送

大規模災害時被災地では，多数の負傷者が発生し，加えて医療施設の被災による機能低下や医療従事者の負傷などにより，十分な医療を確保できないことが予想される．そこで，重症者の救命と被災地内医療の負担軽減を図るために，DMATや救護班などを被災地外から派遣し，重症者を被災地外の災害拠点病院等へ搬送する必要がある．この一連の流れが広域医療搬送である．

広域医療搬送は，次のような流れで行われることを想定している．

(1) 災害発生後に，広域医療搬送活動に従事するDMATなどが被災地外の拠点に参集し，航空機等により被災地内の広域搬送拠点へ移動する．

(2) 被災地内の広域搬送拠点に派遣されたDMATなどは，拠点内に患者を一時収容する広域搬送拠点臨時医療施設（SCU：Staging Care Unit）の設置を補助するとともに，一部はヘリコプターなどで被災地内の災害拠点病院等へ移動し，広域医療搬送対象者を選出し，被災地内広域搬送拠点まで搬送する．

(3) 搬送した患者をSCUへ収容し，再トリアージおよび必要な追加医療処置を実施する。

(4) 搬送順位に従って，広域搬送用自衛隊機で被災地外の広域搬送拠点へ搬送し，救急自動車等により被災地外の医療施設へ搬送して治療する。

SCUとは，航空機での搬送に際して患者の症状の安定化を図り，搬送を実施するための救護所として，都道府県により被災地および被災地外の航空搬送拠点に設置される広域搬送拠点臨時医療施設である。

4）地域医療搬送

地域医療搬送とは，被災地内外を問わず，都道府県，市町村および病院が，各防災関係機関の協力を得て，ヘリコプター，救急自動車などにより患者を搬送する医療搬送（県境を越えるものも含む）であって，広域医療搬送以外のものをいう。災害現場から被災地域内の医療機関への搬送，被災地域内の医療機関から近隣地域への搬送，被災地域内の医療機関からSCUへの搬送，および被災地域外のSCUから医療機関への搬送を含む。

II 警察

国内において大規模災害が発生，またはまさに発生しようとしている場合における都道府県警察相互間の援助については，広域緊急援助隊により対応してきたが，平成23年の東日本大震災における反省・教訓を踏まえ，災害に係る危機管理体制を見直し，大規模災害の発生時における広域的な部隊派遣態勢を拡充することを目的として平成24年に警察災害派遣隊が設置された。警察災害派遣隊は，大規模災害発生時に直ちに被災地等に派遣され，宿泊所の手配，物資の調達などの支援を受けることなく活動する即応部隊と，大規模災害発生時から一定期間が経過した後に長期間にわたり派遣される一般部隊により構成される。

即応部隊は，広域緊急援助隊（警備部隊，交通部隊および刑事部隊），広域警察航空隊，機動警察通信隊および緊急災害警備隊から編成される。一般部隊は，特別警備部隊，特別生活安全部隊，特別自動車警ら部隊，特別機動捜査部隊，身元確認支援部隊，特別交通部隊，情報通信支援部隊および支援対策部隊から編成される。

警察災害派遣隊の任務には，情報の収集連絡，避難誘導，救出救助，検視・死体見分，緊急交通路の確保，行方不明者の捜索，治安の維持，活動に必要な通信の確保，物資の調達・管理および搬送などがある。

III 自衛隊

自衛隊は，自衛隊法に基づいてさまざまな活動をしており，災害に対する行動としては，大きく「災害派遣」「地震防災派遣」「原子力災害派遣」の3種類が定められている。

災害派遣には，都道府県知事などからの要請により派遣される「要請による災害派遣」（自衛隊法第83条第2項），緊急を要し，要請を待ついとまがないと認められる場合の「自主派遣」（自衛隊法第83条第2項但し書き），防衛省の施設またはこれらの近傍に災害が発生した場合における「近傍災害派遣」（自衛隊法第83条第3項）がある。派遣された部隊は，捜索・救助，水防，医療，防疫，給水，人員や物資の輸送など，さまざまな災害派遣活動を行う。また，自然災害のほか，航空機や船舶の事故などの救援，医療施設に恵まれない離島などでは救急患者の輸送なども行っている。

地震防災派遣は，大規模地震対策特別措置法に規定する警戒宣言が発せられ，地震災害警戒本部長からの要請を受け派遣される（自衛隊法第83条の2）。地震防災派遣は，警戒宣言に係る大規模地震が発生したとき，または警戒解除宣言が発せられるまでの間において実施するものとされ，発災後は大規模震災時における災害派遣として対処される。平成30年2月の時点で，派遣実績はない。

原子力災害派遣は，原子力災害対策特別措置法に規定する原子力災害対策本部長から要請があった場合に派遣される（自衛隊法第83条の3）。平成23年に発生した東日本大震災による福島第一原子力発電所事故に対応するための派遣要請が唯一の派遣実績となっている。

IV 海上保安庁

海上保安庁は，海上保安庁法第2条第1項に定められているとおり「海上の安全及び治安の確保を図ること」を任務としている。国土交通省の外局として設置されている。本庁（東京都）のもと，全国を11の管区に分け，それぞれに地方支分部局である管区海上保安本部を設置し，担任水域を定め，管区海上保安本部には，海上保安部，海上保安署，航空基地などの事務所を配置し，巡視船艇や航空機などを配属し，これらの事務所や巡視船艇・航空機などにより，治安の確保や人命救助などの業務にあたっている。

海上保安庁では，防災に関してとるべき措置などを規

定した「海上保安庁防災業務計画」などに基づき，自然災害や事故災害に対応できる体制をとっている。災害への対策は，平素からの準備として，海図の整備など海上における災害予防，船艇・航空機などの整備，防災体制の整備，協力体制の確立，訓練，調査研究などがある。災害発生時には，災害規模の情報収集を行い，その情報に基づき，船艇・航空機などを災害が発生している周辺海域に出動させ，人命の救助・救急活動，消火活動，流出油などの防除活動，海上交通の安全確保などを行い，当面の危機的状況に対処したのちは，社会秩序の維持，船舶等への情報提供，二次災害の防止などを行っていくものとしている。これらの災害応急対策は，事案ごとに臨機応変，迅速かつ積極的に実施していくものとされている。

V　その他（地方公共団体等）

災害対策基本法は，防災に関する組織として，国に中央防災会議，都道府県および市町村に地方防災会議を設置することとしている。これらの防災会議は，災害予防，災害応急および災害復旧の各局面に有効適切に対処するため，防災計画の作成とその円滑な実施を推進することを目的としている。中央防災会議においてはわが国の防災の基本となる防災基本計画を，各指定行政機関および指定公共機関においてはその所掌事務または業務に関する防災業務計画を，地方防災会議においては地域防災計画をそれぞれ作成することとされている。

災害時の応急対策等の必要に応じて，国は非常災害が発生した場合においては非常災害対策本部，著しく異常かつ激甚な非常災害が発生した場合においては緊急災害対策本部を設置，都道府県および市町村は災害対策本部を設置することとしており，災害対策に万全を期することとしている。

第5編

救急資器材

第5編 救急資器材

1 観察用資器材

I 血圧計

傷病者の循環状態を把握する目的で使用し、主にアネロイド式血圧計(写真5-1-1)や電子血圧計がある。

アネロイド式血圧計は、水銀を使用せず機械式の圧力計で測定する。上腕に巻きつけるマンシェット、圧力ゲージ、エアリリースバルブおよび送気球があり、聴診器を用いてコロトコフ音を聴取する聴診法と傷病者の橈骨動脈に触れて拍動を確認する触診法がある。

電子血圧計には、上腕で測定するものと手首で測定するものがある。測定方式にも違いがあり、血管の拍動音(コロトコフ音)を聴取するコロトコフ法と、血管が拍動するときの振動をとらえるオシロメトリック法がある。

[アネロイド式血圧計の取扱要領]
(1) マンシェットは、傷病者の上腕長の2/3程度の幅(成人で通常14cm)のものを選定する。
(2) 測定前にゲージの指針が0であることを確認する。
(3) 上腕動脈の位置を確認し、マンシェットの下端が肘関節から2〜3cm上になる位置で、指が1〜2本入る程度の余裕をもたせて巻きつける。
(4) 上腕動脈の位置に聴診器を当てる。
(5) エアリリースバルブを閉め、送気球を用いてマンシェットを加圧し、測定部位の動脈を圧迫する。拍動音が聴診できなくなった時点からさらに30mmHg程度加圧する。
(6) エアリリースバルブを緩め、マンシェットをゆっくり減圧(1秒間に2〜4mmHg程度)し、コロトコフ音が聴こえはじめた時点を収縮期血圧、聴こえなくなった時点を拡張期血圧とする。
(7) 周囲の騒音などで聴診法が困難な場合は、触診法で行う。触診法は聴診器の代わりに橈骨動脈の拍動を触知して測定する。エアリリースバルブを緩め、マンシェットをゆっくり減圧し、拍動を認めた時点を収縮期血圧とする。なお、触診法では拡張期血圧は測定できない。

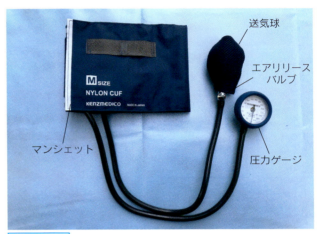

写真5-1-1 アネロイド式血圧計

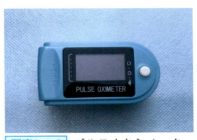

写真5-1-2 パルスオキシメーター(プローブ一体型)

II パルスオキシメーター

パルスオキシメーター(写真5-1-2)は経皮的動脈血酸素飽和度(SpO_2)および脈拍数を測定するためのもので、傷病者の呼吸・循環状態の観察に役立つ。

傷病者の指先や耳朶に装着するプローブには、2種類の光(赤外光と赤色光)を発光する部分と、組織を透過した光を測定するセンサー部分があり、この透過光比率によって数値が表される。健常者のSpO_2はおおむね96〜99%で、90%以下では呼吸不全と判断される。

測定誤差を生じる要因として、末梢循環不全、血圧計

第5編　救急資器材

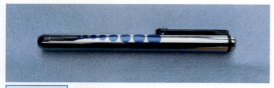

写真5-1-3　検眼ライト

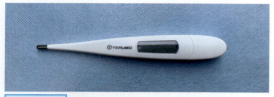

写真5-1-5　電子体温計

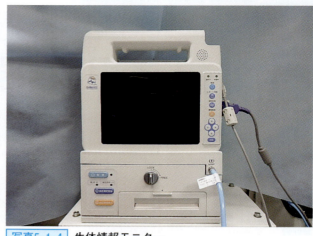

写真5-1-4　生体情報モニター

マンシェットによる血流の阻害，一酸化炭素中毒，傷病者の体動などがある。

Ⅲ　検眼ライト

検眼ライト(写真5-1-3)は瞳孔の大きさ，左右差(瞳孔不同の有無)，対光反射を観察する際に使用するペン型のライトで，先端部分が点灯する。本体に瞳孔ゲージが表示されているものもあり，瞳孔径を確認するときに役立つ。

[取扱要領]
(1) ライトを点灯させ，点灯状況を確認する。
(2) 傷病者を開眼させ，眼球の位置，動き，瞳孔径および左右差を確認する。
(3) ライトを点灯させ，眼球の外側から正面に向かって光を当て，対光反射の有無や速さを確認する。
(4) 照度の低下やちらつきがないことを日常的に点検し，使用時に確実に点灯できるようにしておく。

Ⅳ　心電計

心臓の電気的活動を体表から感知し表示するもので，心疾患の有無を観察するのに役立つ。救急現場では生体情報モニター(写真5-1-4)を使用することが多い。

心電図を測定する場合は，主に近似肢誘導といわれる3つの電極を胸部に貼付する方法が用いられる。

生体情報モニターは，傷病者の心電図，心拍数，SpO_2および血圧などを同時連続的に観察するために使用する。また，測定したデータを記録紙に印字すること

ができる。

Ⅴ　体温計

体温計には，主に電子体温計と非接触式体温計があり，それぞれ測定方法や取扱方法が異なる。体温の測定方法には，直腸検温法，口腔検温法，腋窩検温法，鼓膜検温法などがあるが，救急現場では，電子体温計を用いて腋窩検温法により傷病者の体温を測定することが多い。

1　電子体温計(写真5-1-5)

感温部にサーミスタを内蔵し，電池や測定した体温を表示する液晶部分などで構成されており，広く一般的に使用されている。

腋窩で測定する場合，平衡温予測方式により約1分以内で測定が終わるが，実測する場合は3～10分かかる。

[取扱要領]
(1) 電源を入れ，体温計の感温部を腋窩中央に挟み皮膚に密着させる。このとき，腋窩の汗は拭き取っておく。
(2) 正しく測定できれば体温が表示され，測定終了音が鳴る。

2　非接触式体温計

機器を身体に接触させることなく，身体から発する赤外線量によって測定する体温計で，測定に要する時間が短く，数秒で終了するため，乳幼児など一定時間同じ姿勢が保てない場合にも測定しやすい。一方，外気温の影

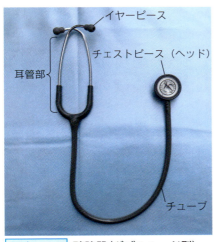

写真5-1-6　聴診器（ダブルヘッド型）

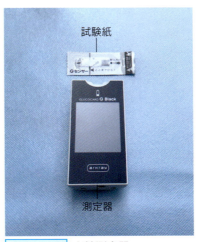

写真5-1-7　血糖測定器

響を受けやすいという欠点もある。

[取扱要領]
(1) 電源を入れ，センサー部分を測定部位に向け（鼓膜体温計の場合は外耳道に挿入），ボタンを押す。
(2) 測定が終了すれば，測定終了音が鳴り体温が表示される。

VI　聴診器

聴診器（写真5-1-6）は傷病者の呼吸音，心音などの聴取や血圧測定のために使用する。主に，耳に挿入するイヤーピース，耳管部，チューブおよび傷病者の皮膚に当てるチェストピース（ヘッド）部分からなる。チェストピースには，シングルヘッド型（膜型）とダブルヘッド型（膜型とベル型）がある。膜型は広い範囲や高音の聴診，血圧測定に適し，ベル型は狭い部位や小児，低音の聴診に適している。

[取扱要領]
(1) 耳管部を両手で持つ。このとき，上からみて耳管部が「ハ」の字になるようにして耳に挿入する。
(2) チェストピースを胸壁などの一定部位に当て，呼吸音，心音などを聴取する。
(3) 血圧測定の場合は所定の動脈の上にチェストピースを当て，拍動音を聴取する。

VII　心電図伝送装置

心電図などを医師（病院）のもとに伝送するとともに，医師からの指示を受けるために使用する。
救急自動車側の送信装置と医師（病院）側の受信装置によって構成される。

[取扱要領]
会話装置として，デジタル携帯電話・衛星電話を使用したもの，会話方式として音声と心電図データ伝送を個々に送信する方式や同時に送信する方式など，種々の構成および設定がある。

VIII　血糖測定器

採血により血糖値を測定するためには，血糖測定器本体，試験紙および穿刺針が必要である（写真5-1-7）。消毒した指先を穿刺針で刺し，少量の血液が滲み出たところで，測定器に接続された試験紙の所定の部分に染み込ませることで測定が完了する。使用後の試験紙と穿刺針は指定された方法で処理する。血糖測定器は，家庭内で血糖を自己管理する場合にも用いられる。

血糖値を測定することにより，救急現場においては，傷病者の意識障害の原因を判別する際に役立つ。ただし，血糖値を測定することは，救急救命士の処置範囲であり，すべての救急隊員が実施できるわけではない。

2 呼吸循環管理用資器材

I エアウエイ

エアウエイは、意識障害時の舌根沈下による上気道の閉塞や狭窄を解除する目的で使用する。

1 経口エアウエイ（写真5-2-1）

口咽頭エアウエイともいう。頭部後屈あご先挙上法や下顎挙上法などの用手的気道確保では十分な気道確保が行えない場合に、比較的低侵襲で簡便に気道の確保が可能である。

中空型のゲデル型と側溝型のバーマン型がある。

[注意事項]

咽頭反射がある場合、嘔吐を誘発する可能性がある。また、無理な挿入や不適切な手技により、舌を押し込んで上気道狭窄を悪化させる可能性がある。

2 経鼻エアウエイ（写真5-2-2）

鼻咽頭エアウエイともいう。経口エアウエイと比較して咽頭への刺激が少なく、咽頭反射が残っている傷病者であっても使用できる。

[注意事項]

先端の形状から、通常は右鼻孔から挿入する。挿入時に鼻出血を起こす場合がある。また挿入時の痛み刺激により頭蓋内圧の上昇を招く可能性がある。

挿入時に頭蓋内に迷入するおそれがあるとともに、頭蓋内感染のリスクが高まるため、顔面外傷や頭蓋底骨折が疑われる場合には使用しない。

II バイトブロック

バイトブロック（写真5-2-3）は、経口挿入した気管内チューブ類などが傷病者に咬まれることで閉塞したり、破れたりすることを防止する目的で使用する。フランジ（円周状のつば）の切り込み部分に、チューブを合わせテープなどで固定する。

中央に孔があり吸引を行うことができる。

[注意事項]

歯がない傷病者で、チューブを咬む可能性がない場合は不要である。

III 気道確保器具

気道確保器具は、救急救命士が使用できる資器材である。

声門上気道デバイスは、胃内容物の逆流が生じた際に

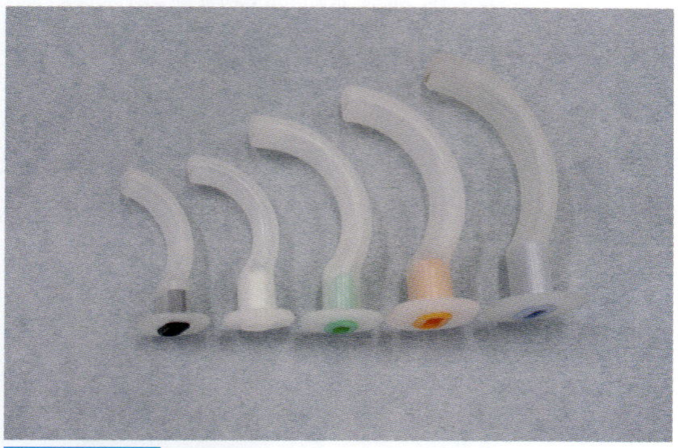

写真5-2-1 経口エアウエイ（ゲデル型）

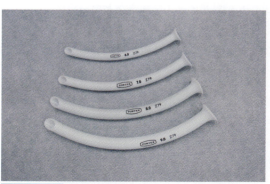

写真5-2-2 経鼻エアウエイ

2 呼吸循環管理用資器材

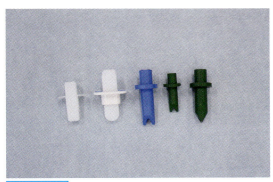

写真5-2-3 バイトブロック

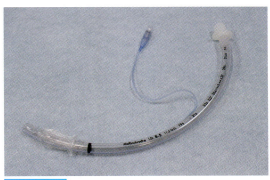

写真5-2-4 気管内チューブ

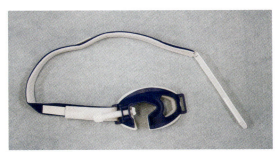

写真5-2-5 気管内チューブ専用固定器具

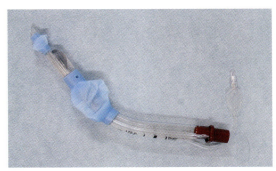

a：ラリンゲアルチューブ

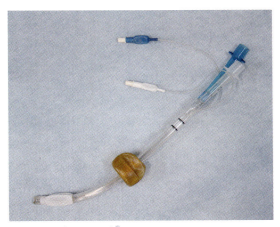

b：コンビチューブ®

写真5-2-6 食道閉鎖式エアウエイ

気道を十分に防護することができないが，気管内チューブでは気管の内壁との間隙をカフで密閉することにより，誤嚥を防ぐことができる。ただし，気管挿管には熟練を要する。

1 気管内チューブ

声門を通じ気管内に直接チューブを挿入し，気管内でカフを膨らませ気道の気密を保ち換気を行えるようにするものである（写真5-2-4）。専用の固定器具と併せて使用する（写真5-2-5）。

気管内チューブは気管チューブとも呼ばれる。

2 声門上気道デバイス

食道と咽頭をカフで閉鎖するタイプと，喉頭周囲をカフで覆うタイプがあり，声門上（手前）に開口した換気口より換気を行えるようにするものである。

1） 食道閉鎖式エアウエイ

食道上部にチューブの先端部を留置し，食道上部と咽頭部の2カ所でカフを膨らませ，その間に設けられた換気口を通じ換気を行う。

主な製品として，ラリンゲアルチューブ，コンビチューブ®などがある（写真5-2-6）。

2） ラリンゲアルマスク，アイジェル®

喉頭部全体をカフで覆い，声門手前に設けられた換気口を通じ換気を行う（写真5-2-7，8）。

IV 酸素吸入用マスク

傷病者に対して酸素投与を行う際に，病態に適した濃度の酸素を投与するために使用する。

241

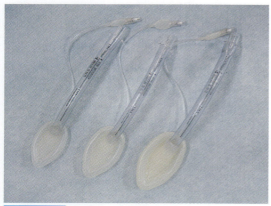

写真5-2-7　ラリンゲアルマスク

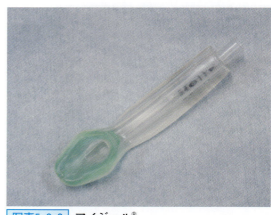

写真5-2-8　アイジェル®

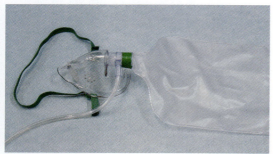

写真5-2-9　リザーバ付きフェイスマスク（高濃度酸素吸入用マスク）

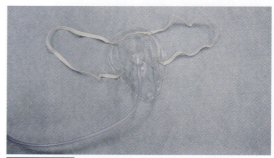

写真5-2-10　フェイスマスク（中濃度酸素吸入用マスク）

1　リザーバ付きフェイスマスク（高濃度酸素吸入用マスク）（写真5-2-9）

　リザーバ内に供給された酸素を吸気時に吸入することから，高濃度の酸素投与が可能となる。自発呼吸がある傷病者で，低酸素血症が疑われる場合や高濃度酸素投与が必要な場合に適応となる。自発呼吸が不安定になった場合には，直ちにバッグ・バルブ・マスクによる補助換気へ変更する。

　装着時にリザーバを膨らませておき，装着後もリザーバが虚脱しないように傷病者の呼吸状態（呼吸回数や換気量）に応じた十分な量の酸素投与が必要である。6L/分以上の投与が目安となる。

2　フェイスマスク（中濃度酸素吸入用マスク）（写真5-2-10）

　リザーバがなく，吸気時に周囲の空気を吸入する量が多くなることから，吸入酸素濃度はリザーバ付きに比べ低くなる。

　低流量ではマスク内に貯留した呼気を再吸気し低酸素・高二酸化炭素状態となることから，5L/分以上の投与が目安となる。

3　ベンチュリーマスク（低・中濃度酸素吸入用マスク）（写真5-2-11）

　ダイリューター（希釈器）の装着もしくはダイヤルコントローラーの調節を行い，指定した酸素流量を流すことで，目的の濃度での酸素投与が可能となる。主に医療機関内で使用される。

4　気管切開マスク（写真5-2-12）

　気管切開が施行されている傷病者用のマスクであり，気管切開口に装着し使用する。

5　鼻カニューレ（写真5-2-13）

　低流量酸素投与器具であり，十分な吸入酸素濃度を得ることはできないが，もっとも簡便で傷病者に苦痛や負担が少ない方法である。医療機関では全身状態が安定した患者や，肺気腫などの慢性呼吸器疾患患者に対して低濃度の酸素投与が必要な場合に使用される。病院前救護では，酸素化障害の程度が軽い傷病者やフェイスマスクの装着を嫌がる傷病者が適応となる。

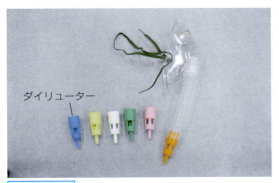

写真5-2-11 ベンチュリーマスク

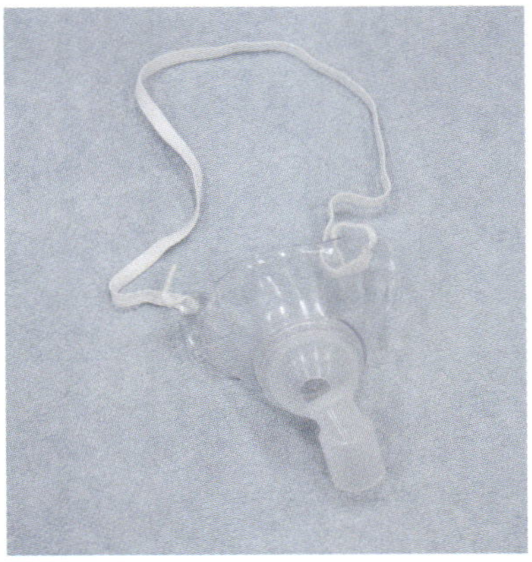

写真5-2-12 気管切開マスク

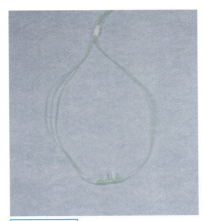

写真5-2-13 鼻カニューレ

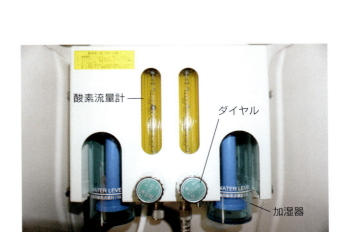

写真5-2-14 加湿酸素流量計

V 流量計付き加湿酸素吸入装置

傷病者への酸素投与を行うために使用する。

救急自動車には，酸素ボンベ，減圧調整器および流量計付き加湿酸素吸入装置が装備されている。流量計付き加湿酸素吸入装置は，加湿酸素流量計（写真5-2-14），加湿器，三方チーズ，配管ホースからなる。

[取扱要領]
(1) 酸素ボンベと減圧調整器を接続する際は，油，ほこり，金属粉が付着していないことを確認し，併せてパッキンの損耗具合について確認する。
(2) 摩擦熱や静電気によるスパークが発火の原因になるため，酸素ボンベのバルブはゆっくり開く。
(3) ボンベの開栓時および使用後の閉栓時には酸素ボンベの残圧を確認し，使用中に酸素切れになることがないよう十分注意する。
(4) 加湿器内の水に細菌が繁殖し，傷病者が吸入することで感染を引き起こす可能性があることから，加湿装置を使う場合には1日1回は水の交換を行い，精製水や滅菌水を用いる。可能であればディスポーザブル酸素加湿器の使用を考慮する。

VI 吸引器

嘔吐物，唾液，痰などを取り除く目的で使用する。

1 電動式吸引器（写真5-2-15）

救急自動車からの電源や内蔵バッテリーなどによりポンプを作動させ，生じた陰圧により吸引を行う。

陰圧ポンプ（本体）と吸引ボトル，吸引ホースなどからなる。

[取扱要領]
(1) 電源スイッチを「ON」にし，作動状況を確認する。
(2) 吸引カテーテルを傷病者の口腔（鼻腔）内に入れ，吸引を行う。調整口のあるカテーテルを使用する際には挿入時には調整口を開放しておき，吸引時に指

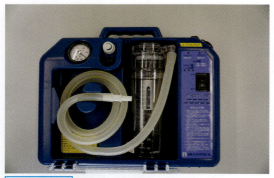

写真5-2-15　電動式吸引器

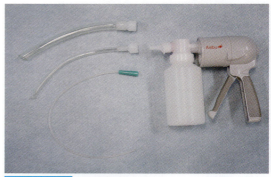

写真5-2-16　手動式吸引器

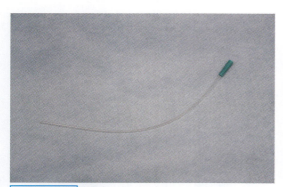

写真5-2-17　吸引カテーテル

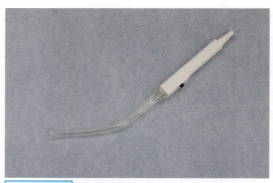

写真5-2-18　ヤンカー型カテーテル

で調整口を塞ぎ吸引を行う。調整口がない場合は，カテーテルの吸引器側を閉塞させ，目的の場所までカテーテルを進めた後に吸引を行う。

（3）吸引物や吸引部位に適応したカテーテルを使用する。

（4）吸引物の性状に応じて，吸引圧および調整口の調節を行う。

（5）カテーテルが粘液などで詰まり吸引困難となった場合は，水容器の水を吸引して詰まりを取り除く。

［注意事項］

（1）本体を水平な安定した場所で，垂直に立てた状態で使用する。

（2）カテーテルの先端で，気道粘膜を損傷させないように注意する。

（3）吸引カテーテルは，清潔に操作するよう心がける。

（4）低酸素状態を招く可能性があるときは，1回の吸引は15秒以内にとどめる。

2　手動式吸引器（写真5-2-16）

ゴム球を握って離す際や引き金を引く際に生じる陰圧により，吸引を行う。

3　吸引用カテーテル

1）吸引カテーテル（写真5-2-17）

ポリ塩化ビニルやシリコン製で，4〜18Frくらいまでのさまざまなサイズがある。なお，Fr（フレンチ）はフレンチサイズの表記方法であり，チューブの外周をmmで表している。フレンチサイズの数値を3で割った値がカテーテルの外径（直径）となる（例：12Fr＝外径4mm）。

2）ヤンカー型カテーテル（写真5-2-18）

ポリ塩化ビニルや合成樹脂製で，吸引カテーテルと比べ硬質であり，カテーテルの途中に曲がりがつけられている。吐物などを視認しながらの吸引が容易である。

3）羊水吸引カテーテル（写真5-2-19）

ポリ塩化ビニル製で，娩出児の口鼻腔内の羊水の吸引などに使用する。マウスピース部に電動式吸引器の吸引チップを接続して吸引する。口で吸う場合には感染防止のため吸引した羊水などを吸い込まないように注意する。

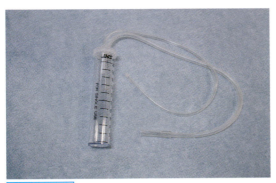

写真5-2-19　羊水吸引カテーテル

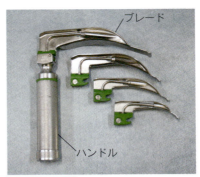

写真5-2-20　喉頭鏡（マッキントッシュ型）

VII　喉頭鏡

咽頭や喉頭にある嘔吐物や異物の状況を観察する際に使用する（写真5-2-20）。また，気管挿管実施時において声門の確認のために使用される。

[取扱要領]
(1) 喉頭鏡は，電池を内蔵したハンドルと先端にライトを有するブレード部分からなる。
(2) ブレードには，マッキントッシュ型（彎曲型）とミラー型（直型）があり，それぞれ傷病者の体格に応じたサイズがある。
(3) 声門を確認する際には傷病者の頭側に位置し，傷病者の頭部に高さ8～10cmの枕を敷き，臭いを嗅ぐような姿勢（スニッフィングポジション）をとらせる。左手でハンドルの根元付近をしっかり把持する。右手の指交差法で開口後，ブレードを挿入し，舌を左側に圧排しながら中央部にブレードで移動させる。ブレードの先に喉頭蓋が視認できたら，さらに喉頭蓋谷まで進め，ハンドルの長軸方向に力を加えて喉頭全体を前上方に押し上げる。この際，上顎門歯を支点として，てこのようにブレードを操作すると，視野が得られないばかりでなく，傷病者の歯牙を損傷する危険性がある。

[注意事項]
(1) 粗暴に操作することによって傷病者の歯牙を折損したり，口腔粘膜を損傷したりする可能性がある。嘔吐を誘発することがあるので，常に吸引の準備をしておく。
(2) 定期的にライトの照度を点検し，常に十分な照度が保たれる状態にしておく。

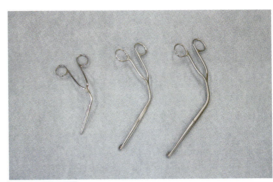

写真5-2-21　マギール鉗子

VIII　マギール鉗子

咽頭，喉頭部の異物除去などに使用する（写真5-2-21）。

[取扱要領]
(1) 気道異物に際し用手による異物除去が困難で，喉頭鏡で異物が確認できる場合にマギール鉗子を使用した異物除去法を試みる。
(2) 喉頭展開で異物を発見したら，異物から目を離さないように注意しながら，リング状の先端で異物を把持して除去する。
(3) マギール鉗子で口腔内を損傷しないよう注意する。

IX　人工呼吸器

1　バッグ・バルブ・マスク人工呼吸器
（写真5-2-22）

傷病者の人工呼吸や補助呼吸に使用する。

一方向弁（バルブ），マスク，バッグ（自己膨張式）で構成される。バッグおよびマスクには，それぞれ成人用，小児用など各種のサイズがある。

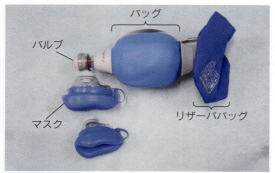

写真5-2-22　バッグ・バルブ・マスク人工呼吸器

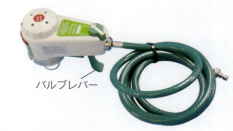

写真5-2-23　手動引金式人工呼吸器

[取扱要領]
(1) 使用するマスクは，顔面に密着し，気密性の高いものを使用する。
(2) 実施者は傷病者の頭部側で，片手で下顎を挙上し，傷病者の口および鼻にマスクを当て，他方の手でバッグを持ち，圧迫して送気する。
(3) 傷病者の胸が挙上するかを確認することが重要である。
(4) バッグの後端にリザーバを取り付けた状態で酸素ホースを接続し，10L/分以上の酸素を流すと，吸入酸素濃度を100%近くにすることができる。

2　手動引金式人工呼吸器（写真5-2-23）

傷病者の人工呼吸や補助呼吸，酸素吸入に使用する。
[取扱要領]
(1) 人工呼吸，補助呼吸に際して静かなレバー操作を心がけ，胃膨満を防止する。
(2) 送気時には，胸郭の膨らみを注意深く観察する。
(3) 常に酸素ボンベの残圧に注意し，残圧がおおむね4MPa（メガパスカル）を下回った場合はボンベの交換を考慮する。
(4) 使用後は，圧力計の「0」指針を確認し，各機器内の残圧を排出してから取り外し，火気には十分注意する。

[人工呼吸・補助呼吸の方法]
(1) 本体にマスクを，ボンベにホースを取り付ける。
(2) 酸素ボンベのバルブを開き，圧力を確認する。
(3) 本体のレバーを引き，酸素の放出状況および臭気の異常を確認する。
(4) 実施者は傷病者の頭部側に位置し，両手で下顎を保持しつつ気道を確保しマスクを密着する。
(5) 示指でバルブレバーを引き，胸部の挙上の有無を確認しながら送気する。

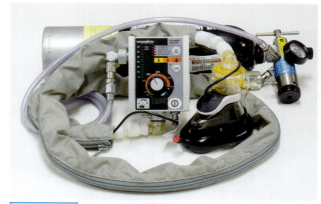

写真5-2-24　自動式人工呼吸器

[デマンドバルブによる酸素吸入の方法]
傷病者に吸気努力がある場合には，デマンド機構が働いて自発呼吸に対応できるようになっている。酸素ボンベのバルブを開放し，バルブレバーは引かずに傷病者の吸気により，酸素を吸入させる。この場合，吸気に伴ったデマンドバルブの作動音（吸気音）を必ず確認する。

3　自動式人工呼吸器（写真5-2-24）

傷病者の人工呼吸や補助呼吸，酸素吸入に使用する。
[取扱要領]
(1) コントロールモジュールのアウトレットと傷病者バルブの間の接続ホースを手締めで接続する。
(2) 同じくコントロールモジュールのインレットとガス供給源の間の駆動ホースを手締めで接続する。
(3) 呼吸回数コントローラーが「OFF」の位置にあることを確認する。
(4) 酸素ボンベを開放する。
(5) 呼吸回数コントローラーにより必要な呼吸回数を，同じく1回換気量コントローラーにより流量を設定する。

2 呼吸循環管理用資器材

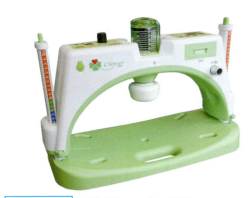
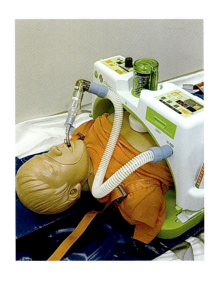

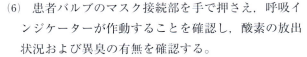
写真5-2-25　自動式心マッサージ器

(6) 患者バルブのマスク接続部を手で押さえ，呼吸インジケーターが作動することを確認し，酸素の放出状況および異臭の有無を確認する。
(7) 患者バルブにマスクを接続して傷病者に酸素を供給する。

[注意事項]
(1) 酸素ボンベはゆっくり開放する。
(2) マスクを使用している場合には，嘔吐の徴候がないか観察を継続する。
(3) 人工呼吸，補助呼吸時は，気道確保を確実に行い胃膨満に留意する。
(4) 人工呼吸時の送気量は6～7mL/kgを目安とする。
(5) 傷病者に自発呼吸が生じた場合には，呼吸回数，呼吸状態が正常であれば，デマンド機構が働くので呼吸回数コントローラーを「OFF」の位置に戻す。
(6) 使用後は呼吸回数コントローラーを「OFF」の位置に戻して，酸素ボンベを閉鎖し，各機器の残圧を排除してから取り外す。

X　自動式心マッサージ器

安定した胸骨圧迫(圧迫の深さ，速さ)を確保するために使用する(写真5-2-25)。

[取扱要領]
(1) 自動式心マッサージ器の種類については「第3編5応急処置」(p.191)を参照されたい。
(2) 付属ベルトなどで傷病者の体幹部を確実に固定し，圧迫部位がずれないようにする。
(3) 随時，動力源となる圧縮酸素，圧縮空気またはバッテリーの残量を確認するとともに，使用中になくなった場合には，直ちに用手による胸骨圧迫を行い，絶え間ない胸骨圧迫を心がける。
(4) 使用後は，すべてのスイッチ，ツマミを「OFF」の位置に戻しておく。

XI　自動体外式除細動器

自動体外式除細動器(広義のAED)は，検出された心電図を解析し，電気ショック適応と判断すれば必要な電気エネルギーを自動的に充電し，ショックボタンを押すことで体外から電気ショックを与える機器である。

自動体外式除細動器は，非医療従事者の使用を前提としたタイプ(狭義のAED)と救急救命士などが使用することを前提としたタイプ(半自動式除細動器)に区別することができる。

半自動式除細動器(写真5-2-26)は，心電図波形を表示するモニター画面が付いており，波形を確認のうえ，VF(心室細動)または無脈性VT(無脈性心室頻拍)が認められるときは，操作者の判断によって解析ボタンを押し(あるいは自動解析されて)，電気ショックが必要な状態であればその旨を音声で知らせるとともに必要な電気エネルギーが自動的に充電されるため，充電完了後にショックボタンを押す。

救急救命士とともに活動する場合は，心電図解析や除細動のタイミングについては救急救命士の指示に従い，電気ショックは真にやむを得ない場合以外は救急救命士が実施する。

除細動器の分類を図5-2-1に示す。

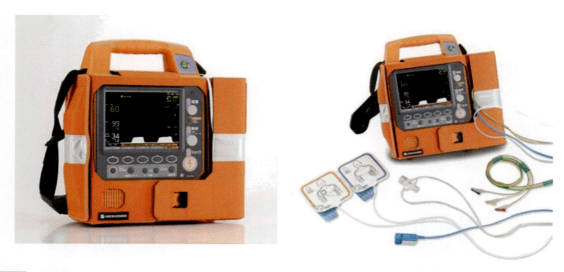

写真5-2-26 半自動式除細動器

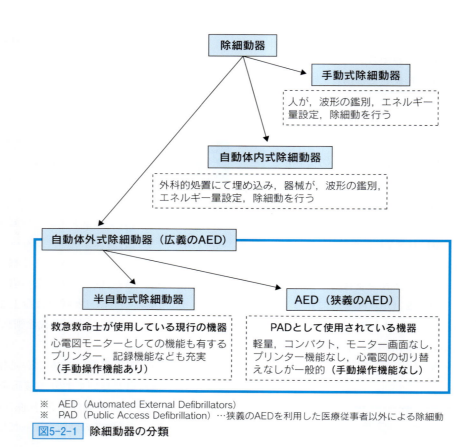

※ AED（Automated External Defibrillators）
※ PAD（Public Access Defibrillation）…狭義のAEDを利用した医療従事者以外による除細動

図5-2-1 除細動器の分類

XII 心肺蘇生法用背板

人工呼吸，補助呼吸時の気道確保および胸骨圧迫時の圧迫効果を高めるために使用する（写真5-2-27）。

[取扱要領]
(1) ストレッチャー上に毛布を広げ，頭部側に心肺蘇生法用背板の凹部がくるように設置する。
(2) 傷病者の頭部および胸腹部を持ち上げ，背板の凹部に確実に頭部がおさまるように素早く挿入する。
(3) 心肺蘇生法用背板の向きに注意し，傷病者をストレッチャー上に収容後は，頭部と凹部の位置がずれないように注意する。
(4) 乳幼児および小児に使用する場合には，頭部後屈

2 呼吸循環管理用資器材

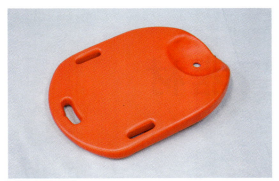

写真5-2-27 心肺蘇生法用背板

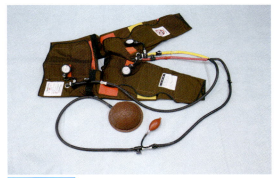

写真5-2-28 ショックパンツ

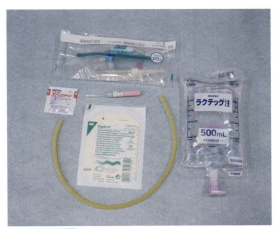

写真5-2-29 輸液セット

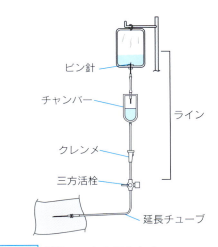

図5-2-2 輸液セットの組み立て

が過伸展とならないように，凹部にタオル包帯などを当て，適正に気道を確保する。
(5) 気管切開の施されている傷病者に対して使用する場合には，凹部にタオル包帯や枕などを当てて，傷病者の頭部を起こし，上気道からの送気漏れを防ぐ。

[禁 忌]
頸椎損傷を疑う傷病者に対しては，頸椎保護の観点から使用しない。

XIII ショックパンツ

血圧低下を伴う重症外傷の傷病者に対して，空気圧によって下半身への血流を上半身に戻し，循環血液量を確保し，血圧を保持するために使用する(写真5-2-28)。胸部外傷など，腹部より上方の損傷に伴う内出血では禁忌である。
骨盤および下肢の骨折の固定にも使用することができる。

[取扱要領]
(1) 腹部と左右下肢がそれぞれ独立した加圧室より構成されている。
(2) ゲージ圧をみながら加圧の程度を加減する。

XIV 輸液セット

救急救命士による救急救命処置用の資器材である。輸液，薬剤投与のための輸液路の確保に使用する。広義には，留置針や駆血帯を含む(写真5-2-29)。
輸液セットはライン(チャンバー，クレンメ付き)，延長チューブ，三方活栓からなる(図5-2-2)。

[取扱要領]
(1) チャンバー：滴下速度確認の目的で使用される。薬剤容器にビン針を接続後，チャンバーを圧縮し，1/2〜1/3程度液を満たしておく。
(2) クレンメ：滴下速度を調節するために使用される。輸液容器，点滴筒，クレンメを常時，同一視野で確認できる位置に固定する。
(3) 三方活栓：他の薬剤を注入するときに使用する。

3 創傷等保護用資器材

I 滅菌ガーゼ

創傷部の保護と細菌の侵入を防ぐために使用する（写真5-3-1）。

[取扱要領]
(1) 創傷の被覆，圧迫止血などに用いる。
(2) 滅菌した状態で密封されている。いったん開封したものは廃棄するか再滅菌する。

II 絆創膏

滅菌ガーゼなどの固定に用いる。各種の絆創膏がある。

[取扱要領]
(1) 材質は紙またはプラスチック製で，各種の大きさのものがある（写真5-3-2）。
(2) 「救急絆創膏」は，比較的軽微な創傷部を被覆するために便宜的に用いるものを指す（写真5-3-3）。

III 包　帯

被覆材料の固定のほか圧迫止血や骨折，脱臼の固定などに用い，各種のものがある。創傷の大きさや性状に合った包帯を使用する。

1 救急包帯

綿の包帯に滅菌ガーゼ（パット）を組み合わせたものを呼称している。

2 タオル包帯

熱傷など広範囲な創傷の被覆または新生児，乳児などの保温に使用する。

[取扱要領]
(1) 受傷位置や傷病者の状態に応じて形状を整えて使用する。
(2) 滅菌状態で保管しておき，使用時には受傷部に当たる部分に手指および衣類などが触れないように留意する。

3 伸縮性網包帯

頭部，顔面，肩，四肢の関節などで，滅菌ガーゼを支持するために使用する（写真5-3-4）。

[取扱要領]
(1) ゴムと糸で円筒状の網に織られている。
(2) 圧迫効果はあまりないので，止血を行う場合には用いない。
(3) 創面には必ず滅菌ガーゼを当てて使用する。

4 弾性包帯

弾力性があり，副子固定などに用いる。

IV 三角巾

綿布を二等辺三角形に裁断したもので，骨折や脱臼の固定，副子の支持，止血に使用する（写真5-3-5）。

[取扱要領]
(1) 固定に用いる場合には，うっ血などに注意し適度に圧迫する。
(2) 被覆に用いる場合には，創傷面に滅菌ガーゼを当てる。
(3) 結び目は，創傷部の上を避け，かつストレッチャー収容時には，傷病者の下側にならないようにする。
(4) 創傷に使用する場合には，衛生的に扱う。

3 創傷等保護用資器材

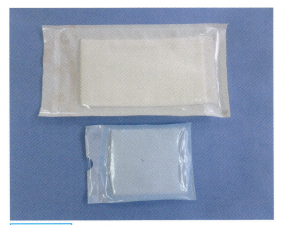

写真5-3-1 滅菌ガーゼ

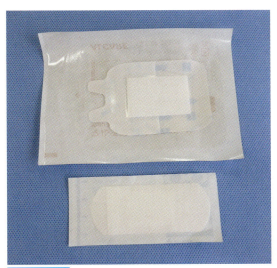

写真5-3-3 救急絆創膏

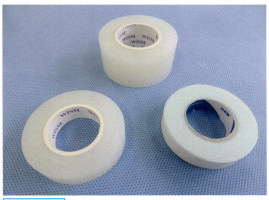

写真5-3-2 絆創膏

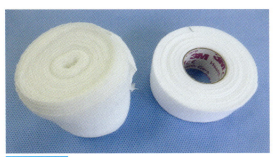

写真5-3-4 伸縮性網包帯

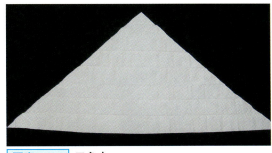

写真5-3-5 三角巾

V 止血帯（ターニケット）

　直接圧迫止血法や止血点圧迫止血法では止血が困難な，轢断などによる四肢からの出血に対して，出血部位の中枢側の四肢を締め上げ，血流を遮断することによって止血することを目的に使用する。専用の止血帯（ターニケット，写真5-3-6）の使用が望ましいが，それがない場合には，包帯，三角巾，タオル，エスマルヒ止血帯（写真5-3-7）などでも可能である。

［ターニケットの使用例（写真5-3-8）］
①出血部位から5～8cm中枢側にバンドを巻く（肌に直接巻くことを原則としているが，衣服を脱がせない場合には，固形物がないことを確認し，衣服の上からバンドを巻く）。
②バンドと肌の間に指先が3本差し込めないようしっかりとバンドを締める。
③出血が止まるまで巻き上げロッドを回す。
④ロッドクリップでロックする。
⑤装着した時間を記録する。
⑥原則として，解除は医療機関到着後に行う。

［ターニケット使用時の留意点］
- 2本の骨が並走する前腕，下腿でも十分な止血効果がある。ただし，関節の上では止血効果が十分でないため膝や肘などでの使用は避ける。
- 効果の確認は，出血が止まっているか，橈骨動脈や足背動脈の触知，パルスオキシメーターなどで行うとよい。
- 四肢の断端（出血部）の止血の状態を経時的に観察す

第5編　救急資器材

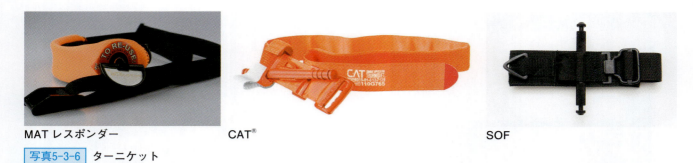

MATレスポンダー　　　CAT®　　　SOF

写真5-3-6　ターニケット

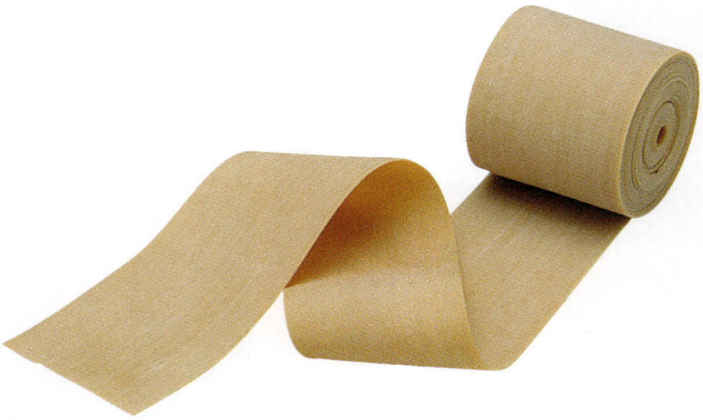

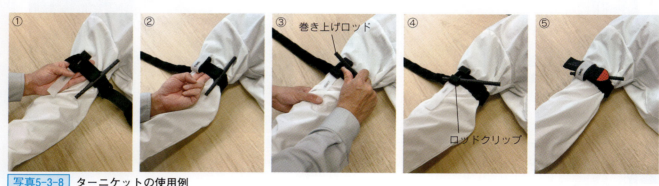

写真5-3-7　エスマルヒ止血帯

写真5-3-8　ターニケットの使用例

　る。時間の経過とともに再出血，うっ血などが生じる場合がある。
- 装着中は，末梢部位の阻血や圧迫に伴う疼痛（ターニケットペイン）が生じる。
- 解除後には，再灌流による不整脈または心停止，神経障害，深部静脈血栓症，筋力低下などが生じる場合がある。また，血圧低下，ショック，横紋筋融解症，腎不全，コンパートメント症候群なども生じ得る。
- 止血帯止血法を実施し，他の者に管理を委ねる場合には，止血帯を使用中であることを止血開始時間とともに確実に申し送る。傷病者の保温を目的に毛布などを覆うと，気がつかれない場合がある。

第5編 救急資器材

4 搬送・固定・保温用資器材

I 搬送用資器材

救急現場から救急自動車内，また，救急自動車から医療機関へ傷病者を搬送するために使用する。各種担架等を使用する際には，転落防止用のベルトを使用するなど事故防止に努める。

1 メインストレッチャー（図5-4-1）

傷病者の搬送にもっともよく用いられるストレッチャーで，以下のような特徴がある。
(1) 背もたれ部は角度調節が可能で，坐位および半坐位がとれる。
(2) 傷病者の足側は高さを調節し，足側高位がとれる。
(3) ベッド面の高さを調節できるので容易に傷病者を移し替えることができる。

2 サブストレッチャー（写真5-4-1）

救急自動車の2番目のベッドおよびストレッチャーとして屋内，階段，狭隘な場所などでメインストレッチャーが使用できない場合の傷病者搬送に使用する。
軽量でコンパクトに収容でき，容易な操作で椅子担架として使用できるものもある。

3 布担架（ターポリン担架）（写真5-4-2）

狭い場所などで，メインストレッチャーやサブストレッチャーが使用できない場合の傷病者搬送に使用する。
軽量で小さく折りたたむことができ，携行が容易である。狭い階段の曲がり角およびエレベーターの中などの狭隘な場所でも使用できる。

4 スクープストレッチャー（写真5-4-3）

主に，脊椎（髄）損傷，骨盤骨折，大腿骨折，体幹に穿通性異物があるときなどの傷病者に動揺などを与えることなく，メインストレッチャーなどへ収容するために使用する。
全身固定の手段として使用することができる。

[取扱要領]
(1) 自動引金を外して2つに分割する。
(2) ロックレバーを操作して引き伸ばし，傷病者の体

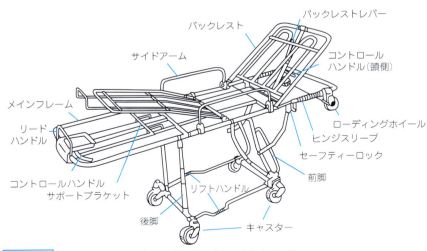

図5-4-1 メインストレッチャー（スカッドメイトタイプ）

253

第5編　救急資器材

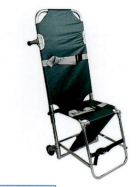

写真5-4-1　サブストレッチャー

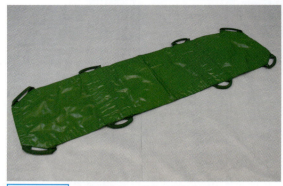

写真5-4-2　布担架（ターポリン担架）

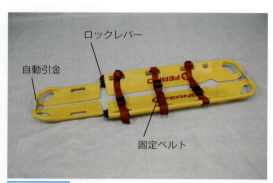

写真5-4-3　スクープストレッチャー

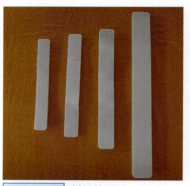

写真5-4-4　梯子状副子

型に合わせる。
(3) 脚部内部のロックピンが調節ホールに固定されていることを確認する。
(4) すくい羽根を傷病者の身体の下に滑り込ませ、頭部側の自動引金をロックする。
(5) 頭部側をロック後、足側をロックする。
(6) ロック状態を確認し、傷病者を動揺させないようメインストレッチャーなどに収容する。
(7) スクープストレッチャーは、単独では搬送用として用いない。
(8) 傷病者のいる場所に凸凹があったり極端に軟らかい場合には、使用を控える。

5 レスキューシート

階段搬送や狭隘な場所からメインストレッチャーまでの搬送に使用する。4カ所の持ち手を持ち、椅子状にして搬送する。軽量で小さく折りたたむことができ、携行が容易である。

II 固定用資器材

全身または負傷部位を固定することにより、痛みの軽減および症状の悪化を防止するために使用する。

1 梯子状副子（写真5-4-4）

骨折（骨折の疑い）のある傷病者に動揺などを与えることによって起こる二次的損傷や症状悪化を防止し、苦痛を和らげ搬送を容易にするために使用する。
[取扱要領]
(1) 種々の副子があるが、梯子状副子がもっとも普及している。
(2) 梯子状の金属芯の上に発泡ポリエチレン、ソフトウレタンで被覆加工してある。
(3) 受傷部位の形状や範囲に合わせ、折り曲げて装着できる。

2 陰圧式固定具（写真5-4-5）

四肢の骨折や脱臼は発見時の肢位のまま安定化させるのが原則である。四肢を変形したまま固定するのに適しており、その目的で使用する。
[取扱要領]
(1) マット状の袋の内部に小さなプラスチックのビーズが満たされており、ポンプでマット内の空気を吸

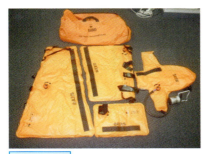

写真5-4-5 陰圧式固定具

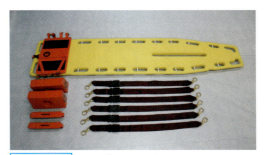

写真5-4-6 ロングバックボード

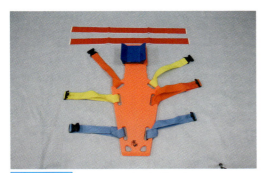

写真5-4-7 ショートバックボード

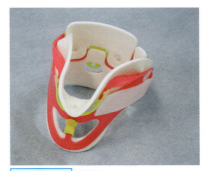

写真5-4-8 頸椎カラー

出することでビーズが噛み合い，マットが固化する。
(2) 副子を平坦な場所に置き，凹凸やビーズの偏りを修正し均等にする。
(3) 副子を持ち上げてもビーズが移動しない程度に軽く吸引する。
(4) 変形した骨折部の中枢側，末梢側両関節を含めて副子を当てがい，ベルトで仮固定する。
(5) 空気を注入し，副子を十分に軟らかくした状態で，隙間のないよう損傷肢にしっかり密着させ，ベルトを締め直す。
(6) 再度，吸引脱気し固定する。
(7) 副子はゴム製であるので，ガラスなどの鋭利物に注意し，火気のない場所で使用する。
(8) ギプス状から元に戻す際には，空気が急激にマット内に入るので水，油および砂などの異物が混入しないようにする。

3 バックボード（写真5-4-6, 7）

事故現場からの救出に始まり，固定，搬出，医療機関内搬入，X線撮影などの間を通じて，脊柱や損傷実質臓器など全身の安定化を図る目的で使用する。

4 頸椎カラー（頸部固定用副子）（写真5-4-8）

頸椎（髄）損傷またはその疑いのある傷病者の頸部固定に使用する。

[取扱要領]
(1) 傷病者の頭部を両手で正中中間位（頭部軸と体幹軸が一致し，かつ屈曲でも伸展でもない状態）に保持する。
(2) 顎先と肩の間のサイズを測定する。
(3) 適切なサイズの頸椎カラーを選択する（可変式のものではサイズを合わせる）。
(4) 胸壁を滑らせるようにしてあご受けに正しくあご先をのせる。
(5) 両側頸部を巻き込み，しっかりと把持する。
(6) ベルクロ部分を後頭部に巻き込み，固定する。

5 砂嚢

骨折やその疑いのある傷病者の局所の動揺を防止するために使用する。

[取扱要領]
四肢の骨折の場合，メインストレッチャーなどに収容された傷病者の骨折部の動揺を防ぐために使用できる。

III その他の保温・搬送用器材

枕，ビニール敷物，毛布，雨覆い，アルミブランケットなどがある。

5 その他の応急処置用資器材

I はさみ

包帯，衣類などの裁断のために用いる（写真5-5-1）。直ばさみ，膝状ばさみ，万能ばさみなど各種あり，ステンレス製が多い。

分娩時に臍帯を切断する場合は，滅菌したはさみを用いる。使用後は消毒し，乾燥したあとで滅菌し，湿気のない場所で保管する。

II ピンセット（鑷子）

直接創傷に手指が触れないようガーゼなどを挟むのに用いる（写真5-5-2）。ステンレス製のものが多く，使用目的に応じて大きさを選ぶ。

使用後は，はさみと同様の滅菌処理を行い保管する。ピンセット（鑷子）の先端で滅菌シールが破れないよう注意する。

III 滅菌手袋

滅菌手袋（写真5-5-3）は，主に創傷の処置や分娩の介助など，傷病者と救急隊員または他者への感染防止を図るために使用する。

[取扱要領]
(1) ラテックス製，プラスチック製などがあり，使い捨てとする。
(2) 包装が破れないように保管する。
(3) 水濡れに注意し，高温，多湿，直射日光の当たる場所を避けて保管する。
(4) 装着に際しても清潔を保ち，装着後は，不必要な接触を避ける。

IV 膿盆

吐物や応急処置で使用したガーゼ，包帯類を一次的に処理するのに使用する（写真5-5-4）。ステンレス製，プラスチック製のものがあり，大きさも各種ある。

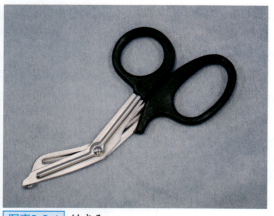

写真5-5-1　はさみ

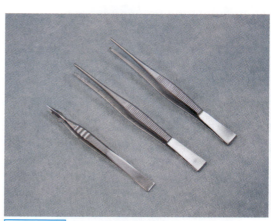

写真5-5-2　ピンセット（鑷子）

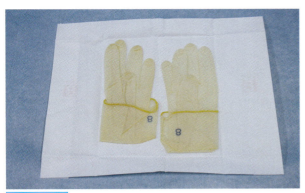

写真5-5-3 滅菌手袋

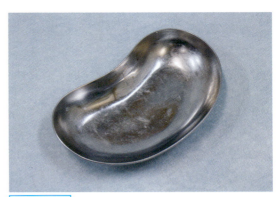

写真5-5-4 膿盆

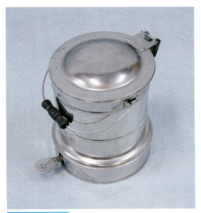

写真5-5-5 汚物入れ

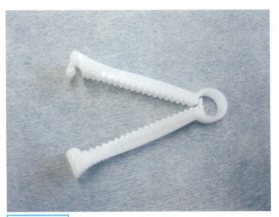

写真5-5-6 臍帯クリップ

V 汚物入れ

応急処置に使用したガーゼや包帯などを一次的に保管しておくのに使用する（写真5-5-5）。ホーロー引きまたはステンレス製のものがあり、通常足で踏んで蓋を開閉する。

VI 臍帯クリップ

(1) 有効期限を守る。
(2) 臍帯クリップ（写真5-5-6）は使い捨てとする。
(3) 包装が破れないように保管する。
(4) 水濡れに注意し、低温、高温および多湿の場所を避けて保管する。

VII 冷却用資器材

熱中症などで、体表冷却のために使用する。ディスポーザブル瞬間冷却材などがある。

VIII ビニール製靴カバー

傷病者の出血や嘔吐時などに、感染防止や汚染防止に使用する（写真5-5-7）。また、現場保存のために用いることもある。

IX 万能斧

傷病者を救出する際に、自動車のドアの開放、ガス栓の閉鎖などを行うために使用する（写真5-5-8）。

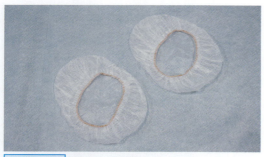

写真5-5-7 ビニール製靴カバー

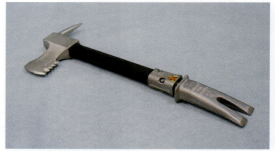

写真5-5-8 万能斧

X リングカッター

離脱困難な指輪を切断するために使用する（写真5-5-9）。

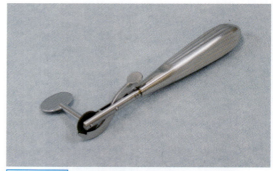

写真5-5-9 リングカッター

第6編

感染防止

第6編 感染防止

1 感染防止

感染防止は傷病者に感染させないだけでなく、救急隊員が感染しないためにも重要である。

感染は①病原性微生物が存在し、②それが生体に侵入して、③生体内で増殖することによって成立する。感染を防止するためには①〜③のいずれか、もしくはすべてを制御すればよい。

I 病原性微生物の制御

消毒、滅菌で病原性微生物の数を無害のレベルまで低下させることで感染を防止する。ここで消毒とは病原性微生物を害のない程度まで数を減らして感染性や毒性を失わせることをいい、滅菌とは対象物に付着したすべての病原性微生物を死滅させることをいう。また、手洗いも本項に含まれる。

救急資器材の清潔度区分を表6-1-1に示す。

1 消毒の原則

- 傷病者の粘膜および傷のある皮膚に接触する物品は消毒が必要である。
- 必ず汚れを拭き取り、洗浄可能ならば洗浄後に消毒する。

2 消毒薬の強さ

消毒薬の強さは、どの病原性微生物を死滅させるかで分類されている。これを抗菌スペクトラムという(図6-1-1)。

3 代表的な消毒薬

救急業務で用いられる頻度の高い消毒薬を以下にあげる。

表6-1-1 救急資器材の清潔度区分

資器材		滅菌	消毒	清潔維持
酸素吸入器・人工呼吸器	酸素吸入用マスク	○		
	人工呼吸器用マスク	○		
	加湿器		○	
	酸素パイプ		○	
	バッグ		○	
	手動引金式バルブ		○	
電動式吸引器	吸引カテーテル	○		
	吸引チューブ		○	
	吸引ビン		○	
	ポンプシリンダー		○	
	水容器		○	
手動式吸引器		○カテーテル	○ビン	
エアウエイ		○		
開口器		○		
舌圧子		○		
舌鉗子		○		
マギール鉗子		○		
喉頭鏡ブレード		○		
副子				○
はさみ		○滅菌物処理		○着衣の切断など
ピンセット		○		
膿盆				○
汚物入れ				○
手袋		○滅菌物処理		○
担架				○
毛布				○
各資器材収納ケース				○

1) アルコール

エタノールとイソプロピルアルコールがある。効果が広く即効性であり、汚れを落とす効果もあるため手指消毒や汚染部分の拭き取りに頻用される。

[特 性]

(1) 微生物の蛋白を変性、凝固させて殺菌作用を発揮する。

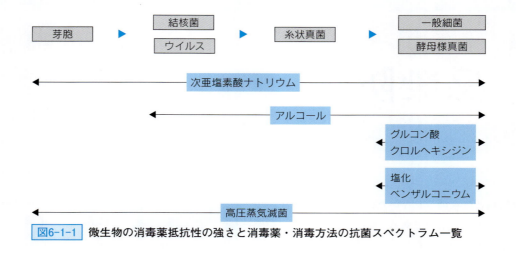

図6-1-1 微生物の消毒薬抵抗性の強さと消毒薬・消毒方法の抗菌スペクトラム一覧

(2) 希釈せずそのまま使用する。
(3) すぐ揮発し残留しない。

[消毒要領]
　消毒液を浸み込ませたガーゼなどで清拭するか，噴霧した後に拭き取る。

2）次亜塩素酸ナトリウム

一般家庭にも消毒薬・漂白剤として広く普及している。効果が広く安価で安全なため，金属製品以外の資器材の浸漬消毒や汚染部分の拭き掃除に用いられる。

[特　性]
(1) 有機物を酸化させ殺菌作用を発揮する。
(2) 希釈して使用する。
(3) 漂白作用と金属の腐食性が強い。金属部の使用には適さない。

[消毒要領]
(1) 希釈液を浸み込ませたガーゼやモップなどで清拭するか，希釈液に資器材を浸漬する。
(2) 塩素による粘膜刺激性があるため噴霧には向かない。

3）グルコン酸クロルヘキシジン

救急隊では皮膚の消毒に用いられる。

[特　性]
(1) 微生物の細胞膜を破壊する。酵素阻害効果ももつ。
(2) 皮膚によく吸着して長時間効果を示す。
(3) 高濃度液でショックを起こすことがあるため希釈済み製剤を使う。

[消毒要領]
(1) 手洗いの仕上げとして手指に噴霧する。

4）塩化ベンザルコニウム

救急隊では皮膚の消毒に用いられる。

[特　性]
(1) 細胞膜の蛋白を変性させ細胞膜を破壊する。

(2) 石けんであり，汚れの除去も期待できる。
(3) 一般の石けんと混ぜると効果が減弱する。

[消毒要領]
(1) 手洗いの仕上げとして手指をこの溶液に浸漬するか手指に噴霧する。

4　機械的消毒・滅菌（高圧蒸気滅菌器）

消防で行われる機械的消毒・滅菌方法で確実に効果があるのは，高圧蒸気滅菌だけである。高圧蒸気滅菌は，安全・確実・安価な滅菌方法である（写真6-1-1）。

[特　性]
(1) 122〜134℃の高温で確実に滅菌できる。
(2) 耐熱資器材であれば何でも滅菌可能である。

[消毒要領]
(1) 資器材は滅菌バッグに入れて滅菌する。
(2) 滅菌後6カ月過ぎたものは再滅菌するか廃棄する。

5　手洗い

医療機関収容直後，あるいは帰署(所)直後に行う。手洗い後に消毒薬を使うと効果的である（表6-1-2）。

[要　領]
(1) 水道水で手首まで十分に濡らす。
(2) 洗浄剤をつけて手指，指間および手首を約2分間摩擦する。
(3) 流水でよく手をすすぎ，ペーパータオルで水分を拭き取る。
(4) 噴霧式消毒薬を手につける。
(5) 消毒薬を広く手指になじませる。

[注意点]
(1) 時計や指輪は外す。

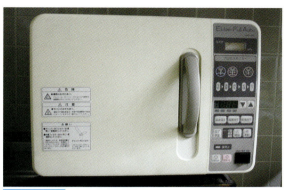

写真6-1-1 高圧蒸気滅菌器

表6-1-2 手洗い方法と細菌除去率

方法	菌除去率
石けん＋流水（15秒）	1/10
石けん＋流水（30秒）	1/100
石けん＋流水（1分以上）	1/1,000
消毒薬＋流水	1/1,000～1/10,000
速乾性すり込み式消毒薬（エタノール含む）	1/10,000～1/100,000

石けんと流水による手洗い（1分以上）が基本となる

(2) 爪，指の間はとくに汚れが残りやすいので念入りに洗う。

(3) 水道の蛇口のコックは汚染されているものとして取り扱う。ペーパータオルで蛇口のコックを閉める。

II 感染予防

救急隊が自分自身を守るためには，①古典的な「病原性微生物に近づかない」感染経路別予防策と，② AIDS（acquired immunodeficiency syndrome：後天性免疫不全症候群）をきっかけとして提唱された，「他人は感染症をもっている可能性があるので直接の接触を避ける」標準予防策の2つがある。また，③傷病者が感染症にかからないようにする処置も必要である。

1 感染経路別予防策

病原性微生物から離れることで感染を予防するものである。感染経路によって対応策が異なる。

1）接触感染

感染者のもつ病原性微生物が自分の粘膜に触れることで感染することをいう。眼球結膜にウイルスが付着し感染する流行性角結膜炎，各種病原性微生物による性感染症が代表的である。予防策はガウンやマスク，ゴーグル，防水性手袋などの着用である。

2）介達感染

汚染された物体を媒介して感染することをいう。食中毒が代表的である。ノロウイルス感染も感染者の嘔吐物や便を介して感染する。対応策は汚染物質を除去することである。

3）飛沫感染

感染者の咳によって液体とともに病原性微生物が喀出され，それを吸い込み感染することをいう。インフルエンザウイルス感染が代表的である。液体を含むため重く，病原性微生物は感染者から1m程度までしか飛ばない。感染者から離れることが確実な予防策であるが，可能であれば感染者にマスクをさせる。

4）空気感染（飛沫核感染）

空気中を漂っている病原性微生物を吸い込み感染することをいう。結核が代表的である。もっとも確実な予防策は車内の換気である。感染者にマスクをさせる，救急隊員が高密度フィルターのついたN95マスクをすることも有効とされる。

5）血液（交差）感染

感染者の血液が自分の粘膜や血中に入り感染することをいう。針刺し事故による感染などがそれにあたる。リキャップを行わないなど，事故を防止することが最大の予防策である。

2 標準予防策（スタンダードプレコーション）

他人から出た湿性生体物質には病原性微生物が含まれていると考え，湿性生体物質との接触を回避することを標準予防策という。湿性生体物質とは，他人の血液，傷のある皮膚，粘膜，汗を除く体液（唾液，喀痰，吐物，便，尿，膿など）を指す。

この予防策は装備によって達成される（写真6-1-2）。必要な装備を以下に示す。

1）手袋

傷病者の湿性生体物質（汗以外）に触れる場合に着用する（写真6-1-3）。手袋は他の傷病者に接触する場合は交換する。破れやすいので常に予備を携帯する（写真6-1-4）。必要に応じて，手袋を二重にしたりケブラー製の手袋を着用する。手袋装着によってラテックスアレルギーなどが生じる場合がある。

第6編　感染防止

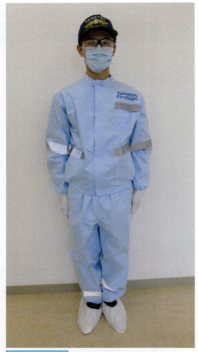

写真6-1-2　標準予防策に準拠した装備
ディスポーザブル（使い捨て）の資器材を用いる

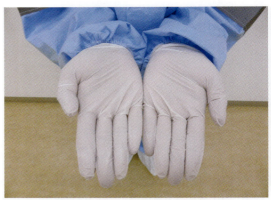

写真6-1-3　手　袋

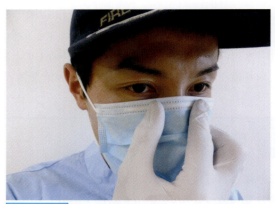

写真6-1-5　サージカルマスク
鼻の金属バーを押して顔に密着させる

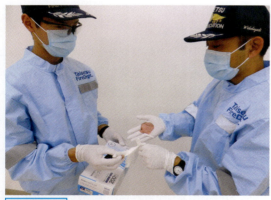

写真6-1-4　手袋は破れやすいため，常に予備を携帯する

2）マスク

湿性生体物質が口に入ることを防止する（写真6-1-5）。鼻の金属バーを押して，しっかり顔に密着させる。空気感染の可能性がある場合には，高密度フィルターの付いたN95マスクを着用する（写真6-1-6）。

3）ゴーグル

湿性生体物質が目に入ることを防止する（写真6-1-7）。

4）感染防止衣（上衣と下衣）（写真6-1-8，9）

衣服の汚染を防ぐ。防水性に優れたものを着用する。救急隊員はよく腕時計をみるため，手首の露出に注意する（写真6-1-10）。

5）シューズカバー

靴下や靴の汚染を防ぐ。

3　傷病者の感染予防

1）資器材の消毒・滅菌

傷病者の粘膜に接触する資器材は可能な限りディスポーザブル（使い捨て）製品とし，期限を確認したうえで使用する。使い捨て製品がない場合は，可能であれば滅菌し（ラリンゲアルチューブなど），滅菌できない場合は接触する部分を消毒する（マスクで口腔粘膜に触れる可能性のある部分など）。

2）創傷処置

開放創は確実に止血し滅菌ガーゼで覆う。

3）感染物の処理・廃棄

直前に搬送した傷病者の病原性微生物を新たな傷病者に感染させないために，汚染された部分は確実に消毒し，汚染された資器材は密閉のうえ廃棄する。

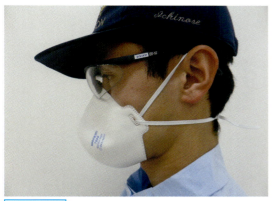

写真6-1-6　N95マスク

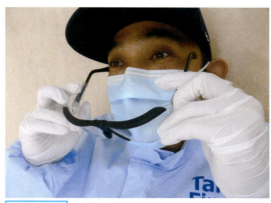

写真6-1-7　ゴーグル

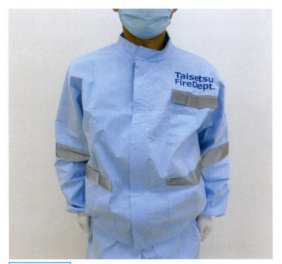

写真6-1-8　上　衣

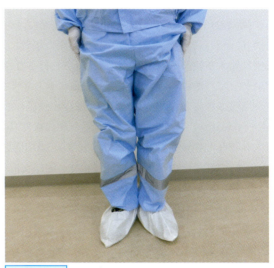

写真6-1-9　下　衣

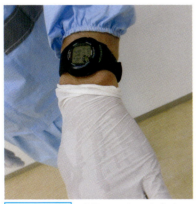

写真6-1-10　手首の露出に注意する

III　発症予防

救急隊員が身を守るための項目である。①あらかじめワクチン接種を受け受動免疫を獲得することと、②針刺し事故が発生した後の対応があげられる。

1　ワクチン接種（受動免疫）

B型肝炎ウイルスワクチンやインフルエンザワクチンの接種が広く行われている。

2　針刺し事故後の対応

穿刺部位を大量の流水と石けんで（眼球・粘膜の場合は大量の流水で）洗浄する。血液の絞り出しや傷口の消毒は有効性が認められていない。速やかに上司に報告して指示を仰ぐ。感染対象がHIV（human immunodeficiency virus，ヒト免疫不全ウイルス）の場合は速やかに予防的抗HIV薬投与が、B型肝炎ウイルスの場合は24時間以内にヒト免疫グロブリンとB型肝炎ワクチンの接種が必要となる可能性があるため、迅速に行動する。

2 感染予防に関する法律

I 感染症の予防及び感染症の患者に対する医療に関する法律

わが国においては，平成11年4月より従来の「伝染病予防法」にかわる「感染症の予防及び感染症の患者に対する医療に関する法律」（以下，感染症法）が施行された。

背景として，医療の進歩や環境の整備により多くの感染症が克服されてきたが，重症急性呼吸器症候群（severe acute respiratory syndrome：SARS）や高病原性鳥インフルエンザなどの新しい感染症（新興感染症）の出現や結核など既知の感染症の再興（再興感染症），国際交流の進展などに伴い，感染症は新たな形で人類に脅威を与え，従来の「伝染病予防法」「性病予防法」で対応できなくなってきたことがある。また，感染症患者に対しての偏見や差別があったことも否めないことから，一般の疾病と同様に扱い，早期治療，社会全体の感染症予防を推進することを目的としている。

平成15年には改正法が成立し，SARSなどへの対策をより迅速，的確に行うため，感染症の類型の見直しや国による対応の強化がなされた。また，平成18年には，生物テロ事故による感染症の発生・蔓延を防止するための病原体などの管理体制の確立や，最新の知見に基づく感染症分類の見直し，結核の「感染症法」への位置づけにより総合的な対策が講じられた。これに伴い，結核予防法が廃止された。また，平成20年には，感染症法の対象となる感染症として「鳥インフルエンザ（H5N1）」が追加され，さらに平成26年には「中東呼吸器症候群（MERS）」と「鳥インフルエンザ（H7N9）」が追加されている。

「感染症法」では，感染力や罹患した場合の症状の重篤性などに基づき，一類感染症から五類感染症および新型インフルエンザ等感染症に分類するとともに，指定感染症と新感染症の制度を設けている。参考として，感染症の種類を表6-2-1に示す。

II 救急業務実施基準における消毒

救急業務実施基準（昭和39年自消甲教発第6号都道府県知事宛消防長長官，最近改正平成23年4月1日消防救第98号）において，以下のように消毒の実施を規定している。

(1) 消毒の対象と頻度（第28条第1項）
救急自動車，航空機および積載品などが対象である。
①定期消毒…月1回行う。
②使用後消毒…毎使用後に行う。
(2) 消毒に用いる資器材（第28条第2項）
①ホルマリンガス消毒器
②エチレンオキサイドガス滅菌器
など
(3) 消毒の明示（第29条）
定期消毒をしたときは，消毒実施年月日，消毒方法，消毒薬品名および施行者名などを消毒実施表に記入して，救急自動車または航空機のみやすい場所に明示する。

表6-2-1　感染症の種類（感染症法に基づく分類）

類型	感染症名等	性格
一類感染症	エボラ出血熱 クリミア・コンゴ出血熱 痘そう 南米出血熱 ペスト マールブルグ病 ラッサ熱	感染力，罹患した場合の重篤性などに基づく総合的な観点からみた危険性がきわめて高い感染症
二類感染症	急性灰白髄炎 結核 ジフテリア 重症急性呼吸器症候群（病原体がベータコロナウイルス属SARSコロナウイルスであるものに限る） 中東呼吸器症候群（病原体がベータコロナウイルス属MERSコロナウイルスであるものに限る） 鳥インフルエンザ（H5N1） 鳥インフルエンザ（H7N9）	感染力，罹患した場合の重篤性などに基づく総合的な観点からみた危険性が高い感染症
三類感染症	コレラ 細菌性赤痢 腸管出血性大腸菌感染症 腸チフス パラチフス	感染力，罹患した場合の重篤性などに基づく総合的な観点からみた危険性は高くないが，特定の職業への就業によって感染症の集団発生を起こし得る感染症
四類感染症	E型肝炎，A型肝炎，黄熱，Q熱，狂犬病，炭疽，鳥インフルエンザ〔鳥インフルエンザ（H5N1およびH7N9）を除く〕，ボツリヌス症，マラリア，野兎病，他（計44疾患）	動物，飲食物などの物件を介して感染するため，動物や物件の消毒，廃棄などの措置が必要となる感染症
五類感染症	インフルエンザ（鳥インフルエンザおよび新型インフルエンザ等感染症を除く），ウイルス性肝炎（E型肝炎およびA型肝炎を除く），クリプトスポリジウム症，後天性免疫不全症候群，性器クラミジア感染症，梅毒，麻しん，メチシリン耐性黄色ブドウ球菌感染症，他（計48疾患）	国が感染症発生動向調査を行い，その結果などに基づいて必要な情報を一般国民や医療関係者に提供・公開していくことによって，発生・拡大を予防すべき感染症
新型インフルエンザ等感染症	新型インフルエンザ 再興型インフルエンザ	感染症に対する免疫を獲得していないことから，急速な蔓延により国民の生命および健康に重大な影響を与えるおそれがあると認められるもの
指定感染症	（該当なし）	既知の感染症において，国民の生命および健康に重大な影響を与えるものとして政令で定めるもの
新感染症	（該当なし）	人から人に伝染すると認められる疾病であって，既知の感染症と症状が明らかに異なり，その伝染力および罹患した場合の重篤度から判断した危険性がきわめて高い感染症

（感染症法改正　最終：平成26年11月成立）

付　録

付録

1 救急医療機関での診療

　救急隊員にとって，自らが救急自動車で搬送した傷病者が，搬送された救急医療機関でどのような過程で診療を受けるのかについて知っておくことは，業務を円滑に行ううえで有用である。
　ここでは，診療をするうえでの救急患者の特徴と，診療の基本的な流れ，その過程で行われる主な検査について，その概要を示す。

I 救急患者の特徴

　診療をするうえで，救急患者は一般の外来患者と比べて，次のような点で異なる。
(1) 意識に障害をきたしている割合が高く，現在の病状に至った経緯（現病歴）や，これまでの病歴（既往歴）などの正確な情報を得ることが難しい。このような状況では，救急隊員が現場で見聞きした情報が，診療を行ううえでとても重要なものになる。医師が，救急自動車に家族の同乗を求める理由の1つは，患者の現病歴や既往歴を知るためである。
(2) 急激な病状の変化が起こる可能性が高く，時間的余裕が少ない。救急隊から傷病者の事前情報を得ることで，急激な病態変化に対応しやすくなる。
(3) 外傷などが典型的であるが，身体の複数部位，多臓器が障害され，複数診療科での診療を要する場合が多い。1診療科領域を越えたチームプレーでの対応が求められる。最初に診療にあたる医師には，医学，医療の広い知識と技術が要求される。
　　医療機関や医師が，救急患者の診療を避ける因子として指摘されるものであり，これが救急自動車の受入れ困難事案が発生する理由の1つとなっている。
(4) 事故や犯罪，賠償などの法的問題を伴った患者が多い。このような患者の診療には，警察などの捜査機関などとのやり取りが生じる。これも，医療機関や医師が，救急患者の診療を避ける因子として指摘される。

II 救急診療の基本的な流れ

　風邪症状など日常的な一過性の異常や，高血圧，糖尿病，膝の痛みなどの慢性疾患を主な対象にしている一般診療では，「どうしましたか？」「調子はどうですか？」という医療面接から始まり，身体の診察を経て，血液検査，画像検査（X線検査など），生理機能検査（心電図など）などを一つひとつに時間をかけて，順を追って行うことで診断にたどりつき，その診断に基づいて治療を開始するのが一般的な流れとなる。場合によっては，治療の開始までに数週間が経過する場合もある。
　一方で，救急自動車で搬送された患者の救急診療においては，次のような流れが一般的である。
　まず，救急隊員からの情報をもとに疾病を想定し，患者が来院するまでに必要な物品，診断機器，緊急薬品などを準備する。救急自動車到着後に，傷病者の生命が切迫していると予想される場合は，直ちに視診，触診，聴診により，呼吸，循環，意識の状態，つまりバイタルサインを確認する。傷病者の意識がしっかりしていれば，問診で基本的な事項を聴取する。これらにより疾病や病態を想定しつつ，バイタルサインに応じて，まず，呼吸，循環の安定化を図るために，気道の確保，人工呼吸，輸液・輸血，薬剤の投与などを行う。心停止では，胸骨圧迫を継続する。正確な病因がわからない時点でも，現在の患者の状況に応じて，呼吸，循環の安定化を図る必要があることも多い。併せて，家族，救急隊員などから現病歴，既往歴，症状などに関する情報収集を行う。さらには，頭部から，四肢末梢にかけて身体所見を詳細に観察し，同時に，必要な緊急検査を行う。これらの結果に応じて，病因診断を行い，病因に即した治療にとりかかり，必要に応じて特定の診療科の医師に紹介する。
　このように，救急医療では，短時間のうちに同時に，診察，検査，治療が進むことになる。

付　録

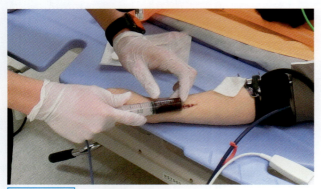

写真 付1-1　前腕からの採血

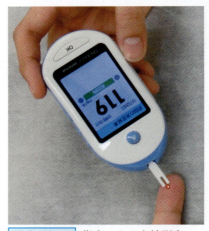

写真 付1-2　指先からの血糖測定

Ⅲ　救急診療で行われる主な検査

　経験のある臨床医は，現病歴，既往歴と基本的な診察（視診，触診，聴診など）により，病態や初期病名を想定する。そのうえで，それを裏づけるために，また不確実なものを補うために実施するのが，各種の検査である。
　救急外来や救命救急センターなどの初療室で行われることが多い検査には次のようなものがある。

1　末梢血液検査

　血管を穿刺し血液を採取して，その成分を調べる検査である。血液中の赤血球数・白血球数・血小板数・ヘモグロビン濃度など，主に血液の細胞成分を測定する検査（血球算定検査）と，血糖・肝機能(AST，ALT)・腎機能(CRE，BUN)・電解質(Na，K，Cl)・アミラーゼ・アンモニア・総蛋白・心筋マーカー(CK-MB，トロポニンなど)・CRP・プロカルシトニンなど血液の液体成分に含まれる物質を測定する検査（生化学検査），ABO型・Rh式血液型などの測定を行う検査（血液型検査）などがある。このほかにも，血液の固まる力（凝固能）の評価を行うプロトロンビン時間，フィブリノーゲンなどを測定する凝固検査などがある。
　検体血液は，前腕や肘部の静脈から採血することが多い（写真 付1-1）。大腿動脈などから，動脈血ガス分析のための血液と併せて採血することもある。意識障害患者など迅速に血糖の測定（写真 付1-2）を行いたいときなどは，指先などを穿刺し，そこから流出する少量の血液を用いる場合もある。

2　動脈血ガス分析

　動脈血を採取し，動脈血中の酸素分圧，二酸化炭素分圧，動脈血の酸塩基平衡などを測定するのが，動脈血ガス分析である。これにより，肺の酸素化能や肺胞換気能の異常の有無，酸塩基平衡の異常の有無を評価する。
　動脈血の採血は，体表から触知でき，穿刺後に圧迫止血可能な動脈である大腿動脈，橈骨動脈などを穿刺して行う。通常，医師が直接実施する。

3　尿検査

　尿の色調，混濁の有無などを肉眼的に確認する検査や，尿中の潜血・糖・蛋白・ケトン体の有無などを試験紙法により簡便に測定する尿定性検査（写真 付1-3），尿に含まれる物質を検査室で定量する尿定量検査などがある。そのほかにも，尿中の薬物の有無を検出する尿定性検査などがあり，急性医薬品中毒や薬物乱用者に対して行われる。
　自然排尿での採尿が困難な場合や，尿量の精密な測定が必要な場合には，尿道口から尿道カテーテルを挿入，留置する場合もある。

4　心電図検査

　心停止や不整脈の判断から心筋梗塞や狭心症の判別など，心電図は，病院内においても，緊急検査として頻度，優先度ともに高い検査である。心電図検査には，診断用の標準12誘導心電図と，持続監視を主としたモニターとしての心電図の2種類がある。

5　X線撮影検査

　身体の内部を画像として観察する方法として，古くか

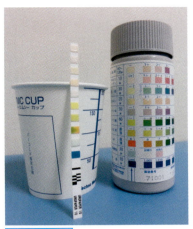

写真 付1-3 試験紙法による尿検査

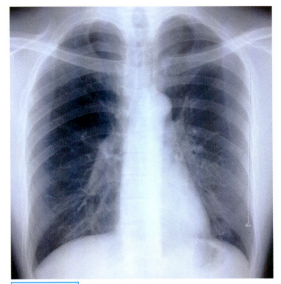

写真 付1-4 X線撮影検査（胸部）

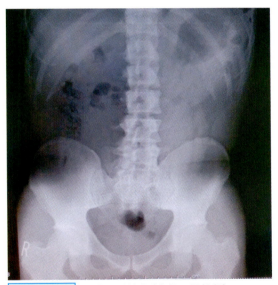

写真 付1-5 X線撮影検査（腹部・骨盤部）

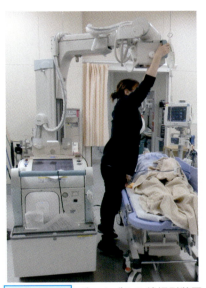

写真 付1-6 ポータブルX線撮影装置

ら利用されているものである。X線は人体を透過するが，骨のように透過しにくい組織と透過しやすい組織があるため，通り抜けたX線を画面に写すと濃淡ができ身体内部の状況を描出することができる。使用するX線量も少なく，短時間で実施できるため，現在でも胸部（写真 付1-4）や腹部・骨盤部（写真 付1-5）などを中心に，ほぼすべての領域において簡易なスクリーニングの方法として撮影される。

救急診療では，立位での撮影が困難なことが多く，仰臥位や側臥位での撮影が行われる。また，ポータブルX線撮影装置（写真 付1-6）を使えば，ベットサイドでの撮影も可能である。

6 X線CT撮影検査

身体にX線を多方向から照射し，通過したX線量をデータとして集め，コンピュータで処理することによって身体の内部を画像化する検査である（写真 付1-7）。近年のCTによる画像診断の進歩は目覚ましく，短時間で鮮明な体内の画像を描出することができる。さらには，三次元画像構成技術の進歩により，身体内部の3D表示やCT血管造影（CTA：computed tomography angiography）（写真 付1-8）なども可能となった。現在では，救急患者の診断での中心的な役割を果たしつつある。X線撮影検

付　録

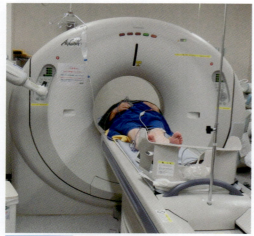
写真 付1-7　CT撮影検査

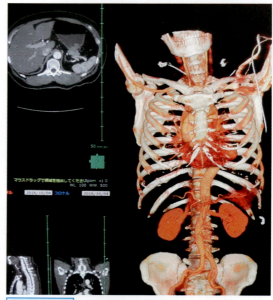
写真 付1-8　CT血管造影（CTA）

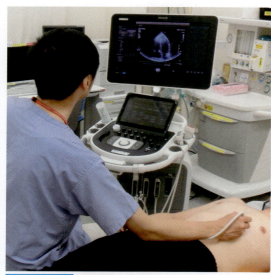
写真 付1-9　超音波検査

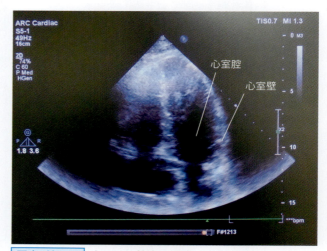
写真 付1-10　心エコー検査の画像

査に比べ，大量のX線照射が必要であるため，撮影に際し放射線被ばくの量を最小限とするための配慮が求められる。

7　超音波検査

　超音波を発信し臓器に当てそこから返ってくるエコー（反射波）を受信し，コンピュータ処理で画像化して診断を行うものが超音波検査である（写真 付1-9）。ベッドサイドで，直ちに繰り返し実施することが可能である。放射線被ばくがなく，生体に害を与えずに画像が得られる。救急搬送直後の傷病者に対しては，心臓や腹部などの超音波検査（心エコー，腹部エコー）が行われる。心エコー（写真 付1-10）により心筋梗塞や心不全，心タンポナーデの診断などが可能である。腹部エコーでは，腹腔内出血，肝損傷などの腹部外傷の有無の判断の一助となり，またさまざまな腹部疾患の診断に利用される。

8　MRI撮影検査（核磁気共鳴画像法）

　MRI（magnetic resonance imaging）とは，磁気共鳴を利用して，人体の内部の断層撮影を行うもので，人体をさまざまな角度で画像化することで詳細な画像診断が可能となる。超音波と同様に，放射線被ばくがなく画像が得られる（写真 付1-11）。CTと比べ骨の影響を受けにくいので，脳，脊髄などの組織も微細に描出できる利点がある。救急搬送直後の傷病者に対しては，CT画像でははっきりしない脳梗塞などの脳血管疾患や脊髄病変

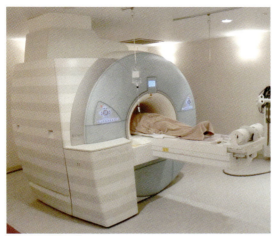

写真 付1-11　MRI 検査

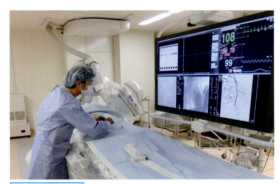

写真 付1-13　血管造影風景

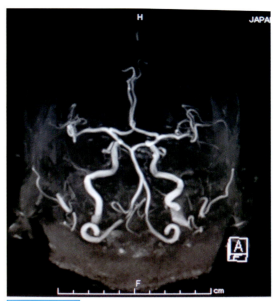

写真 付1-12　MRA による脳血管の描出

を疑う場合などに実施される。近年では，MRA（magnetic resonance angiography，磁気共鳴血管撮影法）などの新しい撮影方法も普及し，血管の走行や形を細かく描出することが可能となっている（写真 付1-12）。従来のＸ線を利用した血管造影に変わって，脳動脈瘤などの脳血管疾患の検査にも利用されている。CT 撮影に比べ，撮影に時間を要することや，心臓ペースメーカーなど磁気に反応する金属が体内にあると，検査を受けられないなどの短所がある。

9　血管造影と血管内治療

　血管造影は，動脈や静脈を穿刺し，血管内にカテーテルと呼ばれる細い管を挿入して，管の先から造影剤を流すことにより，血管や心臓の内部を描出させる画像診断法である（写真 付1-13）。また，血管造影を行いながら，さまざまな種類のカテーテルを用いて狭窄した血管を拡張させたり，出血している血管を閉塞させたりして治療を行うことを，血管内治療（IVR；interventional radiology）という。主な血管内治療法には次のものがある。

血管内治療を行わない，診断目的のみの血管造影は，CTA や MRA に代替されつつある。

1）　経皮的冠動脈形成術（PTCA）

　経皮的冠動脈形成術（PTCA；percutaneous transluminal coronary angioplasty）とは，急性心筋梗塞など，冠動脈が閉塞あるいは狭窄した患者に対して行われる治療である。大腿動脈や橈骨動脈などからカテーテルを入れ，冠動脈が閉塞あるいは狭くなったところまで進める。先端に風船のようなものが付いた管（バルーンカテーテル）を用い，冠動脈の狭くなった部分に挿入し，そこで風船を膨らませることで血管を押し広げるものがバルーン血管形成術と呼ぶ。さらには，冠動脈ステント留置術と呼ばれる，ステントという小さな網目状の金属の筒を血管に置くことにより，狭くなった部分を筒が支えて血管が広がった状態に保持する治療もある（図付1-1）。

2）　経カテーテル動脈塞栓術（TAE）

　経カテーテル動脈塞栓術（TAE；transcatheter arterial embolization）とは，消化管出血や，肝細胞がん破裂，外傷による肝損傷，脾損傷などに際し，大腿動脈などからカテーテルを挿入し，破綻した血管の近くまで進め，そこから動脈を閉塞するためのコイルや塞栓物質を流すことによって動脈を塞栓させ止血する治療法である。

3）　動脈瘤コイル塞栓術

　脳動脈瘤破裂に伴うくも膜下出血の患者に対しては，脳動脈は開通させつつ，動脈瘤のみをコイルで閉塞する動脈瘤コイル塞栓術という治療法がある。

付　録

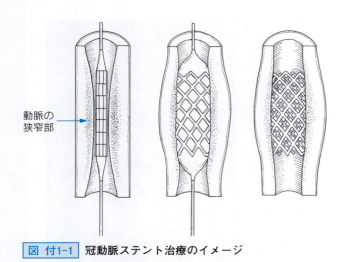

図 付1-1　冠動脈ステント治療のイメージ

動脈の狭窄部

10 内視鏡検査・治療

　内視鏡検査・治療とは，先端に小型のカメラ（CCD），またはレンズを内蔵した，細長い管を，口や鼻，肛門などから挿入し，鼻腔，咽頭，食道・胃・十二指腸・大腸などの消化管，喉頭・気管・気管支などの気道内を内面から観察し，時には治療を行うものである。

　内視鏡治療には，胃・十二指腸潰瘍などによる上部消化管出血に対して出血している血管をクリップで止める内視鏡止血術，気管内に落ち込んだ異物を取り除く内視鏡的異物除去術などがある。医療機器や技術の発達により，観察できる範囲や行える治療が広がっている。

付録

2 病院実習

医療機関は、診療部門以外にも看護部門や医療技術部門、事務部門などさまざまな部門により構成されており、医師や看護師のほか、多くの医療従事者およびスタッフが勤務している。患者の診療業務は、これらさまざまな部門や医療従事者らの有機的な連携によってなされている。救急隊員が主に実習する救急診療部門は、この一部門であり、患者の緊急な治療や重症患者の急性期対応などの使命を担う部門である。

病院実習は、医療機関内で行われる医療行為や医療従事者間の連携、患者の尊厳に基づく患者中心の医療を学び、医学的知識、技術、医療関係者としての接遇などを習得するものである。さらに、救急隊が関与した傷病者が医療機関内でどのようなプロセスを経るかを理解することも可能である。

消防学校の教育訓練の基準（消防庁告示）に定める救急科の標準的な時間数250時間のうち、「実習及び行事」として35時間が規定されており、病院実習には相当時間数をあてるべきである。

また、医療機関では生涯教育として救急救命士再教育病院実習、救急救命士就業前教育病院実習、気管挿管病院実習、ビデオ硬性挿管用喉頭鏡病院実習、薬剤投与病院実習など、救急隊員の資質の向上を図る各種実習が行われている。

なお、実習効果を高めるためには、実習項目やその到達目標をあらかじめ設定することが必要である。とくに実習施設が複数になる場合や複数の消防本部職員が参加する場合は、指導方針や指導内容を明確化することも重要である。

I 病院実習の目的

病院実習は、医師や看護師など医療従事者から直接、患者を前にした指導や教育を受けることができる絶好の機会である。医療従事者の業務を確認し、医療機関の機能を理解するとともに、患者に接する医師の観察、問診、検査、診断、治療など診療に伴う一連のプロセスを学び、さらに症状に応じた医療従事者間の連携を理解する。

また、講義により得た知識の確認を行い、疑問が生じた場合は、医師や看護師などに指導を受けながら有意義な実習となるよう努めるとともに、医療従事者らと顔のみえる関係を構築することも重要である。

(1) 観察能力の向上

患者の症状やバイタルサイン、全身・局所の観察の結果と診察（検査）結果を照合し、診断および治療に至る臨床推論について具体的な指導を受け観察能力の向上を図る。

(2) 応急処置技術の向上

講義、訓練で得た知識、技術を医療機関内での処置と照合し、医師の指導のもと応急処置技術の向上を図る。

(3) 各種疾患の理解度の向上

患者の症状、主訴、既往症と現在の状態とを照らし合わせ、各救急疾患の緊急度・重症度の判断や応急処置、医療機関の選定に至る判断能力の向上を図る。

(4) 医療機関内での接遇

医療機関内での医師、看護師などが患者の症状、病態に合わせて愛護的に対応していることを学び、医療関係者としての接遇を理解する。

(5) 医療機関の組織、システムの理解

医療機関組織の構造、各医療従事者の役割、医療機関の機能などを理解する。とくに、救急医療体制を理解する。

(6) 医療従事者との信頼関係の醸成

医師や看護師などの医療従事者との信頼関係を醸成する。

II 病院実習の心構え

(1) 実習中における言動には十分留意し、患者には常にいたわりの態度で接する。決して、不利益を与えるようなことがあってはならない。

付　録

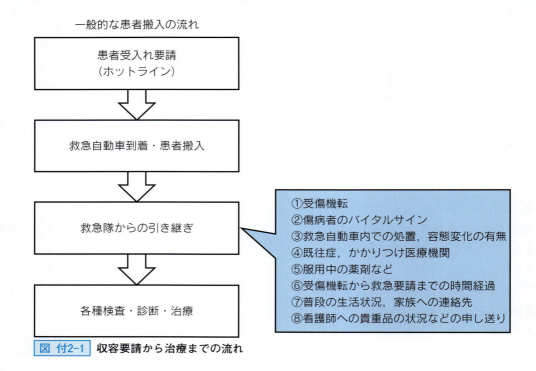

図 付2-1　収容要請から治療までの流れ

(2) 各病院で定められた実習上の注意を厳守する。
(3) 不明なこと，疑問が生じた場合などは，医師や看護師に確認する。
(4) ストレッチャーなどによる傷病者の移動など収容時の対応には可能な限り積極的に参加し，十分な実習成果が上がるように努める。
(5) 手術や医療処置の実習時には，医療機関が定める感染防止策を確認するとともに，清潔区域を認識できるように注意を払う。
(6) 患者，家族のプライバシーにかかわることは，守秘義務が課せられていることに十分留意する。
(7) 医療従事者の業務に支障を及ぼすことがないようにする。
(8) とくに救急患者の搬入時には積極的に見学し，可能な範囲で受入れに協力する。

III　病院実習の確認ポイント

救急隊員が行う病院実習の確認ポイントを以下に整理する。
(1) 医療機関の各部門を見学し，医療機関の機能について認識を深めたか。
(2) 医師や看護師など医療従事者間の連携を確認したか。
(3) 救急初療室に搬入された患者への観察，処置，診断の流れを理解したか。
(4) 患者の家族など関係者に対する接遇について理解したか。
(5) インフォームドコンセントについて理解したか。
(6) 看護について理解したか。

IV　救急外来

一般的な救急外来での流れを以下に示す（図 付2-1）。
救急隊や指令センターによってもたらされた情報により，ストレッチャー，検査処置機器の配置などが準備されるのを理解する。
準備作業や救急隊のストレッチャーから医療機関のストレッチャーへの患者移動についても，積極的に参加することが重要である。
医師による患者の観察，問診，検査などがスタッフの連携により進むが，医師が何をポイントに救急隊員からの情報を聴取しているかを注意深く聞き取り，どのように傷病者の処置に生かされているかを学ぶ。救急隊員からの情報が，診断に直結する場面を経験することも少なくない。
看護師が，心電図モニター・パルスオキシメーターの装着，血圧測定，体温測定，輸液の準備などや，バイタルサインの確認を迅速に行っているのを見習う。
この流れは，救急現場において救急隊員の受傷機転の

把握，観察，問診，処置などと同様である。緊急検査用の採血，採尿の多くは救急外来で行われ，これらの検体は院内の検査室に搬送され，そこで緊急検査が行われる。

V 画像診断

X線撮影検査やX線CT撮影検査，超音波検査，MRI撮影検査などが行われる。心臓カテーテル検査やMRI検査などは，おのおの別に検査室が設置されており，そこで実施される。

X線を使用する放射線管理区域では，防護衣を用いるなど放射線による被ばくを防ぐ。

MRI検査室は強力な磁場が発生しているため，金属や磁気カード，時計など磁気に影響されるものの持ち込みは禁止されており，とくに注意する必要がある。

各検査から得られる情報により，その病態や治療についても，より詳細な理解が得られる。

VI 手術室

あらかじめ担当医もしくは看護師から手術室入室に対する指導を受けた後に手術室に入る。

手術室の構造や手術までの流れ，入室後の麻酔管理，気管挿管などの術前処置や術中の人工呼吸管理など，医療従事者間の連携と対応について理解する。状況によっては，手術そのものを見学できれば，解剖や疾患の理解に役立つ。

手術室は「清潔区域」として厳重な管理がなされているため，特段の注意を払わなければならない。

VII 病棟

病棟では，患者の管理やベッドサイドでの看護を重点に実習を行う。

とくに担当看護師の指導を受けながら実際に患者の各種観察や所見のチェックを経験することが大切である。

病棟で見学可能な内容について列記する。

(1) 患者管理
　①バイタルサインなどのモニター
　②各種のベッドサイド処置
　③人工呼吸管理
　④創処置
　⑤薬剤投与
(2) ベッドサイド看護
　①各種ナーシングケア
　②輸血処置
　③点滴注射処置，中心静脈栄養管理
　④胸腔ドレーン処置
　⑤胃チューブ処置
　⑥尿道カテーテル処置
　⑦気管内吸引
　⑧気管カニューレの交換
　⑨人工肛門の処置
　⑩与薬

VIII 病院実習の記録

病院実習の結果は，実習記録簿などに正確に記載し，後日プレゼンテーションを行うなどして，知識の定着と実習生同士での情報共有を図る。

図 付2-2に病院実習記録簿を例示する。

IX カンファレンス

医療機関では，医師や看護師など医療従事者らが，症例の報告を行いながら，患者の病状や治療経過などについて医療チームで確認し，今後の治療方針を検討している。可能な限り同席して医療チームの考え方や議論の方法を理解する。

病院実習中に行われる医師や看護師との意見交換会などでは，実習で生じた疑問などを積極的に質問する姿勢が重要である。

医療機関側から，救急業務の現状などについて質問される場合があるので，事前に救急活動の現状について，熟知しておく必要がある。

付　録

病院実習記録表

実習者所属・氏名		
実習年月日	年　　月　　日（　）	
行動概要	時　分～　時　分	
	時　分～　時　分	
	時　分～　時　分	
	時　分～　時　分	
	時　分～　時　分	
	時　分～　時　分	

患者処置実習記録表

実習者所属・氏名	
患者搬入年月日	年　　月　　日（　）
患者性別・年齢	男・女（　　歳）
バイタルサイン等	意識JCS　　（　）GCS（　）　E－　V－　M－ 呼吸　　　脈拍　　　　HR　　　　SpO$_2$ 体温　　　瞳孔　　R　　L　　眼球位置 BP　　　　心電図　　　　血糖値
受傷機転・発症状況	
問診内容	
各種検査内容	
各種処置内容	
実習内容	
医師等からの指導	
所感	

図 付2-2　病院実習記録簿の一例

付録

3 付　表

○消防学校の教育訓練の基準〔抄〕

（平成十五年十一月十九日消防庁告示第三号）
〔最終改正〕　平成二九年二月八日消防庁告示第五号

　消防組織法（昭和二十二年法律第二百二十六号）第二十六条第四項〔現行＝第五十一条第四項〕の規定に基づき，消防学校の教育訓練の基準（昭和四十五年消防庁告示第一号）の全部を次のように改正する。
消防学校の教育訓練の基準
　（趣旨）
第一条　この基準は，消防学校が消防職員及び消防団員に対して行う教育訓練について，教育水準の確保に資するよう，これらに係る到達目標，標準的な教科目及び時間数その他必要な事項を定めるものとする。
2　消防学校の学校長（以下「学校長」という。）は，各教育訓練の種類又は種別ごとに，この基準に定める到達目標を達成するため，この基準に定める標準的な教科目及び時間数を勘案して，必要と認める教科目及び時間数を定めるものとする。
　（教育訓練の目的）
第二条　消防学校の教育訓練は，社会情勢の変化や技術の発展に的確に対応するために，住民から期待される水準を充たす消防に係る知識及び技能の効率的かつ効果的な修得を図り，もって適切公正，安全かつ能率的に業務を遂行できるよう，消防職員及び消防団員の資質を高めることを目的とする。
　（教育訓練の種類）
第三条　消防学校の教育訓練の種類は，消防職員に対するものにあっては初任教育，専科教育，幹部教育及び特別教育とし，消防団員に対するものにあっては基礎教育，専科教育，幹部教育及び特別教育とする。
2　「初任教育」とは，新たに採用した消防職員の全てに対して行う基礎的教育訓練をいう。
3　「基礎教育」とは，任用後経験期間の短い消防団員に対して行う基礎的教育訓練をいう。
4　「専科教育」とは，現任の消防職員及び主として基礎教育を修了した消防団員に対して行う特定の分野に関する専門的教育訓練をいう。
5　「幹部教育」とは，幹部及び幹部昇進予定者に対して行う消防幹部として一般的に必要な教育訓練をいう。この場合において「幹部」とは，消防職員にあっては主として消防司令補以上の階級にある者をいい，消防団員にあっては班長以上の階級にある者をいう。
6　「特別教育」とは，第二項から前項までに掲げる教育訓練以外の教育訓練で，特別の目的のために行うものをいう。
　（消防職員に対する初任教育）
第四条　消防職員に対する初任教育の到達目標は，次の各号に掲げるとおりとする。
　一　服務義務を理解し，職務意欲が旺盛で，住民の信頼を得られること。
　二　警防隊員として，基本的な安全管理について理解し，自らの安全を確保し，災害現場では隊長の下命に基づく基本的な活動ができること。
　三　消防業務全般について概要を理解していること。
　四　住民からの一般的な質問に応答できること。
2　消防職員に対する初任教育の標準的な教科目及び単位時間数は，別表第一（略）のとおりとする。
　（消防職員に対する専科教育）
第五条　消防職員に対する専科教育は，警防科，特殊災害科，予防査察科，危険物科，火災調査科，救急科，准救急科及び救助科の種別ごとに行うものとする。
2　消防職員に対する専科教育の到達目標は，次の各号に掲げる科の種別に応じ，当該各号に定めるとおりとする。
　一～五〔略〕
　六　救急科　次に掲げるもの
　　イ　救急業務及び救急医学に関する基本的な知識を有していること。
　　ロ　応急処置に必要な解剖生理及び各科の疾病状況に関する専門的知識を有しており，応急処置時における的確な観察及び判断能力を備えていること。

ハ　応急処置に必要な専門的技能を十分に発揮できること。
　　　ニ　救急用器具及び材料の取扱いに関して精通していること。
　　七　准救急科　次に掲げるもの
　　　イ　救急業務及び救急医学に関する基本的な知識を有していること。
　　　ロ　応急処置に必要な解剖生理及び各科の疾病状況に関する知識を有しており，応急処置時における的確な観察及び判断能力を備えていること。
　　　ハ　応急処置に必要な技能を十分に発揮できること。
　　　ニ　救急用器具及び材料を十分に取り扱うことができること。
　　八〔略〕
　3　消防職員に対する専科教育の標準的な教科目及び単位時間数は，科の種別に応じ，別表第二（略）のとおりとする。
　4　前項の場合において，必要があるときは，二以上の科を合わせて行うことができるものとし，重複することとなる教科目については，これを省略するものとする。
　　（消防職員に対する幹部教育）
第六条　消防職員に対する幹部教育は，初級幹部科，中級幹部科及び上級幹部科の種別ごとに行うものとする。
　2　消防職員に対する幹部教育の対象者は，次の各号に掲げる科の種別に応じ，当該各号に定めるとおりとする。
　　一　初級幹部科　主として消防司令補の階級にある者（消防士長の階級にある者であって部隊又は係の長であるものを含む。）
　　二　中級幹部科　主として消防司令の階級にある者（消防司令補の階級にある者であって組織の管理を職務とするものを含む。）
　　三　上級幹部科　主として消防司令長以上の階級にある者
　3　消防職員に対する幹部教育の到達目標は，次の各号に掲げる科の種別に応じ，当該各号に定めるとおりとする。
　　一　初級幹部科　次に掲げるもの
　　　イ　初級幹部としての責任及び立場を正しく認識していること。
　　　ロ　初級幹部として消防行政の動向を理解していること。
　　　ハ　上司を補佐し，部下を指導できること。
　　　ニ　事故及び障害の発生時に，迅速な初動対応ができること。
　　　ホ　災害現場において，現場指揮者の下命を理解でき，自隊に対する安全管理と的確な下命を行えること。
　　二　中級幹部科　次に掲げるもの
　　　イ　中級幹部としての責任及び立場を正しく認識していること。
　　　ロ　中級幹部として消防及び社会全般の動向を理解していること。
　　　ハ　迅速かつ的確な意思の決定に基づき，上司を補佐し，部下を指揮監督することにより，組織を管理できること。
　　　ニ　事故及び事件の発生時に，迅速かつ的確な初動対応ができること。
　　　ホ　災害現場において，現場指揮者として，災害状況全般の把握，的確な安全管理及び下命を行えること。
　　三　上級幹部科　上級幹部にふさわしい業務管理，人事管理及び危機管理に必要な知見を備え，かつ，職責遂行に必要な水準の判断力を有し，組織全体を円滑に管理運営できること。
　4　消防職員に対する幹部教育の標準的な教科目及び単位時間数は，科の種別に応じ，別表第三（略）のとおりとする。
　　（消防職員に対する特別教育）
第七条　消防職員に対する特別教育の到達目標並びに教科目及び時間数は，目的に応じて適宜編成するものとする。
　　（一単位時間及び一週間の単位時間数）
第八条～第十一条（略）
第十二条　教育訓練の一単位時間は，五十分を基準とする。
　2　教育訓練の一週間の単位時間数は，三十五を基準として編成するものとする。
　　（常勤の消防団員に対する適用）
第十三条　常勤の消防団員は，この告示の適用については，消防職員とみなす。
　　（消防本部等との連携）
第十四条　消防学校は，教育訓練の実施に当たっては，消防職員及び消防団員が属する消防本部及び消防団と密接に連携し，教育効果の向上を図るものとする。
第十五条～第十六条（略）

救急隊員及び准救急隊員の行う応急処置等の基準

(昭和五十三年七月一日消防庁告示第二号)
〔最終改正〕 平成二九年二月八日消防庁告示第二号

(目的)

第一条 この基準は，救急隊員及び准救急隊員(以下「隊員」という。)の行う応急処置等の基準となるべき事項を定め，もつて救急業務の適正な運営に資することを目的とする。

(定義)

第二条 この基準において救急隊員とは，消防法施行令(昭和三十六年政令第三十七号。次項において「令」という。)第四十四条第五項又は第四十四条の二第三項に該当する者をいう。

2 この基準において准救急隊員とは，令第四十四条第六項に該当する者をいう。

(応急処置を行う場合)

第三条 隊員は，傷病者を医療機関その他の場所に収容し，又は救急現場に医師が到着し，傷病者が医師の管理下に置かれるまでの間において，傷病者の状態その他の条件から応急処置を施さなければその生命が危険であり，又はその症状が悪化する恐れがあると認められる場合に応急処置を行うものとする。

(応急処置の原則)

第四条 応急処置は，次の各号に掲げる原則に従つて行うものとする。

一 短時間に行うことができ，かつ効果をもたらすことが客観的に認められている処置であること。

二 複雑な検査を必要とすることなく，消防庁長官が別に定める装備資器材を用いて行う処置であること。

(観察等)

第五条 救急隊員は，応急処置を行う前に，傷病者の症状に応じて，次の表の上欄に掲げる事項について下欄に掲げるところに従い傷病者の観察等を行うものとする。

区　分	方　法
(一)　顔貌	表情や顔色を見る。
(二)　意識の状態	ア　傷病者の言動を観察する。 イ　呼びかけや皮膚の刺激に対する反応を調べる。 ウ　瞳孔の大きさ，左右差，変形の有無を調べる。 エ　懐中電灯等光に対する瞳孔反応を調べる。
(三)　出血	出血の部位，血液の色及び出血の量を調べる。
(四)　脈拍の状態	橈骨動脈，総頸動脈，大腿動脈等を指で触れ，脈の有無，強さ，規則性，脈の早さを調べる。
(五)　呼吸の状態	ア　胸腹部の動きを調べる。 イ　頬部及び耳を傷病者の鼻及び口元に寄せて空気の動きを感じとる。
(六)　皮膚の状態	皮膚や粘膜の色及び温度，付着物や吐物等の有無及び性状，創傷の有無及び性状，発汗の状態等を調べる。
(七)　四肢の変形や運動の状態	四肢の変形や運動の状態を調べる。
(八)　周囲の状況	傷病発生の原因に関連した周囲の状況を観察する。
(九)　血圧の状態	血圧計を使用して血圧を測定する。
(十)　心音及び呼吸音等の状態	聴診器を使用して心音及び呼吸音等を聴取する。
(十一)　血中酸素飽和度の状態	血中酸素飽和度測定器を使用して血中酸素飽和度を測定する。
(十二)　心電図	心電計及び心電図伝送装置を使用して心電図伝送等を行う。

2 准救急隊員は，応急処置を行う前に，傷病者の症状に応じて，次の表の上欄に掲げる事項について下欄に掲げるところに従い傷病者の観察等を行うものとする。

区　分	方　法
(一)　顔貌	表情や顔色を見る。
(二)　意識の状態	ア　傷病者の言動を観察する。 イ　呼びかけや皮膚の刺激に対する反応を調べる。
(二)　意識の状態	ウ　瞳孔の大きさ，左右差，変形の有無を調べる。 エ　懐中電灯等光に対する瞳孔反応を調べる。
(三)　出血	出血の部位，血液の色及び出血の量を調べる。
(四)　脈拍の状態	橈骨動脈，総頸動脈，大腿動脈等を指で触れ，脈の有無，強さ，規則性，脈の早さを調べる。

(五) 呼吸の状態	ア 胸腹部の動きを調べる。	
	イ 頬部及び耳を傷病者の鼻及び口元に寄せて空気の動きを感じとる。	
(六) 皮膚の状態	皮膚や粘膜の色及び温度，付着物や吐物等の有無及び性状，創傷の有無及び性状，発汗の状態等を調べる。	
(七) 四肢の変形や運動の状態	四肢の変形や運動の状態を調べる。	
(八) 周囲の状況	傷病発生の原因に関連した周囲の状況を観察する。	
(九) 血圧の状態	ア 自動式血圧計を使用して血圧を測定する。	
	イ 救急隊員と連携して，手動式血圧計を使用して血圧を測定する。	
(十) 血中酸素飽和度の状態	血中酸素飽和度測定器を使用して血中酸素飽和度を測定する。	

3　隊員は，応急処置を行う前に，傷病者本人又は家族その他の関係者から主訴，原因，既往症を聴取するものとする。

（応急処置の方法）

第六条　救急隊員は，前条第一項及び第三項の観察等の結果に基づき，傷病者の症状に応じて，次の表の上欄に掲げる事項について下欄に掲げるところに従い応急処置を行うものとする。

区　分	方　法	
(一) 意識，呼吸，循環の障害に対する処置	ア 気道確保	(ア)口腔内の清拭 直接手指又は手指にガーゼを巻き，異物を口角部からかき出す。 (イ)口腔内の吸引 口腔内にある血液や粘液等を吸引器を用いて吸引し除去する。 (ウ)咽頭異物の除去 背部叩打法又はハイムリック法により咽頭異物を除去する。 (エ)喉頭鏡又は鉗子等による異物の除去 喉頭鏡及び異物除去に適した鉗子等を使用して吐物及び異物を除去する。

区　分	方　法	
(一) 意識，呼吸，循環の障害に対する処置	ア 気道確保	(オ)頭部後屈法又は下顎挙上法による気道確保 頭部後屈法又は下顎挙上法で気道を確保する。 (カ)エアウェイによる気道確保 気道確保を容易にするためエアウェイを挿入する。
	イ 人工呼吸	(ア)呼気吹き込み法による人工呼吸 次の方法により直接傷病者の口や鼻から呼気を吹き込む。 a 口対口による人工呼吸 b 口対鼻による人工呼吸 c 口対ポケットマスクによる人工呼吸 (イ)手動式人工呼吸器（マスクバッグ人工呼吸器）による人工呼吸 手動式人工呼吸器を用いて人工呼吸を行う。 (ウ)自動式人工呼吸器による人工呼吸 自動式人工呼吸器を用いて人工呼吸を行う。
	ウ 胸骨圧迫心マッサージ	(ア)手を用いて胸骨をくり返し圧迫することにより心マッサージを行う。 (イ)自動式心マッサージ器を用いて心マッサージを行う。
	エ 除細動	自動体外式除細動器による除細動を行う。
	オ 酸素吸入	加湿流量計付酸素吸入装置その他の酸素吸入器による酸素吸入を行う。
(二) 外出血の止血に関する処置	ア 出血部の直接圧迫による止血	出血部を手指又は包帯を用いて直接圧迫して止血する。

区　分	方　法	
(二) 外出血の止血に関する処置	イ　間接圧迫による止血	出血部より中枢側を手指又は止血帯により圧迫して止血する。
(三) 創傷に対する処置	創傷をガーゼ等で被覆し包帯をする。	
(四) 骨折に対する処置	副子を用いて骨折部分を固定する。	
(五) 血圧の保持に関する処置及び骨折に対する処置	ショック・パンツを使用して血圧の保持と骨折肢の固定を行う。	
(六) 体位	傷病者の症状や創傷部の保護等に適した体位をとる。	
(七) 保温	毛布等により保温する。	
(八) その他	ア　傷病者の生命の維持又は症状の悪化の防止に必要と認められる処置を行う。 イ　在宅療法継続中の傷病者の搬送時に，継続されている療法を維持するために必要な処置を行う。	

2　准救急隊員は，前条第二項及び第三項の観察等の結果に基づき，傷病者の症状に応じて，次の表の上欄に掲げる事項について下欄に掲げるところに従い応急処置を行うものとする。

区　分	方　法	
(一) 意識，呼吸，循環の障害に対する処置	ア　気道確保	(ア)口腔内の清拭 直接手指又は手指にガーゼを巻き，異物を口角部からかき出す。 (イ)口腔内の吸引 口腔内にある血液や粘液等を吸引器を用いて吸引し除去する。 (ウ)咽頭異物の除去 背部叩打法又はハイムリック法により咽頭異物を除去する。 (エ)頭部後屈法又は下顎挙上法による気道確保 頭部後屈法又は下顎挙上法で気道を確保する。

区　分	方　法	
(一) 意識，呼吸，循環の障害に対する処置	イ　人工呼吸	(ア)呼気吹き込み法による人工呼吸 次の方法により直接傷病者の口や鼻から呼気を吹き込む。 a　口対口による人工呼吸 b　口対鼻による人工呼吸 c　口対ポケットマスクによる人工呼吸 (イ)手動式人工呼吸器（マスクバッグ人工呼吸器）による人工呼吸 手動式人工呼吸器を用いて人工呼吸を行う。
	ウ　胸骨圧迫心マッサージ	手を用いて胸骨をくり返し圧迫することにより心マッサージを行う。
	エ　除細動	自動体外式除細動器による除細動を行う。
	オ　酸素吸入	救急隊員と連携して，加湿流量計付酸素吸入装置その他の酸素吸入器による酸素吸入を行う。
(二) 外出血の止血に関する処置	ア　出血部の直接圧迫による止血	出血部を手指又は包帯を用いて直接圧迫して止血する。
	イ　間接圧迫による止血	出血部より中枢側を手指又は止血帯により圧迫して止血する。
(三) 創傷に対する処置	創傷をガーゼ等で被覆し包帯をする。	
(四) 骨折に対する処置	副子を用いて骨折部分を固定する。	
(五) 体位	傷病者の症状や創傷部の保護等に適した体位をとる。	
(六) 保温	毛布等により保温する。	
(七) その他	傷病者の生命の維持又は症状の悪化の防止に必要と認められる処置を行う。	

3　救急救命士〔救急救命士法（平成三年法律第三十六号）第二条第二項に規定する救急救命士をいう。〕の資格を有する隊員は，前二項に掲げるもののほか，救急

救命士法の定めるところにより，応急処置を行うものとする。
(医師の指示の下に行う応急処置)
第七条　傷病者が医師の管理下にある場合において医師の指示があるときは，隊員は前二条の規定によることなく医師の指示に従い応急処置を行うものとする。

○救急業務実施基準

(昭和三十九年三月三日　自消甲教発第六号各都道府県知事あて　消防庁長官)
〔最終改正〕平成二九年二月八日消防救第二○号

(目的)
第一条　この基準は，市町村の消防機関が行う救急業務について，必要な事項を定め，救急業務の能率的運営を図ることを目的とする。
(用語の意義)
第二条　この基準における用語の意義は，次の各号に定めるところによる。
一　救急業務とは，消防法(昭和二十三年法律第百八十六号。以下「法」という。)に定める救急業務をいう。
二　救急事故とは，法及び消防法施行令(昭和三十六年政令第三十七号。以下「令」という。)に定める救急業務の対象である事故及び疾病をいう。
三　救急自動車とは，救急業務を行う自動車をいう。
(救急隊の数)
第三条　消防本部又は署所に配置する救急自動車による救急隊の数は，原則として次の各号に掲げるものとする。
一　人口十万以下の市町村にあっては，おおむね人口二万ごとに一とする。
二　人口十万を超える市町村にあっては，五に人口十万を超える人口について，おおむね人口五万ごとに一を加えた数とする。
(医師等)
第四条　市町村長は，救急業務を行うため医師若しくは看護師を配置し，又は救急自動車若しくは救急業務を行う航空機(以下単に「航空機」という。)に搭乗させるよう努めるものとする。
(救急隊長)
第五条　救急隊員(以下「隊員」という。)のうち一人は，救急隊長(以下「隊長」という。)とする。
2　隊長は，上司の命を受け，隊員及び准救急隊員(以下「准隊員」という。)を指揮監督し，救急業務を円滑に行うように努めなければならない。

(救急隊の編成)
第六条　消防長は，救急救命士の資格を有する隊員又は准隊員一人以上をもって救急隊を編成するよう努めるものとする。
(交替要員の確保)
第七条　消防長は，救急事故が特に多い地域においては，隊員及び准隊員の適正な労務管理を確保するため，地域の実情に応じて令第四十四条第一項又は第二項の規定による救急自動車に搭乗する隊員及び准隊員の代替要員を確保するよう努めるものとする。
(隊員及び准隊員の訓練)
第八条　消防長は，隊員及び准隊員に対し，救急業務を行うに必要な学術及び技能を習得させるため，常に教育訓練を行うよう努めなければならない。
(隊員及び准隊員の服装)
第九条　隊員は，救急業務を行う場合は，消防吏員服制準則(昭和四十二年消防庁告示第一号)に定める基準に従った救急帽，救急服及び救急用の靴を着用するものとする。ただし，安全を確保するため必要があるときは，救急帽に代えて保安帽を着用するものとする。
2　准隊員は，救急業務を行う場合は，前項に規定するものと同等のものを着用するものとする。
(救急自動車の要件)
第十条　救急自動車は，道路運送車両の保安基準(昭和二十六年運輸省令第六十七号)に定める緊急自動車の基準に適合し，かつ，次の各号に掲げる構造及び設備を有するものとする。
一　隊員三人以上及び傷病者二人以上を収容し，かつ第十四条第一項に定めるものを積載できる構造のものであること。
二　四輪自動車であること。
三　傷病者を収容する部分の大きさは，次のとおりであること。
　イ　長さ一・九メートル，幅○・五メートル以上のベッド一台以上及び担架二台以上を収納し，かつ隊員が業務を行うことができる容積を有するものであること。
　ロ　室内の高さは，隊員が業務を行うに支障がないものであること。
四　十分な緩衝装置を有するものであること。
五　適当な防音，換気及び保温のための装置を有するものであること。
六　その他救急業務を実施するために必要な構造及び設備を有するものであること。
2　道路の幅員が前項第一号及び第三号に掲げる構造及

び設備を有する救急自動車の通行に十分でない道路を通行して救急業務を行う必要がある場合は，同項第一号に規定する傷病者の収容人数に関する規定及び同項第三号イの規定を適用しないことができるものとする。

（航空機の要件）

第十一条　航空機は，強度，構造及び性能が航空法施行規則（昭和二十七年運輸省令第五十六号）に定める安全性を確保するための技術上の基準に適合し，かつ，次の各号に掲げる構造及び設備を有するものとする。

一　隊員二人以上及び傷病者二人以上を収容し，かつ，第十四条第一項に定めるものを積載できる構造のものであること。

二　タービンエンジン二基を有するものであること。

三　その他救急業務を実施するために必要な構造及び設備を有するものであること。

（高規格の救急自動車の配置）

第十二条　消防長は，救急隊員及び准救急隊員の行う応急処置等の基準（昭和五十三年消防庁告示第二号）第六条第三項に規定する応急処置を行うために必要な構造及び設備を有する救急自動車を配置するよう努めるものとする。

（救急自動車の標示）

第十三条　救急自動車の側面には，当該市町村の消防本部名又は消防署名若しくは救急隊名を標示するものとする。

（救急自動車及び航空機に備える資器材）

第十四条　救急自動車及び航空機には，応急処置及び通信等に必要な資器材で別表第一（略）に掲げるものを備えるものとする。

2　消防長は，救急自動車及び航空機には，前項に定めるもののほか，通信及び救出等に必要な資器材で別表第二（略）に掲げる資器材を備えるよう努めるものとする。

（救急隊の出動）

第十五条　消防長または消防署長は，救急事故が発生した旨の通報を受けたとき又は救急事故が発生したことを知ったときは，当該事故の発生場所，傷病者の数及び傷病の程度等を確かめ，直ちに所要の救急隊を出動させなければならない。

（口頭指導）

第十六条　消防長は，救急要請時に，指令室又は現場出動途上の救急自動車等から，救急現場付近にある者に，電話等により応急手当の協力を要請し，その方法を指導するよう努めるものとする。

（搬送を拒んだ者の取扱い）

第十七条　隊員及び准隊員は，救急業務の実施に際し，傷病者又はその関係者が搬送を拒んだ場合は，これを搬送しないものとする。

（医師の要請）

第十八条　隊員又は准隊員は，次の各号のいずれかに該当する場合は，速やかに救急現場に医師を要請し，必要な措置を講ずるよう努めるものとする。

一　傷病者の状態からみて搬送することが生命に危険であると認められる場合

二　傷病者の状態からみて搬送可否の判断が困難な場合

（死亡者の取扱い）

第十九条　隊員及び准隊員は，傷病者が明らかに死亡している場合又は医師が死亡していると診断した場合は，これを搬送しないものとする。

（関係者の同乗）

第二十条　隊員及び准隊員は，救急業務の実施に際し，傷病者の関係者又は警察官が同乗を求めたときは，これに応ずるよう努めるものとする。

（災害救助法における救助との関係）

第二十一条　市町村の消防機関が行う救急業務は，災害救助法（昭和二十二年法律第百十八号）が適用される場合においては，同法の規定に基づく救助に協力する関係において実施するものとする。

（感染症と疑われる者の取扱い）

第二十二条　隊長は，感染症の予防及び感染症の患者に対する医療に関する法律（平成十年法律第百十四号）第六条に規定する一類感染症，二類感染症，新型インフルエンザ等感染症，指定感染症又は新感染症と疑われる傷病者を搬送した場合は，隊員，准隊員，救急自動車及び航空機等の汚染に留意し，直ちに所定の消毒を行い，この旨を消防長に報告するとともに，当該傷病者に対する医師の診断結果を確認し，同法第二十七条に定める消毒を講ずるものとする。

（要保護者等の取扱い）

第二十三条　消防長は，生活保護法（昭和二十五年法律第百四十四号）に定める被保護者又は要保護者と認められる傷病者を搬送した場合においては，同法第十九条各項に定める機関に通知するものとする。

（活動の記録）

第二十四条　隊員又は准隊員は，救急活動を行った場合は，救急活動記録票等に次の各号に掲げる事項並びに活動概要等所要の事項を記録しておくものとする。

一　救急事故発生年月日

二　覚知時刻
　三　発生場所
　四　発生原因
　五　傷病者の住所・氏名・年齢・性別
　六　傷病の部位・程度
　七　傷病者を搬送した医療機関名・医師等
2　隊員又は准隊員は，傷病者を搬送し，医療機関に引渡した場合は，当該事実を確認する医師の署名又は押印を受けるとともに，傷病名，傷病程度等について，当該医師の所見を聴取し，救急活動記録票等に記録しておくものとする。
3　隊員又は准隊員は，応急処置等を行うに際し，医師の指示があった場合には，当該医師の氏名及びその指示内容を救急活動記録票等に記録しておくものとする。
（家族等への連絡）
第二十五条　隊員又は准隊員は，傷病者の傷病の状況により必要があると認めるときはその者の家族等に対し，傷病の程度又は状況等を連絡するよう努めるものとする。
（医療機関との連絡）
第二十六条　消防長は，救急業務の実施について医療機関と常に密接な連絡をとるものとする。
2　消防長は，前項の規定に基づき知り得た医療機関における空床の状況等の情報については，必要に応じ，近接する他の消防本部の消防長と相互に情報を交換するよう努めるものとする。
（団体等との連絡）
第二十七条　消防長は，当該市町村の区域内で救急に関する事務を行っている団体等と救急業務の実施について情報を交換し，緊密な連絡をとるものとする。
（消毒）
第二十八条　消防長は，次の各号に定めるところにより，救急自動車，航空機及び積載品等の消毒を行うものとする。
　一　定期消毒　月一回
　二　使用後消毒　毎使用後
2　前項の規定による消毒を効果的に行うため，署所（消防力の整備指針（平成十二年消防庁告示第一号）第二条第三号に規定する署所をいう。）及び航空機基地には，ホルマリンガス消毒器，エチレンオキサイドガス滅菌器等の消毒用資器材を備えるものとする。
（消毒の標示）
第二十九条　消防長は，前条第一項第一号による消毒をしたときは，消毒実施年月日，消毒方法，消毒薬品名及び施行者名等を消毒実施表に記入し，救急自動車又は航空機の見やすい場所に標示しておくものとする。
（救急業務計画）
第三十条　消防長は，特殊な救急事故の発生した場合における救急業務の実施についての計画を作成しておくものとする。
2　消防長は，毎年一回以上前項に定める計画に基づく訓練を行うものとする。
（救急調査）
第三十一条　消防長は，救急業務の円滑な実施を図るため，当該市町村の区域について，次の各号に定めるところにより調査を行うものとする。
　一　地勢及び交通の状況
　二　救急事故が発生するおそれのある対象物の位置及び構造
　三　医療機関等の位置及びその他必要な事項
　四　その他消防長が必要と認める事項
（住民に対する普及啓発）
第三十二条　消防長は，住民に対する応急手当の普及啓発活動を計画的に推進するよう努めるものとする。
（都道府県との連絡調整）
第三十三条　都道府県が保有する航空機により市町村が救急業務を実施する場合は，当該市町村は救急業務の円滑な遂行のため都道府県と必要な調整を図るものとする。

○救急業務実施基準で定める救急自動車及び航空機に備える資器材

分　類	品　名
観察用資器材	血圧計
	血中酸素飽和度測定器
	検眼ライト
	心電計
	体温計
	聴診器
呼吸・循環管理用資器材	気道確保用資器材
	吸引器一式
	喉頭鏡
	酸素吸入器一式
	自動式人工呼吸器一式
	自動体外式除細動器
	手動式人工呼吸器一式
	マギール鉗子
創傷等保護用資器材	固定用資器材
	創傷保護用資器材
保温・搬送用資器材	雨おおい
	スクープストレッチャー
	担架
	バックボード
	保温用毛布
感染防止・消毒用資器材	感染防止用資器材
	消毒用資器材
通信用資器材	無線装置
その他の資器材	懐中電灯
	救急バッグ
	トリアージタッグ
	膿盆
	はさみ
	ピンセット
	分娩用資器材
	冷却用資器材

備考

1　気道確保用資器材は，経鼻エアーウェイ及び経口エアーウェイを含む気道確保に必要な資器材をいう。

2　吸引器一式は，吸引用カテーテルを含む口腔内等の吸引に必要な資器材をいう。

3　酸素吸入器一式は，酸素ボンベ，酸素吸入用鼻カニューレ及び酸素吸入用マスクを含む酸素吸入に必要な資器材をいう。

4　自動式人工呼吸器一式は，換気回数及び換気量が設定できるものとし，手動式人工呼吸器及び酸素吸入器に含まれる資器材と重複するものは共用できるものとする。

5　自動体外式除細動器は，救急救命士が使用するものについては，心電図波形の確認及び解析時期の選択が可能なものが望ましく，地域メディカルコントロール協議会の助言等に応じて備えるものとする。

6　手動式人工呼吸器一式は，人工呼吸用のフェイスマスクを含む手動による人工呼吸に必要な資器材をいう。

7　固定用資器材は，副子及び頸椎固定補助器具を含む全身又は負傷部位の固定に必要な資器材をいう。

8　創傷保護用資器材は，三角巾，包帯及びガーゼを含む創傷被覆に必要な資器材をいう。

9　感染防止用資器材は，ディスポーザブル手袋，ディスポーザブルマスク，ゴーグル，N―95マスク及び感染防止衣を含む感染防止に必要な資器材をいう。

10　消毒用資器材は，各種消毒薬及び各種消毒器を含む消毒に必要な資器材をいう。

11　分娩用資器材は，臍帯クリップを含む分娩に必要な資器材をいう。

12　冷却用資器材は，ディスポーザブル瞬間冷却材等とする。

分　類	品　名
観察用資器材	血糖値測定器
呼吸・循環管理用資器材	呼気二酸化炭素測定器具
	自動式心マッサージ器
	ショックパンツ
	心肺蘇生用背板
	特定行為用資器材
	ビデオ硬性挿管用喉頭鏡
通信用資器材	携帯電話
	情報通信端末
	心電図伝送等送受信機器
救出用資器材	救命綱
	救命浮環
	万能斧
その他の資器材	汚物入
	在宅療法継続用資器材
	洗眼器

その他の資器材	リングカッター
その他必要と認められる資器材	

備考
1　自動式心マッサージ器は，地域の実情に応じて備えるものとする。
2　特定行為用資器材は，救急救命士法施行規則（平成三年八月十四日厚生省令第四十四号）第二十一条に定める救急救命処置に必要な資器材とし，地域メディカルコントロール協議会の助言等に応じて備えるものとする。
3　ビデオ硬性挿管用喉頭鏡は，チューブ誘導機能を有するものとし，地域メディカルコントロール協議会の助言等に応じて備えるものとする。
4　情報通信端末は，傷病者情報の共有や緊急度判定の支援等，救急業務の円滑化に資するための機能を有する資器材とし，地域の実情に応じて備えるものとする。
5　心電図伝送等送受信機器は，地域の実情に応じて備えるものとする。
6　在宅療法継続用資器材は，医療機関に搬送するまでの間において，在宅療法を継続するために必要な資器材とし，地域の実情に応じて備えるものとする。

○消防職員に対する専科教育（救急科）

教科目	課目		時間数
	分類指標	主眼とすべき教育内容	
救急業務及び救急医学の基礎	救急業務の総論及び医学概論	救急業務の沿革及び意義，救急隊員の責務等，医学概論	50
	解剖・生理	総論及び身体各部の名称，皮膚系，筋骨格系，呼吸系，循環系，泌尿系，消化系，神経系，感覚系，内分泌系，生殖系，その他の系	
	社会保障・社会福祉	社会保障の概念，社会保障及び社会福祉の関係法規，社会福祉体制，医療保険	
	救急実務及び関係法規	死亡事故の取扱い，救急活動の通信システム及びその運用，救急活動の基礎的事項，救急活動の記録，救急業務の関係機関，救急業務の関係法規	
応急処置の総論	観察	総論，バイタルサインの把握，全身・局所所見の把握，傷害の受傷機転，既往症等の聴取	73
	検査	一般検査，生理学的検査，検査機器の原理と構造，保守管理	
	応急処置総論	心肺蘇生，止血，被覆，固定，保温，体位管理，搬送	
	応急処置各論	気道確保，異物除去，人工呼吸，胸骨圧迫心臓マッサージ（人工呼吸との併用を含む。），酸素吸入，直接圧迫及び間接圧迫による止血，被覆，副子固定，在宅療法継続中の傷病者搬送時における処置の維持，保温，体位管理，各種搬送，救出，車内看護	
	救急医療・災害医療	救急医療体制，プレホスピタル・ケアを担当する医療関係者，多数傷病者発生事故の対応，トリアージ	
病態別応急処置	心肺停止	原因，病態生理，病態の把握，応急処置，病態の評価	67
	ショック・循環不全		
	意識障害		
	出血		
	一般外傷		
	頭部，頸椎（頸髄）損傷		
	熱傷・電撃傷		
	中毒		
	溺水		
	異物（気道・消化管）		
特殊病態別応急処置	小児，新生児	小児及び新生児の基礎的事項，症状からみた小児救急疾患の重症度判定，小児の事故，心肺蘇生法	25
	高齢者	高齢者の基礎的事項，ショック，体温，意識障害，頭痛，胸痛，呼吸困難，その他の疾患	
	産婦人科，周産期	産婦人科及び周産期の基礎的事項，救急と関連する産婦人科疾患，分娩の介助，分娩直後の新生児の管理	
	精神障害	精神科救急の基礎的事項，精神科救急への対応，病態の評価，精神科の治療等	
	その他の創傷の処置等	切断四肢の取扱い，多発外傷，鼻出血，眼損傷，口腔損傷，日（熱）射病，寒冷損傷，爆傷，酸欠，潜函病，急性放射線障害，動物による咬傷・刺傷	
実習及び行事		救急用資器材の操作法・保管管理・消毒，シミュレーション実習，医療機関及び現場における実地研修，入校式・修了式その他の行事	35
合　計			250

索　引

＊太数字は当該用語が詳述されているページを示す。

数字・ギリシャ文字

Ⅰ度熱傷　137
Ⅱ度熱傷　137
Ⅲ度熱傷　137, 138
3T　221, **222**
5P　134
5の法則　137
9の法則　137
119番通報　53, 87
α線　175
β線　175
γ線　175

A

ACP　55
AED　16, 143, **192**, 247
AIDS　263
ALS　87, 192

B

BLS　87, 177, 192

C

CAT®　252
CBRNE災害　220
CCDカメラ　185
CCU　19
CO_2ナルコーシス　**90**, 196
COPD　195, 196
CPA　87
CPC　47
CPR　5, 139, 177, 189, 192
CPSS　82
CSCATTT　221, **222**
CT血管造影　273
CTA　273

D

dERU　229
DHEAT　230
DIC　146
DMAT　221, **229**
DNA　60, 176
DPAT　230
DPTワクチン　158

E

EC法　188
EMIS　19, **231**
ER型救急医療　18

G

GCS　**77**, 95, 122

H

HCU　19
Hibワクチン　157
HIV　265

I

ICD　192, **211**
ICRP　176
ICT　48
ICU　**18**
ILCOR　193
IVR　275

J

JCS　**77**, 95, 122
　乳幼児用――　158
JMAT　230
JPTEC　119
JRC　193

K

KED®　203
KPSS　82

M

MATレスポンダー　252
MERS　266
MRA　275
MRI　274
　――撮影検査　274

N

NBC災害　219
NICU　19, 169

O

O157　160
OPC　47

P

P波　80
PALSチーム　193
PDCAサイクル　13
PEA　**88**
PTCA　275
PTP包剤　145
PTSD　170, **173**

Q

QRS波　80

R

R on T　81, 103
RSウイルス　157

S

SARS　8, 266
SCU　19, **231**
SIDS　89
SOF　252
SpO_2　80, 84, 90, 119, 178, 237
START法　224

T

T波　80
TAE　275
TTT　221, **222**

V

VF　80, **87**, 103, 247
VT　**77**, **88**, 247
　無脈性――　6, 87, **88**, 103, 247

W

WHO　54

X

X線CT撮影検査　273
X線撮影検査　272

あ

アーク放電　139
アイジェル®　**183**, 241
アカカミアリ　153
アキレス腱断裂　133
悪性腫瘍　110

293

索 引

悪性症候群 173
亜脱臼 133
圧挫症候群 117, 134, 171
圧痛 84
圧力ゲージ 237
軋轢音 78
アドバンス・ケア・プランニング 55
アドレナリン 6, 94, 179
アナフィラキシーショック 6, 93, 152
アネロイド式血圧計 237
アプガー採点法 169
アプガースコア 169
アミノ酸 66
アルコール 79, 261
アルフェンスシーネ 203
安全 222
安全確認 73
アンダートリアージ 85

い

医学 53
易感染性 161
息切れ 161
胃酸 65
医師会 20
意識 74, 77
　——の定義 94
意識障害 77, 94
　——の原因 94
　——の時間的変化 121
　——のプロトコール 98
意識中枢 94
意識レベル 119
意思決定 55
医師の具体的指示 179
医師搬送 8
医師法 23
胃・十二指腸 111
胃・十二指腸潰瘍 108, 112, 113
胃・十二指腸潰瘍穿孔 109
異所性妊娠 166
　——破裂 109
一次救命処置 87, 177, 192
　小児に対する—— 193
　成人に対する—— 193
一次血栓 197
一次性頭痛 99
一次性脳病変 94
一方向弁 130, 144
胃腸炎 158
一類感染症 8
一酸化炭素中毒 138

一般部隊 232
イヌ 152
医の倫理 54
異物 144
　鋭的—— 145
　眼—— 149
　気道—— 75, 144
　消化管—— 145
　穿通—— 130, 200
　鈍的—— 145
イヤーピース 239
医療 53
医療機関の選定 39, 49, 226
医療供給体制 55
医療費 55
医療法 23
医療用 BLS アルゴリズム 194
イレウス 79, 107, 145
胃瘻 210
陰圧ギプス 203
陰圧式固定具 254
陰茎 67
インスリン 66
　——皮下注射 94
陰性症状 173
咽頭 64
咽頭粘膜 124
インハレーター 187
インフォームドコンセント 278
インフルエンザ菌 157

う

ウイルス性胃腸炎 160
植込み型除細動器 192, 211
植込み型心臓ペースメーカー 192, 211
ウォームショック 93, 158
齲蝕 101
右心房 61
うつ 171
うっ血性心不全 75, 83, 92, 206
ウツタイン様式 45
うつ病 163, 173
運動器系 68
運動神経 68
運動麻痺 80

え

エアウエイ 240
　——チェッカー 186
　経口—— 182, 240
　経鼻—— 182, 240
　口咽頭—— 96, 182, 240

　食道閉鎖式—— 179, 184, 241
　鼻咽頭—— 96, 182, 240
エアリリースバルブ 237
鋭的異物 145
鋭的外傷 114
栄養状態 79
会陰 167
腋窩検温法 238
液体貯留 74
エコノミークラス症候群 106
エスマルヒ止血帯 251
エピペン® 6, 94
エボラ出血熱 21
遠位 58
塩化ベンザルコニウム 262
塩酸 65
炎症の五徴 134
延髄 68
塩素 64

お

応援要請 48, 73, 226
横隔膜 56, 61
横隔膜破裂 128
横隔膜ヘルニア 128
応急救護体制 16
応急処置 177
　——の概念 177
応急手当 177
応急手当の普及啓発活動の推進に関する実施要綱 11
黄色ブドウ球菌 140
黄染 108, 113
黄疸 79, 108, 113
嘔吐 79, 97, 101, 111, 143
横紋筋 61, 71
横紋筋融解症 117
オーバートリアージ 85
汚物入れ 257
温度覚 71

か

ガーゼによる圧迫止血 197
加圧波 150
外因性精神障害 170
外陰部膨隆感 167
回外 59
外眼筋 71
外見観察 74, 79
介護保険制度 30, 55
　——の仕組み 31
介護保険法 33
介護老人保健施設 23

外耳 71
外耳孔 83
外出血 79
外傷 **114**
　　——の緊急度・重症度判断 **120**
　　——の定義 **114**
　　——の分類 **114**
　　鋭的—— **114**
　　眼窩—— 150
　　胸部—— **126**
　　スポーツ—— 117
　　穿通性—— 114
　　多発—— **135**
　　墜落—— **117**
　　転落—— **117**
　　頭部—— **119**
　　鈍的—— **114**
　　腹部—— **130**
外傷性頸部症候群 124
外傷性窒息 117
外傷性てんかん 123
外傷性脳内血腫 121
海上保安庁 232
回旋 134
外旋 59
咳嗽 79，111
外側 58
介達感染 263
階段避難用資器材 212
回腸 65，111
外転 59
回内 59
回復体位 **206**
外部被ばく 175
開放骨折 134
開放性気胸 199
開放性頭蓋骨骨折 123
開放性損傷 114
解離性障害 170，173
会話 79
火炎 135
下顎挙上法 74，126，**181**
化学損傷 139，149
化学物質 140，219
過換気症候群 74
下気道 60
蝸牛 72
核 219
顎骨損傷 150
核磁気共鳴画像法 **274**
覚せい剤 79，140
覚せい剤取締法 140
拡張期血圧 80

下肢 56，70
加湿酸素流量計 243
画像診断 **279**
下腿 57
下腿骨骨折 207
肩関節 70
喀血 79，90，**111**
割創 115
下腹部痛 **166**
カプノメータ 80
カリウム 64
カルシウム 70
加齢 163
眼 71
眼異物 149
眼窩 71
眼窩外傷 150
感覚器系 **71**
眼華閃発 166
眼窩吹き抜け骨折 150
肝管 65
換気障害 118
眼球 71
眼球損傷 149，150
環境障害 146
眼筋 71
管腔臓器損傷 131
眼瞼 71，149
眼瞼結膜 113，117
肝硬変 108，113
寛骨 69，70，132
観察用資器材 78，**237**
環指 57
患者管理 **279**
患者等搬送事業者 22
乾性ラ音 78，90
関節 **70**
関節液 70
関節包 133
汗腺 71
感染経路別予防策 263
感染症 21
　　——の種類 **267**
感染症の予防及び感染症の患者に対する医療に関する法律 266
感染症法 266
感染性大腸炎 113
完全閉塞 144
感染防止 **261**
感染防止衣 **264**
完全房室ブロック 88
完全麻痺 97
感染予防 263

　　——に関する法律 266
肝臓 65
肝損傷 132
眼損傷 149
冠動脈 61
　　——血流量 162
間脳 67
カンファレンス **279**
顔貌 74，79
陥没呼吸 129
顔面紅潮 79
顔面蒼白 79
関連痛 103

き

奇異呼吸 75
既往歴 **78**，96，271
気化熱 148
気管 60
　　——狭窄音 78
気管カニューレ 209
気管・気管支損傷 128
器官系 **60**
基幹災害拠点病院 231
気管支 60
気管支拡張症 113
気管切開 209，242
　　——マスク **242**
気管挿管 6，**184**
気管内チューブ 241
気胸 61，**107**，126，189
　　開放性—— 199
　　緊張性—— 83，93，107，118，126
危険ドラッグ 79，**141**
起坐位 92，113，**206**
起坐呼吸 75，90，106
器質性精神障害 170
希死念慮 171，173
汚い爆弾 151
ぎっくり腰 111
気道 74，119
気道異物 75，**144**
　　——の種類 144
　　——の除去 179
気道確保 96，**179**
　　——器具 **240**
　　用手的—— 181，187
気道狭窄 75
気道熱傷 136
　　——の評価 138
気道閉塞 117，144
機能性子宮出血 164

索　引

機能性頭痛　99
吸引器　243
吸引用カテーテル　244
救急安心センター事業　14
救急医学　53
救急医療　53, 219
救急医療機関　17, 271
　　――での診療　271
救急医療情報システム　19
救急医療体制　16
救急外来　18, 278
救急活動　221
救急活動記録票　41
救急患者　271
救急管制　49
救急・救助の現況　45, 87, 88
救急救命士　179, 247
救急救命士制度　5
救急救命士の業務のあり方等に関する
　　検討会　5
救急救命士の処置範囲　239
　　――の拡大　5
救急救命士法　5, 23
救急救命処置　23, 179
　　――の範囲　23, 24
救急救命処置録　24
救急業務　53
　　――の意義　3
　　――の法制化　4
救急業務運用体制　7
救急業務実施基準　7, 266
救急業務実施状況　7
救急現場活動　37
救急告示病院（診療所）　18
救急資器材の清潔度区分　261
救急指揮所　226
救急自動車　9, 84
　　――の適正利用　22
救急出動件数　4
救急蘇生統計　45, 87
救急蘇生法　16, 177, 192
救急蘇生用フェイスマスク　187
救急隊　8, 221
救急隊員　8, 53, 177
　　――が行う処置　177
　　――の応急処置範囲の拡大　5
　　――の生涯教育　11
救急隊員の行う応急処置等の基準　4,
　　5, 177
救急絆創膏　250
救急搬送体制　17
救急包帯　250
救急無線　48

救急ワークステーション　20
救出搬送　214
救助隊　221
急性冠症候群　103, 106, 145
急性喉頭蓋炎　157
急性呼吸不全　134
急性左心不全　113
急性心筋梗塞　88, 106, 275
急性腎不全　117
急性膵炎　109, 111
急性大動脈解離　106, 111
急性胆嚢炎　109, 111
急性中毒　140
急性腹症　107
急性放射線障害　176
急性放射線症候群　176
急性緑内障　83
吸入酸素濃度　195
嗅粘膜　72
救命救急センター　18
救命の連鎖　87
橋　68
挟圧　117
仰臥位　92, 204
境界性パーソナリティ障害　170, 174
胸郭　61, 70
胸郭包み込み両母指圧迫法　190
狭義の AED　192, 247
胸腔　56
凝固検査　272
胸骨圧迫　143, 157, 189, 247
　　――の合併症　191
　　小児・乳児の――　189
　　小児の――　190
　　成人の――　189
　　乳児の――　190
胸骨骨折　126
胸式呼吸　74
狭心症　106
　　不安定――　106
胸痛　103, 163
　　――のプロトコル　104
共同利用型病院　17
胸部圧迫症　117
胸部外傷　126
胸腹式呼吸　74
胸部痛　167
胸部突き上げ法　180
胸壁刺創　126
局所性脳損傷　121
局所の観察　83
虚血性大腸炎　113
虚弱　161

近位　58
緊急消防援助隊　227
緊急度・重症度　85
緊急度の概念図　85
緊急度の分類　86
緊急度判定プロトコル　86
近似肢誘導　238
筋性防御　84, 108, 131
金属音　84
筋組織　60
緊張型頭痛　99
緊張性気胸　83, 93, 107, 118, 126
緊張病性興奮　170
筋肉関節型減圧症　151

く

腔　56
空気感染　263
空腸　65, 111
偶発性低体温症　148
　　――のプロトコル　148
口すぼめ呼吸　75
屈曲　59
クッシング徴候　95, 122
熊本地震　230
組手搬送　214
くも膜下出血　101
クラゲ　152
倉敷病院前脳卒中スケール　82
グラスゴーコーマスケール　77, 95, 122
クラッシュ症候群　6, 117, 134
グリコーゲン　66
クループ症候群　157
グルカゴン　66
グルコン酸クロルヘキシジン　262
クレンメ　249
クレンメルシーネ　204

け

ケアプラン　31
経カテーテル動脈塞栓術　275
経管栄養　209
経口エアウエイ　182, 240
経口補水液　148
警告出血　164
警察　20, 232
警察官　38
警察災害派遣隊　232
軽症脳振盪　121
頚静脈怒張　128
頚髄損傷　97
経腟分娩　166

頸椎　69
　　――の骨折・脱臼　124
　　――の脱臼　125
頸椎カラー　126，**201**，255
頸椎固定　200
頸椎損傷　**124**，143，249，255
頸椎捻挫　114，**124**
経鼻エアウエイ　182，**240**
経皮的冠動脈形成術　**275**
経皮的動脈血酸素飽和度　**80**，84，
　　　90，119，178，237
頸部固定用副子　255
痙攣　97，123，159，166
　　熱――　146
　　熱性――　159
　　無熱性――　159
下血　111
血圧　74，**80**，95
　　――調節機能　162
　　――の左右差　106
血圧計　**237**
血液　**62**
　　――感染　263
　　――凝固障害　146
血液透析用内シャント　210
血液分布異常性ショック　**93**，125
血管　**62**
血管造影　**275**
血管内治療　**275**
血気胸　126
血球　63
血胸　126
月経　**163**
月経困難症　166
結合組織　60
血漿　63
　　――蛋白　162
血小板　63
結腸　65
血糖異常　163
血糖測定器　**239**
血尿　108
血便　111
血流分布異常　93
解毒　66
ケトン体　66
下痢　108，159
減圧症　**151**
幻覚・妄想　170
検眼ライト　**238**
健康　54
肩甲骨　70
健康保険法　32

検証票　41，**45**
原子力災害派遣　232
倦怠感　90
見当識障害　171
犬吠様咳嗽　157
現場活動　38
現場救護所　221，227
現場指揮本部　226
現場情報　37
現場即報　48
原発性脳障害　94
現場トリアージ　85，**120**
現場報告　48，226
現病歴　**78**，271

こ

誤飲　145，160
高圧蒸気滅菌器　262
広域医療搬送　**231**
広域災害救急医療情報システム　19，
　　　231
口咽頭エアウエイ　96，182，240
高温液体　135
高温固体　135
構音障害　82
高カリウム血症　117，134
睾丸　67
交感神経　68
　　――亢進症状　141
高規格救急自動車　10
後期高齢者医療制度　30
広義のAED　247
抗菌スペクトラム　262
口腔　**64**，179
航空機　**10**
口腔内損傷　**150**
口腔粘膜損傷　150
高血圧　112
高血圧症　99
虹彩　72
交叉性片麻痺　80
虹視症　83
高次脳機能障害　94
公衆衛生制度　29
口唇　64
向精神薬取締法　140
光線損傷　150
咬創　115
後着救急隊　226
交通事故　**114**
公的医療保険制度　**29**
公的年金保険制度　**32**
公的扶助制度　29

後天性免疫不全症候群　263
行動　79
喉頭蓋　64
喉頭鏡　150，180，**245**
口頭指導　50
喉頭展開　186
喉頭浮腫　75
高二酸化炭素血症　90，95
広範囲熱傷　137
後腹膜腔　56，131
項部硬直　82
興奮　170
硬膜外血腫　121，122
硬膜下血腫　121，122
肛門圧迫感　167
絞扼性腸閉塞　109
高リスク受傷機転　73，135
行旅病人　25
高齢化　**55**
高齢者　**161**
　　――の頭部外傷　124
　　――の特性　161
高齢者の医療の確保に関する法律　33
誤嚥　97，108，160
ゴーグル　**264**
ゴールデンピリオド　119
コールドショック　158
鼓音　79
股関節　70
股関節脱臼　133
呼気吹き込み人工呼吸　187
呼吸　**74**，96，119
　　――促迫　132
　　――保護具　151
　　――補助　96
　　――麻痺　125
　　――抑制　118
呼吸音　78
呼吸器系　**60**
呼吸原性心肺停止　89
呼吸困難　74，**90**，157，161
　　――の緊急度・重症度判断基準　**91**
呼吸循環管理用資器材　**240**
呼吸循環器型減圧症　151
呼吸数　74
呼吸性アルカローシス　74
呼吸不全　18，**90**，128，157
国際放射線防護委員会　176
国内型緊急対応ユニット　229
国民健康保険　30
国民健康保険法　32
国民年金法　32
国民保護法　220，229

鼓室　71
骨　68
　　──壊死　151
骨格筋　71
骨髄炎　134
骨折に対する処置　200
骨盤　70
骨盤位分娩　169
骨盤腔　56
骨盤骨折　132
　　不安定型──　133
骨盤内臓器疾患　111
骨盤腹膜炎　111
骨盤輪　132
固定用資器材　254
古典的脳振盪　121
鼓膜　71
コロトコフ音　237
コロナウイルス　8
昏睡状態　95
コンビチューブ®　184, 241
昏迷　170

さ

サージカルマスク　264
災害　219
　　──の定義　219
　　──の分類　219
災害医療　219
災害医療体制　230
災害救助法　220
災害拠点病院　230
災害時健康危機管理支援チーム　230
災害対策基本法　220, 233
災害派遣　232
災害派遣医療チーム　221, 229
災害派遣精神医療チーム　230
細気管支炎　157
再興感染症　266
罪業妄想　163, 173
最先着救急隊　225
臍帯　168, 256
　　──クリップ　169, 257
在宅医療　207
在宅酸素供給装置　208
在宅酸素療法　161, 208
在宅人工呼吸療法　209
在宅用人工呼吸器　209
在宅療法　207
在宅療養支援診療所　55
在宅療養支援病院　55
細胞　59
細胞外液　64

細胞質　60
細胞内液　64
細胞膜　59
臍輪　169
坐骨　69
鎖骨下動脈損傷　126
鎖骨骨折　126
挫傷　114
左心室　61
嗄声　157
挫創　114, 115
擦過傷　115
砂嚢　255
サブストレッチャー　212, 253
酸塩基平衡　272
産科危機的出血　166
三角巾　199, 203, 250
三次救急医療機関　18
産褥期　167
酸素化ヘモグロビン　63
酸素吸入　195
酸素吸入用マスク　241
酸素欠乏症　151
酸素投与　94, 96, 195
酸素流量　195
産道　167
三半規管　72, 101
産婦人科・周産期　163
三辺テーピング（法）　119, 126, 130, 199
三方活栓　249

し

次亜塩素酸ナトリウム　262
シーソー呼吸　75, 157
シートベルト　114
シーネ固定　135
自衛隊　232
耳介　71
歯牙損傷　150, 186
子癇　166
耳管　71
耳管部　239
指揮命令　221
子宮　67
子宮腟部びらん　164
子宮内膜　163
子宮内膜症　166
軸と面　58
止血　196
　　──の機序　197
止血帯　198, 251
　　──止血法　79, 198

止血点　198
　　──圧迫止血法　79, 198, 251
試験紙　239
指交差法　179
刺咬傷　152
刺杭創　150
自己心拍再開　89
自殺　161
自殺企図　171
自殺企図者　171
　　──の重症度と判断　172
四肢　56
　　──運動機能障害　95
　　──の変形　79
　　──麻痺　80, 97, 125
示指　57
四肢外傷　133
指示，指導・助言要請　48
痔疾患　113
支持搬送　213
死者　25
視床　67
視床下部　67
自傷行為　171
矢状軸　58
矢状面　58
視診　78
視神経　71
地震防災派遣　232
脂腺　71
死戦期呼吸　75, 89, 143, 189
自然災害　219
刺創　115, 116
舌　64, 72
事態対処医療　220
下敷き　117
失禁　74, 79
膝屈曲位　206
失語症　82, 99
失神　94
失神性めまい　101, 103
湿性ラ音　78, 90
疾病構造　55
指導救命士　11
自動式人工呼吸器　246
自動式心マッサージ器　191, 247
自動体外式除細動器　16, 143, 192, 247
児童福祉法　33, 160
自発呼吸　187
脂肪塞栓症候群　134
社会福祉　29
社会福祉制度　29

社会復帰　87
社会保険制度　29
社会保障　**29**
尺側　58
蛇咬傷　152
射創　115
ジャパンコーマスケール　**77**，95，122
縦隔　56，61
周産期医療センター　17
周産期の緊急度・重症度判断基準　**165**
収縮期血圧　76，80
重症急性呼吸器症候群　8，266
重症脱水　158
重症度の分類　**86**
重症熱性血小板減少症候群　154
シューズカバー　**264**
銃創　115，116
集団災害　219
集中治療室　**18**
十二指腸　65
終末気管支　61
手術室　**279**
受傷機転　73，**114**
手掌法　137
受精　67
受精卵　164
主訴　**77**
主担架　211
出血　74
出血性ショック　92，118，119，128，132，135
出血量の推定　118
手動式吸引器　**244**
手動引金式人工呼吸器　246
受動免疫　265
ジュネーブ宣言　54
腫瘤性病変　166
循環　119
循環器系　**61**
循環血液量　77，249
循環血液量減少性ショック　**92**，118，158
循環障害　158
循環不全　18，128
准救急隊員　**9**
常位胎盤早期剥離　166
障害者自立支援法　25
消化管　**64**
消化管異物　145
消化管出血　94，108
消化管穿孔　111，145

消化器疾患　111
上気道　60
状況評価　**73**
衝撃波　150
症候性頭痛　**101**
使用後消毒　266
小指　57
上肢　56，70
少子高齢化　53
小循環　61
小腸瘻　210
消毒　**261**
消毒薬　**261**
小児　**156**
　　――に対する一次救命処置　193
　　――・乳児の胸骨圧迫　189
　　――の胸骨圧迫　190
　　――の定義　156
　　――の頭部外傷　123
小児救命救急センター　17
小児疾患の特徴　**156**
小脳　68
上皮組織　60
傷病者移動用シート　213
傷病者の観察　38，**73**
傷病者の搬送および受入れの実施基準　**5**
傷病者の引き継ぎ　226
傷病程度分類　**86**
消防学校の教育訓練の基準　5，**277**
消防活動　221
消防組織法　3，228
情報通信技術　48
情報伝達　222
消防部隊　221
消防法　3
静脈　62
静脈還流　93，206
静脈血　62
静脈性出血　196
上腕　57
上腕動脈　76
初期救急医療機関　17
触診　**78**
触診法　237
褥瘡　171
食道・胃静脈瘤　113
食道閉鎖式エアウエイ　179，**184**，241
徐呼吸　74
除細動　6，87，**191**
除細動器　248
　　――の分類　**248**

植込み型――　192，**211**
　　自動体外式――　16，143，**192**，247
　　半自動式――　**192**，247
女性器の解剖　163
触覚　71
ショック　**91**
　　――体位　132，**206**
　　――の定義　**91**
　　――の分類　**91**
　　アナフィラキシー――　6，93，152
　　ウォーム――　93，158
　　血液分布異常性――　**93**，125
　　コールド――　158
　　出血性――　92，118，119，128，132，135
　　循環血液量減少性――　**92**，118，158
　　心外閉塞・拘束性――　**93**，107，118
　　神経原性――　**93**，118，125
　　心原性――　**92**
　　代償性――　158
　　電気――　87，192
　　敗血症性――　**93**，109
　　ヒート――　143
　　非代償性――　158
　　閉塞性――　128，135
ショックパンツ　**207**，249
除脳硬直　122，123
除皮質硬直　122，123
徐脈　93
初療室　**18**
自律神経　103
人為災害　219
腎盂腎炎　111
心エコー　274
心外閉塞・拘束性ショック　**93**，107，118
心窩部痛　167
心筋　61
　　――機能　162
呻吟　157
心筋炎　158
心筋梗塞　92
心筋挫傷　127
神経系　**67**
神経原性ショック　93，118，125
神経細胞　68
神経症性障害　171
神経組織　60
心原性ショック　**92**
心原性心肺停止　88

索　引

新興感染症　266
人工肛門　210
人工呼吸　94, 143, **187**
　　呼気吹き込み——　187
　　バッグ・バルブ・マスク——　187
人工呼吸器　188, **245**
心雑音　78
心室　61
心疾患　112
心室期外収縮　103, 106, **107**
心室細動　80, **87**, 103, 247
心室頻拍　77, **88**, 247
　　無脈性——　6, **87**, **88**, 103, 247
シンシナティ病院前脳卒中スケール　82
伸縮性網包帯　250
心静止　**88**
新生児　**169**
　　——仮死　169
　　——集中治療施設　19, 169
　　——蘇生法　170
　　——搬送　169
心臓　**61**
腎臓　67, 163
心臓震盪　89
心損傷　127
靱帯　133
身体障害者福祉法　33
深達性Ⅱ度熱傷　137
深達性熱傷　71
心タンポナーデ　83, 93, 118
陣痛　167
心停止　87
心停止後症候群　**89**
心的外傷後ストレス障害　170, **173**
心的外傷体験　173
伸展　59
心電計　**238**
心電図　80, 87
　　——検査　**272**
　　——伝送装置　**239**
　　——波形　80
心電図モニター　80, 84, 103, 129, 139
心肺機能停止　179
心肺蘇生（法）　5, 139, 177, 189, 192
　　非同期——　194
心肺蘇生法用背板　**248**
心肺停止　**87**
　　——の定義　87
　　心原性——　**88**
　　非心原性——　**89**

心拍　87
心破裂　127
真皮　71
心不全　97
　　うっ血性——　75, 83, 92, 206
心房　61
心房細動　80

す

随意筋　71
髄液漏　123, 149
膵管　65
膵臓　**66**
垂直軸　58
水頭症　95
水平軸　58
水平面　58
髄膜炎　101
髄膜刺激症状　79, **82**
頭蓋　68
頭蓋腔　56
頭蓋骨　69
頭蓋骨骨折　123
頭蓋底　68
頭蓋底骨折　83, 123, 149
頭蓋内圧亢進　74, **95**
頭蓋内血腫　95
スクープストレッチャー　**203**, 212, 253
スタイレット　186
スタンダードプレコーション　37, 138, **263**
頭痛　**99**, 123, 166
　　——のプロトコール　**100**
　　一次性——　**99**
　　機能性——　**99**
　　緊張型——　99
　　二次性——　**101**
　　片——　99
ステイアンドスタビライズ　177
ストーマ　210
ストレス関連障害　171
ストレッチャー　278
スニッフィングポジション　183
スパーク放電　139
スポーツ外傷　117

せ

セアカゴケグモ　153
生活保護制度　**32**
生活保護法　21, 25, 32
生殖器系　**67**
精神科救急拠点病院　17

精神障害　**170**
精神障害者　25
成人に対する一次救命処置　193
成人の胸骨圧迫　189
精神保健及び精神障害者福祉に関する法律　25, 170
精神保健福祉法　170
精巣　67
生体情報モニター　238
正中矢状面　58
成長　156
生物　219
声門上気道デバイス　**183**, 241
声門上デバイス　6
生理学的評価　**74**
精路　67
世界保健機関　54
脊髄　68, 70
脊柱　69
脊柱管　56, 70
脊椎　69
舌　64, **72**
赤血球　63
舌根沈下　75
鑷子　**256**
接触感染　263
摂食障害　94, 161
切創　115
切断指　135, **149**, 200
切迫流早産　166
セミファウラー位　**206**
遷延性意識障害　95
前額部止血　199
前駆症状　176
閃光　139
穿孔性腹膜炎　131
仙骨　65, 132
穿刺針　239
全身機能カテゴリー　47
全身固定　94, 111, 126, **203**
前進指揮所　**227**
全身の観察　78
前頭蓋底骨折　123
喘息発作　90
浅達性Ⅱ度熱傷　137
前置胎盤　164, 165
穿通異物　130, 200
穿通性外傷　114
前庭器官　72, 101
蠕動　65
前頭面　58
浅表性呼吸　75
腺房細胞　66

喘鳴 75
せん妄 170
前腕 57

そ

躁 171
躁うつ病 170, 174
創外固定 132
送気球 237
双極性感情障害 170, **174**
総頸動脈 76, 87
爪床 77
創傷 114
　──処置 **198**
　──の分類 **115**
創傷等保護用資器材 **250**
ゾーニング 222
即応部隊 232
側臥位 **205**
続発性脳障害 94
鼠径靱帯 57
鼠径ヘルニア 108, 109
組織 **60**
卒倒 89

た

ターニケット 151, 198, **251**
　──ペイン 252
ターポリン担架 212, 253
タール便 103, 108, 111
体位 74, 79
　──管理 177, **204**
体液 **63**
体液量 162
体温 74
体温管理 **207**
　──療法 90
体温計 **238**
体温調節 163
　──機構 159
体幹 56
体腔 56
大血管損傷 118, 127
対光反射 72, 122, 238
体肢 56
胎児 **164**
代謝 66
代謝性アシドーシス 74
体循環 61
大循環 61
代償性ショック 158
帯状疱疹 106
体性痛 103

大腿 57
大腿骨 70
大腿骨骨折 133
大腿動脈 76
大腸 111
大動脈損傷 127
大脳半球 67
体表面汚染 175
ダイリューター 242
大量出血 112
唾液腺 64
タオル包帯 250
抱き上げ収容 213
抱き上げ搬送 214
濁音 79
多源性心室期外収縮 81
打診 **79**
多数傷病者事故 219, 221
多数傷病者対応 **221**
多臓器障害 118
脱臼 133
脱酸素化ヘモグロビン 63, 79
脱法ハーブ 141
たばこ 160
多発外傷 **135**
多発性心室期外収縮 81
ダブルリングテスト 123
胆管 65
炭酸水素ナトリウム 66
胆汁 66
弾性包帯 250
胆石症 **109**
短促呼吸 167
胆囊 65
胆囊炎 108
蛋白質 66
単麻痺 80, **99**

ち

チアノーゼ 79, 117
地域医療搬送 232
地域災害拠点病院 231
地域包括ケアシステム 22, **55**
地域メディカルコントロール協議
　会 13, 179
チェストピース 239
チェックバルブ 145
　──機構 107
知覚神経 68, 103
恥骨 69
致死性不整脈 103
腟 67
窒息 144

　──のサイン 144
腟損傷 132
腟壁裂傷 164
地方公共団体 233
地方公務員法 41
地方自治法 3
地方防災会議 233
着床 67
チャンバー 249
中央防災会議 233
中指 57
中耳 71
中心静脈栄養 210
中心性頸髄損傷 125
虫垂 65
虫垂炎 108
中枢神経 **67**
　──障害 134
　──症状 141
中枢性麻痺 80
中枢性めまい 101, **103**
中枢側 58
中性子線 175
中東呼吸器症候群 266
中毒 **140**, 160
　──性精神障害 170
　一酸化炭素── 138
　急性── 140
　麻薬── 74
　薬物── 138
中脳 68
超音波検査 **274**
長管骨骨折 133
腸管脱出 200
腸間膜損傷 131
腸骨 69
腸雑音 78, 84, 131
聴診 **78**
聴診器 **239**
聴診法 237
腸閉塞 107, 108, 145
チョークサイン 145
直撃損傷 121
直接圧迫止血法 79, **198**, 210, 251
直腸 65
直腸損傷 132

つ

椎間板ヘルニア 110, 111
対麻痺 80
墜落外傷 **117**
墜落分娩 167
ツーウエイチューブ 184

索引

痛覚 71
通信指令員 49, 53, 73
通信連絡体制 48
ツツガムシ病 154

て

手洗い **262**
帝王切開 166
低温熱傷 137
定期消毒 266
低血圧 94
低血糖 **94**
低血糖性片麻痺 95
低酸素血症 90, 118, 124, 134
低酸素症 **151**
低体温 143
低体温症 163
低体温療法 90
デオキシリボ核酸 60, 176
溺水 **142**
笛声音 78
デグロービング損傷 117
デコルマン損傷 116
テタニー症状 74
デファンス **84**, 108
手袋 **263**
デマンドバルブ 246
テロ災害 220
テロ犯罪 150
転院搬送 **7**, 22
電解質異常 97
てんかん 142, 159
電気エネルギー 139
電気ショック 87, 192
電撃 135
電撃傷 **139**
電子血圧計 **237**
電子体温計 **238**
伝染病予防法 266
電動式吸引器 **243**
電紋 139
転落外傷 117
電流 139
電話救急医療相談アルゴリズム **15**

と

動悸 90, **103**
　──・不整脈のプロトコール **105**
瞳孔 72
　──異常 95
　──不同 122, 238
統合失調症 170, **173**
橈骨動脈 76

凍傷 **148**
橈側 58
糖尿病 106
頭皮損傷 119
頭部外傷 **119**
　高齢者の── 124
　小児の── 123
頭部高位 **206**
頭部後屈あご先挙上法 74, **181**
動脈 62
動脈ガス塞栓症 **151**
動脈血 62, 272
動脈血ガス分析 **272**
動脈硬化 112
動脈性出血 196
動脈瘤コイル塞栓術 **275**
灯油 160
動揺胸郭 126
毒蛇 152
特殊災害 219
ドクターカー 6, **17**, 119
ドクターヘリ **17**, 119
特定機能病院 55
特定行為 177, **179**
吐血 79, **111**
徒手搬送 213
突然死 111
突発性難聴 103
トライツ靱帯 66
トラウマ 173
トランスポート **224**
トリアージ **223**
　アンダー── 85
　オーバー── 85
　現場── 85, **120**
トリアージタッグ 223
トリートメント **224**
鳥インフルエンザ 266
トリカブト毒 140
トリプルエアウエイマニュー
　　バー 182
努力呼吸 74, 90
遁走 173
鈍的異物 145
鈍的外傷 114

な

内因性精神障害 170
内耳 71
内視鏡検査 276
内視鏡治療 276
内旋 59
内臓痛 103

内側 58
内転 59
内部被ばく 175
内分泌系 **66**
ナトリウム 64

に

二次汚染 138
二次救急医療機関 **17**
二次救命処置 87, 192
二次血栓 197
二次災害 73, 178
二次性頭痛 **101**
二次性脳損傷 124
二次性脳病変 94
西日本豪雨災害 230
日本医師会災害医療チーム **230**
日本紅斑熱 154
日本赤十字社 **229**
日本蘇生協議会 193
日本薬局方 6
入院形態 **172**
乳酸リンゲル液 179
乳児突然死症候群 89
乳児に対する異物除去 180
乳児の胸骨圧迫 190
乳腺 71
乳幼児の身体所見 157
乳幼児用 JCS 158
尿管 66
尿管結石 **109**
尿検査 **272**
尿道 66
　──カテーテル 210, 272
尿道損傷 132
二類感染症 8
任意入院 171
妊娠 **164**
認知障害 94

ぬ

布担架 212, 253

ね

ネグレクト 160
ネコ 152
熱エネルギー 139
熱痙攣 146
熱失神 146
熱射病 146
熱傷 92, **135**, 200
　──の緊急度・重症度判断基
　　準 **136**

Ⅰ度—— 137
Ⅱ度—— 137
Ⅲ度—— 137, 138
気道—— 136
広範囲—— 137
深達性—— 71
深達性Ⅱ度—— 137
浅達性Ⅱ度—— 137
低温—— 137
熱傷深度 **137**
　——の分類 137
熱傷面積 137
熱性痙攣 159
熱中症 146, 163
　——のプロトコール **147**
　——の分類 **146**
　非労作性—— 146
　労作性—— 146
熱疲労 146
粘血便 111
捻挫 133
捻髪音 78

の

脳 162
脳炎 101
脳幹 68
脳機能カテゴリー 47
脳血管障害 103, 138
脳梗塞 111
脳挫傷 121
脳実質 95
脳出血 101
脳腫瘍 101
脳循環血液 95
膿性痰 113
脳脊髄液 95
脳卒中スケール 82
脳浮腫 95
脳ヘルニア **95**, 121, 135
膿盆 **256**
農薬中毒 196
ノロウイルス 160

は

肺炎 161
肺気腫 75, 90
肺結核 112, **113**
敗血症 93, 118, 158
敗血症性ショック 93, 109
肺血栓塞栓症 93, **106**, 167
肺挫傷 127
肺循環 61

肺水腫 106
バイスタンダー 50, 87
　——CPR 87
背側 58
バイタルサイン 74, 84, 95
バイトブロック **240**
背部叩打法 160, 179
背部痛 106, **109**
排臨 167
肺裂傷 127
爆傷 **150**
白内障 83
爆発物 220
剥皮創 115, 133
はさみ **256**
梯子状副子 204, 254
ハチ 152
バッグ・バルブ・マスク 74, 157, 187, 242, 245
　——人工呼吸 187
バックボード 111, **202**, **203**, 255
白血球 63, 72
発症予防 **265**
発達 156
発熱 97, 159
発露 167
鳩胸 83
バトル徴候 123
鼻 **72**
鼻カニューレ 108, 195, **242**
パニック障害 **173**
ハブ 152
ハブクラゲ 152
針刺し事故 265
バルーンカテーテル 275
パルスオキシメーター 77, 80, 90, 96, 129, **237**
半坐位 113, **206**
半自動式除細動器 **192**, 247
板状硬 84, 108
反衝損傷 121
阪神・淡路大震災 10, 227, 231
搬送 **211**
　——拒否 39
　医師—— **8**
　救出—— 214
　組手—— 214
　広域医療—— **231**
　支持—— 213
　抱き上げ—— 214
　地域医療—— 232
　転院—— **7**, 22
　徒手—— 213

　両手—— 214
絆創膏 **250**
搬送中の観察 84
搬送法 **211**
搬送用資器材 212, **253**
反跳痛 **84**, 108
万能斧 **257**
半巾被覆包帯法 199

ひ

ビア樽状胸郭 83
ヒアリ **153**
ヒートショック 143
鼻咽頭エアウエイ 96, 182, 240
皮下 71
非開放性損傷 114
被害妄想 163
皮下気腫 78, 128
皮下血腫 119
東日本大震災 142, 230
鼻カニューレ 108, 195, **242**
引き抜き損傷 117
被虐待児症候群 160
鼻孔 83
鼻出血 **149**
非心原性心肺停止 **89**
ピストン式自動式心マッサージ器 191
非接触式体温計 **238**
脾損傷 132
非代償性ショック 158
ビデオ硬性挿管用喉頭鏡 6, 186
非同期心肺蘇生 194
ヒト免疫不全ウイルス 265
人を対象とする医学系研究に関する倫理指針 54
ビニール製靴カバー **257**
泌尿器系 66
泌尿器疾患 111
被ばく **175**
　——線量 174
　——の種類 175
　外部—— 175
　内部—— 175
皮膚 **71**, 79
　——壊死 133
被覆 198
ヒポクラテスの誓い 54
飛沫核感染 263
飛沫感染 263
びまん性軸索損傷 121
びまん性脳損傷 119
百日咳 158

索引

病院群輪番制　17
病院実習　**277**
　　──の記録　**279**
病院前医療体制　16
病院前救護　20，87，177
病院前救護体制　**16**，85
評価　222
病気　54
病原性微生物　**261**
被用者保険　30
標準12誘導心電図　272
標準予防策　37，138，178，**263**
病棟　**279**
表皮　71
非労作性熱中症　146
頻呼吸　74
ピンセット　**256**
頻脈　77

ふ

ファーストエイド　177
ファーター乳頭　66
ファウラー位　113，**206**
不安定型骨盤骨折　133
不安定狭心症　106
フィブリノーゲン　63
フェイスシールド　187
フェイスマスク　108，196，**242**
不穏　92
不完全閉塞　145
腹腔　56，131
腹腔内出血　108，131
副交感神経　68
副子　203
腹式呼吸　74
副子固定（法）　**205**，250
福祉事務所　21
副腎皮質機能　163
腹側　58
腹痛　**107**，163
フグ毒　140
副鼻腔炎　101
腹部エコー　274
腹部外傷　**130**
腹部大動脈　63
腹部大動脈瘤　**111**
腹部突き上げ法　160，180
腹部の分画　57
腹部膨隆　83
腹膜炎　92，108，131
腹膜刺激症状　84，131
腹膜透析　210
不正性器出血　164

不整脈　77，89，92
　　致死性──　103
防ぎ得た災害死　225，230
不全麻痺　97
ブドウ糖　66
ブドウ糖溶液　179
　　──の投与　6
フトゲチマダニ　154
ブラックアイ　123
ブルンベルグ徴候　84，108，131
フレイルチェスト　119，126，127，129
プレホスピタルケア　20
プローブ　237
分娩　164
　　──切迫感　167
　　──の介助　167
　　──の経過　167
　　骨盤位──　169
　　墜落──　167

へ

平衡感覚　72
閉鎖骨折　134
閉塞性ショック　128，135
ペーシング　211
ベッドサイド看護　279
ヘビ毒　152
ペプシン　65
ヘモグロビン　63
ヘリコプター　10
ヘルシンキ宣言　54
ベルト式自動式心マッサージ器　191
変形　74
片頭痛　99
ベンチュリーマスク　196，**242**
弁閉鎖不全症　92
片麻痺　80，**99**
　　低血糖性──　95

ほ

妨害行為　**40**
膀胱　66
膀胱破裂　132
放射性物質　220
放射線　**175**
　　──障害　**174**
包帯　**250**
包帯法　177
防虫剤　160
ポータブルX線撮影装置　273
保温　207，**208**
保温法　177

ポケットマスク　187
保健所　21
歩行　79
歩行者外傷　**116**
歩行障害　161
母指　57
母指球法　188
母子保健法　33
母体搬送　169
発作性上室頻拍　77，**107**
発作性心房細動　**107**
ボツリヌス菌　140

ま

マギール鉗子　180，**245**
マスク　**264**
マダニ咬傷　154
マダニ媒介感染症　**155**
マダラウミヘビ　152
末梢血液検査　**272**
末梢循環不全　77
末梢神経　**68**
末梢性麻痺　80
末梢性めまい　**101**
末梢側　58
麻痺　97
　　──の種類　**97**
　　運動──　80
　　完全──　97
　　交叉性片──　80
　　呼吸──　125
　　四肢──　80，**97**，125
　　単──　80，99
　　中枢性──　80
　　対──　80
　　不全──　97
　　片──　80，99
　　末梢性──　80
マムシ　152
麻薬　79，140
麻薬中毒　74
麻薬中毒者　25
マンシェット　237
慢性硬膜下血腫　101
慢性肺疾患　112
慢性閉塞性肺疾患　195，196

み

ミトコンドリア　60
耳　**71**
脈拍　74，**76**，95
脈拍数　76
味蕾　72

む

無呼吸　118
むち打ち損傷　114，124
無熱性痙攣　159
無脈性心室頻拍　6，**87**，**88**，103，247
無脈性電気活動　**88**

め

酩酊者　25
メインストレッチャー　212，253
滅菌ガーゼ　135，**250**
滅菌手袋　**256**
メディカルコントロール　**13**
　——協議会　13
　——体制　6，13，19
メニエール病　101
めまい　**101**
　——のプロトコール　**102**
　失神性——　101，**103**
　中枢性——　101，**103**
　末梢性——　**101**
　良性発作性頭位——　103
免疫系　**72**
メンタルヘルスケア　**40**

も

毛根　71
毛細血管　62
毛細血管再充満時間　77
毛細血管性出血　196
盲腸　65
網膜　72
網様体　68
網様体賦活系　95
持ち上げ収容　213

や

薬指　57
薬物中毒　138
ヤマカガシ　152
ヤンカー型カテーテル　244

ゆ

遊離胸壁　129
輸液セット　**249**

よ

用手固定　200
用手的気道異物除去　179
用手的気道確保　181，187
羊水　168
羊水吸引カテーテル　244
腰痛　**109**
腰痛・背部痛のプロトコール　**110**
杙創　115，116

ら

雷撃　139
雷撃傷　**139**
ライム病　154
ラリンゲアルチューブ　184，241
ラリンゲアルマスク　179，**183**，241
卵管　67，164
ランゲルハンス島　66
卵巣　67

り

リザーバ付きフェイスマスク　195，**242**
リスボン宣言　54
流量計付き加湿酸素吸入装置　**243**
良性発作性頭位めまい　103

索引

両手搬送　214
両膝内旋位固定　204
リングカッター　**258**
リン酸イオン　64
リンパ液　61
リンパ管　61，**62**
リンパ球　63，72
リンパ節　62

る

涙管　71
涙腺　71
るいそう　79，83，161

れ

冷却　138，207
冷却用資器材　**257**
轢音　134
レスキューシート　**254**
裂創　115
連絡調整　221

ろ

労作性熱中症　146
老人福祉法　33
漏斗胸　83
老年症候群　**161**
ロードアンドゴー　119，177
　——の判断基準　**121**
ログロール　143，**202**
ロタウイルス　160
肋間筋　74
肋骨弓　57
ロングフライト血栓症　106

わ

ワクチン接種　265

> **JCOPY** 〈(社)出版者著作権管理機構 委託出版物〉
> 　本書の無断複写は著作権法上での例外を除き禁じられています。
> 複写される場合は，そのつど事前に，下記の許諾を得てください。
> (社)出版者著作権管理機構
> TEL.03-5244-5088　FAX.03-5244-5089　e-mail：info@jcopy.or.jp

〔改訂第5版〕
救急隊員標準テキスト

定価（本体価格6,600円＋税）

1992年 1月10日	第1版第1刷発行
2000年 6月10日	第1版第9刷発行
2001年 4月20日	第2版第1刷発行
2006年11月17日	第2版第9刷発行
2007年10月31日	第3版第1刷発行
2012年 7月25日	第3版第7刷発行
2013年 2月14日	第4版第1刷発行
2018年 9月11日	第4版第10刷発行
2018年12月20日	第5版第1刷発行
2019年10月15日	第5版第2刷発行
2020年10月 1日	第5版第3刷発行
2021年 9月13日	第5版第4刷発行
2022年 6月21日	第5版第5刷発行
2023年 4月10日	第5版第6刷発行
2024年 4月 1日	第5版第7刷発行

編　　集　　救急隊員用教本作成委員会
発 行 者　　長谷川　潤
発 行 所　　株式会社　へるす出版
　　　　　　〒164-0001　東京都中野区中野2-2-3
　　　　　　TEL　03（3384）8035（販売）　03（3384）8155（編集）
　　　　　　振替・00180-7-175971
　　　　　　http://www.herusu-shuppan.co.jp
印 刷 所　　広研印刷株式会社

落丁本，乱丁本はお取り替えいたします。　　　　　　　　　　〈検印省略〉
©2018.　Printed in Japan
ISBN　978-4-89269-959-7